中医疫病
古籍典藏

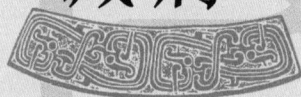

【第一卷】

主编 谷晓红 王振国

2022科技基础资源调查专项「疫病文献辑录及中医药防治疫病知识体系构建与应用研究」项目

人民卫生出版社
·北京·

图书在版编目（CIP）数据

中医疫病古籍典藏. 第一卷 / 谷晓红，王振国主编.
北京 : 人民卫生出版社，2024. 12. -- ISBN 978-7-117-37310-4

Ⅰ. R254. 3

中国国家版本馆CIP数据核字第2025HS6398号

人卫智网	www.ipmph.com	医学教育、学术、考试、健康，购书智慧智能综合服务平台
人卫官网	www.pmph.com	人卫官方资讯发布平台

中医疫病古籍典藏(第一卷)
Zhongyi Yibing Guji Diancang (Di-yi Juan)

主　　编：谷晓红　王振国
出版发行：人民卫生出版社（中继线 010-59780011）
地　　址：北京市朝阳区潘家园南里 19 号
邮　　编：100021
E－mail：pmph @ pmph.com
购书热线：010-59787592　010-59787584　010-65264830
印　　刷：北京汇林印务有限公司
经　　销：新华书店
开　　本：710×1000　1/16　印张：34
字　　数：573 千字
版　　次：2024 年 12 月第 1 版
印　　次：2025 年 2 月第 1 次印刷
标准书号：ISBN 978-7-117-37310-4
定　　价：139.00 元
打击盗版举报电话：010-59787491　E-mail：WQ @ pmph.com
质量问题联系电话：010-59787234　E-mail：zhiliang @ pmph.com
数字融合服务电话：4001118166　　E-mail：zengzhi @ pmph.com

中医疫病古籍典藏【第一卷】

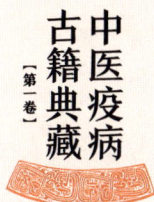

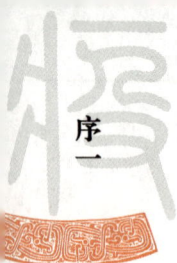

2022年习近平总书记在考察中国人民大学时提出"要运用现代科技手段加强古籍典藏的保护修复和综合利用……推动中华优秀传统文化创造性转化、创新性发展"。在历史的长河中，中医疫病学领域积淀了大量珍贵的古籍文献，但与其他类别医学古籍的研究相比，针对中医疫病古籍的系统整理研究工作开展得较少。在此背景下，谷晓红教授及其项目组成员，开展了"疫病文献辑录及中医药防治疫病知识体系构建与应用研究"科技基础资源调查专项工作，并优选了一批疫病专著，对其进行系统整理和点校注释，形成了本套《中医疫病古籍典藏》。

读罢第一卷书稿和后三卷规划纲目，我认为，此项工作意义深远，将对中医文献工作、临床工作和人才培育工作作出重要贡献。

首先，在疫病古籍整理方面，《中医疫病古籍典藏》中所选的古籍多为中医疫病学中具有重要学术地位的著作，但与其他学科古籍相比，既往整理出版的次数不多，其中不乏《闻人氏痘疹论》等古籍，应属当代首次整理出版。从古籍内容和学术价值上看，第一卷的10种古籍是后续篇目的重要基础，是中医疫病学从萌芽兴起到逐步独立过程中的重要奠基性文献，对于保护和整理中医疫病早期古籍文献、全面了解和梳理中医对于各类疫病认知的发展脉络，具有重要意义。第二卷至第四卷前半部分，展现了自《温疫论》开创疫病专著先河后，医家纷纷创立新说，各地涌现出多种疫病专著，新说迭起的盛况；随后，逐渐出现了体量较大的汇总性疫病著作,各类疫病的专病研究亦蓬勃发展,形成不同流派,百家争鸣。第四卷末的专篇和知识库整理,则为读者勾勒出了中医疫病古籍的全景图,提升了古今疫病知识传承的厚度、增加了资料收集的广度、强化了疫病古籍知识挖掘的精度。

其次,在指导临床工作方面,此项工作亦有重大意义。尽管《中医疫病古籍典藏》收录的古籍基本为民国以前,有的距今年代较远、疾病谱已产生一定变化,但其中所论述的医理、方药及验案等,对当代中医临床工作仍具有很大的指导意义。例如,《董氏小儿斑疹备急方论》《痘疹生民切要》等天花专著,在天花早已消灭的今天,仍可灵活指导水痘、猩红热、手足口病等多种当今仍持续存在的儿科疫病的中医诊疗,亦可启发对于猴痘等新发突发传染病的诊疗研究。又如《岭南卫生方》《瘴疟指南》等瘴疟专著,着重论述了南北方人口禀赋差异,以及北方人旅居于岭南的常见疾病和养生调护注意事项,正合当今东北、西北、华北地区大量游客冬季"候鸟式"旅居海南等地的情况,有着珍贵的现实意义,值得中医临床医生深入研究。再如,肺痨专著,对于当今肺结核潜伏感染、耐药等多种问题,具有一定参考价值;霍乱专著,对于当今各类消化系统急性感染病,均有指导意义;部分疫病古籍中以毒性药物治疗梅毒、麻风的方案则可为白血病、获得性免疫缺陷综合征(艾滋病)等当代重大难治病提供借鉴;更不用说《温疫论》《二分析义》《疫疹一得》中的达原饮、升降散、清瘟败毒饮等经典温病名方在本次新型冠状病毒感染疫情的斗争中大放异彩，广为应用。总之，"古方"与"今病"是否相宜，要看学者能否懂得圆机活法、应变为用。

最后，在人才梯队培育方面，《中医疫病古籍典藏》项目亦做出了卓越的贡献。我注意到，本书的编者队伍，呈现出明显的"老中青传帮带"特点。该项目组织了一批来自全国各地高校、研究院、医院的青年教师、青年医师，对其组织培训后进行具体的整理点校工作，并由中医古籍文献界和温病疫病学界的名师大家坐镇指导，从而形成了一支中医疫病古籍点校队伍，为中医文献研究领域贡献了新鲜血液。

古籍文献是历史长河留给中华子孙的瑰宝，中医药智慧是中国献给世界临床难题的瑰宝，相信《中医疫病古籍典藏》工作能够使得瑰宝重光，耀我华夏，惠及世人。

北京中医药大学东直门医院主任医师、教授、博士生导师
第五、六批全国老中医药专家学术经验继承工作指导老师
国家级公共卫生应急专家

姜良铎

甲辰年甲戌月书

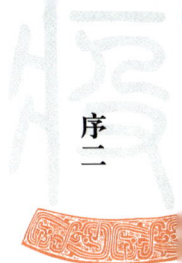

在中华民族与疫病斗争的长期实践中,中医药形成了系统的诊治理论和有效的防治手段,对人类防疫治疫和医学科学的发展,产生了重要而深远的影响。过去几年间,在应对新型冠状病毒感染的实践中,中医药充分展现出其临床防治的预见性、合理性和有效性。其理论内涵和疗效依据,成为当前中医药领域的研究热点。在充分整理和研究历代中医疫病古籍的基础上,发掘和继承历代医家防治疫病的临床思路和实践经验,能够更好地发挥其在现代临床实践中的指导作用,提升临床防治疫病的学术水平和救治能力。

谷晓红教授牵头的2022科技基础资源调查专项"疫病文献辑录及中医药防治疫病知识体系构建与应用研究"项目,首次系统辑录整理了350本中医药防治疫病相关的古籍等文献资料,可谓功在当代,利在千秋。其中又精选了40余种疫病古籍进行点校出版,形成《中医疫病古籍典藏》系列四卷,更是对于疫病古籍文献保存、整理和研究的盛举。经过数十名编者的辛勤工作,第一卷10种古籍点校已于近期告成。在仔细阅览书稿之后,我认为本套书有如下特点:

第一,由古至今,追本溯源。本书从学术发展史视角出发,以历史时代为纲,选择了在不同时代具有代表性和重要意义的疫病古籍,按成书年代由远及近的顺序排布,有助于研究者梳理分析相关疫病诊疗理论产生的历史背景、学术脉络和流派演变。

第二，优选版本，精心校注。本书各古籍均优选了年代较早、书页完整、刻印精良、内容错漏较少的版本作为底本进行点校整理，并在全国范围内搜集了各种不同版本作为校本或参考，充分利用整合了各类线上线下资源，展现出了新时代古籍整理工作的特征。在校注方面，体现了尊重底本、精简注释的原则，标明了部分字句、篇章在不同版本的情况作为补充，冷僻字词注释多配有书证，以供读者参考。

第三，便于阅览，切合实用。本次整理形式为简体横排，予以现代标点，为便于当代读者理解，将部分名词、用字按现代习惯予以修改；为便于读者查阅，还重新整理了各书目录，并在每卷后附录了本卷的方药名索引。这些设计都有利于中医学教学、科研、临床工作者及医学生对于中医疫病古籍的学习和利用，将图书馆里珍贵的中医疫病古籍文献整理出来，为临床服务。

总之，本书既有利于中医疫病古籍的保护和研究，赓续传统文化基因，又有利于推进中医疫病理论更好地走向临床实践，守护人民生命健康，是中医疫病学科发展过程中又一个里程碑式的成果。

乐为之序。

中国中医科学院中医基础理论研究所研究员、首席专家

潘桂娟

2024 年 10 月于北京

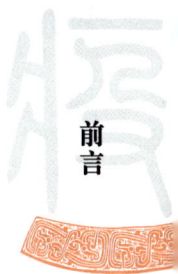

　　中医药学是中国古代科学的瑰宝，也是打开中华文明宝库的钥匙。党和政府高度重视中医药工作，多次强调要加强中医药文献的传承、挖掘与研究。2020年习近平总书记在《构建起强大的公共卫生体系 为维护人民健康提供有力保障》中强调，要发挥中医药在重大疫病防治中的作用，加强研究论证，总结中医药防治疫病的理论和诊疗规律，加强古典医籍的梳理和挖掘。

　　据统计，自周朝至清末，中国至少发生过350余次大型疫病。但是中国历代以来，从未有一次传染病流行死亡人数达1 000万以上。中华民族屡经天灾和疫病，却能一次次转危为安，文明得以传承，中医药做出了重大贡献。2020年新冠疫情暴发以来，中医药全面参与疫情防控，显示出了独特优势，成为抗击疫情"中国方案"的一大特色。中医药防治疫病积淀了大量珍贵的古籍文献，本套书首次系统构建中医药防治疫病知识体系，为传染病的中医防治提供借鉴。

　　中医药防治疫病积淀了大量珍贵的古籍文献，但与其他类别医学古籍的研究相比，针对中医疫病古籍的系统整理研究工作尚开展得较少。因此，我们从350种中医疫病古籍中精选40余种聚焦疫病诊疗、学术水平较高、影响力较大或既往印刷流传较少的中医疫病古籍专著，并附选历代综合性医籍中的疫病专篇，以权威版本为底本，按成书时代排序，集中进行点校，共计将出版四卷。"疫病"在中医历史上是指具有较强传染性、流行性以及较大危害性的疾病,但到当代,疫病范围逐渐与传染病趋同,不具有很强流行性和严重危害性的传染病(如部分慢性传染病)也被纳入了中医疫病学的研究范畴。因此,在当前的实际应用中,为适应中西医对话交流,可以将中医的"疫病"等同于传染病。

出于以上考虑,本套《中医疫病古籍典藏》在选择疫病专书专篇时的纳入原则,将以该书(或篇)所主要论述的疾病是否属于传染病为基本标准。在符合这一标准的基础上,所选大部分均为既具有较高的临床价值和学术水平,又具有较大影响力的中医疫病学专书或专篇,同时也选择了部分既往印刷流传较少、刊印不足的疫病专著,其中不乏现代以来首次整理出版者。对疫病治疗具有指导价值,但流传十分广泛的中医基本古籍,如《黄帝内经》《难经》《伤寒论》《温热论》等,则不纳入本次点校书目。

除上述专著以外,我们还在第四卷中设计了历代疫病专篇辑选和全四卷疫病古籍知识库两个板块。历代疫病专篇辑选,将从历代综合类医著中辑录专论疫病的篇目,去重删冗,遴选学术影响较大者,按不同朝代进行汇编。全四卷疫病古籍知识库,将从前述各专著、专篇中,提取病证、方药等核心信息,构建知识库,便于读者整体了解中医疫病古籍的知识体系。

本次点校采取了简体横排的形式,并进行必要的注释说明,将有利于提升本书对于临床医生、中医学子的可读性和实用性,提高临床利用的效率,更加直接地为临床服务,使古人的智慧能够更好地为当今抗击随时会到来的新发突发传染病和长期存在的各类急慢性传染病作出贡献。

本项工作是2022科技基础资源调查专项"疫病文献辑录及中医药防治疫病知识体系构建与应用研究"项目的重点工作。该项目为首个中医资源调查项目，通过构建标准化疫病文献辑录方法和疫病防治经验挖掘方法，基于方法学构建的范式，首次系统辑录整理350种中医药防治疫病相关的古籍等文献资料，全面分类研究中医疫病病种，以及各类疫病的专方专药等。基于文献辑录及研究，搭建中医药防治疫病知识库平台，并进行推广应用。在此谨向项目组全体成员及为本套丛书付出大量心血的各位编者们致以衷心的感谢！

总之，希望本次疫病古籍校注工作有助于为世界抗击疫病的难题提供"中国智慧""中医方案"，也为研究更加符合炎黄子孙体质的"中国人中国药"提供资料，为建设"健康中国"作出贡献。

古人云"校书如扫尘"，随扫尘随生。由于水平所限，我们的工作也难免存在种种不足，望广大读者不吝赐教，对于我们整理工作中出现的问题予以批评指正。

北京中医药大学

谷晓红

2024 年 10 月

　　《中医疫病古籍典藏》系列丛书是科学技术部科技基础资源调查专项"疫病文献辑录及中医药防治疫病知识体系构建与应用研究"（项目号：2022FY102000）的代表性成果。项目共复制整理了350种中医疫病古籍，并从其中优选了40余种代表性医籍，按成书时间顺序排列，形成本套《中医疫病古籍典藏》。

　　一、本次整理基于《中国中医古籍总目》对版本进行了梳理，对于有多种传本者，精选其中年代较早、书页完整、刻印精良、内容错漏较少者作为底本进行点校整理。

　　二、本次整理形式为简体横排，予以现代标点。对于底本中明显的错字、笔误或误用之字，则径予改正，如"日"与"曰"混淆之类，径改不出校。术语、药名中个别用字与今规范字不同者，为便于当代读者理解，予以校改，在首次出现时出校，如"痾瘴"改为"哑瘴"，"菉豆"改为"绿豆"等。因版式变更，造成的文字含义变化，依现代排版予以改正，如"右药"改"右"为"上"，不再出校。底本、校本皆有脱文,或漫漶不清难以辨认者,以虚阙号"□"按所脱字数补入。

三、为便于读者查阅,本次重新整理了各书目录,并在每卷后附录了本卷的方名、药名索引。

四、对于疑难冷僻字及重要特殊术语、句意难解者,酌情予以简要注释,以供读者参考。

五、为了保持原书旧貌,书中的观点及理论,不作任何改动,其中如有包含封建迷信思想等时代局限性的论述,请读者理性对待,注意甄别。药物剂量亦采用旧制,个别当今已禁用的药物,如犀角等,也暂不改动,请读者注意遵守相关法律法规,切勿使用禁用药物。

六、本次整理的主要读者对象为中医学教学、科研、临床工作者及医学生。

总目录

中医疫病古籍典藏

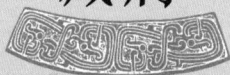

【第一卷】

目录

董氏小儿斑疹备急方论

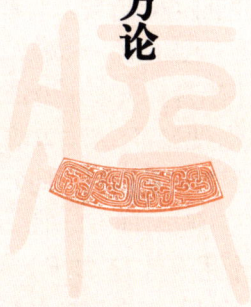

宋·董汲 著

孟玺 主校

吕佳蔚 副主校

内容简介

《董氏小儿斑疹备急方论》，全一卷，宋代董汲著。

董汲，字及之，生卒年不详，东平（今山东东平县）人，北宋医家。幼时患疮疹，遇钱乙下牛李膏得安。少举进士不第，从事于医，以儿科名于时，尤精于小儿斑疹、急惊风、慢惊风，著有《董氏小儿斑疹备急方论》《脚气治法总要》《旅舍备要方》等医籍。

此书成于北宋哲宗元祐癸酉年（1093），又名《董氏斑疹方论》《小儿斑疹论》《小儿斑疹备急方论》，前有孙准平序及自序，文末有钱乙后序。此书首先强调"小儿气禀微弱""小儿脏腑娇嫩，易为伤动"的生理特点，指出小儿斑疹乃危重之证，易误治转生他疾。后述小儿斑疹多伴见咳嗽，身体温壮，面色与四肢俱赤，头痛腰疼，眼睛黄色，睡中瘛疭，手足厥，耳尖及尻冷，小便赤，大便秘，三部脉洪数绝大不定等症状。

对斑疹治疗，董氏指出"证候未全，或未明者"，可服升麻散；证候已明者，即可用大黄、青黛等凉药，再服白虎汤；斑疹已出未快者，服紫草散、救生散、玳瑁散之类，重者服牛李膏。斑疹兼见毒攻咽喉者，可服紫雪及如圣汤；身热烦渴者，服甘露饮；便血者，服牛黄散。治斑疹欲令速出者，以胡荽酒喷洒全身，但需以护目膏防护面目。此外，董氏提出使用下法宜审慎，"大率疹疱未出，即可下。已出，即不可下。出足，即宜利大小便"。

此书博选诸家及董氏亲用有效方，如升麻散、白虎汤、紫草散、牛李膏、甘露饮等，共十七首备录于后，多为清热之剂。董氏用药不拘一格，如拓展《伤寒论》所载白虎汤运用于"痘疱、麸疹、斑疮赤黑，出不快，及疹毒余热"，并提出小儿须减半量，"春冬秋寒，有证亦服，但加枣煎，并乳母亦令服之"。

此书方药剂型和煎服调护，均体现儿科特色。汤、酒、丸、散、膏不拘，剂型多样，如所制丸药有鸡头米、小米等大小不同。其次是煎服法、外治法及调护，具有独到之处。内服外用糅合，"量儿大小加减，不以时候"，患儿与乳母同用，灵活处置。其言"已出未平，切忌见杂人……未愈，不可当风""治疹痘出后，即须爱护面目，勿令沾染"，治疗全程重视护理，同样值得肯定。

此书继承并发展了钱乙对斑疹病的辨治思想，书中所载诸方，多为后世医家采用，如救生散方，被《小儿卫生总微论方》收录，并去朱砂，名为七神散。钱乙评价此书"是予平昔之所究心者，而子乃不言传而得之"。

此书内容较少,不便单独版刻刊行,幸附于三卷本《小儿药证直诀》后,得存完帙。其中清代起秀堂影宋刻本《小儿药证直诀》,后附有《董氏小儿斑疹备急方论》,此本字大行疏,写刻精良,且卷帙完备,谬误较少。后周学海《周氏医学丛书》收录《小儿药证直诀》时,亦将《董氏小儿斑疹备急方论》校勘并附于其后。此外,《幼幼新书》《医方类聚》等医籍,亦收录有此书内容。

本次整理,以清代起秀堂影宋刻本《小儿药证直诀》所附《董氏小儿斑疹备急方论》为底本,清代宣统三年(1911)池阳周氏福慧双修馆刻本《周氏医学丛书》中《董氏小儿斑疹备急方论》为校本,并参考明万历十四年(1586)古吴陈履端重辑刊《幼幼新书》等医籍整理而成。

凡例

　　一、本次整理，以清代起秀堂影宋刻本《小儿药证直诀》所附《董氏小儿斑疹备急方论》为底本，清代宣统三年(1911)池阳周氏福慧双修馆刻本《周氏医学丛书》中《董氏小儿斑疹备急方论》(以下简称"周本")为校本，并参考明万历十四年(1586)古吴陈履端重辑刊《幼幼新书》(以下简称"《幼幼新书》")整理而成。

　　二、底本中"圆"作"药丸"用时，统改为"丸"；"壹""贰""叁""肆""伍""陆""柒""捌""玖""拾"等作数字用时，统改为"一""二""三""四""五""六""七""八""九""十"。以上内容不再出校。

　　三、为便于当代读者使用，本书中部分药名进行了统改，如鹏砂改为硼砂、菉豆改为绿豆等，已于首见处说明。

　　四、底本无目录，今据正文加。

目录

董氏小儿斑疹备急方论序

世之人有得一奇方，可以十全愈疾者，恐恐然惟虑藏之不密，人或知之，而使其药之不神也，其亦陋矣。夫药之能愈病，如得人人而告之，使无夭横，各尽其天年以终，此亦仁术也。吾友董及之，少举进士不第，急于养亲，一日尽弃其学，而从事于医。然医亦非鄙术矣，古之人未尝不能之，如张仲景、陶隐居、葛洪、孙思邈，皆名于后世。但昧者为之，至于异贵贱，别贫富，自鄙其学，君子不贵也。及之则不然，凡人之疾苦，如己有之。其往来病者之家，虽祁寒[1]大暑，未尝少惮。至于贫者，或昏夜自惠薪粲[2]，以周其乏者多矣。他日，携《小儿斑疹方》一秩[3]见过[4]，求序于余，因为引其略，亦使见及之之所存，知世之有奇方，可以疗疾者，不足贵也。如此。

东平十柳居士孙准平甫序

自序[5]

夫上古之世，事质民淳，禀气全粹，邪不能干。纵有疾病，祝由而已，虽大人方论，尚或未备。下逮中古，始有巫妨[6]氏者，著《小儿颅囟经》，以卜寿夭，别死生，历世相援[7]，于是小儿方论兴焉。然在襁褓之时，脏腑嫩弱，脉促未辨，痒不知处，痛亦难言，只能啼叫。至于变蒸、惊风、客忤、解颅，近世巢氏一一明之。然于斑疹欲出证候，与伤风相类，而略无辨说，致多谬误。而复医者，不致详慎，或乃虚者下之，实者益之，疹者汗之，风者温之，转生诸疾，遂致夭毙，噫可叹也。今采摭经效秘方，详明证候，通为一卷，目之曰《斑疹备急方》。非敢谓有补于后世，意欲传诸好事者，庶几鞠育[8]之义存焉。

东平董汲及之序

---

1 祁寒：严寒、酷寒。《尚书·周书·君牙》："冬祁寒，小民亦惟曰怨咨。"
2 粲：上等的米。朱熹："粲，粟之精凿者。"
3 秩：周本作"帙"，下同。秩，《广雅》："秩，次也。"文中作部次解。
4 见过：即来访。
5 自序：原作"又"，据周本改。
6 妨：周本作"方"。
7 援：周本作"授"。
8 鞠育：养育。语本《诗经·小雅·蓼莪》："父兮生我，母兮鞠我，拊我畜我，长我育我。"

总论

论曰：夫生民之道，自微而著，由小而大，此物理灼然，不待经史证据可知。然小儿气禀微弱，故《小品方》云：人生六岁已上为小，六岁已下经不全载，所以乳下婴儿有疾难治者，皆为无所依据。至如小儿斑疹一候，不惟脉理难辨，而治疗最比他病尤重。始觉证与伤寒、阴痫相近，通都[1]辅郡[2]，名医辈出，则犹能辨其一二，远地左邑[3]，执病不精，失于详审，投药暴妄，加之小儿脏腑娇嫩，易为伤动。斑疹未出，往往疑为伤风，即以麻黄等药，重发其汗，遂使表虚里实。若为阴痫[4]治之，便用温惊药品，则热势愈盛，直至三四日，证候已定，方得以斑疮药治之，则所失多矣。大率世俗医者，斑疹欲出，多以热药发之，遂使胃中热极。其初作时[5]，即斑疹见于皮下。其已出者，变黑色而倒[6]陷。既见不快，尤用热药熏蒸其疾，斑疹得[7]热则出愈难，转生热证。大小便不通，更以[8]巴豆取积药下之，则使儿脏腑内虚，热又不除，邪气益深，变为喘满、便血，或为疱痈，身体裂破，遂使百年之寿，一旦为俗医所误者，可不痛哉。大抵斑疹之候，始觉多咳嗽，身体温壮，面色与四肢俱赤，头痛腰疼，眼睛黄色，多睡中瘛疭，手足厥，耳尖及尻冷，小便赤，大便秘，三部脉洪数绝大不定，是其候也。其乳下儿，可兼令乳母服药。其证候未全，或未明者，但可与升麻散解之。其已明者，即可用大黄、青黛等凉药下之，次即与白虎汤。如秋冬及春寒，未用白虎汤之时，但加枣煎服，不必拘于常法。仲景云：四月后，天气大热，即可服白虎汤，特言其梗概耳。大率疹疱未出，即可下。已出，即不可下。出足，即宜利大小便。其已出未快者，可与紫草散、救生散、玳瑁散之类。其重者，以牛李膏散之。或毒攻咽喉者，可与少紫雪及如圣汤，无不效也。其余热不解，身热烦渴及病疹，儿母俱可与甘露饮。或便血者，以牛黄散治

---

1 通都：四通八达的都市。南朝宋颜延之《赭白马赋》："局镳辔之牵制，隘通都之圈束。"
2 辅郡：即畿辅，国都附近的地方。宋代苏轼《相州赐大辽贺正旦人使却回御筵口宣》："卿等复理归鞍，少休辅郡。"
3 左邑：边远的小城。
4 痫：原残缺，据周本补。
5 时：原脱，据周本补。
6 倒：原脱，据周本补。
7 得：原脱，据周本补。
8 以：原脱，据周本补。

之,兼宜常平肝脏,解其败热,虑热毒攻肝,即冲于目,内生障翳。不遇[1]医治,瞳人遂损,尤宜慎之。然已出未平,切忌见杂人,恐劳力之人及狐臭熏触故也。未愈,不可当风,即成疮痂。如脓疱出,可烧黑丑、粪灰,随疮贴之,则速愈而无瘢也。及[2]左右不可阙胡荽,盖能御汗气、辟恶气故也。如儿能食物,可时与少葡萄,盖能利小便,及取如穗出快之义也。小儿斑疹,本以胎中积热,及将养温厚,偶胃中热,故乘时而作。《外台方》云:胃烂即发斑。微者,赤斑出。极者,黑斑出。赤斑出,五死一生;黑斑出。十死一生。其腑热即为疹,盖热浅也。脏热即为疱,盖热深也。故《证色论》云:大者属阴,小者属阳。汲总角而来,以多病之故,因而业医。近年累出诸处治病,当壬申岁,冬无大雪,天气盛温,逮春初,见小儿多病斑疹。医者颇如前说,如投以白虎汤之类。即窃笑云:白虎汤本治大人。盖不知孙真人所论,大人小儿为治不殊,但用药剂有多少为异耳。则是未知用药之法,故多失误。今博选诸家,及亲经用有效者,方备录为书。

药方

升麻散

治疹疱未出,疑贰[3]之间,身热与伤寒温疫相似,及疮子已出,发热,并可服之方。

升麻 芍药 葛根锉,炒 甘草炙,各一两

上为细末,每二岁儿服二钱,水一盏,煎至五分,去滓,温服,不以时,日三夜一服。

白虎汤

治痘疱、麸疹、斑疮赤黑,出不快,及疹毒余热,并温热病中暑气,烦躁热渴方。

石膏四两 知母一两半,锉 甘草炙,三两 人参半两

上为细末,每服二钱,水一盏,入粳米二十粒,同煎至七分,去滓,温服,不以时。小儿减半服。春冬秋寒,有证亦服,但加枣煎,并乳母亦令服之。

---

1 遇:周本同,《幼幼新书》作"急"。
2 及:周本作"又"。
3 疑贰:疑惑不定。

紫草散

治伏热在胃经,暴发痘疱疮疹,一切恶候,出不快,小便赤涩,心腹胀满方。

紫草_{去苗,一两} 甘草_{生用,半两} 木通_{去根、节,细锉} 枳壳_{麸炒,去穰} 黄芪[1]_{各半两,炙,锉}

上为细末,每服二钱,水一盏,煎至六分,去滓,温,时时呷之。

抱龙丸

治一切风热、中暑、惊悸,疮疹欲出,多睡咳嗽,涎盛面赤,手足冷,发温壮,睡中惊,搐搦不宁,脉洪数,头痛呕吐,小便赤黄方。

天南星_{锉开里白者,生为末,腊月内,取黄牛胆汁,和为剂,却入胆内阴干,再为末,半斤} 天竺黄_{二两,别研} 朱砂_{二钱,研,水飞} 雄黄_{半两,研,水飞} 麝香_{好者一钱,别研} 牛黄_{一字,别研}

上同研极细,甘草[2]水和丸,鸡头大,窨[3]干。二岁儿,竹叶或薄荷汤化下一丸,不拘时候。一方不用牛黄。

救生散

治疮疹脓疱,恶候危困,陷下黑色方。

犍猪[4]血_{腊月内,以新瓦罐子盛,挂于屋东山阴干,取末,一两} 马牙硝_{一两,研} 硼砂[5]_研 朱砂_{水飞} 牛黄_研 龙脑_研 麝香_{各一钱,别研}

上同研极细。每二岁儿,取一钱,新汲水调下。大便下恶物,疮疱红色为度,不过再服,神验无比。

牛李膏

治疮疹痘疱恶候,见于皮肤下不出,或出而不长,及黑紫内陷,服之即顺,救危急候。愚小年病此,危恶殆极,父母已不忍视,遇今太医丞钱公乙,下此药得安,因恳求真法。然此方得于世甚久,惟于收时不知早晚,故无全效,今并收时载之,学者宜依此方。

牛李子_{九月后取,研,绢滤汁,不以多少,于银石器中熬成膏,可丸,每膏二两,细研好麝香,入半钱}

上每二岁儿,服一丸,如桐子大,浆水煎,杏胶汤化下。如疮疱紫黑

---

1 黄芪:原作"黄耆",今改作"黄芪",下同。
2 甘草:周本同,《幼幼新书》无。
3 窨:同"熏"。
4 犍猪:阉割过的猪。
5 硼砂:原作"鹏砂",今改作"硼砂"。

内陷者，不过再服，当取下恶血及鱼子相似，其已黑陷于皮下者，即红大而出，神验。

玳瑁散

治疮疹热毒内攻，紫黑色，出不快。

生玳瑁水磨浓汁一合，猖猪心一个，从中取血一皂子大，同研

上以紫草嫩茸浓汁煎汤调，都作一服。

利毒丸

治疮疹欲出前，胃热发温壮，气粗腹满，大小便赤涩，睡中[1]烦渴，口舌干，手足微冷，多睡，时嗽涎实，脉沉大滑数，便宜服之方。

大黄半两　黄芩去心　青黛各一钱　腻粉抄一钱　槟榔　生牵牛取末，各一钱半　大青一钱　龙脑研　朱砂各半钱，研

上杵研为细末，面糊为丸，如黄米大。每二岁儿服八丸，生姜蜜水下，不动再服。量儿大小虚实加减。

如圣汤

治咽喉一切疼痛，及疮疹毒攻，咽喉肿痛有疮，不能下乳食方。

桔梗锉　甘草生用　恶实微炒，各一两　麦门冬去心，半两

上为细末，每二岁儿服一钱，沸汤点，时时呷服，不以时。

甘露饮

解胃热，及疮疹已发，余热温壮，龈齿宣肿，牙痛不能嚼物，饥而不欲食，烦热，身面黄，及病疮疱，乳母俱可服之。

生干地黄切，焙　熟干地黄切，焙　天门冬去心　麦门冬去心　枇杷叶去毛　黄芩去心　石斛去根，锉　甘草炙，锉　枳实麸炒，去瓤　山茵陈叶各一两，去土

上为散，每服二钱，水一盏，煎至七分，去滓，温服，不以时候，量力与服。

神仙紫雪

治大人小儿，一切热毒，胃热发斑，消痘疱、麸疹，及伤寒热入胃发斑，并小儿惊痫涎厥，走马急疳、热疳、疳黄、疳瘦，喉痹肿痛，及疮疹毒攻咽喉，水浆不下方。

黄金一百两　寒水石　石膏各三斤　犀角屑　羚羊角各十两，屑　玄参一斤　沉香锉　木香　丁香各五两　甘草八两　升麻六两，皆㕮咀

---

1 中：周本同，《幼幼新书》后有"惊"。

上以水五斗,煮金至三斗,去金不用,入诸药再煎至一斗,滤去滓,投上好芒硝二斤半,微火煎,以柳木篦搅勿停手,候欲凝,入盆中,更下研朱砂、真麝香各三两,急搅匀,候冷,贮于密器中,勿令见风。每服一钱,温水化下,小儿半钱一字。咽喉危急病,捻少许干咽之,立效。

调肝散

败肝脏邪热,解散斑疹余毒,服之疮疹不入眼目。

犀角_{屑,一分} 草龙胆_{半分} 黄芪_{半两,锉,炙} 大黄_{一分,炒过} 桑白皮_{一分,炙,锉} 钓藤[1]钩子_{一分} 麻黄_{一分,去根、节} 石膏_{别研} 瓜蒌实[2]_{各半两,去穰、皮} 甘草_{一分,炙}

上为散,每服二钱,水一盏,煎至五分,去滓,温服,量儿大小加减,不以时候。

护目膏

治疹痘出后,即须爱护面目,勿令沾染。欲用胡荽酒喷时,先以此药涂面上,然后方可以胡荽酒喷四肢。大人小儿有此,悉宜用之方。

黄柏[3]_{一两,去皮,锉} 绿豆[4]_{一两半,拣净} 甘草_{四两,锉,生用}

上为细末,以生油调为膏,从耳前眼眶,并厚涂目三五遍,上涂面后,可用胡荽酒微喷,勿喷面也。早用此方涂面,即面上不生疹痘,如用此方涂迟,纵出亦少。

胡荽酒方

治斑痘欲令速出,宜用此。

胡荽_{三两}

上细切,以酒二大盏,煎令沸,沃胡荽,便以物合定,不令气出,候冷去滓,微微从顶已下喷背及两脚、胸腹令遍[5],勿喷头面_{仍将滓焙干,红绢袋子盛,缝合,令乳母及儿带之。余酒,乳母饮之妙。}

牛黄散方[6]

治疮疹阳毒入胃,便血,日夜无节度,腹痛啼哭,牛黄散方。

郁金_{一两} 牛黄_{一钱}

---

1 钓藤:钩藤之异名。钓,周本作"钩"。
2 瓜蒌实:原作"括蒌实",今改作"瓜蒌实"。
3 黄柏:原作"黄檗",今改为"黄柏"。
4 绿豆:原作"菉豆",今改为"绿豆"。
5 遍:原作"偏",据周本改。
6 牛黄散方:原无,据全书体例加。

上研为末,每二岁儿,服半钱,以浆水半盏,煎至三分,和滓,温服。大小以此增减之,日二服。

蛇蜕散

治斑疹入眼,翳膜侵睛成珠子方。

马勃一两　皂荚子二七个[1]　蛇蜕皮[2]全者,一条

上入小罐子内,封泥烧,不得出烟,存性。研为末,温水调下一钱,食后。

真珠散

治斑疱疮疹入眼疼痛,翳膜眼赤羞明方。

瓜蒌根[3]一两　蛇蜕皮全炙,一钱

上为末,用羊子肝一枚,批开,去筋膜,掺入药二钱,用麻缕缠定,以米泔内煮熟,任意与吃。如少小未能吃羊肝,以熟羊肝研和为丸,如黄米大,以生米泔下十丸,乳头上与亦可。日三服儿小未能食肝,与乳母食之佳。

后序

余平生刻意方药,察脉按证,虽有定法,而探源应变,自谓妙出意表。盖脉难以消息,求证不可言语取者,襁褓之婴,孩提之童,尤甚焉。故专一为业垂四十年。因缘遭遇,供奉禁掖,累有薄效,误被恩宠。然小儿之疾,阴阳痫为最大,而医所覃思,经有备论。至于斑疹之候,蒇然危恶,与[4]惊搐、伤寒、二痫大同,而用药甚异,投剂小差,悖谬难整,而医者恬不为虑。比得告归里中,广川及之,出方一秩示予。予开卷而惊叹曰:是予平昔之所究心者,而子乃不言传而得之。予深嘉及之少年艺术之精,而又惬素所愿,以授人者,于是辄书卷尾焉。

时元祐癸酉十月丙申日,翰林医官太医丞赐紫金鱼袋钱乙题

---

1 个:原脱,据周本补。
2 蛇蜕皮:原作"蛇退皮",今改为"蛇蜕皮",下同。
3 瓜蒌根:原作"括蒌根",今改作"瓜蒌根"。
4 与:原作"反",于义不通,据周本改。

陈氏小儿痘疹方论

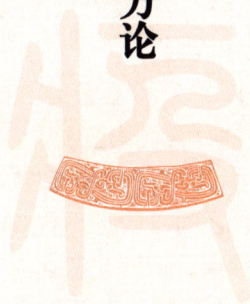

宋·陈文中 著

明·薛己 校注

孟玺 主校

吕佳蔚 段展辉 副主校

内容简介

《陈氏小儿痘疹方论》，全一卷，宋代陈文中著，明代薛己校注。

陈文中，生卒年不详，字文秀，宿州符离（今安徽宿州市）人，金亡归宋，处涟水（今江苏淮安市）15年，涟人称其宿州陈令，后任和安郎判太医局兼翰林良医。陈氏精通内科、儿科，尤其对小儿痘疹造诣颇深。著有《小儿病源方论》《小儿痘疹方论》等医籍存世。

此书成于南宋，载录陈氏家藏已验之方，至明代又加入了薛己注文。书中首论痘疹受病之由，次论小儿痘疹治法，后附以十一味异功散（木香散）、十二味异功散、七味人参白术散等效方，并插入薛氏医案68条，拓展运用书中陈氏诸方。

陈氏认为，小儿为母体"五脏之液所养成形"，如孕母"纵情厚味，好啖辛酸，或食毒物"，则秽液之毒传于胞胎，发为疮疹。"五脏六腑秽液之毒发为水泡疮""皮膜筋肉秽液之毒发为脓水泡疮""气血骨髓秽液之毒发为脓血水泡疮"，名曰"三秽液毒"。

陈氏指出，"凡疗疮疹，先分表里虚实"，权衡邪气与正气的关系，并重视以痘疹色泽形态判别病情顺逆预后，如"赤则十生一死，黑则十死一生"。后陈氏详述小儿痘疹已出未愈之间、痘疹始出、痘疹欲靥已靥之间、疮疹已靥未愈之间各阶段证型的治则治法。针对小儿痘疹变症多端、发展迅速的特点，陈氏选方强调"急用"，抓住治疗时机。另外，此书注重饮食禁忌，子母俱忌辛辣发散之物，尤忌生冷，以防损伤脾胃。

陈氏治疗痘疹以扶正为主，力倡温补，重视脾胃，固护阳气，多用参、术，忌用寒凉，得到了后世温补学派的肯定和继承。此书与钱乙、董汲主张寒凉的学术观点互为补充，为小儿痘疹辨证论治提供了全面的理论依据和丰富的治疗方法，在小儿痘疹诊治理论发展进程中具有重要意义。薛己评价，"陈氏之书，又以心得，发明虚实寒热，盖契经旨，而超诸家者矣"。

此书陈氏原本今已不存。明代熊宗立将陈氏原书类证编排，并加入自己观点，增补经验良方，著成2卷，名《类证陈氏小儿痘疹方论》，惜改动内容颇多。薛己于嘉靖年间（1522—1566）编辑此书，并增补按语、验案与附方为1卷，将此书收录《家居医录》之中。后吴琯于万历年间（1573—1620）编刻《薛氏医按二十四种》、蒋宗瀇于崇祯元年

(1628)校刻《医书十六种》,均将此书收录其中。今此书常见于薛氏丛书本中,内有薛氏增补方论。又吴勉学万历年间校刻《陈蔡二先生合并痘疹方》,亦将薛氏增补《陈氏小儿痘疹方论》收录,并重新编排,与明代蔡维藩所著《痘疹方论》合为一书。本次整理,以薛己《家居医录》中增补《陈氏小儿痘疹方论》为底本,以吴琯编明万历年间刻本《薛氏医按二十四种》、崇祯元年蒋宗澹校刻本《医书十六种》中《陈氏小儿痘疹方论》为校本,并参考吴勉学《陈蔡二先生合并痘疹方》、熊宗立《类证陈氏小儿痘疹方论》等书整理而成。

凡例

一、本次整理,以明嘉靖二十七年(1548)刻本《家居医录》中《陈氏小儿痘疹方论》为底本,以吴琯编明万历年间(1573—1620)刻本《薛氏医按二十四种》、崇祯元年(1628)蒋宗澹校刻本《医书十六种》中《陈氏小儿痘疹方论》(以下分别简称"万历本""崇祯本")为校本,并参考明万历年间吴勉学校刻本《陈蔡二先生合并痘疹方》(以下简称"吴本")、熊宗立编日本元禄六年(1693)刻本《类证陈氏小儿痘疹方论》(以下简称"熊本")二书整理而成。

二、底本中"根窠""根颗"混用,今统一作"根窠";"禀赋""禀父"混用,今统一作"禀赋";"异功散""异攻散"混用,今统一作"异功散";"斑""癍""班"混用,作"斑疹"之义时今统一作"斑"。底本中"证"与"症"本次不作统一。以上内容不再单独出校。

三、为便于当代读者使用,本书中部分药名进行了统改,如呵子肉改为诃子肉、牛旁子改为牛蒡子、紫苑改为紫菀、青箱子改为青葙子等,已于首见处说明。

四、底本无目录,今据正文加。

五、《立斋薛先生推广〈陈氏疹方〉序》底本残存一叶,诸校本均未收录。今据明万历四十一至四十二年(1613—1614)钱端唤刻本《海石先生文集·推广〈陈氏痘疹方〉序》(以下简称《海石先生文集》)校,所缺内容据《海石先生文集》补。

六、底本与诸校本均无"薛序",今据丹波元胤《中国医籍考》补,附于正文后。

目录

立斋薛先生推广
《陈氏疹方》序[1]

山东宪使[2]石山沈先生,以姑苏立斋院使薛君所注陈文中《痘疹方》授海石子,传薛君意索序焉,既道卿进士屡书促予遣毫,乃曰:仁哉!立斋先生用心也[3]。予不识医,但闻丹溪云[4]:痘疹之论,钱氏仲阳为详。举源流,明经络,分表里虚实,开其治法,证以辩论,使引伸[5]之应用无穷矣。今人不知致病与立方所从来,而得陈氏文中方论,遂谓仲阳不及也。虽然文中亦善求病情者,大率喜温而恶凉,喜补而恶解利,若仲阳虽药多寒凉,而补助一法略尔,端绪然有监制匡佐之功,钱氏之虑深矣。此闻于丹溪,以予论之,仲阳意以痘疹多郁热,当因时察人论病以投剂,如仁义之师,荡荡乎无执着也;文中则以温能生发补济虚赢,如节制之兵,鼎鼎乎有依凭也[6]。立斋广文中之方,而兼仲阳之意,合二贤为一书,是桓文之节制而济以汤武之仁义也,用心不口,仁矣乎[7]。然予观轩岐作《素问》以来,仲和、华佗皆[8]神医也,无治小儿法;及巫妨作《颅囟经》,秦越人[9]、洁[10]古老人皆论治幼也[11],无痘疹方。说者谓西汉以前,天地气淳,生人朴厚,儿无危疹。自建武南征,六军郁浵[12]相沿,时谓军中疫疹,自后兹病流染,论疹者

---

1 立斋薛先生推广《陈氏疹方》序:《海石先生文集》作"推广《陈氏痘疹方》序"。
2 宪使:明代为提刑按察使别称。
3 山东……心也:此59字《海石先生文集》作"山东臬宪沈君,以姑苏薛立斋所注陈文中《痘疹方》示海石子,且传薛君意征序,因叹曰:仁哉。立斋用心也"。
4 予不识医,但闻丹溪云:《海石先生文集》作"予闻丹溪云"。
5 引伸:《海石先生文集》作"引而申"。
6 此闻……凭也:此64字《海石先生文集》作"此所闻于丹溪者,以予论之,仲阳谓痘疹多郁热,当因时察人论病以投剂,如仁义之师,解患于虑表;文中则以温能生发补济虚赢,如节制之兵,范围于术中"。
7 立斋……矣乎:此41字《海石先生文集》作"今立斋广文中之方,而兼仲阳之意,合二贤而调剂之,是桓文之节制而济以汤武之仁义,其能全赤子于衽席,百不失一矣,用心不仁乎哉"。
8 皆:原漫漶,据《海石先生文集》补。
9 人:原漫漶,据《海石先生文集》补。
10 洁:原漫漶,据《海石先生文集》补。
11 也:《海石先生文集》无。
12 浵:恶气,灾害。《广韵·霁韵》:"浵,妖气。"

森出矣。仲阳之后,则有阎孝忠[1];文中之后,则有杨仁斋。薛君沉潜敏慧,乞身簪珮,归耕洞庭,揖神农于上古,契泰和于寸心,盈盈阳春,散润篇帙,虽使文中复生,亦当避席。世有业儿医者,得此置囊中,当不为指南车耶?予素厚立斋,且重沈君,请遂书此,以为来命复[2]。

自序[3]

尝谓小儿病证虽多,而疮疹最为重病,何则? 疮疹之病,盖初起疑似难辨,投以他药,不惟无益,抑又害之。况不言受病之状,孰知畏恶之由。父母爱子,急于救疗,医者失察,用药差舛,鲜有不致夭横者。文中每思及此,恻然于心,因取家藏已验之方,集为一卷,名之曰《小儿痘疹方论》,刻梓流布,以广古人活幼之意,顾不韪欤。

和安郎判太医局兼翰林良医陈文中谨书

论痘疹受病之由

夫小儿在胎之时,乃母五脏之液所养成形也。其母不知禁戒,纵情厚味,好啖辛酸,或食毒物,其气传于胞胎之中,此毒发为疮疹,名曰三秽液毒。

一、五脏六腑秽液之毒发为水泡疮。
二、皮膜筋肉秽液之毒发为脓水泡疮。
三、气血骨髓秽液之毒发为脓血水泡疮。

三毒既出,发为疹痘疮也。子母俱忌食葱、韭、薤、蒜、醋、酒、盐、酱、獐、兔、鸡、犬、鱼腥等物,世俗未晓,将为发举,往往不顾其后,误伤者多矣。

论痘疹治法

凡小儿疮疹未出已出之间,有类伤寒之状,憎寒壮热,身体疼痛,大便

---

1 孝忠:《海石先生文集》作"忠孝",今据文义乙正。
2 汉以前……命复:此142字原缺,据《海石先生文集》补。
3 自序:原无,据文义加。

黄稠，此正病也。若无他疾，不必服药。

愚按，痘疹若小儿首尾平和，自有勿药之喜，盖其肠胃软弱易为虚实。故必不得已，折其太过，益其不足可也。

凡疗疮疹，先分表里虚实。如表里俱实者，其疮易出易靥，表里俱虚者反是；表实里虚者，其疮易出难靥，表虚里实者亦反是。若始出一日至十日，浑身壮热，大便黄稠，乃表里俱实，其疮必光泽，起发满肥，且易靥也。

愚按，治痘疹之法，与痈疽无异。若邪气在里而实热者，用前胡枳壳散。元气怯而虚热者，用参芪四圣散；虚弱者，用紫草木香汤；虚寒者，用参芪内托散；虚寒内脱者，用木香散。若邪气在表而实热者，用麻黄甘葛汤。此要法也，余见各症。

凡疮疹已出未出之间，或泻渴，或腹胀，或气促，谓之里虚，急用十一味木香散[1]治之。

愚按，《经》云：真气夺则虚，邪气胜则实。实谓邪气实，而真气虚也。然倒靥泻渴等症，若喜热饮食，手足并冷，或不食呕吐者，是为阳气虚寒也，用辛热之剂补之；喜冷饮食，手足不冷，或唇舌黑裂者，阳气实热也，用苦寒之剂泻之。

凡疮疹已出未愈之间，不光泽，不起发，不红活，谓之表虚，急用十二味异功散治之。

愚按，张翼之云：吐泻少食为里虚陷伏，倒靥灰白为表虚，二者俱见，为表里俱虚，用异功散救之，甚至姜附灵砂亦可用。若止里虚，减官桂；止表虚，减肉豆蔻。若能食，便闭而陷伏倒靥者为里实，轻用射干鼠粘子汤，重用前胡枳壳散。下利吐泻能食为里实，若用实里则结痈毒；红活绽凸为表实，若用补表则溃烂不结痂。凡痘一见斑点，便忌葛根汤，恐发得表虚也。

凡痘疮已出未愈之间，不光泽，不起发，不红活，或腹胀，或泻渴，或气促，谓之表里俱虚，急用十二味异功散，送七味肉豆蔻丸治之。

愚按，前症审系表里虚寒，急用前法，缓则不救。

一小儿出痘，不起发红活，腹胀泻渴，皆以为不治。施院使谓表里虚寒，用十二味异功散一剂，即起发红活，诸症顿退。又用参芪内托散贯脓而靥。

儒者薛戒甫子五岁，出痘三四日，下紫血，日数滴，至八日不止而疮不起。御医钱春林谓脾气虚寒，用木香散二剂，用丁香十一粒，人参五钱，一日服之，次日痘皆起而有脓，由是血渐止，二十余日而愈。

一小儿起发红活，但不时作痒，口干作渴，便血，面赤发热。先君谓肠胃有热，先用济生犀角地黄汤加柴胡一剂，诸症渐退，形体倦怠，此邪气去而形气虚弱耳，用四君子汤加当

---

1 十一味木香散：即十一味异功散。

归、黄芪、红花，二剂而安。

一小儿痘疮赤痛，烦热作渴，或便血，或衄血。先君用犀角地黄汤而血愈，又用紫草快斑汤加黄芪、芍药而愈。后疮痕色白，用四君、归、芪治之而痊。

一小儿出痘吐血，其痘赤痛如锥，或疮出血，余谓肝火炽盛，用小柴胡汤加生地一剂，随用济生犀角地黄汤一剂顿愈，又用芹菜汁而痊。

一小儿痘疮下血，而不起发。先君谓气血不足，用紫草快斑汤加参、芪、归、术治之，血止疮起，但贯脓迟缓，用八珍汤倍加参、芪数剂，疮靥而根白痒，此气血虚而热也，用八珍汤二十余剂而愈。

一小儿痘疹，大便下血，小便甚赤，疮颗色赤，发热饮冷。先君谓热毒郁滞，先用八正散一剂，后用解毒防风汤一剂顿愈，又饮芹菜汁而全痊。

一小儿痘正发而便血，倦怠少食，作渴饮汤。余谓倦怠便血，此脾虚而不能摄血也，少食作渴，此脾虚而津液短少也，用五味异功散加升麻、紫草，治之而愈。

一小儿便血，腹胀，困倦，发热，口干饮汤，四肢逆冷。先君以为脾气虚寒不能摄血，用五味异功散加丁香十粒，炮姜五分，二剂血止，痘贯而靥。

一小儿七岁，患痘疮腹胀八九日矣。先君云当急补脾土，不信，仍服消毒之药，忽大便下血甚多而殁。

一小儿作渴，泄泻，发热饮冷，唇舌皲裂，泻粪秽臭。先君以为内热所作，用前胡枳壳散一剂稍愈，又用清凉饮加漏芦，乳母服之，儿顿安。

凡小儿斑驳疹毒之病，俗言疹子，是肺胃蕴热，因时气熏发于外，状如蚊、蚤所咬，赤则十生一死，黑则十死一生，大抵遇春而生发，至夏而长成，乃阳气熏蒸，故得生成者也。脏腑调和，血气充实则易出易靥，盖因内无冷气，外常和暖也。凡痘疹热渴，切不可与瓜柿蜜水等冷物，及清凉饮、消毒散等药，恐损脾胃，则腹胀喘闷，寒战咬牙而难治。盖咬牙者，齿槁[1]也，乃血气不荣，不可妄作热治。

愚按，前症若兼吐泻，手足指冷者，属内虚寒而外假热也，急用木香散，如不应，用异功散；若大便不通，渴欲饮冷者，则前所禁蜜水之类，又当用矣，但宜审其热之虚实。若属虚热者，虽欲水，拒之而不饮，当用人参白术散，热渴自止；属实热者，自甚索水，且喜而饮之，当以犀角磨水服，诸症即解，其后亦无余毒之患矣。北方出痘，不拘冬夏，若喜冷者，再不用药，但与水饮，无有不愈，盖北方地燥而又睡热炕故也。

一妇人患时疫，将愈，更出痘疮，大起发，体倦痛，甚则昏愦烦渴，饮汤不思食。用十全大补汤及朱砂末，其痛顿止，食进体健。仍用前汤，倍加参、芪，十余剂而贯脓，又数剂而愈。

一妊妇发热作渴，遍身骨节作痛，用仙方活命饮二剂，诸症稍愈。至十一日出痘百余颗，形气甚倦。用紫草木香散，乃出少许，但口干作渴，用人参白术散而渴止，用八珍汤加丹皮、柴胡而贯脓，后去丹皮、柴胡，倍加参、芪，数剂而痘靥。

---

1 槁：原作"稿"，诸校本同，据熊本改。

一男子年将三十出痘，根窠赤痛，发热作渴，服紫草饮之类，前症益甚，痘裂出血。余用小柴胡加生地、犀角二剂，诸症顿减，又用圣济犀角地黄汤而贯脓，再用八珍汤而结痂。

一小儿烦躁，饮冷不止。先君用济生犀角地黄汤顿愈，后渴而喜热，又用当归补血汤而痊，惟倦怠少食，用七味白术散而瘥。

一小儿患此，饮冷不止，或痘胀痛。先君用济生犀角地黄汤，并芹菜汁而顿愈。

凡痘疮出不快，多属于虚，若误谓热毒壅盛，妄用宣利之剂，致脏腑受冷，荣卫涩滞，不能运达肌肤，则疮不能起发充满，后不结实成痂，痒塌烦躁，喘渴而死。

愚按，前症亦有各经热盛壅遏而出不快者，亦有毒甚痘疔而不能发起者，亦有余毒而溃痒者，当细审其因而药之。

一小儿九岁，出痘六日，痒塌寒战。院使钱密庵用十一味木香散二剂贯脓，用参芪托里散而靥，后痕白作痒，用十全大补汤而愈。

一小儿痘疮，脓未满，面赤作痒。余谓气血虚而有热，欲用温补之剂。不信，乃服清热之药，至十三日疮痕色赤，虚烦作渴，腹痛不食，手足逆冷而殁。

一小儿未周岁，痘疮焮痛出血，哭不能已。诊其母有肝火，先用小柴胡加山栀、生地与母服，子饮数滴顿愈，又用加味逍遥散而痊。

一小儿出痘，内有痘疔数枚，虽挑破出黑血，热毒不解，余痘不发，皆以为不治。先君以仙方活命饮徐灌一剂，痘疔解而诸痘亦愈。

一小儿痘疔，患在臀间，色黑大痛，挑出黑血，仍复[1]坚痛，皆以为不治。先君用隔蒜灸数壮，痛止，色淡而软，挑出黑血甚多，灌以活命饮，患处及诸痘贯脓而愈。

凡小儿才觉伤风身热，是否疮疹，便服四味升麻葛根汤。

愚按，痘疹未明而元气实者，最宜前汤；若元气虚者，又当详治，恐发得表虚而痘难出也。

一儒者年三十余，因劳役倦怠发热，服补中益气汤数剂，发赤点，以为斑，另服升麻葛根汤一剂，更加恶寒，仍服益气汤四剂，至九日出痘甚多。余用八珍汤加黄芪、白芷、紫草四剂，至二十日脓始贯，用十全大补汤，月余而靥。

凡痘疹始出，一日至五七日之间，虽身热，或腹胀，足稍冷，或身热泻渴，或身热惊悸，腹胀，或身热出汗者，服十一味木香散。

愚按，前症属脾气虚寒假热，非此药不救，如未应，佐以六君子，专补脾气，更不应，加木香、补骨脂、肉豆蔻，兼补肾气。

一小儿第五日不红活，至九日贯脓不满。余谓气血虚弱，用十全大补汤治之，庶无后患。不信，至脱痂，痕作痒，色白，至十四日而殁。

一小儿第七日脓清不满，形气倦怠，饮食少思，大便不实。用托里散二剂，手足指冷，咬牙作渴，用木香散倍用参、芪一剂，诸症顿退，又用参芪四圣散，四剂而愈。

凡泻水谷，或白色，或淡黄，煎十一味木香散送七味肉豆蔻丸治之。

---

1 复：原作"服"，崇祯本同，于义不通，据万历本改。

泻止者,住服;不止者,多服。

愚按,前症若察其外症,若唇青指冷,睡而露睛,口鼻气寒,泻色青白,脾肾虚寒也。用前药六君子汤加补骨脂、肉豆蔻。若颊赤体热,睡不露睛,口鼻气热,泻色黄赤,脾土实热也,用泻黄散。

一小儿腹胀渴泻,气促体倦。先君以为表里俱虚,用六君子汤加归、芪送四神丸一服,诸症顿退,疮势顿正,但脉迟而渴,仍用前汤,加归、芪二剂,疮色红活,形体颇安,任其贯脓而痊。

凡泻频,津液内耗,血气不荣,疮虽起发,亦不能靥也。如身温腹胀,咬牙喘渴者难治,缘谷食去多,津液枯竭,饮水荡散真气,故多死矣,速与十一味木香散救之,如不应,急用十二味异功散。

愚按,前症兼手足指冷,面色青白等症者,属阳气虚寒,急用木香散;阳气脱陷,用异功散;脾气虚弱,用六君子汤;血气虚弱,用八珍汤;不应,用十全大补汤。

一小儿第九日不红活,不贯脓,云殁于十三日。陈院长谓属虚寒,用十一味木香散二剂,渐红活,贯脓,又用紫草木香汤及人参白术散而愈。

族侄孙衍庆六岁,出痘稀少,疮痂悉落,至十三日,身烦热而畏寒,手足逆冷,厚衣围火不能温,皆谓不治。余思大热而不热者,是无火也,急用人参理中汤煎服一杯,肢体顿温,更用人参白术散调理而痊。

一男子年二十余,发热烦躁,痘黯出血,足热腰痛。用圣济犀角地黄汤二剂而贯脓,用地黄丸料数剂而疮靥。

一男子年将三十,出痘色紫,作渴饮水,腰痛,足热,耳聋。余谓肾虚之症,用加减八味丸料,煎与恣饮,热渴顿止,佐以补中益气汤加五味、麦门而愈。

一小儿十二岁,出痘色黯,两足及腰热痛,便秘,咽舌干渴,引饮不绝,众谓肾虚不治。先君用加减八味丸料作大剂,煎与恣饮至二斤,诸症悉退,又佐以补中益气及八珍汤各十余剂而痊。

凡四五日不大便,用嫩猪脂一块,以白水煮熟,切豆大与食之,令脏腑滋润,使疮痂易落,切不可妄投宣泻之药,元气内虚,则疮毒入里,多伤儿也。

愚按,前症若因热内蕴,宜用射干鼠粘子汤解之,或发热作渴,或口舌生疮,或咽喉作痛,并宜用之。

凡疮疹初出,两三日至十三日,当忌外人及卒暴风寒秽恶之气。轻者三次出,大小不一,头面稀少,眼中无根,窠红肥满光泽也;重者一齐出,如蚕种灰白色,稠密,泻渴,身温,腹胀,头温足冷也。轻变重者,犯房室,不忌口,先曾泻,饮冷水,饵凉药也;重变轻者,避风寒,常和暖,大便稠也。

愚按,丹溪先生云:痘疹密则毒甚。用人参败毒散、犀角地黄汤,或以凉药解之,虽数贴亦不妨。

一小儿痘疹甚密,至九日贯脓不满,色不红活,或云当殁于十二日。余以为气血虚弱,用八珍汤内加糯米百粒数剂,至十五日,脓完色正,结痂而愈。

一小儿五岁,出痘密而色白,属虚弱也,始末悉用补托之药而安。旬余,饮食过多,忽作呕吐,面白兼青,目唇牵动。先君以为慢脾风症,用五味异功散加升麻、柴胡。不信,翌日手足时搐,服前药而不应,急加木香、干姜,二剂而愈。

一小儿第五日矣,稠密色黑,烦躁喜冷,先君以为火极似水,令恣饮冷芹汁,烦热顿止,乃以地黄丸料服之,至二十余日而愈。

凡身热发烦渴者,宜用六味人参麦门冬散治之,如不应,用七味人参白术散。

愚按,前症若渴而饮冷者,脾胃实热,宜用麦门冬散;若渴而饮汤者,气虚热渴,宜用白术散;若大渴引饮,面赤,血虚发躁也,用当归补血汤。

凡痘疮欲靥已靥之间,而忽不能靥,兼腹胀烦渴者,急用十一味木香散。

愚按,前症若兼恶寒,或四肢冷,疮毒去而脾胃虚寒也,宜用前药;若十指逆冷、咬牙等症,阳气脱陷也,用十二味异功散;脾气虚陷,用六君加川芎、当归、黄芪主之。

一小儿九岁出痘,第七日发热烦躁,不贯脓,色灰白,寒战咬牙,泻渴腹胀,手足冷,时仲夏,饮沸汤而不热,腹中阴冷。先用木香散二剂益甚,用异功散一剂顿安,又用六君子加附子三分,二剂后,用调补之剂,至十四日而愈。

凡痘疮欲靥已靥之间,忽头面温,足指冷,或腹胀泻渴气促者,急服十二味异功散;若十一二日当靥不靥,身不壮热,闷乱不宁,卧则哽气烦渴,啮牙者,急用十二味异功散加归、术,以救阴阳表里。

凡痘疮已靥,烦渴不止,或头温足冷,或腹胀,或泻,或咬牙,多致难愈,急用十一味木香散以救之。已上之症,若误与蜜水生冷之物,则转加热渴而死。

愚按,前症属脾胃亏损,内真寒而外假热耳,非温补不救。如前药未应,用十全大补汤加附子以纯补之。

一小儿头生一疖,出脓将愈,忽疖间肿胀,发痘二十余颗,遍身赤点。用快斑汤而渐出,用紫草散倍加参、芪而出完,用托里消毒散而脓贯,用托里散而疮靥。

一小儿痘已靥,其痕色赤而错纵,日食粥七八碗,作渴面赤。先用白术散二剂,渴减五六,粥减太半[1],又用四君加芜荑、黄连二剂,痕平色退,乃用八珍汤加芜荑、山栀而痊。

一小儿痘疮愈后泄泻,饮食不化。此脾肾气虚,用六君加补骨脂、肉豆蔻治之而愈。

一小儿痘疮将愈,患泄泻,侵晨为甚,饮食不化,属脾肾虚也。朝用补中益气汤,夕用二神丸而愈。

---

1 太半:大半,多半。太,万历本同,崇祯本作"大",义同。

凡身壮热，经日不除，如无他症，用六味柴胡麦门冬散治之，热退即止，如不愈，服七味人参白术散。

愚按，前症若肝胆热毒，用柴胡麦门冬散；若肝经血虚，用四物汤加黄芪、柴胡；若中气虚热，用人参白术散。

一男子患痘疮作痛，发热不止，其势可畏，皆以为不起。施银台用消毒救苦汤治之，诸症顿退。予先用仙方活命饮，痛全止，又用八珍汤加紫草三钱，四剂贯脓而靥。

一小儿患痘，稠密大痛，发热，势甚危急。先君用消毒救苦汤一剂，安卧良久，遍身出小痘，顿消，再剂，俱贯脓而靥。

凡身壮热，大便坚实，或口舌生疮，咽喉肿痛，皆疮毒未尽，用四味射干鼠粘子汤，如不应，用七味人参白术散。

愚按，前症若壮热饮冷，属热毒在表，宜用前汤；若兼大便不通，属热毒在内，少用四顺清凉饮；若热毒既去，胃气虚而发热，用七味人参白术散；若因阴血亏损而发热，用四物汤。

一小儿六岁患痘，第七日根窠赤痛，大便秘结，小便赤涩，烦躁饮冷，或用清凉解毒之剂，未应。钱密庵以为热毒内蕴，用四顺清凉饮一剂，并猪胆汁导下结粪而安，又用犀角地黄汤，其痘自靥。

一小儿痘疮发热作渴，焮赤胀痛，大便秘结。先用四顺清凉饮一剂，诸症顿退，又用四味鼠粘子汤一剂，诸症全退，再用紫草汤以贯脓，用消毒饮而痘靥。

一小儿痘愈而声喑，面赤，足心发热，小便赤少。先君以为肾经虚热，用六味地黄丸、补中益气汤而愈，其时患是症，用清热解毒者俱不起。

一小儿十一岁患痘，第四日根盘红活起发，因痛甚不止，至七日，形气甚倦，痘色淡而欲陷，此因痛盛而伤元气也。先用仙方活命饮一剂而痛止，再用八珍汤而贯靥。

凡风热咳嗽，咽膈不利，用三味桔梗甘草防风汤治之，如不应，用七味人参白术散主之。

愚按，前症如痘热内作，宜用桔梗甘草防风汤，如兼痰热咳嗽，佐以抱龙丸；若气虚痰涎壅上，宜用人参白术散，以补脾肺。

一小儿痘疮十二日，患咳嗽十余日不愈，所服皆发表化痰。余曰：此脾肺气虚，复伤真气而变肺痈也。不信，仍服前药，果吐脓血，用桔梗汤而愈。

一小儿痘将愈，咳嗽面色黄白，嗽甚则赤，用五味异功散调补而愈。

凡涕唾稠粘，身热鼻干，大便如常，小便黄赤，用十六味人参清膈散，如不应，用七味人参白术散。

愚按，前症属脾肺蕴热，痘邪为患，用清膈散解散邪气。若脾肺虚热，不能司摄，用人参白术散调补中气。

一小儿痘赤壮热，咳嗽痰甚，烦热作渴。用人参清膈散一剂，诸症顿退，日用芹菜汁，旬余而靥。

一小儿痘疮，狂喘躁热，作渴饮冷，痰涎不利。先君用十六味清膈散、犀角地黄汤各一剂，顿愈，又用当归补血汤而愈。

一小儿痘赤狂喘,大便不利。先君治以犀角地黄汤、芹菜汁而痊。

一小儿痘愈后,涕唾口干,饮汤鼻塞,或腹作胀。先用白术散二剂,后用六君子汤而愈。

凡痰实壮热,胸中烦闷,大便坚实,卧则喘急,速用五味前胡枳壳汤治之。

愚按,前症若因肠胃蕴热,宜急用前汤,缓则热毒延内,多致有误。

一小儿患痘赤痛,痰喘作渴,大便不利。钱密庵用前胡枳壳散一剂,诸症顿退,又用济生犀角地黄汤二剂,月余而愈。

一小儿第八日,根窠赤肿,胀痛作渴,大便下黑血,烦渴痰喘,饮冷,呻吟求治。施银台以为血热毒蓄于内,用圣济犀角地黄汤一剂,诸症悉退,又用消毒丸及化斑汤而愈。

一小儿痘根色赤作痛,发热,口渴喜冷,大便坚实。用清凉饮一剂,痛热少减,再剂,便利渴止,却用圣济犀角地黄汤而安,用芹菜汁而靥。

一小儿痘根色赤作痛,热渴,喜饮冷水,大便不利。先用五味前胡枳壳散,大便利而热渴减,又用圣济犀角地黄汤而安,用芹菜汁而靥。

一小儿大便不利,小便赤涩,作渴饮冷。先君用凉膈散一剂,渐愈,又用济生犀角地黄汤及芹菜汁而痊。若乳母有肝火,儿患此症,必用加味逍遥加黄芩、犀角,兼治其母。

一小儿痘已愈而痕赤作痛,内热作渴,二便不利。先君用济生犀角地黄汤及芹菜汁而痊。后用四物、黄芪而安。

一小儿痘痕白,或时痒,作渴饮汤,大便稀溏。先君用五味异功散,加当归、黄芪而瘥。

一小儿痘痕白,时或痒。先君以为气血俱虚,用八珍汤补之。不信,自用解毒之剂,后卒变慢脾风而殁,惜哉。

凡饮冰雪不知寒者,阳盛阴虚也;饮沸汤不知热者,阴盛阳虚也。阳盛则补阴,木香散加丁香、官桂;阴盛则补阳,异功散加木香、当归。每一两药,共加一[1]钱。

愚按,阳盛者,当用清凉饮以补阴;阴盛者,当用异功散以补阳,须审的实而用。若或少差,死在反掌,前云乃传写之误。

凡痘疮首尾,若误饮冷水,疮靥之后,其痂迟落,或生痛肿,或成疳蚀。盖脾胃属土而主肌肉,水湿所伤则津液衰少,荣卫涩滞,不能周流,故疮痂迟落而生痛肿。

愚按,痘痛之类,属血热未解而内作,外邪搏于肌肤之间,或余毒蕴结经络,轻则肌表津淫瘙痒,重则肢节壅肿作痛。若余毒炽盛,先用仙方活命饮以解其毒,却用托里消毒散,毒气将尽,用四君、归、芪以补托元气。大凡痘疮始末,皆系脾胃之气所主。若饮食药饵失宜,多致变症,故凡饮食少思,内热晡热者,属脾胃气虚血弱,佐以四君、芎、归、黄芪、升麻;若饮食如常,发热作痛者,属气血虚弱,余毒为患,佐以射干鼠粘子汤;若饮食如常,发热作痛,大

---

1 一:万历本同,崇祯本作"二"。

便秘结者,属热毒内蕴,用大连翘饮,如不应,仙方活命饮;若根赤而作痒,血虚也,四物加牡丹皮;色白而作痒,气[1]虚也,四君加当归、芍药;色赤而作痛,血热也,四物加连翘、金银花;肿而不溃,血气虚也,用托里消毒散;溃而不愈,脾气虚也,用六君子汤。

一小儿痘毒蚀陷,敷以雄黄散及服加味解毒散而愈。

一小儿痘毒,遍身腐溃,脓水淋漓。以经霜茅草研末,铺于寝席,更服九味解毒散,顿愈,用神效当归膏敷之而痊。

一小儿痘毒后,腿膝肿痛。此脾肾虚而毒流注,先用活命饮四剂,肿痛顿减,再用补中益气汤及六味地黄丸而痊。

一小儿腿膝肿溃而脓水不止,内热晡热,体倦肌瘦。先君以为元气复伤,用补阴八珍汤、六味丸,三月余而愈。

一小儿痘已愈,两目昏闭。先君用鼠粘子汤加山栀、龙胆草、犀角,目开而有赤白翳,佐以蛇蜕散,外用二粉散,寻愈。

凡疮疹已靥未愈之间,五脏未实,肌肉尚虚,血气未复,被风邪相搏,则津液涩滞,遂成疳蚀,宜用雄黄散、绵茧散等药治之,久而不愈则溃,多致不起。

愚按,前症属足阳明胃经,其方解毒杀虫之剂。若毒发于外,元气未伤者,用之多效;若胃气伤损,邪火上炎者,用芜荑汤、六味丸;若赤痛者,用小柴胡汤,加生地黄;肝脾疳症,必用四味肥儿丸及人参白术散,更佐以九味芦荟丸。

一女子痘痂将脱,因其秽气,以汤浴,已而身热如炙,四肢强直如发痓然。此腠理开泄,热毒乘虚而入,用十全大补汤,一剂顿安。

一小儿痘出甚密,先四肢患毒,脓溃而愈,后口患疳,涎蚀牙龈。先用大芜荑汤、活命饮各一剂,又用清胃散加犀角及蟾蜍[2]丸而愈。后发热作渴,口中作痛,服蟾蜍丸,搽人中黄而安。

类集疹痘[3]已效名方

葛根麦门冬散

治小儿热毒斑疹,头痛壮热,心神烦闷。

葛根三钱　麦门冬去心,四钱　人参二钱　石膏半两　川升麻　甘草　茯苓各二钱　赤芍药一钱

上为粗散,每服三钱,水一大盏,煎至六分,去滓,徐徐温服,不拘时,

---

1 气:原作"血",崇祯本同,于义不合,据万历本改。
2 蟾蜍:原作"蝉蜍",今改作"蟾蜍",下同。
3 疹痘:崇祯本同,万历本作"痘疹"。

量大小增减。

愚按，前方足阳明胃经之药也，外除表邪，内清胃火，兼补元气。若非发热作渴，表里有热者，不可用；若表里俱虚，而发热作渴者，宜用人参麦门冬散。

生地黄散

治小儿斑疹身热，口干，咳嗽，心烦者。

生地黄半两 **麦门冬**去心，七钱 **杏仁 款冬花 陈皮**各三钱 **甘草**二钱半，炙

上为粗散，每服三钱，水一大盏，煎至六分，去滓，徐徐温服，不拘时，量大小加减。

愚按，前方若肺经有热者，宜用此方；若痰气上壅，佐以抱龙丸。

惺惺散七味

治小儿风热疮疹，时气，头痛壮热，目涩多睡，咳嗽喘促。

桔梗炒 **真细辛 人参 甘草 白茯苓 真川芎 白术**各一两

上为粗散，每服三钱，水一大盏，薄荷[1]五叶，生姜三片，同煎至六分，去滓，徐徐温服，不拘时候，量大小加减。

愚按，前症方若表虚风热所乘而致诸症者，宜用此药；若表实内热相搏而致诸症者，宜用升麻葛根汤；若兼作渴饮冷者，须用葛根麦门冬散。大凡疮疹未出已出之间，多增[2]寒壮热，身体疼痛，大便黄稠，此正病也。若无他疾，不必服药。

四味升麻葛根汤

治初发热，痘疹未明，宜用此汤以散之。

白芍药炒 **川升麻**一两 **甘草 葛根**一两半

上为粗散，每服三钱，水一大盏，煎至六分，去滓，不拘时，徐徐温服。

愚按，前方胃经发表之剂，表实而热毒壅滞于肌肉者，须用此药，以疏泄之，恐虚其表而痘毒不能托出也。

十一味异功散

木香 大腹皮 人参 桂心 赤茯苓 青皮 前胡 诃黎勒去核 **半夏**姜制 **丁香 甘草**炙，各三钱

上为粗散，每服三钱，水一大盏，生姜三片，同煎至六分，去滓，空心温服，量大小以意加减。

---

1 薄荷：原作"薄苛"，今改作"薄荷"，下同。
2 增：诸校本同，疑为"憎"之误。

愚按，前方治痘疮已出未愈之间，其疮不光泽，不起发，不红活，或已出一日至五七日间，或泄泻作渴，或肚腹作胀，气促作喘，或身虽热而腹胀，足指冷，或身热而作渴，或身热而惊悸腹胀，或身热汗出不止，或气急寒战咬牙，或渴而饮水愈渴，或疮欲靥而不靥，或疮痂欲落不落，而反腹胀渴泻，足指寒冷，或惊悸寒战咬牙，此脾胃终变虚寒，津液渐少。此发《内经》微旨，阴阳蕴奥，非神于术者，岂能言哉。前症乃阳气内虚寒而外假热，如痈疽脾胃亏损，诸脏虚寒之败症，急用前散以救胃气，亦有可生者。

十二味异功散

木香三钱半 官桂二钱，去粗皮 当归三钱半 人参二钱半 茯苓二钱 陈皮 厚朴姜制，二钱半 白术二钱 半夏姜制，一钱 丁香 肉豆蔻二钱半 附子炮，去皮，一钱半

上为粗散，每服三钱，水一大盏半，生姜五片，肥枣三枚，煎至六分，去滓，空心温服。三岁儿作三服[1]，五岁儿作两服，一周两岁儿作三五服，病有大小，以意加减。此药家传五世，累经效验。

愚按，前方治痘疮已出未出，不起发，不光泽，不红活，谓之表虚，宜用此药治之。若已出未愈，疮不光泽，或不起发，不红活，或腹胀作渴，泄泻气促，谓之表里虚寒，急用此药送豆蔻丸。或十一日间不靥，壮热，闷乱不宁，卧则烦渴，咬牙，手足指冷，数饮沸汤而不热，围火重衾而仍寒，悉属表里虚寒也。王太仆云：大寒而盛，热之不热，是无火也，当益其心火，急用前药，以回其阳，亦有生者。

肉豆蔻丸七味

治泻水谷，或白，或淡黄，不能止者。

木香 缩砂仁三钱 白龙骨半两 诃子肉[2]半两 赤石脂七钱半 枯白矾七钱半 肉豆蔻半两

上为细末，稠[3]面糊为丸，如黍米大，一周岁儿，每服三五十丸，三岁儿服百丸，温米饮下。泻甚者，煎木香散，或异功散送下，泻止住服，不止多服。

愚按，前方治阳气虚寒，肠滑泄泻之涩剂。盖肾主大便，若因肾气不固而致前症者，宜用木香散送四神丸；如不应，急煎六君子汤送四神丸补之。盖豆蔻丸涩滞之功多，补益之功少也。

人参麦门冬散

治痘疮微渴。一名麦门冬散

---

1 服：诸校本同，熊本前有"度"字，"五岁儿"句、"一周两岁儿"句同，义胜。
2 诃子肉：原作"呵子肉"，今改作"诃子肉"。
3 稠：崇祯本同，万历本作"用"。

麦门冬一两 人参 甘草炙 陈皮 白术半两 厚朴姜制,各半两

上为粗散,每服三钱,水一大盏,煎至六分,去滓,徐徐温服,不拘时,量大小加减。

愚按,前方若痘疮热毒,气虚作渴,宜用之;若因气虚弱作渴,用人参白术散。

消毒散

治痘疮六七日间,身壮热,不大便,其脉紧盛者,用此药以微利之。

一名消毒饮

牛蒡子[1]四两,炒,杵 荆芥穗 甘草炙,各一两

上为粗散,每服三钱,水一大盏,煎至八分,去滓,不拘时,徐徐温服。

愚按,前方若毒在肌肉,尚未能尽发而致斯症,脉浮而紧者,最宜此药,疏解其毒;若痘顿轻,脉沉而紧者,毒在脏腑,宜用前胡、枳壳疏通,以绝其源,其痘尤轻。

柴胡麦门冬散

治痘疮壮热,经日不止,更无他症,此药治之。即六味柴胡麦门冬散

柴胡二钱半 龙胆草炒,一钱 麦门冬三钱 甘草炙 人参 黑参各一钱半

上为粗散,每服三钱,水一大盏,煎至六分,去滓,不拘时,徐徐温服,量大小加减。

愚按,前方若痘疮表热,根盘色赤焮痛,作渴饮冷,或两目作痛,或素有肝火而患痘疮者,尤宜用之。

射干鼠粘子汤

治痘疮壮热,大便坚实,或口舌生疮,咽喉肿痛,皆余毒所致。

鼠粘子四两,炒,杵 甘草炙 升麻 射干各一两

上为粗散,每服三钱,水一大盏,煎至六分,去滓,徐徐温服。

愚按,前方若痘疮初出,发热焮痛,根盘赤盛,或咽喉口舌疼痛,作渴饮引者宜用;若因胃气虚弱发热而致前症者,宜用人参麦门冬散。

桔梗甘草防风汤

治风热,咽喉不利。

桔梗炒 甘草炙 防风各等分

上为粗散,每服三钱,水一大盏,煎至六分,去滓,徐徐温服,不拘时,

---

1 牛蒡子:原作"牛旁子",今改作"牛蒡子",下同。

量大小加减。

愚按，前方若上焦风热，或痰涎上攻，咽喉不利，或口舌生疮，作渴引饮者，须用此药，发散解毒，痘虽出，亦在轻浅。

人参清膈散

治涕唾稠粘，身热鼻干，大便如常，小便黄赤，宜用此方治之。

人参 柴胡 当归 芍药炒 知母炒 桑白皮炒 白术炒 黄芪炒 紫菀[1]
地骨皮 茯苓 甘草 桔梗炒，各一两 黄芩半两 石膏 滑石各一两半

上为粗末，每服三钱，水一大盏，生姜三片，同煎至六分，去滓，不拘时，徐徐温服，量大小加减。

愚按，前症即痈疽因热毒蕴结于脏腑经络之间者，当用此药以疏导托里，调和荣卫，使邪气退则元气不伤，而痘疮易愈也。

前胡枳壳散

治痰实壮热，胸中烦闷，大便坚实，卧则喘急。

前胡一两 枳壳 赤茯苓 大黄 甘草炙，各半两

上为粗散，每服三钱，水一大盏，煎至六分，去滓，不拘时，量大小加减，如身温脉微并泻者，不可服。

愚按，前症若属肺胃实热，气郁痰滞，大便秘结，小便赤涩，烦渴饮冷，身热脉数者宜用之，以表散外邪，疏通内脏，使邪气不壅滞，且痘疮轻而易愈也。

人参白术散

治痘疮已靥，身热不退，此药清神生津，除烦止渴。

人参 白术 藿香叶 木香 甘草 白茯苓六味各一两 干葛二两

上为粗散，每服三钱，水一大盏，煎至六分，去滓，不拘时，徐徐服。

愚按，前症若痘疮已靥，身热，或津液少而口干引饮者，胃气虚弱也，宜用人参白术散；若腹胀泄泻，口干，足指寒冷者，脾气虚寒也，宜用十一味木香散；若形寒恶寒，呕吐不食，腹胀泻渴等症，乃脾气虚寒下陷也，用六君子加升麻[2]、姜、桂，如不应，急加丁香；若发热躁躁，身热恶衣，属血脱发躁，用当归补血汤。大凡痘疮，若脾气虚弱出不快者，误以为热毒壅盛，用凉药宣利解散，致脾胃受伤，元气愈虚，使疮不起发，不充满，不结靥，不成痂，而痒塌烦躁喘渴，死者多矣。凡痘疮首尾不宜与水，则疮靥之后，其痂落迟，或生痈肿，治失其法，必成疳蚀疮，血水不绝，甚则面黄唇白，多致难愈，盖脾胃属土，而主肌肉故也。

---

1 紫菀：原作"紫苑"，今改作"紫菀"。
2 升麻：万历本同，崇祯本作"胡麻"。

韶粉散

治小儿痘疮才愈，而毒气尚未全散，疮痂虽落，其瘢犹黯，或凹凸肉起，当用此药涂之。

韶粉一两 **轻粉**一钱

上研和，入炼猪脂油拌匀如膏，薄涂疮瘢上，如痘痂欲落不落，当用此方。

羊胻骨髓一两

上炼入轻粉一钱，研成白膏，瓷合盛之，涂疮上。

如痘疮痒，误搔成疮，及疮痂欲落不落，用上等白蜜涂之，其痂自落，亦无紫黑瘢痕，神妙。

愚按，前症若痘疮，痕赤而作痒，属血虚而有热也，佐以四物、牡丹皮；若痕白而作痒，气虚而有热也，佐以四君、芎、归；疮痂欲落不落者，脾经血气虚，八珍汤；若发热而大便秘结者，肠胃内热也，犀角消毒丸；发热而大便调和者，肺胃热也，麦门冬散；脓水淋漓者，肌表热也，用败草散敷之。

雄黄散

治小儿因痘疮，牙龈生疳蚀疮。

雄黄一钱 **铜绿**二钱

上二[1]味同研极细，量疮大小干糁。

绵茧散

治小儿因痘疮余毒，肢体节髎上有疳蚀疮，脓水不绝。

出蛾绵茧不拘多少

上用生白矾捶碎，实茧内，以炭火烧矾汁干，取出为末，干贴疳疮口内。如肿臀[2]作痛，更服活命饮。

愚按，雄黄散清肝杀虫解毒，外治之方也。其症所感之经，与所致之因，各有不同。若因手足阳明经蕴热所致者，用犀角消毒散；若因脾经疳热者，用大芜荑汤；若因肾经虚热者，用地黄丸；若因肝经疳热者，用芜荑汤送大芦荟丸。

其绵茧散总治疮毒、脓水淋漓，收敛之外剂。若果系内无余毒而未痊者，宜用敛之；若因气血虚而不敛，宜用托里散；若发热肿痛，大便不结，用仙方活命饮，更以隔蒜灸法；若肿痛作渴，大便秘结，用四顺清凉饮；若大便已通，肿痛未退，仍用活命饮；若发热倦息，大便调和，用八珍汤加犀角，如疳蚀未应，急用隔蒜灸；若发热口干，肢体倦息，用八珍汤加黄芪；若

---

1 二：原作"一"，崇祯本同，据万历本及上下文改。
2 臀：肿起。《广韵·证韵》："臀，肿起。"

饮食少思,肢体倦怠,用五味异功散加当归;若脓水不绝而发热,用四物、参、芪、丹皮;若脓水不绝而恶寒,用四君、归、芪;恶寒发热者,用八珍、黄芪;若乳母肝经血虚发热,用加味逍遥散;若肝经因怒发热,用加味小柴胡汤;若肝经因郁发热,用加味归脾汤,仍参前痘疮首尾误饮水证。

谷精草散

治小儿痘疮已靥,眼目翳膜,遮障瞳人,瘾涩泪出,久而不退,或十二三日,疮痂已落,其疮瘢犹黯,或凹或凸。此肌肉尚嫩,不可澡浴及食炙煿辛辣有毒之物,恐热毒熏于肝膈,目生翳障。若不能守禁而致患者,须用此治之。

谷精草一两　生蛤粉二两

上为细末,以獖猪肝一叶,用竹刀批片,糁药在内,用草绳缚定,入瓷器内,量用水慢火煮熟,令儿食之。

愚按,前症若痘疮愈后,余毒入于肝经而作痛者,宜用此方,羊肝散亦效;若肝经热毒,眼睛作痛,佐以小柴胡汤加生地黄,或犀角地黄汤。

解毒汤

治一切热毒肿痛,或风热搔痒脾胃[1]。

黄连三分　金银花　连翘各五分

上水煎服。

愚按,前症当审其脏腑部分,及各随所因而治之。若在乳下,必当兼治其母。

参汤散

治水痘。

地骨皮半分,炒　麻黄一分,去节　人参一分　滑石半分　大黄一分,湿纸煨熟　知母　羌活各一分　甜葶苈一分,用湿纸炒　甘草炙,半分

上为末,每服半钱,水一小盏,入小麦七粒,同煎,至十数沸,每服三五匙,不可多服。

愚按,前方发表散邪,疏通内热之峻剂。若遍身作痛,壮热烦躁,作渴饮冷,大便秘结,小便涩滞,喘嗽等症,宜用此方,或前胡枳壳散。然水痘多属表邪,若但发热饮引,小便赤色者,当用升麻葛根汤。如无他症,不必用药也。

上小儿疮疹,无正方论,虽有王、谭、钱氏之书,止见其方,未见其源。疗之者往往以药宣利解散,因耗伤真气,遂至不救者多矣,深可痛

---

1 脾胃:诸校本同,疑为衍文。

悯。文中今将祖父秘传方论集为一卷,盖守此方三十余年,全活者甚众,百不失一。今合广其传,使患者无枉夭之祸,医者有活人之功,此仆之夙心也。

附方

三豆饮

治天行痘疮,始觉即服之,多者必少,少者不出等症。

小赤豆 黑豆 绿豆[1] 甘草节五钱

上水煮熟,任儿食之七日,自不发。

紫草木通汤

治痘疹出不快。

紫草 人参 木通 茯苓 糯米各等分 甘草减半

上每二钱,水煎服。

升均汤

治痘疮已出不匀,或吐泻发热作渴。

升麻 干葛 芍药炒 人参 白术炒 茯苓 甘草 紫草如无,红花代之

上每服三五钱,姜水煎。

参芪内托散

治痘疮里虚发痒,或不溃脓,或为倒靥等症。

人参 黄芪炒 当归 川芎 厚朴姜制 防风 桔梗炒[2] 白芷 官桂 紫草 木香 甘草

上入糯米一撮,水煎服,仍量儿加减。

紫草快斑汤

治痘疹血气不足,不能发出,色不红活等症。即紫草汤

紫草 人参 白术 茯苓 当归 川芎 芍药 木通 甘草 糯米

上每服二钱,水煎。

---

1 绿豆:原作"菉豆",今改作"绿豆",下同。
2 炒:原脱,据万历本、崇祯本补。

人参胃爱散

治痘疮已发未发,吐泻不止,不思饮食等症。

人参 藿香 紫苏 木瓜 丁香 茯苓 甘草 糯米

上每服三钱,姜枣水煎。

紫草木香汤

治痘疮里虚,痒塌黑陷,闷乱。

紫草 木香 茯苓 白术 人参 甘草炒 糯米

上每服三钱,水煎。

大如圣饮子

治疮疹斑痘,毒攻咽嗌,肿痛热渴,或成肿毒不消等症。

桔梗 甘草 鼠粘子炒,各一两 麦门冬五钱

上每服二钱,水煎。

四圣散

治痘疹出不快及倒靥。

紫草茸 木通 甘草炙 枳壳麸炒 黄芪各等分

上每服二钱,水煎。

独圣散

治痘疮倒靥陷伏,用穿山甲[1]取前足嘴上者,烧存性为末,以木香汤入少酒服之。

快透散

治痘疮出不快等症。

紫草 蝉蜕 木通 芍药 甘草炙,各等分

上每服二钱,水煎。

愚按,海藏先生云:身后出不快,足太阳经也,用荆芥甘草防风汤;身前出不快,手阳明经也,用升麻葛根汤;四肢出不快,足阳明经也,用防风芍药甘草汤。此皆解毒升发之剂也,不可不知。

鼠粘子汤

治斑疹稠密,身热等症。

---

1 穿山甲:原作"川山甲",今改作"穿山甲",下同。

鼠粘子炒 当归 甘草炙,各一钱 柴胡 连翘 黄芩 黄芪各一钱半 地骨皮二钱
上每服二钱,水煎。

紫草散

治痘疹黑陷,气血虚弱,疮疹不起。

紫草 甘草 黄芪炙 糯米各一钱半
上水煎服。

益元散

治痘疹初起,烦躁作渴等症。

滑石六两 甘草一两
上各另为末,每服五六分,白汤调下。

活血散

治痘疹血虚,热已出未尽,烦躁不宁,肚腹疼。

白芍药一两,酒炒
上为末,每服一匙,糯米汤调下,荔枝汤亦可。对四君子汤加归、芪,
名参归活血散。

参芪四圣散

治痘疮有热,出至六七日,不能长,不生脓,或作痒。

人参 黄芪炒 白术炒 茯苓 当归 芍药炒 川芎各五分 紫草如无,红花代之
木通 防风各三分 糯米二百粒
上水一盏,煎半盏,徐徐服。

人参透肌饮

治痘疮虚而有热,虽能出快,长不齐整,隐于肌肤间者。

人参 紫草如无,红花代之 白术 茯苓 当归 芍药 木通 蝉蜕[1] 甘草
糯米各等分
上每服三钱,水一盏煎半,徐徐服。

大连翘饮

治积热,大小便不利,及痘后余毒不解,肢体患疮,或丹瘤游走不止。

连翘 瞿麦 荆芥 木通 赤芍药 当归 防风 柴胡 滑石 蝉蜕

---

1 蝉蜕:原作“蝉退”,今改作“蝉蜕”,下同。

甘草各一钱　山栀炒　黄芩炒,各五分

上每服三钱,水煎。一岁,每服一二匙;三五岁者,每服数匙。

愚按,前方苦寒辛散,发散肌表,疏通内脏之剂。若表里实热,烦躁饮冷,大便不通,小便秘结者,最宜用之,慎不可过剂,恐复伤胃气而变他症也。若妄发之则成斑烂,妄下之则成虚脱。

胡荽酒

治秽气,使痘疹出快。

上用胡荽一把,以好酒二盏,煎一两沸,令乳母每含一两口,喷儿遍身,匀喷头面,房中须烧胡荽,香能辟除秽气,使痘疹出快,煎过胡荽,悬挂房门上最妙。

愚按,前方最宜用之。若痘疹已出而饮食少思,宜用枣炙之,儿闻枣香,尤能开胃气,进饮食,解毒气;若因饮食停滞未及消导,遽用此法,恐反助其邪,以生湿热,则成痘毒也。

甘露饮子

治积热及痘后咽喉肿痛,口舌生疮,齿断宣肿。

生地黄炒　麦门冬去心,焙　熟地黄　天门冬去心　黄芩炒　石斛　枳壳麸炒　枇杷叶去毛　茵陈　甘草炙,各等分

上每三钱,水煎,每服三五匙,不可多服。

愚按,前方凉血解毒,除湿清热,寒中之剂,治者审之。

托里散

治痘毒,元气虚弱,或行克伐,不能溃散。用之,未成自消,已成自溃。

人参　黄芪炒,各二钱　当归酒洗　白术　陈皮　熟地黄　茯苓　芍药炒,各一钱五分　甘草炙,五分

上三五钱,水煎服。

托里消毒散

治痘毒,气血虚弱,不能起发,腐溃收敛,或发寒热,肌肉不生。

人参　黄芪炒　当归酒洗　川芎　芍药炒　白术炒　陈皮　茯苓各一钱　金银花　连翘　白芷各七分　甘草五分

上每三五钱,水煎服。

八正散

治下焦积热,大小便不通,或小便淋漓,脉症俱实者。

大黄酒炒　车前子炒　瞿麦　萹蓄　山栀炒　木通各一钱　滑石煅,二钱　甘草一钱
上每二钱,水煎服。

凉膈散

治上焦实热烦渴,面目赤热,头昏咽燥,咽痛口疮,便溺赤涩,狂言谵妄,睡卧不安[1]。

大黄　朴硝　甘草各二两　连翘一两[2]　栀子仁　薄荷叶各三[3]钱
上为末,每服一钱,竹叶蜜些少,煎服。

解毒防风汤

治痘疮,毒气炽盛。
防风　地骨皮　黄芪　白芍药炒　荆芥　牛蒡子
上每服四钱,水煎服,或为末,白汤调下。

人参理中汤

治中气虚热。
人参　白术炒　甘草炙,各等分
上每服一钱,姜枣水煎服,为末,姜汁糊丸绿豆大,每服二三十丸,白汤下亦可。

六君子汤

治脾胃虚弱,不思乳食,或呕吐泄泻,饮食不化,或时患饮食停滞。
人参　白术　茯苓各二钱　陈皮　半夏　甘草炙,各一钱
上每服二三钱,姜枣水煎。

补中益气汤

治中气不足,困[4]睡发热,或元气虚弱,感冒风寒诸症。
黄芪炙　人参　白术炒　甘草炙　当归　陈皮各五分　升麻　柴胡各二分
上姜枣水煎。

泻黄散

治脾胃实热。

---

1 安:原漫漶,据万历本、崇祯本补。
2 一两:万历本同,崇祯本无。
3 三:崇祯本同,万历本作"二"。
4 困:崇祯本同,万历本作"因"。

藿香叶 甘草各七钱五分 山栀仁一两 石膏五钱 防风二两

上用蜜、酒微炒，为末，每服一二钱，水煎。

五味异功散

治脾胃虚弱，吐泻不食。

人参 茯苓 白术 甘草炒 陈皮各等分

上为末，每服三钱，姜枣水煎。

四君子汤

治脾虚，饮食不化，或泄泻呕吐。

人参 白茯苓 白术 甘草炙，各五分

上水煎服。

四物汤

治肝脾血虚，发热，日晡益甚，或烦躁不寐。

当归 熟地黄各二钱 白芍药炒一钱 川芎五分

上作二剂，水煎服。

桔梗汤

治咳嗽吐脓，痰中有血，已成肺痈。

桔梗炒 贝母 当归酒浸 瓜蒌仁 枳壳麸炒 薏苡仁 桑白皮炒 百合蒸，各一钱五分 五味子炒 甜葶苈炒 地骨皮 知母炒 甘草节 防己 黄芪 杏仁炒，各五分

上每服一二钱，水煎。

四顺清凉饮

治积热，颊赤作渴，四肢惊掣，大便秘涩。

赤芍药 当归 甘草 大黄各等分

上每服一钱，水煎。

蟾蜍丸

治无辜疳症，一服虚热退，二服烦渴止，三服泻痢愈。

蟾蜍一枚，夏月沟渠中，取腹大不跳不鸣，身多瘟者

上取粪蛆一杓置桶中，以尿浸之，却将蟾蜍跌死，投与蛆食一昼夜，用布袋盛蛆，置急流中，一宿取出，瓦上焙干为末，入麝香一字，粳米饭丸麻子大，每服二三十丸，米饮下甚效。

人参败毒散

治伤风时气,寒热咳嗽。

人参 茯苓 甘草炒 **前胡 川芎 羌活 独活 桔梗 柴胡 枳壳**各等分

上为末,每服一二钱,生姜薄荷水煎。

仙方活命饮

治一切疮毒,未成内消,已成即溃,此消毒排脓止痛之圣药也。若脓出而肿痛不止,元气虚也,当用托里散之类。

穿山甲 白芷 防风 没药 甘草 赤芍药 当归尾 乳香 天花粉 贝母各一钱 **金银花 陈皮**各三钱 **皂角刺**二钱

上每服二三钱,酒水各半煎。

神效隔蒜灸法

治痘疔毒气炽盛,使诸痘不能起发,已起发者不能贯脓,已贯脓者不能收靥,或大痛,或麻木,痛者灸至不痛,不痛者灸至痛,其毒随火而散。京师尝见治此者,即以线针挑破出毒血,诸毒随时贯脓,若挑破不痛不出血者,难治。若用此法,灸之即知痛,更用针挑破,紫血随出,诸痘随贯,亦有生者。其法用大蒜头切三分厚,安痘疔上,用小艾炷于蒜上灸之,每五壮易蒜再灸,若紫血出后,肿痛不止,尤宜当灸,治者审之。

神效当归膏

治痘毒津淫,或汤火等疮,不问已溃未溃。

当归 黄蜡 生地黄各一两 **麻油**六两

上先将当归、地黄入油煎黑,去查[1],入蜡熔化,候冷搅匀,即成膏矣。

蛇蜕散

治痘毒目翳。

蛇蜕二钱,为末 **瓜蒌仁**五钱,研烂

上用羊肝一片,批开,入药末二钱,线扎紧,用米泔煮熟,频与儿食,或乳母食。

---

1 查:同"渣",渣滓。

荆芥甘草防风汤

解痘毒。

荆芥 甘草 防风各等分

上每服一钱，水煎。

防风芍药甘草汤

解痘毒。

防风 芍药 甘草各等分

上每服一钱，水煎。

麻黄甘草汤

治表实痘毒炽盛。

麻黄五分 **生甘草**三分

上水煎服。

轻粉散

治出痘，眼内生翳。

真轻粉 黄丹各等分

上研，左眼有翳，吹入右耳，右眼有翳，吹入左耳，更以绿豆皮、谷精草、白菊花各一两为末，每服三钱，干柿一枚，米泔一盏，煎干，将柿去核食之，不拘时候，日三枚。

成都方士禹太和云：治痘疮黑陷垂死者，用壁间喜蜘蛛如黄豆者一枚，擂烂，若一岁儿用雄黄一厘，二岁者用二厘，十岁者一钱，再同蜘蛛[1]研匀，用好烧酒一杯调和，徐徐服之。余意此方，即同前十二味，与十一味异功散之相类也。若因阳气虚寒，不能营运周身，以致四肢逆冷，腹胀唇青，其色黑陷者，宜用烧酒；若因元气虚乏，或色淡白，隐隐见于肌肤，而不能起发者，宜用陈酒亦可，不可拘滞于烧酒也；若小儿未周岁者，宜酌量与与[2]之，亦不可拘于杯许也；又有一等气血俱虚者，或色淡红而不光泽，又不起发，或惊悸咬牙，用紫草与红花，以陈煮酒[3]浓煎与儿服之，亦可以保其全生也，用者宜审诸。

抱龙丸

治痰热喘嗽，发热，惊悸不安，亦能发痘疮。

---

1 蜘蛛：原作"蛛蜘"，崇祯本同，据万历本乙正。
2 与：崇祯本同，万历本作"服"。
3 煮酒：诸校本同，疑为"酒煮"。

胆星四两 天竺黄一两 雄黄 朱砂各五钱 麝香[1]少许

上为细末,用甘草一斤煮汁为丸,每一两作二十丸,用薄荷或灯心草[2]汤化下。

造胆星法:南星不拘多少,腊月腊水浸洗,切块晒干,为末,用黄牛胆汁拌匀,仍用牛胆壳装入填满,以线扎口,悬挂当风处阴干,隔年方可用。

愚按,前方清热豁痰利气之药,过剂则脾肺复伤而反不愈,或更加胸腹作胀,饮食作呕者,宜用人参白术散培补中气。

五福化毒丹

治胎毒及痘后头面生疮,眼目肿痛。

生地黄 熟地黄 天门冬去心 麦门冬去心 玄参各三两 甘草 甜硝各三两 青黛一两五钱

上为末,炼蜜丸,芡实大,每服一丸,白汤化下。

愚按,前方生血凉血解毒,寒中之剂,用之得宜,殊有良验,不过一二丸。

犀角消毒丸

治诸积热,及痘疹后余毒生疮。

生地黄 防风 当归 犀角屑镑 荆芥各一两 牛蒡子杵,炒 赤芍药 连翘 桔梗各七钱 薄荷 黄芩炒 甘草各五钱[3]

上为末,炼蜜丸,芡实大,每服一丸,薄荷汤下。

愚按,前方清热解表,凉血破血,消毒损胃之剂,多不过一二服。大凡痘毒,当参前痘疮,误饮冷水,韶粉散治法用之,余仿此。

败草散

治痘疮挖[4]搔成[5]疮,脓血[6]淋漓,谓之斑烂。用屋烂草,或盖墙烂草,多年者佳,如无,旷野生者尤佳,为末搽之。

愚按,前症亦有气血虚热而不愈者,如遍身患者,须多掺铺席上,令儿坐卧,其疮即愈。

---

1 麝香:原作"射香",今改作"麝香"。
2 草:崇祯本同,万历本无。
3 钱:万历本同,崇祯本作"两"。
4 挖:抓。
5 成:崇祯本同,万历本作"或"。
6 血:万历本同,崇祯本作"水"。

羊肝散

治痘毒入眼，或无辜疳气入眼。

密蒙花[1] 青葙子[2] 决明子 车前子炒

上为末，用密蒙花末三钱，余药各一钱拌匀，用羊肝一大叶，薄批掺上[3]，湿纸裹煨熟，空心[4]食之。

愚按，前症若因肝经风热伤血，宜用本方。若因肝经血虚风燥，宜用四物汤加山栀、钩藤钩、牡丹皮；若因肝经血虚生风，或肾水不能生肝木，宜用六味丸；若成肝疳者，用六味地黄丸以滋肝肾，用四味肥儿丸加人参、白术以补肝脾。

一小儿痘疮，目生昏翳，或作或彻，服退翳之药不愈。诊之，脉弦细而数，此乃肝肾有疳症。余用九味芦荟丸及六味地黄丸，又与轻粉黄丹散寻愈。

一小儿患两目赤肿，痛不可当，此肝火为患，用四物合小柴胡加山栀、牛蒡子、生甘草，倍用谷精草数剂而愈。

一小儿痘愈后，眼痛不开，用犀角地黄汤加柴胡汤，一剂而开。又生赤翳迷满，仍用前药加谷精草，治之而愈。

蝉菊散

治斑疮入眼，或病后生翳障。

蝉蜕洗净，去土 白菊花各等分

上每服二钱，水一盏，入蜜少许煎，乳食后，量儿大小与之。

羌菊散

治痘毒上攻，生翳并暴赤羞明。

羌活 蝉蜕 防风 蛇蜕 菊花 谷精草 木贼 甘草 山栀子 白蒺藜 大黄 黄连 沙苑蒺藜各等分

上为末，每服一钱，清米泔温暖调下。

丹粉散

治痘毒，脓水淋漓。

轻粉 黄丹各五分 黄连末二钱

上研匀，搽患处。

---

1 密蒙花：原作"蜜蒙花"，今改作"密蒙花"，下同。
2 青葙子：原作"青箱子"，今改作"青葙子"。
3 上：原缺，据万历本、崇祯本补。
4 心：万历本同，崇祯本后有"早"字。

羚羊角散

治小儿斑疹后，余毒不解，上攻眼目，生翳羞明，眵泪俱多，红赤肿闭。

羚羊角镑 **黄芩 黄芪 草决明 车前子 升麻 防风 大黄 芒硝**各等分

上以水一盏，煎半盏，去滓，稍热服。

消毒化斑汤

治小儿斑疹，未满二十一日而目疾作者，余症上同。<small>即消毒救苦汤</small>

羌活五分 **藁本**二分 **细辛**一分 **黄连**三分 **黄芩**一分 **酒芩**二分 **酒柏**三分 **生地黄**三分 **麻黄**五分 **升麻**五分 **白术**一分 **苍术**二分 **生甘草**一分 **吴茱萸**半分 **陈皮**一分 **红花**半分 **苏木**一分 **当归**二[1]分 **连翘**三分 **防风**五分 **川芎**二[2]分 **葛根**一分 **柴胡**二分

上作一服，水二盏，煎至一盏，去滓，稍热服。

谷精草散

治痘疹已靥，翳膜遮障瞳子等症。

谷精草一两 **蛤粉 黑豆**各二两

上为末，用雄猪肝一叶，竹刀批开，掺药在内，以麻线缚定，砂罐内水煮熟，令儿食之。

当归补血汤

治血气损伤，或妄服峻剂，致气血益虚，肌热，大渴引饮，目赤面红，脉洪大而虚，重按全无，此病多得于饥饱劳役者。

黄芪炙，一两 **当归**三钱，酒制

上水煎，乳母同服。

济生犀角地黄汤

治郁热不解，经络随气涌泄，为衄血，或清道[3]闭塞，流入胃脘，吐血，或余血停滞，面色痿黄，大便色黑者。

犀角 生地黄 白芍药 牡丹皮各一钱

上水煎服，乳母同服。

---

1 二：崇祯本同，万历本作"三"。
2 二：万历本同，崇祯本作"五"。
3 道：原作"莲"，于义不通，据万历本、崇祯本改。

四神丸

治脾胃虚弱，大便不实，饮食不思，或泄利腹痛等症。

肉豆蔻二两　补骨脂四两　五味子二两　吴茱萸浸炒，一两

上为末，生姜八两，红枣一百枚煮熟，取枣肉和末，丸桐子大。每服五七十丸，空心或食前白汤服，去五味子、吴茱萸，名二神丸。

四味肥儿丸

治小儿食积，五疳，或白秃，体瘦，肚大筋青，发稀成穗，或遍身疮疥等症。

芜荑炒　神曲炒　麦蘖炒　黄连各等分

上为末，猪胆汁丸黍米大。每服一二十[1]丸，木通煎汤下。

九味芦荟丸

治小儿肝脾疳积，体瘦热渴，大便不调，或瘰疬结核，耳内生疮等症。

胡黄连　黄连　芦荟　木香　芜荑炒　青皮　白雷丸　鹤膝草各一两
麝香三钱

上为末，蒸饼糊丸，麻子大。每服一钱，空心白汤下。

大芜荑汤一名栀子茯苓汤

治小儿脾疳少食，发热作渴，大便不调，发黄脱落，面黑便清，鼻下生疮，能乳食土等症。

山栀三分　黄柏　甘草炙，各二分　芜荑五分　黄连　防风各二分　麻黄
羌活　柴胡各三分　白术　茯苓　当归各四分

上每服二三钱，水煎。

济生归脾汤

治脾血亏损，健忘惊悸等症。

人参　黄芪[2]　茯神各一钱　甘草炙，五分　白术炒[3]，一钱[4]　木香五分　远志
酸枣仁炒[5]　龙眼肉　当归各一钱

1　一二十：崇祯本同，万历本作"三十"。
2　芪：原缺，据万历本、崇祯本补。
3　炒：原缺，据万历本、崇祯本补。
4　钱：原缺，据万历本、崇祯本补。
5　仁炒：原缺，据万历本、崇祯本补。

上水煎服。

愚按,前方若乳母忧思伤[1]脾,血虚发热,食少体倦,或脾不能摄血,以致妄行吐下,或健忘怔忡,惊悸少寐,或心脾作痛,自汗盗汗,或肢体肿痛,大便不调,或经候不准,晡热内热,或唇疮流注等症,致为患者,用之令子母俱服。

八味地黄丸

即钱氏地黄丸加肉桂、附子各一两。

愚按,前方治禀赋命门火衰,不能生土,以致脾土虚寒,或饮食少思,或食而不化,脐腹疼痛,夜多溺溺等。若病久元气耗损所致,尤宜用之,或乳母命门火衰,儿饮其乳,以致前症者,母宜服之。

加减八味丸

即六味地黄丸加肉桂一两,五味子四两,治禀赋肾阴不足,或吐泻,久病津液亏损,口干作渴,或口舌生疮,两足发热,或痰气上涌,或手足厥冷等症。

八珍汤

即前四君子、四物二汤相合。

愚按,前方治气血俱虚,或因克伐之剂,脾胃亏损,肌肉消瘦,发热寒热,饮食少思等症。

十全大补汤

即八珍汤加黄芪、肉桂。

愚按,前方气血虚弱,或禀赋不足,寒热自汗,食少体瘦,发热作渴,头痛眩晕。

逍遥散 加牡丹、山栀,名加味逍遥散

当归　甘草炙　芍药酒炒　茯苓　白术炒　柴胡各一钱　牡丹皮　山栀炒,各七分

上水煎服。

愚按,前方若乳母肝脾血虚内热,或遍身搔痒寒热,或肢体作痛,头目昏重,或怔忡颊赤,口燥咽干,或发热盗汗,食少不寐,或口舌生疮,耳内作痛,或胸乳腹胀,小便不利,致儿为患者,尤宜用之。

九味龙胆泻肝汤

治肝经湿热,或囊痈下疳便毒,小便涩滞,或阴囊作痛,小便短少。愚制

---

1 伤: 原缺,据万历本、崇祯本补。

龙胆草酒炒,五分　车前子炒　木通　当归尾　泽泻各五分　甘草　黄芩
生地黄　山栀各三分

上水煎,子母同服。

抑肝散

治肝经虚热发搐,或发热咬牙,或惊悸寒热,或木乘土而呕吐痰涎,腹
膨少食,睡卧不安。愚制

软柴胡　甘草各五分　川芎八分　当归　白术炒　茯苓　钓藤钩各一钱

上水煎,子母同服。

栀子清肝散一名柴胡栀子散

治三焦及足少阳经风热,耳内作痒,生疮,或水出疼痛,或胸乳间作
痛,或寒热往来。

柴胡　栀子炒　牡丹皮各一钱　茯苓　川芎　芍药　当归　牛蒡子炒,
各七分　甘草

上水煎,子母服。若太阳头痛,加羌活。

柴胡清肝散

治鬓疽及肝、胆、三焦风热怒火之症,或项胸作痛,疮毒发热。愚制

柴胡一钱半　黄芩炒　人参　川芎各一钱　山栀炒,一钱半[1]　连翘　甘草五分
桔梗八分

上水煎,子母同服。

小柴胡汤加山栀、牡丹皮名加味小柴胡

治伤寒温热,身热恶风,头痛项强,四肢烦疼,往来寒热,呕哕,痰实,
中暑,疟疾,并服之。阎注

柴胡二钱　黄芩炒,一钱半　人参　半夏各七分　甘草炙,五分

上姜水煎,子母同服。

愚按,前方若肝胆经风热,肝火瘰疬,寒热往来,日晡发热,潮热身热,不欲饮食,或怒
火口苦,耳聋,咳嗽,或胁痛胸满,小便不利,或泄泻吐酸苦水,或肢体搐动,唇目抽掣,并宜
用之。

---

1 一钱半: 万历本同,崇祯本作"一钱"。

砭法

治丹毒疔疮，红丝走散，或时毒瘀血壅盛，或色赤走胤，用细磁器击碎，取有锋芒者，以箸劈开头夹之，麻线缠定，两指轻撮箸，稍令磁芒正对患处，悬寸许，再用箸频击。

神功散

治痘毒肿焮作痛。未成者，敷之即散；已溃者，敷之肿痛即消。

黄柏炒 草乌炒 血竭加

上为末，等分，津调，敷患处。

制附子法

附子重一两三四钱，有莲花瓣，头圆底平者。先备童便五六碗，将附子先放在灶上烟柜中间良久，乘热投入童便，浸五七日，候润透揭皮，切四块，仍浸二三日，用粗纸数层包之，浸湿，埋灰火半日，取出切片，检视有白星者，乃用瓦上炙熟，至无白星为度。如急用，即切大片，用童便煮二三沸，热瓦熟用之。

丹溪先生解疮毒药

丝瓜 升麻 芍药酒炒 生甘草 山楂[1] 黑豆 赤小豆 犀角镑，各等分

上为粗散，每服三钱，水一大盏，煎至六分，去滓，不拘时，徐徐温服，量大小加减。

稀痘方

用老鼠去皮取肉，水煮熟，量儿大小与食数次，出痘甚稀，未食荤时，与食尤效，屡试屡验。

附录

薛序[2]

尝谓医之分析，虽有内外、大小之殊，要其理初不异，特在人化裁之耳。至如痘疹、痈疽，则尤其相类，而治亦相通焉者。盖其始而发出，中而

---

1 山楂：原作"山查"，今改作"山楂"。
2 薛序：原无，据文义加。

成脓，终而收靥，彼此一致，故东垣先生合二者而论之，必皆明托里、疏通、和荣卫三法，良有以也。陈氏之书，又以心得，发明虚实寒热，盖契经旨，而超诸家者矣。观凉膈散之治实热，白术散之治虚热，异功散之治虚寒，木香散之治虚弱，分别表里，察色辨形，兼得之矣。但已上治法，又须见证便施，若稍延缓，反多致误，学者不可不知。仆幸私淑先哲，亦时获验，敢为校注重梓，尚多得失，幸同志教正云。

嘉靖庚戌九月吉旦，前奉政大夫太医院院使后学薛己谨序

闻人氏痘疹论

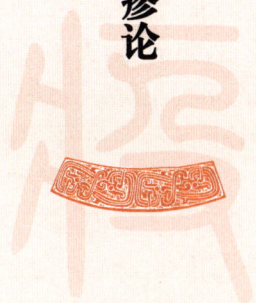

宋·闻人规 著

姚舜宇 主校

丁图南 副主校

《闻人氏痘疹论》,三卷,宋代闻人规著。

闻人规,生卒年不详,宋代檇李(今浙江嘉兴)人,本以儒为业,久久不得志,攻举子业二十年,仅得待补国学进士。闻人氏尤其精于儿科领域,特别是痘疹类疾病,其基于多年临床经验,结合历代医家理论,撰成《闻人氏痘疹论》。

《闻人氏痘疹论》,亦名《闻人氏伯圜先生痘疹论》,简称《痘疹论》,刊于南宋端平二年(1235),初刊本早已无存,仅有部分后期刻本与抄本传世。关于本书撰述原因,闻人氏自序云:有感于儿科痘疹类疾病传变迅速、病情危笃,先贤之论散见而不成体系,遂在宋代医家张涣《小儿医方妙选》基础上,撰写《痘疹论》一书。

该书以问难形式而编,立八十一篇,按病程分三卷:第一卷论痘疹初起到发出,包括病因、病机、辨证、治法、预防,以及常见症状处理;第二卷论已发后各类并发症,如犯目、黑陷、陷伏、倒靥等;第三卷论痘疹病后及余毒诊治,如瘢痕、余毒呕吐、目翳及病后搐搦等。

书中继承前人观点,详述痘疹病因为内蕴胎毒,复因内伤或外感或饮食失调而引发;将痘疹之热分为寒热、风热、食热、惊热、潮热等不同,并提出"疮痘之毒,蕴伏在里,非热蒸则无自而出";因脏腑阴阳表里有别,故痘疹形态色泽不同;"虽四脏各有证要,其心实为之主",强调痘疹之发,心火为主,并提出肾不受邪的理论;主张顾护脾胃,未病先防,"要之与其下膀胱毒于黑靥之后,莫若保脾土于未下之先";综合感邪多少、出疹快慢、色泽形态、发病季节、患儿体质等方面辨析疾病传变与进退;施治调护圆机活法,因人因地因证灵活变通。

书中载方一百余首,既有单方,也有复方,如闻人氏治疗痘疹喜用紫草,有单用"紫草饮"治疗斑疹不出者,有复方"紫草散"治斑疹已发。继承前人用方,以百祥丸等《小儿药证直诀》处方最为常用,并多用经方治疗痘疹并发症,用药构思精当,加减灵活准确,对后世诊治儿科疾病具有重要的指导意义。

《闻人氏痘疹论》于南宋初次刊行后,受到了小儿痘疹科的广泛重视,据现存闻人氏两篇自序推断,其在世时应又得重刊。该书至元代已有多种刻本存世,但或因王朝更替社会动荡,初刊本已然不存。元代至治年间,太平路医学教授阮桂荣将私藏抄本与搜集的天门王氏本校订刊行,后其又获杭州一老医藏本,故再次刊行。据《中国中医古籍总目》记载,现存十余种刻本中,明嘉靖年间侍御刘尚义刻本(简称刘本)应为现存的最早刻本,其校正了阮桂荣后刊本再行刊印。嘉靖年间其余刻本大多参考刘本而校订刊印,陆深以刘本为底本,合其外甥黄标补录诸方并校勘而再次刊行(简称陆本);张鹗刻本以姑苏钱家藏书和好友陈少恭所藏本对读对校而成(简称张本),张本后识提到其浏览过刘本、陆本。国外所藏该书尚能搜集到的有哈佛大学图书馆藏本(简称哈佛本)和日本江户时代侍医吉田祥刻本(简称江户本)。哈佛本书前有刘尚义之序,书后跋中有"嘉靖丙辰秋七月重庆府通判岳州郡人易拟道梓",为南京丁永荣整理,以刘本为底本,参考了陆本补全诸方而刊行。而江户本以阮桂荣初刊本为底本重刻。

凡例

一、本次校勘以明嘉靖二十三年甲辰(1544)刘尚义刻本(以下简称"刘本")为底本,明嘉靖三十三年甲寅(1554)张鹗刻本(以下简称"张本")为主校本。另外,以明嘉靖陆深刻本(以下简称"陆本"),日本江户重刻本(以下简称"江户本"),哈佛大学馆藏本(以下简称"哈佛本")为参校本。

二、底本中的异体字、古字、俗写字,江户本中的当用汉字、手写体,统一按《通用规范汉字表》以规范字律齐,不出校,如"瘂"改为"哑","癍"改为"斑"。

三、药名有与今通行之名用字不同者,为便利当代读者使用,进行了统改,在首次修改时出校说明,如"菉豆"改作"绿豆"。

四、底本目录编排凌乱,缺文较多,今据张本及校定后的正文重新编排目录。底本缺具体方药组成,今据张本补入,以便读者检阅。

目录

闻人氏痘疹论序 [1]

《大学》曰：若保赤子，心诚求之。医以小儿为哑科难疗，而疗疮疹尤为难也，可不怀恻隐之心乎？钦惟圣朝颁降《圣济总录》，其论疮疹：小儿禀受纯阳，腑脏蕴热，或遇时疫，遂变疮疹，速宜疏利脏腑。然亦须详审，若大便已利，或疮疹已出，皆不可疏，亦不可汗，既瘥之后，尤宜利去余毒，仓公扁鹊常用油剂、草剂，其法最妙。此《总论》本乎《素问》，为通治之大法，天下后世所当遵而用之，讵有南北之间乎？孙思邈《千金方》以黄连、苦参、猪胆、青黛、大黄等药解毒除热，《圣惠方》治法亦云疏利，与《总论》无异焉。其间名医世出，钱氏、董氏、王子亨、丁道济、陈良甫、庞安常，诸家皆主疏利，独朱奉议之论云疏转，首尾皆不可下，其方中却有洗心散治之，内加黄麻 [2]，若要溏转则热服；又有水解散，治疱疮未出烦躁，或出身体尚发热及出不快，大黄、麻黄表之，得汗利便瘥；又有无比散，用水银、腻粉、脑麝，取转下如烂鱼肠之类涎臭恶物便安，若此则可转可下利矣。识者疑其一家方论，自相冰炭者何欤？及观陈文中援黄帝岐伯曰：阳盛阴虚，冰雪不知寒，阴盛阳虚，沸汤不知热，治之何如？阳盛则补阴，木香散加丁香、官桂；阴盛阳虚，异功散加木香、当归。识者评其阴盛阳盛，一概俱用热药，本非黄岐之经旨。类乎实实虚虚，抱薪救火。若曰皆属心火，又不可与《素问》同日而语也。又观其本方，治痰实壮热、胸满喘急、大便坚实，用柴胡枳壳汤，亦有大黄，其诸方之用柴胡、黑参、知母、黄芩、石膏、滑石之类，亦未尝专于热药也。奈何世人喜热而畏寒，致有阴阳偏盛之患，终不省误疮疡心火之证乎。郑端友 [3] 曰：首尾证平下之者误，实热不下者误，首尾虚寒不补者误，诚哉是言也。刘守真论疮疹未出，误以热药致阳热转甚，则重密出不快，多致黑陷而死。世俗云：恐是斑疹不敢服药，以误小儿诸病多矣。亦不知古人留凉泻之药，使热势稍退，而稀少出快，早得痊愈，若用凉膈散最为妙耳此刘守真未出时用。张子和云：斑疹之作多于五寅、五申岁，相火故也。世人多以热药发之，其失甚多。紫黑青色，大小不齐，此蓄热在内，必生喘胀，十死八九。善治者，莫若先用承气汤，疏

---

1 闻人氏痘疹论序：原无，据哈佛本补。
2 黄麻：指大黄、麻黄。
3 郑端友：南宋医家。淳熙年间（1174—1189）集成《全婴方论》，共四集二十三卷。

药使大开门户,自然出快,更宜预先用白虎汤加人参或凉膈散之类,先发之也。此证若不疏泻,斑疹而必生别证,或痢或痛也。又云朱奉议首尾不可下,使人战战兢兢、不敢用药,死者塞路矣。此证皆因相火,岂有寒欤?又云有人弃疮疹死儿于水中,热得水凉而解之得以活者。至于罗谦甫所集洁古、东垣、海藏三家,一宗之书,论世俗相传之害有三:首尾不可下,一也。朱奉议之为此戒者,盖必有下而失之者尔,自首至尾果有当下之论,通利之可也;又云必温暖覆盖,不令通风气,二也。若发于凝冬之时,病体凉而恶风寒,不使通风气,则变生他证也。又云疮初生,即以驴乳、紫草、葡萄、胡荽之类,并发之,三也。如其疮虽出,而不渐次长发,则必安其里,而发其表,其疮日生而日长。如循循如度,其又以叠叠以杂药诸物发之,使毒并出,不尔,小儿难禁此北方良医东垣、洁古、海藏三老先生论世传三害,当改正。或因通今,审思明辨寒者温之,热者凉之,虚者补之,实者泻之,不偏倚而得中和,同跻仁寿之域,是诚老拙之所愿望也。其《千金》《圣惠》等方,与夫诸方论,部帙甚多,民间少有见者,谨摭痘疹类书,附以得效方法刊行,且以彰圣朝生生之大德云。

至治三年癸亥中秋月太平路医学教授宛陵阮桂荣书

闻人氏痘疹
论卷之一

小儿必患疮痘者何第一[1]

此由在胞中受秽浊故也,凡小儿疮痘,或作于幼年,或发于壮岁。古人预疗之术,载在方策,《千金方》云:儿初生,用绵裹指,急拭去口中污血,不尔则啼声一发,咽下入腹,致生诸疾。又令饮以甘草汤吐出胸中之恶,仍服生地黄汁一蚬壳许,利下恶物。至如今之人,用黄连、淡豉,亦所以革恶秽也,秽恶既革则可使疮痘不作,虽作亦稀少也。

四脏皆有证,肾独无证者何第二

小儿在胞中,食秽浊以养五脏,生下则其毒当出,故疮痘发作之时,悉见其证。呵欠烦闷者,肝也;乍凉乍热,手足冷,多睡者,脾也;时发惊悸者,心也;面赤,痰嗽打嚏者,肺也;惟肾无候,但见平证,耳尻凉。耳凉,肾之平证也。盖尻耳俱属于肾,其象配水,肾又居脏下,不受秽浊,所以无其证。若疮黑陷而耳凉反热者,乃变坏归肾,其证为大逆,视疮痘者不可不知。

名状不同者何第三

四脏之疮,名状不同。肝为水疱,以肝之液为泪,泪出如水,其色微青而小;肺为脓疱,以肺之液为涕,涕如脓,其色微白而大;心主血,其疮为斑,色赤而小[2];脾主裹血,其疮为疹,色赤黄而浅;惟肾不受秽浊,不发见耳。此言其初发之状,不同如此也,及五、七日之后,不问其初出自何脏,当悉成血疱,血疱成脓疱,脓之后结痂疕则愈疾。或人疑之曰:肺之状既为脓疱,而血疱之后又成脓疱者何耶?盖脓疱之出于肺者,言其初时,淡淡如脓,其色白而非黄,俗称白豆者是也。若血疱之后所结脓疱,则是其疮已熟,譬果之成实,饱足充满,包裹黄脓,其色黄而非白。当是之时,或有疮破而脓出者。所言脓疱虽同,而所以为脓疱则不同,学者不可不辨。

---

1 第一:原无,据张本、陆本、哈佛本补。闻人规自序中言此书为"问难八十一篇"。下文序号同。
2 色赤而小:原作"色而小",据哈佛本补。

疮痘之热与诸热不同者何第四

似是而非，若同而异，此病之所以能惑人也。小儿疮痘，其初不免乎发热，然必须见四脏之证，呵欠烦闷，时做惊悸，乍凉乍热，手足冷，多睡，面赤，痰嗽打嚏，惟肾不受秽浊，独无证耳。若他病之热，种种不同。如手足稍微冷，恶寒而无汗，面色青惨而不舒，左额有青纹者，伤寒热也。手足稍微温，发热有汗，面赤而光者，伤风热也。目胞肿而右额有青筋，发热而头额腹肚最甚，或兼呕吐腹疼，伤食热也。面色青红，额正中有纹，手掌心有汗，时作惊惕，手络脉微动而发热者，此惊热也。身热而倍能食，唇红颊赤，大小便秘，胁下汗者，此风热也。又有潮热者，发渴有时；壮热者，一向热而不已。如懵然不分，一概调治，鲜不败痺[1]。临病之际，可不审哉？

诸热失治皆能作疮痘者何第五

病有初异而后同者，要当早为之所宜。且疮痘之毒，蕴伏在里，非热蒸则无自而出，是以古书云，热蒸三日而斑生，往往其间已见疮痘之证。今也不同，伤寒、伤风、伤食之热，与夫惊热、风热，或潮热、壮热之类，久而不去，内外感发，则所蕴疮痘之毒，亦能乘间而出。用药者既先知热之所以异，又能虑热之不解，亦将为疮痘之证，斯可谓之良工矣。当观伤寒，有胃烂发斑，温毒发斑，二者其初均发热也，方其热作之初，孰谓其有发斑之证耶？然则诸热失治而能为疮痘者，斯言信矣。

潮热者何第六

谷空而响答，形动而影随，举此而得彼也。疮痘未有不因发热而出者，观其热之有时，便可先知自何脏发出：寅、卯、辰时潮热者，属肝，当出水疱；巳、午时潮热者，属心，当出斑疮；申、酉、戌时潮热属肺，当为脓疱；亥、子、丑时潮热属脾，当为疹子；独肾在腑下不受秽浊，故无证耳。

其势轻重不同者何第七

小儿所受秽浊多寡不同，加之乳哺、饮食、衣服、居处、护养之法，多不得其平，一旦疮痘之出，故有轻有重，观其形状即可知之。若一发便出尽者，必重也；疮夹疹者，半轻半重也；出稀者轻，里外肥红者轻，外黑里赤微

---

1 痺：张本作"吁"，江户本作"事"，后者于义较胜。

重也，外白里赤[1]者至重也，疮端里黑点如针孔者势剧也，青干紫陷，昏睡汗出，烦躁热渴，腹胀啼喘，大小便不通者，困也。善用药者，能使轻者易安，重者不致大困，斯可谓之十全矣。

有先发惊搐者何第八

挟热而吐利者，不可误投燥药，蕴疮痘证而先发搐者，不可遽投惊药。《经》云：诸痛痒疮，皆出于心火。今疮痘之出，虽四脏各有证要，其心实为之主，毒气始作，未形见之间，忽发惊搐，是毒气自心经而出也。苟不以内外证辨明之，不为疮痘防备之，便用银粉、脑麝、青黛等药，则心寒而肌敛毒气内陷。往往疮痘之初，似惊风发搐者多，每用误服寒药而死者，气绝之际，或隐斑出，已无及矣。盖心窍一寒，则毒气闭伏，表里不透，又况心主一身之血，心寒则血凝而不行，疮子欲出不可得也，且疮痘发惊，必有他证相杂。又有小儿，平居安乐，素无疾苦，而忽尔作搐者，必是疮痘，尤当审谛，但用发散毒气，如惺惺散、升麻汤、红绵散，兼快气利小便等药，服之虽未能即效，决不败事，待其热气得泄，心神亦自安矣。或有风寒与内热相搏而致此者，则各有其证治之，亦如前法但加匀气药为妙，张氏云：疮痘气匀即出快，盖气匀则荣卫无滞，有寒亦散。大抵治惊惟平肝利小便最为第一，志于医者试思之。

▌ **惺惺散**

苦桔梗　细辛_{去叶} 人参_{去芦} 甘草_炙 白茯苓　白术　瓜蒌根_{以上各等分}

上，每贴二钱，用水一盏，加薄荷叶三片，煎至五分，不拘时温服。若身热而大便自利者，不可服。

▌ **升麻汤**

升麻　干葛　芍药　甘草_{各等分}

上，每贴二钱，用水一盏，煎五分，不拘时服。若觉烦热温服，觉寒即热服。

▌ **红绵散**

天麻_{炮，一钱} 荆芥_{一钱} 甘草_{炙，二钱} 麻黄_{去节，二钱} 全蝎_{七个}

上为末，每服一钱，用水一盏，薄荷叶三片，酒四五滴，煎四分，带热服。如疮子未出，再进一服。若伤风，服亦不妨，此药大抵解表之剂也。

---

1 赤：原缺，据哈佛本补。

有先作腹疼或腹中有块者何第九

小儿脏腑先有伏热，而适外感风寒，或内伤生冷，以致阴阳相拒，发作腹疼，或腹中作块攻于心[1]。若手足稍及尻阴俱冷，而腹中硬痛者，是疮疹证无疑矣，更参以其他证候为详审。但与平和匀气兼发散药为妙，苟不知此便投巴豆、大黄辈，戕贼胃气，使毒气不能宣发，立致危殆，其间纵有能发见者，往往中道而废，为倒靥，为陷伏，终归不救。呜呼！古人有言曰：用药如用兵，可不慎哉。

古人升麻汤云治未发已发者何第十

道有经有权，兵有正有奇，病有常有变。病之常者，可必。病之变者，不可必。古人立升麻汤，治小儿疮痘为一定之论，岂固而不通哉？尝思古人之意，升麻汤一方，盖治疮痘之常，不治疮痘之变。常者，何也？未有斑点之前均发热者，常也；已结痂疕之后，均有余热拂郁而肌表未清凉者，亦常也。是以升麻汤方状云：治疮疹未发、已发，未发者，谓未见斑点之前；已发者，谓已作痂疕之后，此升麻汤所以为治疮痘之常者也。若夫斑点既见，与夫痂疕未结，其候千变万化，治法在随证飧泄，曾非定论之可拘，犹如伤寒之变异不一也，当此之际，安可热药以应无穷之变哉？且升麻汤所用之药，不过凉肌解表而已，未见斑点之前，已结痂疕之后，则可以凉肌，可以解表，古人处方之意如此，曷尝令用之于疮疹正作之时耶？今昧者不能究此，既见斑点，尚令儿服饵，致肌寒表弱，陷伏而危殆。吁！读古人之书，而不能探古人之妙，不可以言医矣。

▌ 升麻汤

方见有先发惊搐者何第八。

戒失饥及冒风冷者何第十一

食者，人之天；风冷者，害人之邪气。凡人一日不食则饥，触风冷则病，况小儿当疮痘之际，正欲资赖谷气以助其内，谨避风寒以护其外。苟谷气亏少，风寒侵袭，则为患可胜言哉？乳下婴儿，宜常令其母饮食充足，居处避风；能食童子，专令老成耐事人，时时管顾。虽然事之大过，亦得其平，或者以失饥、冒风寒为戒，遂致过饱极温，致非徒无益，而又害之，其识疮痘之家宜备知之。

---

1 于心：原脱，据张本补。

必令避秽恶杂气者何第十二

木得桂则枯，雌黄遇胡粉则黑，柑得脯则坏，物之相畏，有如此者，疮痘之畏秽恶杂气，其理亦如是也。仲景云：疮痘欲出之间，宜烧苍术[1]、猪甲二物，仍令人谨伺门户，勿使生人辄入，亦忌劳力人、狐臭人，若行房触犯，最为大害。妇人经水适来，尤当回避。床帐左右前后，宜挂胡荽，以酒喷之，或常烧乳香尤妙，盖荣卫得香则运行甚速，可使疮痘易出。苟防备一不如法，则祸患踵至，欲出者使之不出，已出者斑烂成片，甚者疮黑陷伏，加以烂臭，痛如刀剜，闷乱而死，其中纵得安者，亦令瘢痕，经年黑色，或久成疥癣，不可不戒。

防备入目方法者何第十三

痘疮方出之时，使不入目，以胭脂涂眼四边，或傅[2]以水调黄柏末，或以白芥子末水调涂足心，仍抱儿投绿豆[3]七粒于井中。五、七岁儿，令时时观井，欲得阴冷之气相感，此皆养护之良法也。又有忌食之法，如浓厚滋味、牛鸡鹅鸭，皆不可食，往往食鸡鹅鸭卵，未有不为目害者，虽去后数月，犹未可食，但令食和淡之物，或入少盐亦无害，如湫隘[4]之家，不可煮鸡鹅鸭卵，其气相袭，亦能损目，不可不知。

春夏为顺，秋冬为逆者何第十四

《经》云：春夏阳气在上，人气亦在上；秋冬阳在下，人气亦在下。今疮痘之发，自里达表，当春夏之时，则气血随阳气而上，其行也疾；秋冬之际，阳气既下，则血气亦陷下而行迟，是以发于春夏者为顺，秋冬者为逆，然而论时令之逆顺，又当儿子[5]之虚实。何以言之？凡儿子之资禀厚者，堪耐寒暑节候变迁，不以为事故，虽疮痘发于秋冬，初不为害，若受气怯弱者，则凡遇寒暑易节，便生疾疢[6]，故虽疮痘发于春夏，亦未为顺。是知古人分别逆顺虽以时言之，而知逆顺之大者，又不专泥于此。钱氏方云：春脓疱、夏黑陷、秋斑疮、冬疹子，皆不顺也，兹并及之。

---

1 术：原作"木"，据张本改。
2 傅：通敷，下同。
3 绿豆：原作"菉豆"，今改作"绿豆"，下同。
4 湫隘：低洼狭小。
5 儿子：张本作"观儿"，于义较胜。
6 疢：《说文解字注》"贫病也"。

始末日数有定论者何第十五

热蒸三日,则红斑生,红斑生至足心为齐,不拘多少,重者遍身,轻者数枚而已。红斑生血疱,血疱起如豆,在肌皮之上,故以痘名焉。血疱结脓疱,脓疱结痂疕,方为愈也。红点既见,慎不可用升麻汤,盖升麻汤寒肌,多致害人,已见而出迟者,用紫草饮子、胡荽酒。如证候平和者,勿妄服药,惟爱护安养之。红点出齐之后作血疱,七日结脓窠,脓窠结定,七日悉成痂疕,此皆大略之言耳。病人虚实不等,不可一切拘以日数,且古人云热三日而生斑,今有热七日或数日而方生者,亦有热一二日而即生者。自红斑出齐之后,当尽成血疱,若血疱之中,又尚有红斑点相杂,则亦不可拘定日数,待其皆作血疱为齐。如红斑出齐生血疱,血疱七日结脓疱,脓疱七日结痂疕,此乃荣卫调和,内外无诸伤犯,方能如期。或正作之际,遇气候乖变,迟速因而失序,又岂可必拘以日数哉?其有当结脓疱而不结者,是以毒气弥盛而不敛,用猪尾膏以解之。猪尾膏是治毒气大盛,血疱胀不结脓窠,脓已成不结痂疕,热极毒炽,恐复入于心,令儿昏闷而死故也,若非外感风寒而倒靥,内虚吐泻而陷伏者之比。今将猪尾膏证别立一篇在后,见慎之至也,不可不审,宜详证用之。

▍紫草饮

治疮疹三四日,隐隐将出未出。

紫草茸(须仔细辨认勿用茜根假者)二两

细锉,沃以百沸汤一大盏,用纸密封,勿令紫草气走泄,量儿大小温服,疮虽出亦轻,若大便利者不可用。

▍胡荽酒

疮疹将发未发,喷之立出。

胡荽四两

用好酒二钟,煎至一钟,每吸一二口,微喷,从顶至足匀遍,勿喷面目。病人左右,常令有荽,能解邪,疮痘出快。用酒喷时,先以黄柏膏涂面可也。

▍猪尾膏

以小猪尾尖,取血三五点,研入片脑少许,新汲水调服。

出不快者何第十六

有数证不同,不可不辨。自红斑出齐之后,当渐有红斑方出,或内虚,或因犯胃气,脏腑自利,虚弱不食,遂陷而不出者,宜用温里之药,甚者虽硫黄、姜、附、灵砂、伏火丹砂等亦可用,大抵用药治病,或冷或热,所以救一时之不及,不可拘以常制。或将成脓疱之际,一半尚是红斑点者,此毒气发越未透故也,当此必不能乳食。大便如常者,宜半温里、半助养之剂,其或内虚甚而生寒,大便利者,宜理中、姜附辈以温之,里温则气不消削,气不消削则不伏陷矣。又有内实之人,皮厚肉密,毒气难于发越,至服大黄、栀子、干葛、石膏之类而得平顺者,或有适当炎月触冒暑邪,烦躁喘急、大渴昏迷而发作,不快用白虎、石膏汤、抱龙、五苓之类而得安静者,此皆临病识证,随时审谛,不可执泥也。

❚ 理中汤

人参 白术 干姜炮 **白茯苓 甘草**节炙 以上各等分

上用水一盏煎五分,不拘时服。如恶寒加附子,名附子理中汤。

❚ 白虎汤

石膏煅过,五两。当如丹溪之辨,始得其真 **知母**二两 **甘草**一两

上为粗末,每服抄三钱,水一盏,粳米数十粒,同煎至五分,不拘时服。或加人参五分,名人参白虎汤。

❚ 竹叶石膏汤

治痘疮表里俱虚,胸中烦闷,小便赤涩,多渴,成赤斑点者。

石膏二两 **知母**二两 **麦门冬**一两 **甘草**炙一两

上锉为散,每服抄三钱,水一盏,淡竹叶一握,煎半盏温服,不拘时。

❚ 抱龙丸

胆星将南星汤泡去滑腻,月内入牛胆中阴干百日用,一两 **天竺黄**五钱 **辰砂**另研水飞,二钱五分 **雄黄**另研水飞,二钱五分 **麝香**五分

上为细末和匀,煎甘草汁丸如芡实大,薄荷汤化下,不拘时。儿二三岁者一丸作二三次服,五六岁者每服一丸。

❚ 五苓散

泽泻去毛,二两五钱 **猪苓**去皮,一两五钱 **白茯苓**一两五钱 **白术**一两五钱 **官桂**去皮,一两

上为末,每服二钱,百沸汤调下。

出未匀者何第十七

大凡平居安乐,则心神调畅,气体和平。一旦有病,则阴阳偏盛衰不同,疮痘已出而不遍匀者,前人治法惟透肌解毒而已,肌透毒解既无壅塞之患,则自然出匀,宜必胜散、快毒丹、紫草饮、胡荽酒之类,张氏云:疮疹气匀即出快,诚哉是言也。

❚ 必胜散

牛蒡子

上不拘多少,炒熟杵碎,每贴二钱,加荆芥穗少许,用水一钟煎四分,不拘时温服,如疮疹已出更服尤妙。

快毒丹

黑牵牛略炒 木香 肉果面裹煨 青皮半生半熟

上为细末,滴水和丸如黍米大,每服七丸至十丸,量儿大小加减,浓煎紫草葱白汤,乳前服。

紫草饮

治疮痘未匀透者。

紫草茸 白芍药 麻黄去节 甘草各等分

上每贴二钱,用水一钟煎四分,不拘时温服。

胡荽酒

方见始末日数有定论者何第十五。

出大盛者何第十八

出大盛而面黄,大便色黑,烦躁喘渴或腹胀者,此为有瘀血在里,宜犀角地黄汤。及治病疮疹中衄吐血、毒气弥盛者,若大盛之际不能解利,则其害尤速,如抱龙丸、至宝丹、生犀磨汁、紫雪之类,皆可选而用之。若大便不秘实,小便不黄赤,恐外热而内寒,又当别求治法。

犀角地黄汤

生犀角一两 生地黄八两 牡丹皮一两 芍药一两 升麻一方不用

上每贴三钱,用水一钟煎五分,不拘时温服。

抱龙丸

方见出不快者何第十六。

至宝丹

治疮痘心热,卒中客忤,不眠烦躁,搐搦,狂语,呕吐等证。

生犀角 生玳瑁 琥珀 辰砂 雄黄以上各一两 龙脑二分 麝香一分 牛黄五钱 金箔五十片,留半为衣 银箔五十片 安息香一两五钱,好酒研过,去砂石,用一两,熬成膏

上为细末拌匀,以安息膏和成为剂,如干加蜂蜜少许,如梧桐子大,两三岁儿每服二丸,七八岁者更加一二丸,人参汤化下。

生犀汁

用生犀角于粗底磁器中,带水磨汁。

紫雪

姜黄十两 寒水石五两,捣碎 石膏五两,捣碎

以上，用水五升煎至四升，入下药：

玄参一两二钱 **木香 羚羊角 犀角 沉香**以上各五钱 **丁香**一钱 **甘草**炙，八钱 **升麻**六钱

以上八味，入前药汁中，再煎取汁一升半，入下药：

朴硝一两 **硝石**三两，好芒硝亦可

以上二味，入前药汁中，微火熬，柳木棍不住手搅至七合投在盆中，欲凝入下药：

辰砂三钱 **麝香**一钱二分

以上二味，入药膏中搅匀，停冷两日成紫色，每服一字至五分，冷水调下。一字者，如铜钱上一字大也。古有一钱匕，四分匕之一，故曰一字。今人见四分一钱，遂以一字为二分五厘，亦拙哉。

以药发之，稀盛不同者何第十九

是疮疹证，热数日而不发见者，进退皆难。便欲大发之，惧其本稀而成斑烂，不发之，又无以出其毒气。古人立论始以药微之，微发不出则加药，加药不出则又发之，又发之后所出不多，气候和平无他证者，即是疮本稀，不可更发也，以此言之，发不至太过，守不至不及，乃用药之圆活也。

不可妄发及妄下者何第二十

尝观伤寒，邪在里则不可妄发汗，邪在表则不可妄下，疮痘之不可妄发、妄下者，尤甚于伤寒。虽然，治疮疹之家有云：非微汗则表不解，非微下则里不解者，何也？予应之曰：此说微汗则在表热，方识斑点未见之先；微下则在病之始及病之末，里热壅实之际，何尝于疮痘正发作之时而辄施汗下哉？是故非通达有识之士不足以言医，盖妄发之则成斑烂，妄下之则成虚脱，不可不审。如治伤寒之法，表和里病，下之则愈，汗[1]之则死；表病里和，汗之则愈，下之则死，亦此理也。

非微汗则表不解者何第二十一

疮痘之源，虽是蕴毒，然必因天气暄暖或感冒风寒，及诸热不解，然后斑生。方其发热，斑未见之时，得微汗解散，则虽为疮痘，其势亦轻，此所以言非微汗则表不解也。盖其证身热头疼，鼻塞咽壅，痰涕咳嗽，面目赤色，皮肤紧而脉数，此皆热极之故。当此之际，毒气亦不轻，若得微汗

---

1 汗：原作"下"，据张本改。

少解,则可以折其方来之势,升麻汤等主之,如斑点已出则慎不可用。又有因服发散药,邪毒之气随汗作白珠子或出小红疮,应手而解者,不可不知也。

▍升麻汤

方见有先发惊搐者何第八。

非微下则里不解者何第二十二

病有始有终有末,三者不同,不可一概用药,且身热脉数大,便秘而腹胀,此热毒壅遏未见形状者,当微下之,非微下则热不减,此是始者,热在里斑未出之时也;若斑点隐隐在肌肤中者,是以发越在表,疮正发时,则不可妄下也;又有结脓窠痂疕之际,脉尚洪数能食而大小便秘,此表已罢,里有热毒宜微利之。大抵脏腑有热,往往利大小便者,以其主出而不纳故也。

大便如常者何第二十三

胃中主腐熟水谷,大肠主传送已化之物,此平居[1]察虚实冷热之处。盖饮食进退则知人谷气之虚实,大便滑涩则知人脏腑之冷热。今大便如常则是其中平和,无过冷过热之患,不必温补,亦不可妄攻击,然则大便如常,是亦疮疹者之一顺也。

戒轻用利药者何第二十四

病势自有迟速,用药者当度其宜,可速则速,可缓则缓。凡疮痘非合下证,但当以平和药持之,乳食调之,避风寒以温之,如已见三五日而尚未快出者,可微发之,微发不出则加药,加药又不出,无他证者,即是疮本稀,不可更发也。今人才见发之不出,往往便下,使其人内虚,欲出者因利而不出,已出者为陷伏、为倒靥,变坏归肾,以脾土弱而肾水反胜故也。钱氏论以百祥丸下膀胱毒,则脾土再实,疮痘复出。要之,与其下膀胱毒于黑靥之后,莫若保脾土于未下之先。则不下为愈亦有三证:一疥癣,二痘痈,三目赤。故前人论曰:斑点未见,蕴热壅盛,毒在脏腑,宜预下之。又牛黄丹证云:疮痘出定,大便不通、脓汁不干者,可以下之。以此观之,当下是病之始、未出之前,及病之未已、出定之后,非正出之时可下也。大抵用药治病能随证飧泄,斯为良法,至于或用下药者,实出于不得已,如伤寒有承气之戒,皆慎之至也。虽然有当下证,而不即下,又为失下之患,所贵乎审

---

1 平居:平日,平素。

细变察耳。

百祥丸

红牙大戟

上阴干,浆水煮软,去骨,日中晒干,复入元汁煮,汁尽焙为末,水和丸如粟[1]米大,每服一二十丸,赤芝麻汤下。

有可下证者何第二十五

疮疹出得太盛,当结脓疱痂疕而不结者,此是毒气内外贯注,若不速解之,毒内入攻心,为害极大,治法宜猪尾膏。其有不结脓窠痂疕,及能食而喘、腹胀、谵语、不大便者,当以承气汤下之。如热甚而渴,面赤闷乱,大小便涩或大吐者,合利其小便,通关散主之。或疮疹已出定,脓汁不干,而大便不通者,宜牛黄丹[2]。或有疮疹证而未见斑点,胃热潮作,气粗腹胀,大小便秘,惊悸烦渴,脉沉滑而数者,此是毒气盛而不得泄,亦当药下之,则内无滞塞,荣卫升降,其势将自出,皆合下证也。

猪尾膏

方见始末日数有定论者何第十五。

承气汤

疮痘昏甚,谵语妄言,大便不通,手心腋下有汗,目睛黄赤,喘急者宜用之。

厚朴八两 大黄四两 枳实一两,麸炒

上为粗末,每贴五钱,用水半盏,煎二分,温服,以利为度,如不利加芒硝一字。

通关散

治斑疮水痘,心闷烦躁,发热,及小便赤涩,口舌生疮。此药通心经,利小便。

山栀 大黄各一分 木通 甘草炙 车前子 瞿麦 赤茯苓 人参 滑石以上七味各三分 萹蓄取叶炒,五分

上用水一盏,灯心二十茎,煎半盏温服。一方无人参,一方无大黄。

牛黄丹

治疮子出定,大便不通,疮中脓水不干。

牛黄一钱 大黄五钱,生用 粉霜 朱砂各五分 升麻 寒水石各五钱

---

1 粟:原作"栗",据陆本改。
2 牛黄丹:原作"黄牛丹",据张本改。

上研匀,炼蜜丸如黍米大,每服十粒,量儿大小加减,人参或紫草薄荷汤下。

有发出,有温出,有解毒者何第二十六

病有轻重,善治者能令重者轻,轻者安和。仲景论治伤寒,谓证飧泄是也。且身烦躁,脉促,喘满,有疮疹证,而斑点不见,其热未退者,以麻黄汤等发之。若斑点才见,即止后服,此谓表发而出之也。或禀受怯弱,胃虚冷,大便自利而手足厥逆者,炮干姜甘草汤、益黄、理中辈可选而用之,此理使之自出。或疮痘正出,有毒入大肠,下利黄赤脓血,身热而渴者,以薤白汤、三黄熟艾汤解之,此解其大毒而使之自出也。于斯三者或发、或温、或解其毒,其证不同,再审而用之也。

▌ **麻黄汤**

治疮疹烦躁喘甚者。

麻黄去节 杏仁去皮尖 甘草炙 桑白皮蜜炙,各一钱

上锉为散,用水七分煎四分,温服。若脉数有热未退者,入竹沥少许,咽喉痛或嗽者,煎熟入麝香少许。

▌ **干姜甘草汤**

治疮疹服冷药太过,咳嗽,手足冷,脉迟者,自利呕吐不食。

干姜炮 甘草炙,各四钱

上锉为散,水一升二合,煎四合服。

▌ **益黄汤**

治疮疹,因燥烦,喝水饮冷过多,暴伤脾胃,或吐或泻,并宜服之。

丁香 诃子煨 青皮去穰 陈皮去白 木香各等分

上为细末,每贴一钱,用水半盏,煎三分,温服。

▌ **理中汤**

方见出不快者何第十六。

▌ **薤白汤**

治疮疹,下利黄赤脓血,及身热。

薤白切半盏 豆豉一钱 山栀子十枚

上用水五盏,煎薤白烂为度,去滓。量儿大小服之。

▌ **三黄熟艾汤**

治痘疹正出,似收未收,下利黄臭脓血,身热大渴。

黄芩 黄柏 黄连 熟艾四味等分

上用水一盏,煎五分,温服。加糯米一撮,甘草一分,紫草三分同煎亦可。

有令大便过者,有当温者,有当下者何第二十七

疮疹、伤寒、伤食等病,身有热者,如大便六七日不通,须令润过,并[1]取其峻快也。然亦当以外证参之,如仲景论阳结阴结,期十四、十七日方剧。若其人不腹满,不里急后重,则亦不必攻之。今言六七日令润过者,得气道升降则无壅遏之患。缘小儿脆弱,身热而大便不通者则易实,大便自利者则易虚,惟令得所最为要法。其有忽然溏泻者,须与理中汤、丸辈以温之。又有出正盛、喘促、腹满、小便赤、手掌心并腋下有汗,或谵言妄语而大便不通者,当投小承气之类以下之,下后疮子红活,诸证悉退者,更不须再服也。

▌ 理中汤

方见出不快者何第十六。

▌ 小承气汤

治疮痘,昏甚,谵语妄言,大便不通,手心、腋下有汗,目睛黄赤,喘急者。

厚朴五钱　大黄一两　枳实六钱

上锉散,每贴五钱,用水一钟,煎五分,以利为度。如不利,加芒硝一字。

已利而疮痘出则不可再利者何第二十八

饮食滋味虽能益人,食之太过亦能害人,况烈毒慓悍之药在已下之后,其可再用乎?且当其未出,因热势大盛,曾利脏腑。今疮痘既出,则内无壅滞,明矣。纵其热尚炽,但当解毒,切不可更用利药。盖实实虚虚,古人之深戒,虽然若使令再利,亦当更用,但小其剂可也。

大热当利小便,小热当解毒者何第二十九

大热谓身热,脉实大,小便秘,津液燥而渴,气满于胸中,能食而不结脓疮痂疕。当此之际,惧其变生他疾,故利小便,使心火有所导引,则虽不用冷药热亦自减去。夫疮痘不至热过,不为冷误,甚为良法。小热解毒之说,谓小热不解,大热必生。利其小便则虑损气,故但可解毒而已。利小便之药,导赤散为上。解毒之剂,如玳瑁汤、独圣散、如圣、紫草散、犀角饮,皆可选而用之。尝谓古人治病,其谨审如此,彼不顾邪气浅深而辄妄下者,得无愧乎?

---

1 并:张本、陆本、江户本均作"非"。

导赤散

治疮痘,心经蕴热,睡卧不宁,烦躁而小便不利,面赤多渴。小儿贪乳者,渴也。

人参 木通 麦门冬去心 **生地黄 甘草**炙,各等分

上为粗末,每服抄二钱,水一小盏煎半盏,去查[1],不拘时温服。一方加竹叶十片。

玳瑁汤

疹痘未发者,令内消;已发者,解利毒气,令不太盛。

生犀 生玳瑁

上各以冷水磨浓汁二合,搅令匀,每服半合,微温服,一日四五服为佳。又治出而未快者,又云毒气内攻,紫黑色出不快,用玳瑁水磨浓汁一合,入猯猪心血一皂子大,以紫草浓煎汤作一服服之。玳瑁、犀角性微寒,治热毒,又皆治瘟疫、蛊瘴,解百毒、通血脉、消痈肿,故用之以解蕴毒。

独圣散

治疮痘早微热,晚大热,目黄胁动,身热手冷,发搐[2]如惊。

牛蒡子半两 **白僵蚕**一分

上为粗末,每服一大钱。水六分,紫草二七寸,同煎至四分,连进三服,其痘便出。此用牛蒡子出痈透肌,白僵蚕治遍身瘾疥、疼痛成疮,为末,酒调服之立瘥,又以紫草煎之令利窍。

如圣汤

治疮疹毒攻,咽喉肿痛。

桔梗炒,一两 **甘草**炙,一两 **牛蒡子**一两 **麦门冬**去心,半两

上为细末,每服二钱,沸汤点,细细呷服,入竹叶煎尤妙。

紫草散

治发斑疹,消毒。

紫草去苗,一两 **甘草 木通**细锉 **枳壳**麸炒 **黄芪**炙、锉,四味各五钱

上每服二钱,水一钟,煎五分,温服。

犀角饮

解热毒,去风疹。

犀角五钱 **甘草**炙,五钱 **防风**二两 **黄芩**一两

---

1 查:通"渣",下同。
2 搐:陆本作"甚"。

上为粗末,每服五钱。用水一钟,煎五分,去查温服,不拘时。

▌ 又独圣散

治疮疹陷入不发,黑色而气欲绝,服此渐苏红润。

穿山甲汤洗净,炙令焦黄

上为末,每服五分,入麝香少许,煎木香汤或紫草汤入酒少许调服。

▌ 又紫草如圣散

疮疹初出,急服方。吃乳婴儿与乳母兼服之[1]。

紫草二两 陈皮去白,一两

上为细末,每服一钱,水一钟,入葱白三寸,煎五分去查,温服。《妙选方》云:疮疹气匀即出快。紫草滑窍,去心腹邪气,陈皮快气,葱白发散而开泄腠理也。

误服热药则损目,冷药则夭伤者何第三十

五脏平和,能相资养,一有太过、不及,则病从而生。况人身难任非常之热,亦不堪非常之冷。今疮疹者,是表里俱热而发出,或助之以热药则其势大过,轻为咽喉痛疡之疾,甚则热盛生风。风热之毒,炎上不已,无不害目矣。或抑之以冷药,则脾土无温暖之气,肾水反胜为黑靥、为陷伏,遂致夭伤,不可不戒。

有正疮痘,有肤疹者何第三十一

脏腑不同,表里有异,肤疹疮痘,分别浅深。六腑属阳,有热则易出,是以作肤疹,一出即遍满肌皮之上,如痱疮、细疱子,见而便没,其所受气浅故也。五脏属阴,有热则难出,其为疮痘,在肌内血脉之间,必先发红斑而后如豆,故名疮痘,其所受气深故也。大抵暴热而便出者必肤疹,久热而难出者必是正疮痘。肤疹非正疮痘也。

伤寒热毒发疱疮相似者何第三十二

伤寒热邪在表里,未能作汗,或当汗不汗,热郁于肌肤,故发疱疮。色白或赤如火丹,头作瘭浆白脓者轻,根下紫色隐隐在肌内者重,甚者五内七窍皆有之,其形亦如豆。小儿肌肉嫩薄,尤多此证,亦非正疮痘也。

---

1 吃乳婴儿与乳母兼服之:陆本此句后有"四五岁以外只令儿服"。

冬温发斑温毒发斑者何第三十三

《活人书》云:冬月温暖,触冒寒气,至春始发。病初在表,或已汗或未汗,表证未罢,毒气未散,故发斑,黑膏主之。又冬月温暖,人感乖戾之气,冬未即病,至春或被积寒所折,毒气不得泄,至天气暄热,温毒始发,则肌肉斑烂,瘾疹如锦纹,咳而心闷,但呕清汁,葛根橘皮汤主之。小儿常多此病,医人不识,妄乱调治,宁不败事。此亦非正疮痘也。

▌黑膏

生地黄_{四两} 淡豆豉_{八两}

上二味,以猪脂油一斤,合煎至浓汁,入雄黄五分,麝香一分,搅匀,丸如弹子大,白汤化下,未效再服。

▌葛根橘皮汤

葛根 橘皮_{去白} 杏仁_{去皮尖} 知母 黄芩 麻黄_{去节} 甘草_{炙,各等分}

上锉散,每服抄三钱,用水一钟,煎半钟,去查,不拘时温服。

当先知节候阴阳脏腑虚实者何第三十四

禀气实者,夏酷暑而不甚畏热,冬严寒而不甚畏冷;禀气怯者,易热,天寒阴雨则感寒湿而濡泻,天气稍炎则伏热而中暍。是故先知节候者,能辨阴阳寒暑之盛衰。《经》云:阳盛人耐冬不耐夏,阴盛人耐夏不耐冬。此亦知人禀受之不同,且自立夏气变纯阳,万物盛大,治药者用热远热,如桂枝、黄麻、大青龙之辈必加知母、升麻、石膏等药服之;立冬气合纯阴,治药者用寒远寒,如用诸凉剂,服汤中病即止,不必尽剂,治疮疹之法亦当知此。又如冬温暖则虚者安而实者病,夏寒凉则实者安而虚者病。冬温暖则夏寒凉,非节之气来暴而去速,在人将摄之如何耳? 钱氏论疮痘之发以春夏为顺,秋冬为逆,亦是以阴阳盛衰言之也。

闻人氏痘疹论卷之一终

身疼者何第三十五

《经》云：痒为虚，痛为实。内快外痛为外实内虚，外快内痛为内实外虚。又曰：诸寒为痛。今疮痘若身痛者，是发作之时皮肤厚、肉理密，或为外寒相搏故也，投以匀气、去寒、解肌、透毒之剂为妙，不必外此而他求也。

身痒者何第三十六

此有二证。一则气血不足，其痒为虚，活血散或四君子汤加黄芪、枳壳主之。一则不能食淡，以致发痒，蝉蜕一物汤主之。疮痘作痒，深为可虑，能调和爱护，勿令有此，乃为上策。

▌ **活血散**

治疮疹不出，或出而迟，或倒靥者。

赤芍药

上炒为细末，温酒调下。

▌ **四君子汤加黄芪枳壳**

人参　白术炒　**白茯苓　甘草**炙　**黄芪**加　**枳壳**加[1]

上用水一钟，姜三片，煎四分温服。

▌ **蝉蜕一物汤**

蝉蜕洗去泥，二十一个

上为末，水一钟，慢火煎至五分，去滓，量儿大小温服之。如觉疮疹已出，便依前服三五次，不是疮疹亦无害。小儿疮疹欲发出，加甘草一钱五分，煎一盏，旋旋与服，累效。小儿伏所蕴积热毒，蝉蜕味咸寒，可以制，况有暴感，风作客热于表者，蝉蜕亦治。风毒充于皮肤，瘙痒不止，惊痫，夜啼，癫疾，寒热，惊悸，皆宜服之。

疮毒入大肠者何第三十七

当发作之时，其人或脏气自脱，或因服寒药，动致令疮毒陷入大肠，泻下如豆汁，或便脓血，或便黑汁，颧[2]赤如钱，口内臭气，唇焦目闭加腹胀者，必死之证，当急用实脾暖胃之剂救之。得大秘固，疮痘红活亦死中求生也。

1　黄芪加　枳壳加：此六字据陆本加。
2　颧：原作"顾"，于义不通，据哈佛本改。

攻咽疼者何第三十八

心胃有热,上攻于咽,干涩而疼,如兼口舌生疮、齿浮龈肿者,宜甘露饮。水浆不入者,紫雪最妙,如圣汤、抱龙丸、消毒饮,皆可选而用之。以上证候须能食,脏腑亦热方可用。如上焦虽热,却觉小便清、大便溏薄,饮食不进者,当以清上温下药调之。

▌ **甘露饮**

解胃热,及小儿疮疹已发后余毒余热,齿龈宣肿牙疼,饥而不欲食,烦热,面黄,及病后疮疱,乳母俱可服。

甘草 山茵陈 石斛 枳壳麸炒 **黄芩 枇杷叶 生地黄 麦门冬**去心,八味各等分

上为粗末,每服抄二钱,水一盏,同煎至七分,食后温服。牙齿动,肿热者,含漱并服。

▌ **紫雪**

方见出大盛者何第十八。

▌ **如圣汤**

方见大热当利小便,小热当解毒者何第二十九。

▌ **抱龙丸**

方见出不快者何第十六。

▌ **消毒饮**

治疮疹已出,未能匀透,毒气壅遏出不快,壮热狂躁,咽膈壅塞,睡卧不安,大便秘塞,及治大人小儿上膈壅热,咽喉肿痛,胸膈不利。

牛蒡子炒,六两 **甘草**炙,二两 **荆芥**一两

上为粗末,每服一钱,水七分,煎四分,去滓,食后临卧服之。此药治大便秘涩,是治里热故也。《本草》云:恶实,味辛、平,治风肿,治暴餐热肉生风,解丹石毒,治咽喉四肢风肿。其性稍凉也,为疮疹所宜,服者能透肌出痈疮,是以疮疹亦出也,大便利则不可服。

治入目方法者何第三十九

心热盛则生肝风,肝主目,热毒熏之,故为目患,治以凉肝丸、羊肝丸,洗以秦皮散。或因食毒物,睛突出者,宜仙灵脾散。暴赤肿毒者,宜导赤散。患半年一年余者,宜蝉蜕散。成翳者宜瓜蒌散、威灵仙散。目睛疼痛者,宜浮萍散。生痘疮在目[1]者,宜大黄散贴之。赤脉侵睛者,宜羚羊角丸。昏

---

1 生痘疮在目:原缺,据张本补。

暗者,宜金花散。以上各随证用之。

凉肝丸

治肝经热甚,急惊潮搐。此药去其痰热,惊风自散,慢惊不可服。

龙胆草三钱 大黄煨 当归 川芎 羌活 防风 山栀仁以上六味各五钱

上为末,炼蜜为丸,如黄豆大,每用一丸,砂糖竹叶汤化下。

羊肝丸

治疮痘入目。

羖羊肝生用 黄连去须炒为末

上,先将羊肝去筋膜,于石器内捣烂,入黄连末,为丸,如桐子大,每食后量服二三十丸,清茶下。

秦皮散

治大人小儿风毒,赤眼痛痒涩,眵泪,昏暗羞明。

秦皮 滑石 黄连三味各等分

上每用半钱,汤泡,乘热洗。

仙灵脾散

一名威灵仙散,治痘疹入目。

仙灵脾 威灵仙等分

上为末,每服半钱,米汤调,食后下。

导赤散

方见大热当利小便,小热当解毒者何第二十九。

蝉蜕散

治斑疮入目。虽半年者,一月取效。

蝉蜕去土取末,一两 猪悬蹄甲二两,瓦罐内盐泥封面,烧存性

上二味,研细,入羚羊角末一分,每服一字,乳后温水调下。百日外儿每服半钱,二三岁以上一二钱,日三服夜二服。如患一年,难治。

瓜蒌散

治心热生风,风属肝,二脏相搏,风火相争,故发搐。眼不仁,当泻心肝,宜用之。

瓜蒌根末二钱 白甘遂末一钱

上,同于慢火炒焦黄,研匀服一字,煎麝香薄荷汤调下,不拘时。

浮萍散

治痘疹入眼,楚痛不可忍。

浮萍草

上,阴干为末,每服一二钱,用羊肝半斤入盆内,以竹杖刺碎,投水半

盏,绞汁调药,食后服。已伤者,十服九效。

▍大黄散

用大黄细末水调贴。

▍羚羊角丸

治小儿肾虚,宜肝肾明目[1]。

羚羊角取末 虎胫骨 生地黄焙不见铁 酸枣仁去皮,四味各五钱 肉桂去皮 防风 当归 黄芪四味各五分

上为末,炼蜜丸如皂子大,每服一丸,食前温水化下,日进三服。

▍又羚羊角散

治肝脏实热,眼目昏暗,多热泪。

羚羊角镑 羌活去芦 玄参 车前子 黄芩去黑心 山栀仁 瓜蒌七味各五钱 胡黄连 菊花二味各三分 细辛去苗,一分

上为细末,每服二钱,食后竹叶煎汤调服。

▍羚羊角饮子

治黑翳如珠外障。

羚羊角 五味子 细辛 大黄 知母 芒硝六味各一两 防风二两

上锉,每服五钱,水一盏煎五分,去滓,食后温服。此方宜斟酌用,不可轻率。

▍又蝉蜕散

治眼目风肿,及生膜等疾。

蝉壳 地骨皮 黄连宣州者佳,去须 牡丹皮去心 白术 苍术米泔浸,切焙 菊花七味各一两 龙胆草五钱 甜瓜子半升

上为细末,每服一钱五分,荆芥煎汤调下,食后、临卧各一服。治时疾后余毒上攻眼目甚效,忌热面炒豆醋酱等物。

▍金花散

黄连 菊花 枸杞子三味各一两 牛蒡子五钱 甘草三钱

上为末薄荷汤调一二钱,食后服,量儿大小加减。

面青为逆者何第四十

疮痘以心血为主,身热、烦躁、惊悸、面赤,皆心经形见也,所以面赤者为顺者。今反见青色,是色不与病相应,安得不谓之逆? 当更察他病堤防之,实必生风,虚必下利厥逆,各宜思所以预制之,庶几治未病之意也。

---

1 治小儿肾虚,宜肝肾明目:此十字据陆本补。

遍身发青紫纹者何第四十一

此由外感风寒与内热相距故也。疮痘之出，盖热邪内外蒸发，其有当热作之时，忽遇天气大寒，热气方运出而暴寒折之，外寒而内热，拒而不得入，内热为外寒闭而不能出，毒气壅于肌皮之间，如瘾疹、如疿疿，或青或紫，俚俗云鬼捻青者是也。往往壮年出者，皮肤厚、肉理密尤多此证，宜用透肌散、牛蒡僵蚕散、紫背荷叶僵蚕散。凡是却寒、温肌、透表之剂，皆可选而用之也。

▎ **透肌散**

即化毒汤，治痘疹出不快。

紫草茸 升麻 甘草炙，各等分

上每服二钱，用水半钟加糯米数粒煎三分，去滓温服。刘氏传云：麸豆疮欲出，浑身壮热，不思饮食，若服此一服，即内消已。有一两颗出即解其半，若令出即当日头焦，只三服瘥。

▎ **牛蒡僵蚕散**

即独圣散，方见大热当利小便，小热当解毒者何第二十九。

▎ **紫背荷叶僵蚕散**

即南金散，治疮疹已出而复擽，其势甚危，诸药不效者万无一失，出奇效良方。

紫背荷叶霜后塌水紫背者 **白僵蚕**直者，炒，去丝

上为细末，各一钱匕，儿小半之，研胡荽汁，和酒下米饮亦可。此方在处，印贴施人，其全活者甚众。盖药有用龙脑、人牙齿者，卒难得之，唯此药无毒而效速。荷叶若难得，于盐铺内寻之。

状如蚊蚤所啮而色黑者何第四十二

此荣血不能流行内外，毒气壅遏欲散而未散故也。疮痘属血热，血活则其色如丹砂、如鸡冠，若毒凝血聚则遂成黑色，有岩证者甚为危困，其人必大小便秘，喘急烦躁，宜用山栀子汤、宣毒膏。治黑疮子，无比散。庄氏[1]云：斑疮倒靥而黑色者谓之鬼疮子，宜獯猪尾血调脑子[2]最佳。猪尾血调脑子证，其人自利不食者难用，不可不审。

▎ **山栀子汤**

治痘疹及斑毒状如蚊蚤所啮，毒盛黑色者。

---

1 庄氏：庄绰，南宋人（一说北宋人），著有《庄氏家传方》，已佚。
2 脑子：指冰片，下同。

山栀子仁 白鲜皮 赤芍药 升麻四味各一两 寒水石 甘草炙,二味各五钱

上为细末,每服一钱,水八分,入紫草、薄荷各少许,同煎五分,去滓温服。

▍宣毒膏

治毒气盛,疮疹已出不快,倒靥,急服此药,曾经大效。

獖猪血先腊八日取后尾血一升,新瓦器盛好 朱砂细研一两 拣乳香[1]细研一两 甘草炙为末,五钱 马牙硝五钱

用新竹筒底节一个,入猪血与诸药拌匀,密封纸数重,系定于大粪坑屋梁上,至清明日取出曝干,入片脑麝香各一钱,细研匀,滴水丸,如皂子大,煎人参汤化下一丸。疮疹红活再长,神验。

▍无比散

治疮子恶候不快,及黑疮子。

辰砂水飞一两 牛黄 片脑 麝香 腻粉四味各一分

上为末,一岁儿服一字,大儿服一钱,以獖猪尾血三五点,白汤调下,安睡。取下烂鱼肠,或如葡萄穗之状,涎臭恶物乃效用,乳汁调下亦可。此药专治疮痘,热毒太盛壅瘀,荣卫不行,外不得泄而内不得通,毒气在里,外则疮疹黑色,里则腹胀、喘急、谵语、大小便不通、昏困者宜服之。此其有毒则用其药,无不效者。设或疮黑靥,里无腹胀,无喘急,无谵语,无大小便不通,无昏困,大便反如常或反利者,不可用也。

▍猪尾膏

方见始末日数有定论者何第十五。

既出而腹胀者何第四十三

腹胀有二证,一则阴阳不和,一则毒气陷伏入里。疮痘正作,热毒既盛,则必生烦渴。或饮冷过多,或误投凉剂,热为冷所激,欲出而不能。冷热相拒,毒不发越,故令腹胀。甚者气喘发厥,疮白而无血色,多致不救。急当以温中药疏逐冷气,冷气散则腹胀自消。昧者莫不又用药宣泻,致令重困。且伤于冷者,必不能食,大小便利,肠中虚鸣,此伤冷、阴阳气不和也。若毒气陷伏入里者,但用温平解毒、快气之剂,如人齿散、活血散之类。大抵毒气陷伏者,必又有他证相杂,或烦躁大渴,或大小便秘,或啼哭不止。万一腹胀而目闭,口中如烂肉臭者,其证为大恶。

---

1 拣乳香:乳香中之上品,称为拣香。

▎人齿散

治疮疹已出而不快,既出而倒靥,作寒热而脉反迟者,或攻皮肤而出迟,或面额赤、脉不洪大者,或服凉药过多血涩气弱,或出未快,隐隐在皮肤间,以酒调服之。钱乙附方治疮疹倒靥,入麝香,酒调服之尤佳。又云疮疹倒擫不出,加赤小豆七粒,薄荷酒调服之。若黑色者,名曰鬼疮子,用獖猪血调下二钱,移时再服之。

人齿

上用人齿脱落者,以瓷瓶固济,大火煅令通赤,候冷取出,为末,用薄荷酒调服半钱。良久脉平,毒气散,疮如粟米而出。

▎活血散

方见身痒者何第三十六。

小便赤涩,心腹胀满者何第四十四

伏热在胃,则中有所隔。上为心气不降,故小便涩少而赤;下为阴气不升,故腹中胀满。董氏用四圣散[1]发出其毒,得胃中热散,则邪气自然冰释。详其药味,紫草发散,黄芪养疮痘解毒,枳壳[2]和气宽中,木通导心气而利小便,又以甘草调和之。古人用一药必有理存焉,可不以意推之。

▎四圣散

黄芪 紫草茸 木通 甘草四味各等分

上用水一钟,煎五分,温服。

出迟而朝夕啼哭者何第四十五

凡人五脏平和则精神安静,有病则不然。今疮痘是五脏蕴毒,当内外蒸郁,发作之时,朝夕啼哭者,由不安舍。察其毒气在表在里,若虚若实,随证飧泄。大抵荣卫流通,则神宇清快。昧者不知,见其朝夕啼哭,或以为心热,或以为腹疼,妄乱投药,以致冷热偏胜,变生他证,可不审哉?

烦躁或虚烦不得睡者何第四十六

调护疮痘,当审次序。盛作之时,必令心火有所导引。苟或不然,

---

1 四圣散:董汲《董氏小儿斑疹备急方论》无四圣散方,有紫草散,与本书所载紫草散方剂组成相同,较本书四圣散多枳壳一味。

2 枳壳:后文所载四圣散组成中无枳壳,诸本同。

毒气已出而未尽,遂生烦躁,宜以生黑豆煎汤,令徐徐饮之。渴者冷饮,可以解散热毒。召复阴气,抱龙丸、生犀磨汁等皆可选用。甚者新汲水调砂糖[1]少许饮之。又有津液不足,虚烦不得眠者,《活人书》酸枣仁汤最佳。

> **抱龙丸**
>
> 方见出不快者何第十六。

> **酸枣仁汤**
>
> 治痘疹虚烦惊悸不得眠。
>
> **酸枣仁 甘草 知母 白茯神 麦门冬 川芎 干姜**七味各等分
> 上锉散,用水一钟,煎五分,不拘时温服。

或吐或泻而不能食者何第四十七

此有冷热二证。吐而不渴,泻而手足冷,面色青白,此冷证也,益黄、理中辈主之;既吐且渴,虽泻而手足心热,面戴赤色,居处喜冷,此热证也,五苓散、竹叶石膏汤加橘皮等主之。不食亦有实虚之异。脾胃怯弱,精神慢而不食者为虚,当温养之;身热中满,渴而不食者为实,当清利之。临病之际,贵在熟察之而已矣。

> **益黄汤**
>
> 方见有发出,有温出,有解毒者何第二十六。

> **理中汤**
>
> 方见出不快者何第十六。

> **五苓散**
>
> 方见出不快者何第十六。

> **竹叶石膏汤**
>
> 方见出不快者何第十六。

便血或下黑粪,睡不醒者何第四十八

疮痘虽是温毒而发,所以为之运者,实血也。今大便下血,是里毒大盛,或[2]下黑粪者,其理亦同。加之睡不醒者,证候为甚恶。盖一身之血,心为之主,便血下黑粪而又睡不醒,则是心之神昏矣,犀角地黄汤、抱龙丸、小柴胡汤加生地黄主之。

---

1 砂糖:原作"沙糖",今改为"砂糖"。
2 或:原漫漶,据张本补。

■ **犀角地黄汤**

方见出大盛者何第十八。

■ **抱龙丸**

方见出不快者何第十六。

■ **小柴胡汤加生地黄**

柴胡 人参 黄芩三味各三两 甘草炙 半夏汤泡七次，二味各二两 生地黄加[1]

上为粗末，每服三钱，水一盏，生姜三片，枣一枚，同煎至五分，去滓温服。

当下当救里不同者何第四十九

疮子半未出，此里毒未尽也。若其人大便不通，喘息腹胀，烦躁作渴，谵语不安者，当急下之。盖毒气弥盛，内外皆热，当令大便稍稍润过。若其人虚弱自利，四肢厥冷，腹胀发哕者，以里气虚也，宜姜附、理中辈急救之。一则言，当下者，毒气大盛，昏闷而死故也。当救里者，恐里虚胃气脱绝故也。虚实之证相反，如此投药之际可轻易也耶？

■ **理中汤**

方见出不快者何第十六。

郁毒不散者何第五十

疮痘之初，斑点未见者，惟当用平和药，如升麻汤、惺惺散、鼠粘子汤、紫草饮子等解利之。或有不问虚实，便以胡荽酒洒之，葡萄酒饮之，又火煅人齿酒调服之，施之虚者，犹庶几焉。若盛实之人，则祸害至矣。热毒之气须臾灌注耳目口鼻，咽中闭塞，大便坚闭，小便如血。是谓郁毒不散，毒气无所从出，反攻脏腑。疮凹而不起，遂成倒靥。当此之际，不能解利。至于毙者多矣，是阳盛热炽，无阴气以感之也，如猪尾膏、犀角地黄汤、犀角玳瑁汤皆可选而用也。得毒气解散，荣卫流通，疮子将自出矣。且初觉头疼发热，或兼微寒烦躁咽痛者，宜升麻汤、如圣汤；瘙痒或瘾疹者，宜荆芥汤；面赤黄、大便涩、小便少而或呕者，宜小柴胡汤；不恶寒但烦躁而渴，作赤斑点者，宜竹叶石膏汤、犀角饮子；大便难通者，宜四顺饮子；如谵言昏迷者，宜承气汤；或大便自利，黄赤而渴者，宜三黄熟艾汤、黄连解毒汤。服汤中病即止，后服不必剂也。

---

1 生地黄加：以上四字原脱，据陆本补。

▌ 升麻汤

方见有先发惊搐者何第八。

▌ 惺惺散

方见有先发惊搐者何第八。

▌ 鼠黏子汤

治疮痘已出稠密，身热，急与此药，以防青色干黑倒靥。

鼠黏子炒 **当归 甘草**炙 **地骨皮**四味各二钱 **黄芩 柴胡 连翘 黄芪**四味各五钱

上锉散，每服三钱，水一钟，煎五分，不拘时温服。

▌ 紫草饮子

治疮痘出，被风吹复不见，入皮肤内，郁热不散者。

紫草茸 人参 白芍药 蝉蜕 穿山甲土拌炒 **甘草**六味各等分

上用水一钟，煎五分，作三四次温服。

▌ 猪尾膏

方见始末日数有定论者何第十五。

▌ 犀角地黄汤

方见出大盛者何第十八。

▌ 犀角玳瑁汤[1]

方见大热当利小便，小热当解毒者何第二十九。

▌ 如圣汤

方见大热当利小便，小热当解毒者何第二十九。

▌ 荆芥散[2]

治麻痘子兼瘙痒或瘾疹，大便自过。

荆芥

上用少许研烂，以新井水和，将布帛裂过，入麻油一滴，打匀令饮之，便不乱闷。麻痘已出，用黄蜡煎青胶，水饮即安。

▌ 小柴胡汤加生地黄[3]

方见便血或下黑粪，睡不醒者何第四十八。

▌ 竹叶石膏汤

方见出不快者何第十六。

---

1 犀角玳瑁汤：即玳瑁汤。
2 荆芥散：即荆芥汤。
3 小柴胡汤加生地黄：陆本作小柴胡汤。

▌犀角饮子

方见大热当利小便，小热当解毒者何第二十九。

▌四顺散

治疮疹至四五日不大便，疮子又盛出，却喘粗气急腹胀，小便赤涩，须用此方。

大黄 甘草 芍药 当归四味各等分

上为粗末，每服抄三钱，水一盏，煎至六分，去渣温服，不拘时候。若得气通不喘，腹不胀，便休，与此药。若初觉有赤点子，大便如常，小便赤涩，须用药通大便，要出快也。若出得色红而快，更不须通也。

▌大承气汤

方见有可下证者何第二十五[1]。

▌小承气汤

方见有令大便过者，有当温者，有当下者何第二十七。

▌三黄熟艾汤

方见有发出，有温出，有解毒者何第二十六。

▌黄连解毒汤

治发斑热甚心烦不得眠。

黄连 黄芩[2] **黄柏 山栀**各等分

上，水二钟，煎五分，温服。若斑毒甚者，加青黛一钱，调入汤内服之。凡脉弦数，内外热甚，谵语者，合小柴胡汤主之。若脉洪数，内外热甚，舌燥烦渴者，合化斑汤主之。

斑烂者何第五十一

病当发散而不发散，则毒气闭塞，喘促闷乱。不当发散而误发散，则热毒随阳气暴出，遍身皮肉溃烂，此不善表之过。治法宜调脾，进食令大便得所。安养荣卫，生肌解毒，则无目赤咽痛，口疮吐衄等证。解之不至于冷，调养不至于热，方为良法。斑烂作脓痛甚者，用干黄土罗细末傅之，轻者则研芒[3]硝，猪胆汁调涂，勿令动着，直候痂疕自落。大段不眠卧者，用麦麸衬之。又有因发表过甚，外为斑烂，而内虚阳气不守，作脏自利，此又急当救里，宜理中、豆蔻之类。脏腑既平，则解外亦不可缓也。

---

1 方见有可下证者何第二十五：所引方剂为承气汤。
2 黄芩：张本此后至理中汤方前脱，据陆本补。
3 芒：原脱，据陆本补。

▍理中汤

方见出不快者何第十六。

脓汁不干者何第五十二

疮痘出得大盛,脓汁淋漓,不可着席,疼痛者,用干黄土罗细末傅之;欲不成瘢痕者,火煅干牛粪研细以绵扑之;大段甚者,麦麸衬卧;如暑月热盛,当藉之以芭蕉叶为佳。

陷伏倒靥者何第五十三

内虚不能出者,谓之陷伏。外感风寒,被恶冲触,而不得出者,谓之倒靥。然有始末轻重不同,若一概用药,必致夭横。疮痘以出,斑点为始,血疱为中,结脓窠痂疕为末。且斑点之始,热毒方运出,亦有陷伏,亦有倒靥者。若外感风寒,肌窍闭塞,血凝而不行,必身痛,四肢微厥。斑点不长,或变黑色,或青紫瘾疹,此为倒靥也。宜温肌发散,如紫草、蝉蜕[1]、人齿、僵蚕、紫背荷叶之类。须令温散寒邪,然后热气复行,则其斑自出矣。若胃虚而不能副荣卫者,出而复没,斑点白色或黑色,其人必不能乳食,大便自利,或呕或厥,此胃虚而不出,谓之陷伏也。宜用温中之剂令其胃暖,荣卫复行,则当自出矣。宜理中汤、丁香煮散之类,甚至姜附硫桂亦可用。血疱为中者,是红斑出齐之后,其状如豆,起于肌皮之上,乃未结脓疱痂疕之前证也。血疱七日,当结脓窠痂疕。当此或风寒乘袭,而为倒靥,或胃虚吐利,而为陷伏者,治之亦如前法。又有房室等杂气触犯而然者,当用苍术、猪甲、乳香、胡荽等法熏解之。良方脑子猪血酒治毒气入脏而不出者,本方用猪尾膏治疮子倒靥而不出者,皆非前项证候,乃血热毒盛之药耳,学者宜详辨之。

▍理中汤

方见出不快者何第十六。

▍丁香煮散

治脾胃虚冷,呕吐不食。

丁香_{十四枚} 石莲_{十四枚} 北枣_{七个} 生姜_{七片} 黄秫米_{半升}

用水煮稀粥,去药食。

黑陷而耳尻反热者何第五十四

疮痘之疾,惟肾无证,以其不纳秽也。当其发作之初,及血疱之际,一

---

1 蜕:原作"退",今改为"蜕",下同。

身之热而尻耳自凉，此即肾之平证也。盖尻耳皆属于肾，今一旦黑陷，是变坏归肾，使尻耳亦为之热，其证为大逆。钱氏立论，用百祥丸泻膀胱毒。谓肾邪既衰，脾土复旺，身热气温欲饮水者可治，以脾能胜肾，寒去而温热也。百祥丸之意，即《活人书》论厥阴伤寒，土败木贼，急用承气汤，皆是不得已而用之，侥幸十救一二而已。往往此证必先作寒慄，令儿禁齿。要之与其下百祥丸于已变之后，孰若保脾土于未变之先，是故治病者要当早为之所也。

▌ 百祥丸

方见戒轻用利药者何第二十四。

疮黑有逆顺者何第五十五

大凡黑黶陷伏，本是逆证，然亦有顺者，谓脾强可以胜肾。虽黑黶而忽泻脓血，结痂疕[1]者为顺，此必旧服补脾药，故令脾气不衰，毒须入腹皆泻出也。《经》云：脾病则五脏危。今脾土既盛，他恙无虑矣。黑黶而逆者，谓脾虚不能制肾，乳食不消，水谷杂下，脾虚受毒，四脏皆困而危殆然。古人云：病在腑者易治，在脏者难治。疮黑乃变坏入脏，虽得脾胃强盛，是亦九死一生之证耳。

黑黶而发寒者何第五十六

疮痘黑黶而有四证，一则感风寒，二则毒气大盛复入里，三则内虚无阳气应之，四则房室等杂气触犯，所得之证既不同，用药救疗岂得不异？感风寒则宜温散，毒气盛则宜利小便解毒，内虚宜温里，触犯宜熏解。大抵黑黶而发寒者为重，不发寒者为轻。发寒之证是脾弱反为肾水所胜。钱氏用百祥丸以泻膀胱之毒，令阳气复还，脾土温暖，所谓泻膀胱经水，必令脾土自胜也。

▌ 百祥丸

方见戒轻用利药者何第二十四。

既出而狂叫喘呼者何第五十七

疮痘已出，热毒自里而达表，狂叫喘呼者，脏腑热燥而无津液也。今五脏皆热，无阴气以和之，故令阳气独盛于上，为狂为喘呼，宜犀角地黄汤、抱龙丸、竹叶石膏汤之类，更看大小便何部不利，利之则平。

---

1 结痂疕：原脱，据张本补。

热盛则出愈难，其证大便不通，小便如血，或为痈疮，身上破裂者何第五十八

物之盛者，皆失其中，况病势太过者乎。疮痘本因热而出，热势甚则其出愈难，盖热盛则荣卫为之闭塞，毒气弥漫。里毒盛者，大便不通，小便如血；表毒盛者，或为痈疮，身上破裂。此由不曾解利之故。救之法宜犀角地黄汤、小柴胡加生地黄汤、四顺饮、牛黄散、紫雪之类，皆可选而用之也。

▌ **犀角地黄汤**

方见出大盛者何第十八。

▌ **小柴胡汤加生地黄**[1]

方见便血或下黑粪，睡不醒者何第四十八。

▌ **四顺饮**

方见郁毒不散者何第五十。

▌ **牛黄散**

治疮疹阳毒入胃致便血，日夜无度，腹痛啼哭。

牛黄一钱 **郁金**一两

上为细末，每服半钱，以浆水半盏煎至三分，和滓温服，量儿大小增减，日二服。

▌ **又牛黄散**

治法同前。

郁金 桔梗 天花粉 甘草炙 **葛根**五味各等分

上为细末，每服五分，量儿大小薄荷汤入蜜调下。

▌ **紫雪**

方见出大盛者何第十八。

不结痂疕者何第五十九

血疱既成，当结脓窠痂疕而愈。痂疕者，作皴子是也。当结而不结者，由内外极热，毒气散漫，无阴气以敛之。古方以宣风散导之，生犀磨汁以解之，或饮之以水调砂糖，当随手而愈。然用砂糖不可失之太早，恐使疮子入目，切宜忌之。又有血疱胀起，毒气弥盛而不结痂疕，用猪尾膏者，其详于猪尾膏证见之。

---

1 小柴胡汤加生地黄：张本作"小柴胡汤"，据正文改。

宣风散

治身热烦渴,腹满而喘,大小便赤涩,面赤,闷乱,大吐,当利其小便不瘥者,宜服之。

槟榔 陈皮去白 **甘草**三味各半两 **牵牛**半生半炒,四两

上为细末,蜜汤调下乳,食前服。三两岁以外者,每服一钱。未及两期者,每服五六分。

猪尾膏

方见始末日数有定论者何第十五。

误以巴豆[1]丸药下之则内虚而热不除者何第六十

肠胃有热而须荡涤者,宜汤液之剂;饮食成积而须下者,宜丸子药。令疮疹无[2]合下证,误用巴豆丸药,则徒损胃气,热毒反得以深入,其热愈不除,或致便脓血,或为痛疽,或为肿毒,变生诸证。用药者宜当知之。

百祥丸证第六十一

疮黑紫而干陷,以百祥丸下之,不黑者慎勿下。然陷下有数种,当以外证参详,感风寒而黑陷者宜温散之,内虚自利而黑陷者宜温之。误下之后,毒气入里而黑陷者,则宜温养而表出之,被杂秽恶气冲触而黑陷者,则宜熏解之。若夫毒至重,内外蒸郁,不结痂疕,大小便秘,腹胀而黑陷者,当以百祥丸泻膀胱经毒,服之身温欲饮水者,可治。是脾强胜肾,陷者当复出矣。若加以寒战,身冷汗出,耳尻反热,死。要之钱氏论泻膀胱毒于已陷之后,不若保脾土于未陷之先,乃为上策,学者试思之。

猪尾膏证第六十二

虚汗实汗,皆汗也;虚热实热,皆热也。疮痘倒靥,亦有虚实之不同,可不分析而辨正之哉?如疮痘始发,或斑点,或血疱,未结痂疕之际,因久不食或自利,或感风寒至不能出者,虽名倒靥,则宜温之。其或心烦狂躁,气喘妄言,如见鬼神,大小便秘,渴而能食,毒盛而倒靥者,此证为实。与前诸证倒靥,霄壤相远,宜猪尾膏。又有血疱六七日,当结脓窠痂疕而不结者,是毒气盛实,心火独燥,当此亦宜用猪尾膏。曾用之,进一服,随手结痂疕,神速特异。以意思之,人遇寒暄不常之时,脱着衣服,必先呷冷水一二口,即不感冒者,是心凉腠理闭而敛,则风寒不能侵之也。今用猪尾

---

1 豆:原无,据张本补。
2 无:原漫漶,据张本补。

膏正以血能归心，引脑子以凉之，心凉则毒气消释，荣卫流通，于是血疱结脓窠，脓窠结痂疮，而余证自退矣。如伤寒厥阴证，土败木贼，以承气汤下之，脾间毒去则脾土和，水升火降，寒热作而大汗解。猪尾膏之意得，心窍开通，热毒解散，则气和神苏自结痂疮。盖当结而不结者，恐毒气复入于里，昏闷而死故也。以此言之，疮痘至血疱欲作脓疱之际，毒气已尽在外矣。妹[1]者见斑点之后，血疱出迟，便用猪尾膏，殊不知毒气未出尽，而使心胃寒凉，则毒气内闭，杀人甚速。然则猪尾膏一药是实热证方可用也。兹特出此一项，正欲明白使人无惑也，学者宜尽心焉。

▌猪尾膏

方见始末日数有定论者何第十五。

闻人氏痘疹论卷之二终

---

1 妹：通眜。

闻人氏痘疹
论卷之三

已结痂疕欲不作瘢痕，或已成瘢欲消者，其法何如第六十三

才结痂疕即以真酥润之，用手抓破或剥去又更润之，稍迟则干硬，深入肌肉，经久方脱，遂成瘢痕。此理昭然，人多不晓，反谓剥落早则成瘢痕，何其误也。然既剥去之后却不得早见风冷，须当爱护。其或不能剥去，而又出风太早，以致成瘢痕者，密陀僧为末，水调涂之。蒺藜散、鹰屎白散、马齿苋散、青金散，皆可选而用之也。

▌ **蒺藜散**

白蒺藜子一升

上炒黄为末，以麻油和如泥，炒令焦黑，涂傅。如无蒺藜，赤小豆末和鸡子调用亦妙。

▌ **鹰屎白散**

人精 鹰屎白

上等分，和匀，敷于疮，瘢痕自消。

▌ **马齿苋散**

马齿苋菜

上捣汁煎浓傅之，或以滓薄傅其上。

▌ **青金散**

白蒺藜 山栀 青黛三味各五钱 腻粉一钱

上为末，每用些少生麻油调傅。

疮痂起而能食者何第六十四

人身安健为常，稍有疾病则精神气血为之不安，况小儿疮痘，自斑点发见，至结痂疕，日数虽有迟速之不同，其精神气血劳耗多矣。大率[1]疮痂既起，则中气暴虚，多不能食，必借参苓辈调养之。其间或有疮痂起而能食者，是胃中宿有蕴热故也。盖胃热则消谷，所以能食。其人更大便稍秘或大便难，当用三黄丸利之，否则恐胃热不去，郁为口臭齿腐生风之证，流散四肢则发为痈疽肿之毒。是说也，惟善治未病者知之。然亦有一等脾胃素壮实者，亦自能食，大便亦不至有秘结之患，此又不

---

1 率：原作"卒"，据张本改。

可不知也。

▎三黄丸

黄芩 黄连 大黄三味各等分

上为末,炼蜜丸如麻子大,每服十五丸或二十丸,食后米汤下。

病后解利当观虚实者何第六十五

禀受有虚实,病有虚实,病后亦有虚实,不可一概而论。疮疹后,须当解利,此世俗通议,然观虚实可也。且小儿禀受既实,荣卫充壮,病后有热者,宜与解利。其证大便难,小便赤,能食而渴,大段热甚者,宜大黄散。热留胃经,呕吐而口舌生疮或下利黄赤者,宜黄连散。烦渴而小便少者,宜五苓散。余热温壮,齿疼或肿者,宜甘露饮。咽疼者,宜抱龙丸、如圣汤。肝有热毒,多怒叫而不得眠者,宜调肝散。大肠下血疼痛者,宜牛蒡散、三黄熟艾汤。生痦痛者,宜小柴胡加生地黄汤、犀角地黄汤。无热证者,但当随宜安养而已。或其人所禀素弱,疮痘既出之后,荣卫大虚,坐立振摇,大便不秘,小便不赤,饮食不甚进者,宜胃爱散、异功散、双和散之类以扶持之。候其饮食如故,起居稍盛,荣卫既充,然后微微解利,未为之晚。或至虚之人不必解利也。尝见虚怯小儿不应解利而强与解利,遂为寒中,为下利,生病多端,事败于已成,可胜惜哉。

▎大黄散

即川黄散。

大黄微炒 川芎二味各一两 黄芩 枳壳二味各五钱

上锉,每服一钱,水一小盏,紫草少许,煎半小盏,不拘时温服。但腹胀满,心瞀闷,喘急面赤,睡中谵语即可下,若大便如常,此又不可下,热在表故也。

▎黄连散

黄连一两

上去须为末,每服一钱,水一盏,煎五分不拘时,量儿大小虚实与服,疮痘初发亦宜服之。

▎五苓散

方见出不快者何第十六。

▎甘露饮

方见攻咽疼者何第三十八。

▎抱龙丸

方见出不快者何第十六。

▍ 如圣汤

方见大热当利小便，小热当解毒者何第二十九。

▍ 调肝散

黄芪五钱 石膏五钱 大黄二钱 生犀末一分 桑白皮一分 钩藤即钩子，一分
麻黄去节，一分 瓜蒌仁去皮，一分 甘草一分 草龙胆五分

上锉，每服二钱，水一盏，煎半盏食后，时时温服少许。

▍ 牛蒡散

牛蒡子

上炒为末，水煎一盏服之。小儿冬月有非节之暖，及春月天气暄暖，
或肥甘之过，或重衣温厚，帏帐周密，伤皮肤，害血脉，疮疡，发黄，是生多
疾，宜预常服之。

▍ 三黄熟艾汤

方见有发出，有温出，有解毒者何第二十六。

▍ 小柴胡汤

方见便血或下黑粪，睡不醒者何第四十八[1]。

▍ 犀角地黄汤

方见出大盛者何第十八。

▍ 胃爱散

糯米一两 干淡木瓜三分 甘草一分 丁香炒，十六个 藿香叶一分
紫苏叶一分

上件干，为细末[2]，每服一钱或五分，粟米枣子汤下。

▍ 异功散

人参二钱 白术四钱 白茯苓四钱 甘草一钱二分 陈皮三钱

上锉，每服二钱，水一钟，煎五分，温服。

▍ 双和散

白芍五两 黄芪二两 熟地二两 川芎二两 当归二两 甘草炙，一两五钱
官桂一两五钱

上为粗末，每三四钱，水一盏半，枣二枚，生姜三片，煎五分，食前
温服。

---

1 方见便血或下黑粪，睡不醒者何第四十八：所引方剂为小柴胡汤加生地黄，
下同。

2 末：原作"味"，据陆本改。

余毒作呕吐者何第六十六

脾胃主纳而不出,大小肠主出而不纳。疮疹后呕吐者,是余毒在胃也,然有冷热之不同。如心烦作渴,食乳甚急,聚满于胸中,然后吐出如射,其人必面色带赤,手足心热,居处喜凉,此热吐也。如乳食水浆随吐,面色青白,手足冷,大小便自利,此冷吐也。热吐者,竹茹汤、五苓散、竹叶石膏汤加橘皮之类以主之。冷吐者,益黄散、理中汤丸辈主之。要之病后余毒,多是热邪,其间冷证十有一二也。

▌ **竹茹汤**

橘红 半夏 白茯苓三味各二钱 甘草五分 竹茹一团 黄连姜炒,一钱 葛根一钱五分

上,水一钟,生姜三片,煎五分,不拘时温服。

▌ **五苓散**

方见出不快者何第十六。

▌ **竹叶石膏汤**

方见出不快者何第十六。

▌ **益黄散**[1]

方见有发出,有温出,有解毒者何第二十六。

▌ **理中汤**

方见出不快者何第十六。

病后忽遍身青黑色,手足瘛疭,口噤,涎声如锯者何第六十七

此名中风也。小儿疮痘方愈,荣卫正弱,忽作前项证候者,由节令气交八方,不正之气乘虚中入。宜和剂方消风散二钱,入蝉蜕末一钱,分为三服,按生姜薄荷汁及酒各数,点温汤浸之,连二三服,当随时少进,或作瘾疹,或再出肤疹而愈。京师医官宋鉴尝用此药无不愈者,后传此方用之如神,或小续命去桂附加荆[2]芥亦可也。

▌ **消风散**[3]

黄芩 芍药 防己 川芎 杏仁七味各一两 甘草五钱 防风一两五钱 荆芥加

上锉,每服五钱,生姜五片,水一钟,煎五分,食前温服。

---

1 益黄散:"有发出,有温出,有解毒者何第二十六"为益黄汤。
2 荆:原作"京",今改为"荆",下同。
3 消风散:原脱,据上文补。

病后非时发搐搦者何第六十八

一则心热留而不去,热盛生风,风火相搏,其人必喉中有痰,目直上视,面赤引饮,居处喜冷,宜导赤散、抱龙丸、小柴胡加生地黄之类。一则病后多食,胃弱不能胜谷,谓之食蒸发搐,其人必潮热,大便酸臭秘泄不调,或呕吐腹疼。宜紫霜丸、小承气汤辈以利之,用药之际,要在加审。

▌ **导赤散**

方见大热当利小便,小热当解毒者何第二十九。

▌ **抱龙丸**

方见出不快者何第十六。

▌ **小柴胡汤**

方见便血或下黑粪,睡不醒者何第四十八。

▌ **紫霜丸**

代赭石水飞,二钱　杏仁去皮尖,二十一粒　巴豆去油心,二十一粒

上为末,饭丸如粟米大,每服三五丸至十丸,皂角仁汤下。

▌ **承气汤**

方见有可下证者何第二十五。

作痘痈结核肿毒者何第六十九

此由毒气留藏经络,故于肌肉虚处,或关节动摇处,偏盛而成痈,又或既平之后失于解利,余毒大盛,外不得泄于皮肤,内不得入于脏腑,聚而不去,遂为之痈。如毒气浅者,止生结核、肿毒、疮疖而已。甚者至头顶、胸胁、手足、肢节尽焮肿作痛。治法惟小柴胡加生地黄最妙,如升麻汤、消毒饮、犀角地黄汤,皆可选而用也。

▌ **小柴胡汤**

方见便血或下黑粪,睡不醒者何第四十八。

▌ **升麻汤**

方见有先发惊搐者何第八。

▌ **消毒饮**

方见攻咽疼者何第三十八。

▌ **犀角地黄汤**

方见出大盛者何第十八。

病后目翳忌用点药者何第七十

疮痘毒气之为目翳也,盖自脏而达外,治之之法,但活血解毒而已。

活血不至于热,解毒不至于冷,五脏平和则翳当自去。或误用点药,则是非徒无益,而又害之,不可不慎。

病后大小便不通或便脓血者何第七十一

此由失解利之故。热气并于小肠,则小便不通;并于大肠,则大便不通;如前后部俱不通者,热势为甚。四顺饮、承气汤、五苓散、导赤散之类可选而用也。其有热毒入大肠而便脓血者,牛黄散、犀角地黄汤、黄连解毒汤、三黄丸等宜斟量用之。

▌ 四顺饮

方见郁毒不散者何第五十。

▌ 承气汤

方见有可下证者何第二十五。

▌ 五苓散

方见出不快者何第十六。

▌ 导赤散

方见大热当利小便,小热当解毒者何第二十九。

▌ 牛黄散

方见热盛则出愈难,其证大便不通,小便如血,或为痈疮,身上破裂者何第五十八。

▌ 犀角地黄汤

方见出大盛者何第十八。

▌ 黄连解毒汤

方见郁毒不散者何第五十。

▌ 三黄丸

方见疮痂起而能食者何第六十四。

余毒咳嗽胁疼者何第七十二

《经》云:左右者,阴阳之道路。左右,两胁之谓也。疮疹后咳嗽胁疼,由余毒在中,阴阳之气不能升降也。胁居一身之左右,阴阳二气之所行也。胁病,是气不能升降之故,但解毒气,毒气去则真气行,所苦自平。赤茯苓汤,小柴胡加五味子、桔梗、枳壳等疗之。

▌ 赤茯苓汤

赤茯苓 甘草炙 **大青 升麻 枳壳 栀子**

上,抄三钱,水一小盏,竹叶七片,豆豉三十粒,煎五分,分为三服,看儿大小饮之。

▍ 小柴胡汤加三味[1]

柴胡一钱　半夏五分　人参二钱　甘草五分　黄芩二钱，以上本方　五味子　桔梗　枳壳以上加

上为粗末，每贴三钱，水一钟，煎六分。

余毒作烦渴者何第七十三

心胃二经受邪热故也，五苓散、竹叶石膏汤、黄连散、灯心散等主之。

▍ 五苓散

方见出不快者何第十六。

▍ 竹叶石膏汤

方见出不快者何第十六。

▍ 黄连散

方见病后解利当观虚实者何第六十五。

▍ 灯心散[2]

灯心一把　鳖甲二两，醋煮黄

上锉，每贴一钱，水一钟，煎四分。

天气暄热即与疏利，脓疱之后亦当疏利者何第七十四

《经》言：上工治未病。婴儿童子虽虚实不同，毕竟纯阳，当疮痘未出之先，或遇天气暄热，当与疏利。庶几发作之日，其势必轻。又脓疱之后毒气大盛，未结痂疕，能食而大便秘，面赤引饮者，亦当疏利之。疏利之说非是转下，不必用峻药也，如三豆饮子、升麻汤、消毒饮、导赤散之类是也。

▍ 三豆饮子[3]

但时有天行痘疮，宜预服此。

赤小豆　黑豆　绿豆各一升　甘草节五钱

上淘净煮熟，任意食豆饮汁，七日自不发，虽发亦轻快。

▍ 升麻汤

方见有先发惊搐者何第八。

---

1 加三味：原无，据陆本补。
2 灯心散：原作"汤"，据上文改。
3 三豆饮子：原作"三豆饮"，据上文改。

▍消毒饮

方见攻咽疼者何第三十八。

▍导赤散

方见大热当利小便,小热当解毒者何第二十九。

疏利与转下不同者何第七十五

疮痘已出,即不可疏利;未出之时,可疏利之。疏者,疏散热气;利者,滑利肌窍,使无壅遏之患而已,曷尝令转下也?疏利用轻清之剂,彼转下者非猛浪不可。疏利转下,相去甚远,不可不辨。

用药不执一者何第七十六

前辈言:老人之病,必先助火,以其阴盛而阳微,当预温之。治小儿当先泻火,谓其阳多而阴少,须用导引,勿令生热。然或有老而实,幼而虚者,此又当随时变通。又五实当泻,谓身热、脉大、大小便不利、能食、闷瞀,为五实之证。五虚当补,谓身寒、脉细、不食、前后利、汗出,为五虚之证。或曰用利药者,候大小秘而利,则利之愈。用温药者,候大小便利而温,则温之愈。二者合利而利,合温而温也。其或外证合外,大小便已自利,何必利?合温,大小便既自温,何必温?大抵治病最嫌阴阳偏胜,用药者但令阴阳不偏,则是常有生意。又况小儿脏腑娇脆,易寒易热、易虚易实,尤难调和,所以用药不可执一也。

用缓慢药反致害人者何第七十七

病有外同而内异者,又有病中遇天时节令变迁,因而感异气者,又有病中气血不定,宿有蕴藏之疾,随之发动者。其证未易辨识,凡用药之际,须当识证,切中病源。但欲治热,当令热去而不冷;治冷,当令冷去而不热,则无不愈者。治风以治风药,治温以治温药,治痨、治气用治痨、治气药。今人不能究其病目,一概用不急之药,如四君子、参苓之类,其意止欲逃差误耳,殊不知纵令病势滋蔓,误人极多。要之用和缓之药,亦各从其类而和缓耳,何尝谓不切病情而徒能和缓耶?

贵贱不同而用药亦异者何第七十八

富贵之人形乐[1]而志苦,加之以奉养,既遇风雨寒暑之邪,易于侵袭。故方暑而伤热,多阴则中寒,嗅荆芥、薄荷而腹痛,服桂附、丹石而不知其

---

1 乐:原作"药",于义不通,据张本改。

热。贫贱之士，其形虽苦，其志则安，服姜、橘、苍术则热发而大便秘，狎风雨霜露而习以为常，用药之际安可一概论哉？其他又有形志俱乐、形志俱苦之不同，学者各并知之。

方宜不同用药亦异者何第七十九

《经》云：一病而用药各不同，然皆愈者，何也？答曰：此地势使然尔。于是悉论五方地势与夫风土受病、治病之异，如张仲景论治伤寒用桂枝、麻黄、大青龙证，云西北二方四时行之，无不应验，惟江淮地暖处，须用加减法。此亦言方宜之不同也，虽然西北风土刚强，外邪不能侵袭，病生于里，其治宜毒药，设有阴证，亦须用理中、四逆之类以复阳气。东南方阳精拱上，其地下，水土弱，雾霜之所聚，证有阳盛之证，如大黄、芒硝辈寒凉之剂亦当用之。治小儿疮痘亦当知方宜之说，又当知变通之理，是故非圆机之士不足以言医。

乳下婴儿与能食童子不同者何第八十

乳下婴儿，荣卫未足，胃气未全，风冷易入，乳食易伤，如水上之泡，草头之露，一但遇疾，不得已而用药，须精确审谛。盖药性非寒则热，不表则下，婴儿多服药，乃是反为之累，不若常令乳母服饵，间以少许与儿，始为良法。彼能食童子自绝乳之后，酒面甘肥，鱼肉滋味，无不备矣，尝才有疾疢，与大人治法一同，但小其剂耳。

董汲方，指迷论，钱氏，朱氏所论不同者何第八十一

董汲方谓疮疹证候已明，便用大黄、青黛等药；《指迷论》谓切不可投以温剂；钱氏仲阳立说，戒不可妄发及妄下；朱奉议《活人书》中云：小儿身热，耳冷尻冷，辄用利药，则毒气入里杀人。四人之见不同，皆局于一方，非通论也。大抵临病之际，要在随证商确，安可执一定之说，以应无穷之变哉？古人有言曰，医也者，意也，其有旨乎？

闻人氏痘疹论卷之三终

小儿痘疹论后序

士生斯世，穷达两途。孟轲氏有言曰，穷则独善其身，达则兼善天下。虽然穷而未达者，能学为良医，亦岂独善其身而已哉？规素业书卷，今兹从事参木，尝谓自昔圣贤，闵生民之疾，苦著书立言，汗牛充栋。晚观

唐孙思邈《千金方》，其次序深有旨意，三十卷之首，观之以妇人婴孺护养拯救之说，宁不以生育为重乎？规因念妇人之有乳，免小儿之疾苦，惟疮疹皆不可免。而治疗之间，毫发一差，生死随异，仁人君子所尤当审虑者。世传产方之[1]论，其利人也甚博，虽[2]小儿痘疮诸书，止看其大略，仓卒之际何所凭借焉？规辄不揆量，广求古人之议论，证以己所闻见，撰成问难八十一篇，凡三卷目，曰《小儿疮疹论》。每施以济人，随试辄效，所活者亦多。使家有是书，则岂曰小补之哉？此论之成久矣。欲锓诸梓而力未克遂。迩来幸甚，获登绣使焕章吴公门墙。一日迨暇，因有请言，公即慨然捐金以成其事，公之赐岂私于规者，实与众共之。其有讹舛改而正诸，以俟同志。

绍定壬辰仲夏吉檇李侍补国学进士闻人规叙

阮桂荣识[3]

仆携此书抄本宦游南北二十余年，寻印本校正未得，叨教太平，获的本于天门王氏，帙后写绍定壬辰闻人伯圜，见赠于右浙臬台之石崛汤熙伯，志赠王仲安。惜不见其原板何在。谨重刊以广其传，诚幼幼之活法也。

月溪阮桂荣识

痘疹方论序[4]

婴孩之疾，莫危于疮痘。形色变异，应于呼吸之间。生死关系，可不谨欤？昔之名医，非不立论，按证授方，散在篇帙，帙无统纪。临危往往失错，盖不素讲[5]故也。独张君从道，著书一百二十篇，发明前人所不到。此医家之秘藏，童孺之司命也。其板刊于豫章帅府，人亦罕见。纵得其书，其中玉石混散，又不能穷其旨趣，可胜浩叹！规家世儒也，□甲场屋二十

---

1 之：原脱，据哈佛本补。
2 虽：哈佛本作"惟"，于义更胜。
3 阮桂荣识：原无，整理者加。
4 痘疹方论序：原作"小儿痘疹论后序"与前文标题重复，今据张本改。
5 讲：张本作"诣"。

年,仅得一国庠书生之效。于[1]是遂取黄帝、仲景诸书,昼夜习诵,乃与意合。转从事于金石草木,庶可以遂其平日济人之志,此盖先□之所愿也。得张君[2]之书,每以其拯疾,无不脱手而愈,益知其斡旋之妙。然其文意繁冗,惜乎后学未可遽□推究。规细绎百数,大窥阃奥[3],撷其精华,切于治疗者,八十一篇,作三卷。始则论将发之证,中则论已发之证,末则论□□之证,并附益以它说。与张君书略有增损,非敢改革也。书成适焕章[4]吴先生持绣[5],即于西浙一见,遂捐[6]金勉之刊梓。先生爱人利物,使婴孩无夭折之患。则张君之书,与规之名,布之四方,皆先生隐德也。

端平乙未上元后五日待补国学生闻人规叙

阮桂荣识[7]

仆尝因公趋杭,闻一老医善治疮疹,勉其施方,未从。仆刊行此书示之,乃出印本。校对字字相同,但无绍定壬辰之序,而有端平乙未者,因知闻人氏之八十一论,本于张从道百二十篇之精华也。

月溪阮桂荣识

---

1 于:原作"取",据张本改。
2 张君:指张涣,宋代医家,著有《小儿医方妙选》,后文称张氏等。
3 阃奥:阃,门槛。喻学问之要义。
4 适焕章:原漫漶,据张本补。
5 持绣:即绣衣持斧,指御史。
6 遂捐:原漫漶,据张本补。
7 阮桂荣识:原无,整理者加。

岭南卫生方

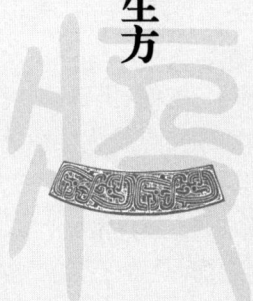

宋·李璆 张致远 原辑

元·释继洪 纂修

刘立安 主校

关澳 王悦卿 副主校

内容简介

《岭南卫生方》，三卷，宋代李璆、张致远原辑，元代释继洪纂修。

李璆，生卒年不详，字西美，号清溪，北宋大梁(今河南开封)人。徽宗政和进士，曾于房州任官。著有《清溪集》《瘴疟论》。

张致远，生卒年不详，字子猷，南剑州沙县(今福建沙县)人。徽宗宣和进士。绍兴八年出知广州。

释继洪(约1208—?)，为其法名，号澹寮，元代汝州(今河南临汝)人。出家为僧后，1233年左右南游，相继云游岭南地区的柳州、连州、广州、封州以及浙江沿海一带，行医济世。编撰《澹寮集验秘方》《岭南卫生方》。

《岭南卫生方》上卷包含了宋元时期对于"瘴疟"的基础性认识，共七篇；中卷汇集了治疗瘴疟的经验方，共四篇；下卷辑录了李东垣的《珍珠囊药性赋》和《八证标类》，论述了岭南疾病中常见的痰证、食积、虚烦、脚气、疮毒、瘀血、劳发、痘疹等内容。

该书是一部全面论述瘴疟、蛇伤、蛊毒等岭南地区地方性常见病诊治的辑录，书中实录岭南地区地理特点及临证用药思路，对于宋元以前岭南地区瘴疟等相关研究具有重要的参考价值。书中强调岭南地域气候是瘴疟发病的决定性因素，岭南居住之人，常受此域风土影响，阴湿盛而阳常泄，即所谓"元气不固，感而为病，是为之瘴"。指出瘴疟的主要表现为"憎寒壮热，身体疼倦，头痛项强，呕逆烦躁，胸膈不利"，又根据疾病症状的差异，分为寒暑之候、伤寒温疫、伏暑伤冷、哑瘴、冷瘴、热瘴、风疟、食疟等，分别处以内外治法，其中艾灸及挑草子治法为其外治特色，并强调瘴疟不可率用伤寒法。临证强调脉诊的重要性，提出"凡治病，脉与证不可偏废，用药须凭脉""若凭外证用药，十失五六；凭脉用药……万不失一"。重视预防，提出了"寓广者，平居无疾，亦须服降气镇坠药"的预防方法，并强调"凡才发瘴时，便须忌口……不忌口则病难愈"，在瘴病不同阶段提出不同将息调护之法，叮嘱患者病后忌口"须忌一月或两月为佳。万一不能将息，或致再发"。

《岭南卫生方》成书过程经历了宋元两代，其原型为宋代李璆、张致远撰写的《瘴论》二卷，在此基础上，逐渐汇入王棐《〈指迷方〉瘴疟论》、《汪南容治冷热瘴疟脉证方论》、《岭表十说》等，宋元间医僧释继洪添入《〈卫生补遗〉回头瘴说》《继洪治瘴用药七说》《治瘴续说》《续附蛇虺螫蛊诸方》及《集验治蛊毒诸方》等内容,进一步增辑,后由元代的海北廉坊刊刻发行。明景泰年间该书重刻,因岁月既久,原版已佚,明正德八年(1513)广东行省据抄本重刊。明万历四年(1576)广东布政司右布政使邹善校刻,命娄安道增入《八证标类》及《李杲〈药性赋〉》于其后,成为四卷,即原本三卷、附录一卷。后明代邹善校刻本流传日本,至天保辛丑(1841),梯谦晋造校雠付梓,将原书三卷并为二卷,将明代娄安道增入的附录列为第三卷,书末又附入《募原偶记》,复为三卷。1983年中医古籍出版社据中国中医研究院(现中国中医科学院)所藏日本天保平安学古馆雕板影印刊行,即为现今流行版本。

该书现存有日本天保十二年辛丑七月新镌平安学古馆本,该本字迹清晰,较为完善;尚存北京大学图书馆所藏无名氏抄本二种,其一为明抄本,字体清晰,笔画秀丽,书中有句读、人名线及地名线,内容完整无缺,有边栏,每半页10行,每行18字,属邹善校刻本系;另一抄本多用俗体字,无句读,抄写错讹较多,但有据日本天保本校注的眉批及旁注,应也属邹善校刻本系。此外,1983年中医古籍出版社影印发行了日本天保平安学古馆本,目前出版的现代排印本均以此为底本。2012年中医古籍出版社出版了张效霞校注本。

凡例

一、本次校勘以日本天保十二年辛丑七月新镌平安学古馆本为底本,以北京大学图书馆明代抄本(简称北大明抄本)为校本;书中下卷附录所录李杲《药性赋》(又名《珍珠囊补遗药性赋》)内容的校注,尚参考了1914年上海锦章图书局石印本和1956年上海卫生出版社铅印本《珍珠囊补遗药性赋》。

二、文中异体字均改为正体字,如礜红、白礜、胆礜、晋礜即矾红、白矾、胆矾、晋矾。根据参校本李杲《珍珠囊补遗药性赋》,将书中疑为抄录讹字者,均改回《珍珠囊补遗药性赋》中的原字,并作脚注说明,如将黄连"消心下痞满之壮"改为"消心下痞满之状"。

三、对文中药物修拣、炮制表述在药名之前的,据文义及用语习惯调至药名之后,以小字编排,如原"拣杏仁"改为"杏仁拣"。

四、底本中眉批,均移入正文,以小字编排,并用[眉批:]表示。正文中的注释文字,底本原作双行夹注小字,今皆改为单行小字,并加( )。

目录

校刻《岭南卫生方》序

秦越人云:伤寒有五,有中风,有伤寒,有湿温,有热病,有温病。伊尹用《神农本草》以为《汤液》,历代相传,以至东汉,张仲景论广《汤液》,作《伤寒论》,即为众方之祖。然其言幽微,其旨隐颐,独素为后人所窜改,且经兵火,残缺亦不为少。是以论者纷纭,取舍之说起。渔者走渊,樵者入山,竟无归一之论。

本邦医家百年以来,分古今,相是非。偏于古者,以仲景之方,为百病之治法尽于此,专务攻击,而不取温补;僻于后世者,专据刘、张、李、朱之说而斥峻猛。猎猎相谤,如冰炭不相容也。呜呼!夺圣经之封疆,削先哲之区域,使斯道颓败,全坐于此。古人云:说不乖理,方不违义,虽出后学,亦是良师。读仲景书,用仲景之法,然未尝守仲景之方,乃为得仲景之心。譬如拆旧屋构新屋,不再经匠氏之手,不可用也。旨哉言也!何必至拘泥如彼?

天保丁酉夏秋之间,札疫泛滥,阖门伏枕,病者大率系上盈下虚及少阴证。当时,尊用古方者,专为汗、下,或主吴氏《疫论》荐投下剂,而不晓正气之亏也。所被大黄死者,十居其九;被附子死者,百中一二耳。夫正气不能自病,邪之所客辄病焉。以正气之乱亏损也。苟使正气充实,精元内守,病何从来乎?四方有高下之殊,四时有非序之化;百步之内,晴雨不齐;千里之外,寒暄各异。岂可以一定之法而待非常之变耶?余读《岭南卫生方》,颇得其三昧,不为猎猎之徒所摆动。盖此书数百年来,时见时隐,清舶赍来百年矣。然未刊布于世,不知何人深藏而固秘之。余谓:古之秘书者,以非其人不可传也;今之秘书者,以非其人而藏之。胡宁饱蠹鱼不借人也?世既乏传本,遂旁探远索得数本,校雠讹谬,属剞劂[1]氏。岂敢云振起斯道,聊欲使彼夺圣经之封疆,削先哲之区域者,息猎猎之讼也。但恐订字未精,有扫叶遗漏之过,所望海内同志,幸赐是正云。

天保庚子季秋
南洋梯谦晋造甫书于平安之学古馆

---

1 剞劂:雕版,刻印。

《宋史·艺文志》云:李璆、张致远《瘴论》二卷。张致远,字子猷,南剑州沙县人,宣和三年进士,八年知广州。李璆,字西美,汴人,政和进士,出知房州。共见《列传》卷第百三十五。按《李焘传》,李焘,字仁甫,眉州丹棱人,雅州推官。据此则未尝官于岭南也。《范石湖文集》《本草纲目》《正字通》诸书云:焘著《卫生方》,恐谬。《石湖文集》以雅州为雷州。盖传闻之讹,当以正史为据。

《唐书·艺文志》载《岭南急要方》三卷、郑景岫《南中四时摄生论》一卷、李暄《岭南脚气论》一卷、李继皋《南行方》三卷,郑樵《通志》载《治岭南众疾经效方》一卷、《广南摄生方》一卷。以上六种,系岭南方,而无一种传于本邦,赖有是书耳。可不宝重!

谦又识

原序一[1]

　　尝读沈括《良方》序,谓:治病有五难,辨疾难,治疾难,饮药难,处方难,别药难。而于治疾尤详。且谓古之治疾者,先知阴阳运历之变故、山林川泽之窍发,而又视其老少、肥瘠、贵贱、居养性术之好恶、忧喜劳逸,顺其所宜,违其所不宜。其精过于承蜩[2]、其察甚于刻棘[3],可谓至密矣。然恐非医之浅浅者所能与。比至岭南,见外方至者,病不虚日,虽居民亦鲜有不病者。因思,岭以外号炎方,又濒海,气常燠而地多湿,与中州异。气燠故阳常泄,而患不降;地湿故阴常盛,而患不升。业医者,苟不察粤地山川窍发之异,有以夺阴阳运历之变,而徒治以中州常法,鲜有不失者。何也? 夫以其常泄之阳而重汗之,则元气不固;以其常盛之阴而轻利之,则真气愈陷。是医药之害与山川之害,交为吾人病也。每思有以济之,而未得其术。一日获《岭南卫生方》读之,曰:此仁人之用心也。虽其处方投剂在临证审酌之,然其论瘴病始末,诚有以握其要领矣。因手校之,告于叶江施公,图公诸人人,乃遂慨然捐俸,共梓以广其传;复命娄医安道,附"八论"及"药性"于其后。"八论"者,虑人惑于病证之似也,使知有所辨;"药性"者,虑僻壤之鲜医,或可因证考药而增减之,使知有所据。亦昔人辨疾别药意也。读是编者,诚知岭外受病之由,与所以服药之宜,而又能参以老少、肥瘠、贵贱之别及居养性术好恶、忧喜劳逸之殊,庶几顺其宜,违其所不宜,握阴阳升降之机,而不致为山川风气所侵,以各全其天年云。

万历四年端阳日

广东布政司右布政使安成颖泉邹善书

---

1 原序一:原本作"原序"。
2 承蜩:语出《庄子·达生》,喻全神贯注,技艺高超。
3 刻棘:语出《韩非子·外储说左上》,喻治学艰辛。

原序二[1]

　　神农尝百草,立九候,以救昏札。黄帝缘性命,著《素问》《灵枢》为《内经》。大要穷血脉、经络、阴阳、表里。本虚实而施针石、汤火,调寒温平热之所宜。至论病以及国,原诊以知政,其《本草》《内经》之谓欤! 周秦以来,演述名家者,踵趾相接,经方简帙充栋,殊途同归,九州万国,咸尊用之,未有析南北而为书者。然天地之化,四方风气异宜,时义亦相生胜。今夫朔漠岭海,相去何啻万里? 塞北[2]肌肤皴瘃[3],沙碛不毛,入燕冀少和煦,淮泗流澌[4]渐蚤,岭南隆冬,林无凋叶,野有蔓草,四时把握葵箑[5],山海黎蜑[6],老死不识霜雪。寒暑大异如此,则调摄之剂,安得而尽同哉? 岐伯曰:南方者,阳之盛处,其地下,水土弱,雾露之所聚也。其民嗜酸而食胕,故皆致理而赤色,其病挛痹,其治宜微针,故九针者亦从南方来。是治法之异,古亦有言者矣。《岭南卫生方》,前元海北廉坊所刻。景泰间,重锓于省署。惟其言为“岭南”,则一方之书也。抑粤俗重巫轻医,故传布弗广,岁久板不复存。北客入南,首询挛挛。俗医既乏师承,应求草率,鲜有寻其绪者。予甚患之,思得是书以嘉惠兹土,访购实勤。今总镇笃庵潘公,适出所藏抄本,藩臬群僚,见者忻抃[7],遂梓以传。所谓雾露炎蒸,为瘴为疠,与虫蛇草木之毒,缓急所需,立俟良愈。吾知生于斯,寓于斯,继今黾勉以卫生者,舍是书何求哉!

正德八年岁次癸酉六月朔旦

中奉大夫广东等处承宣布政使司左布政使古田罗荣书

---

1 原序二:原本作“原序”。

2 塞北:北大明抄本作“北寒”。

3 瘃:冻疮。

4 流澌:指江河解冻时流动的冰块。

5 箑:扇子。

6 黎蜑:中国古代南方少数民族。

7 忻抃:欢喜。

校刻《岭南卫生方》上卷

李待制瘴疟论

岭南既号炎方，而又濒海，地卑而土薄。炎方土薄，故阳燠之气常泄；濒海地卑，故阴湿之气常盛。而二者相薄[1]，此寒热之疾，所由以作也。阳气常泄，故四时放花，冬无霜雪，一岁之间，暑热过半，穷腊久晴，或至摇扇。人居其间，气多上壅，肤多汗出，腠理不密，盖阳不返本而然。阴气盛，故晨夕雾昏，春夏雨淫，一岁之间，蒸湿过半，三伏之内，反不甚热，盛夏连雨，即复凄寒，或可重裘。饮食、衣服、药物之类，往往生醭。人居其间，类多中湿，肢体重倦，又多脚气之疾，盖阴常偏胜而然。阴阳之气，既偏而相薄，故一日之内，气候屡变，昼则多燠，夜则多寒；天晴则燠，阴雨则寒。人之一气，与天地通，天地之气既尔，则居其间者，宜其多寒热疾也。又阳燠既泄，则使人本气不坚，阳不下降，常浮而上，故病者多上脘郁闷，胸中虚烦；阴湿既盛，则使人下体多冷，阴不上腾，常沉而下，故病者多腰膝重疼，腿足寒厥。余观岭南瘴疾证候，虽或不一，大抵阴阳各不升降，上热下寒者，十盖八九。况人之一身，上焦属丙丁火，中焦戊己土，下焦壬癸水，上固常热，下固常冷，而又感此阳燠阴湿不和之气，自多上热下寒之证也。病人既觉胸中虚烦郁闷，便自以为有热，而岭外医又多用麻黄金沸草散、青龙汤等药发表。得病之因，正以阳气不固，每寒热发，则身必大汗，又复投以发表药，则不旋踵受毙；甚者又以胸中痞闷，用转利药下之，病人下体既冷，得转利药，十无一生。是瘴疠未必遽能害人，皆医杀之也。绍兴庚戌年，苍梧瘴疠大作，王及之郎中、张鼎郎中、葛象承议三家病瘴，悉至灭门。次年余寓居于彼，复见北客与土人感瘴，不幸者，不可胜数。余询其所服药，率用麻黄、柴胡、鳖甲及白虎汤等。其年余染瘴疾特甚，继而全家卧疾。余悉用温中固下、升降阴阳正气药及灸中脘、气海、三里，治十愈十[眉批："治十愈十"，一本作"十治十愈"]，不损一人。余二仆皆病，胸中痞闷烦躁，一则昏不知人，一则云：愿得凉药清利膈脘。余辨其病，皆上热下寒。皆以生姜附子汤一剂，放冷服之[眉批："放冷"，《景岳全书》作"冷温"]，即日皆醒，自言胸膈清凉，得凉药而然，不知实附子也。翌旦又各以丹砂丸一粒，令空腹服之，遂能食粥。然后用正气、平胃等药，自尔遂得平愈。既亲获效

---

1 薄：通"迫"，下同。

后,于知识[1]间用生姜附子汤疗十余人,皆安,更无一失。盖附子得生姜则能发散,以热攻热,又导虚热向下焦,除宿冷,又能固接元气。若胸中烦闷,但放冷服之,热服则药力之发也速,欲导热气向下,自当取其发缓也。又病人烦躁,但问其能饮水否,若反畏冷不能饮者,皆上有虚热,非真热也,皆宜服生姜附子汤。沈存中《良方》治瘴七枣汤,用乌头七浸七炮者,治方正与此同[眉批:同下《景岳全书》有"亦"字。],一服而愈。又医者或用术附汤,而病人寒热反甚,疾亦不可愈。盖术、附相济,能固热气,不能发散,惟附子一味为最要耳。间有脉证实非上热下寒,面色目睛赤黄,即方可随证治之,不可用附子汤。余在苍梧时,数十百人中,惟一郑防御病寒热,身体无汗,脉洪数而浮,皆柴胡汤证,遂如证服小柴胡汤而愈。然小柴胡汤之类,自非其证实可服者,不可遽进也。盖上热下寒,阳气不收者,比比而是,而当用此药者盖少也。审其证未辨,或疑其有热,亦不须服发表等药,但且取嘉禾散并服之。若果蕴热,但冷服无害。盖嘉禾散治下虚中满,能升降阴阳[眉批:《景岳全书》作"宜服嘉禾散",无"但且取""并服之"六字。"能"下,有"调中气"三字],又疗四时温疫伤寒,使无变动,虽伤暑及阳证伤寒,服之亦解。若或寒多,服之亦宜。服二三日,即寒热之证自判矣。然后随证调治之,即无不愈者。审是下冷,或因失饥伤冷所致,即灸中脘、气海、三里尤妙。或别无湿冷,只灸大椎或第五椎,随年壮。二穴皆能止瘴疠寒热,屡曾获效。若寒热已止,犹每遇当发日,意思昏倦,终不清快,倦怠欲睡,或体生疮痒,当是已服附子等,及脾胃已和,下焦湿冷已去,气渐向平,即须少服常山药。常山药惟七宝锉散为妙[眉批:"七宝锉散",《本草纲目》《正字通》并引此条,作"七宝散"]。盖常山能去皮肤毛孔中瘴气,而寒热所感邪气,多在荣卫皮肉之间,欲除根本,非常山不可也。但常山服之必吐人[眉批:《正字通》无"人"字],惟七宝锉散,冷服之不吐,亦屡验矣。又柴胡能治邪气半在表半在里,柴胡、常山非不可服也,但须其证可服即服,不可遽服。病人阳气常浮,身多汗出,须先固本正气,然后服此等药,即瘴疠[2]悉去矣。又小柴胡汤用黄芩,大凉[3],病人多有不能任者。余得一柴胡散方,治寒热,经验。病人上热下冷者,先正气固本,后宜服之。大抵西北地寒,土厚水深,又人食酥酪之类,病者多宜发散转利。伤寒、温疫至有汗不得出而毙者,气常收敛故也。岭南阴气不收,又复卑湿,又人食槟榔之类,气疏而不实,四时汗出,病者

---

1 知识:指相识之人。
2 瘴疠:北大明抄本作"瘴本"。
3 大凉:北大明抄本作"太凉"。

岂宜更服发散等药？此理明甚。然西北之人，亦有不当发散转利者；岭南之人，亦不无发下之疾，但举其多者言之耳。

大梁李璆西美

张给事瘴疟论

岭南，地偏而土薄，无寒暑正气。阳常泄，故冬多暖；阴常盛，故春多寒。阳外而阴内，阳浮而阴闭，故人得病，多内寒而外热，下寒而上热。医者不察，率用北方伤风、伤寒法，或汗或下，兼求效太速，十失五六。余得李舍人《瘴论》，复与滑州医士王子仅较量汤剂，用之有验。凡得病或一二日，或三五日，憎寒壮热，身体疼倦，头痛项强，呕逆烦躁，胸膈不利，病之证不出于此，但只以正气散、姜附汤调理；发热烦躁闷乱，心神不宁，与冷汤；发热烦躁吃水，水入口即吐，与五苓散；引饮多汗，小便赤涩者，不得吃五苓散，汗出更利小便，必亡阳也。如此用药调理，五日以上，若发热烦躁，不渴不呕，大便或一日，或二日，依旧一次，小便赤而通利，亦依前法调理，不可与性寒凉药。若五日以上发热烦躁，狂言引饮，思冷水不欲汤，及不大便三五日，小便赤涩，用药令黄芪汤解利；吃此药其热不去，与小柴胡汤解利。其小柴胡汤，性极寒，不可轻用，如有十分内热证方可与，亦与正气散兼服。凡才初得病，或三五日，其病人发热，或恶寒烦躁，手足冷，鼻尖凉，身体重疼，舌上苔生，引饮烦渴，或自利，或呕吐，或汗出恶风，与姜附汤、干姜附子汤、理中汤，于中脘穴灸三五十壮、脐下气海穴灸二三百壮。岭南瘴病，才初得，不可便吃瘴药，直至十余日以上寒热或只发热，一日一次，或隔一日一发，或隔二日一发，明见发作有时，老虚之人，寒热瘴，与七枣汤；病人气稍实，发寒热瘴，与厚朴饮子[1]；无寒只发热瘴，与木香饮子。若服药瘴已，与黄芪建中汤、大养脾丸、平胃散调养。凡治病，脉与证不可偏废，用药须凭脉。且若病人，外证是阳候，脉见阴脉，不可用阴药；外证见阴候，脉见阳脉，不可用阳药。若凭外证用药，十失五六；凭脉用药，病人信向[2]，万不失一。《经心录》曰：伤寒瘴疠时疾，错疗祸如反掌。且古人云：有病不药，不失为中医者，此之谓也。

延平张致远

---

1 厚朴饮子：北大明抄本作"香朴饮子"。
2 信向：亦作"信响"，信赖之意。

《指迷方》瘴疟论

裴读书之余,留意医学,幸得其传,颇识方脉,就辟入南,研究此证于方书。至桂林,延一老医与议,则所说无异于所闻。方书谓:南人凡病皆谓之瘴,率不服药,惟事祭鬼。自今观之,岂不信然!且得杂病者,或不须药,而待其自愈。若夫伤寒阴阳二证[眉批:"若夫"一句,《景岳全书》作"夫瘴之为病,犹伤寒之病也"],岂可坐视而不药耶?虽曰不服药为中医,每茌苒以致不救者有之过。

桂林以南无医药,且居南方之人,往往多汗,上盈下虚,用药者不可汗、不可吐,亦不可下。其业医者,既鲜且谬,或妄发汗、吐、下,是谓实实虚虚,补有余,损不足,不察脉证,其祸可立而待也。横夭者固多端,岂独广之能杀人哉?今观方书之说,皆谓南方天气温暑,地气郁蒸,阴多闭固,阳多发泄,草木水泉,皆禀恶气,人生其间,元气不固,感而为病,是为之瘴。轻者寒热往来,正类痎疟,谓之冷瘴;重者蕴热沉沉,昼夜如卧炭火中,谓之热瘴;其尤重者,一病则失音,莫知其所以然,谓之哑瘴。冷瘴必不死,热瘴久而死,哑瘴无不死者,此方书之说也。然以愚意观之,所谓哑瘴者,非伤寒失音之证乎?又岂非中风失语之证乎?治得其道,间亦可生。安得谓之无不死者耶?若夫热瘴,乃是盛夏初秋,茅生夹道,人行其间,热气蒸郁,无林木以蔽日,无水泉以解渴,伏暑至重,因而感疾;或有饮酒而不节者,或有食煎煿而积热者,偶成此证。其热昼夜不止,稍迟一二日不治,则血凝而不可救矣。南方谓之中箭,亦谓之中草子。然挑草子法,乃以针刺头额及上下唇,仍以楮叶擦舌,皆令出血,徐以草药,解其内热,应手而愈。安得谓之久而死耶?至于冷瘴,或寒多而热少,或寒少而热多,亦有叠日、间日之异。及其愈也,疮发于唇。验其证,即是外方之疟。本非重病,每因误而致祸[眉批:《景岳全书》"误"下,有"治"字],亦不可以必不死而忽之。但诊其脉息极微,见其元气果虚,与附子、川乌等药而愈。或误投以寒药,所谓承气入胃,阴盛乃亡。若诊其脉息洪盛,审其证候实热,宜服和解等药而徐治之;或误投以热药,所谓桂枝下咽,阳盛则毙。但诊脉而用药,万不失一。然观其形气之怯壮,察其本脉之虚实,参以病脉之盛衰,分其证候之阴阳,极工巧以审之,其庶几乎!

尝观《岭南卫生方》,乃李待制、张给事所集,其间固多良法,非后学所可拟议。然其论不及脉息,则病家难于用药。今以脉而论证,以证而议药,姑述鄙见于纸尾,庶不为医者所误;到于无医之处,亦可类推而服药也。

盖冷瘴专与痎疟相类,秋来则多患此,天凉及寒时少有之,却与伤寒不同,不传染,不传经,无变证,所以易医。外方之疟,用药错者尚可救;广中之疟,用药错则为重害,病后将摄则比之外方尤难。面黄须久而后复常,只是异耳。若其受病之因,方书谓感天地、水泉、草木之毒,是固有之,亦不可泥于此说。

盖身居覆载之间,日食动植之物,则凡往来岭南之人,无不病且危殆。何也?若所谓南人生长其间,与水土之气相谐,外人之入南者必一病,但有轻重之异,若久而与之俱化则可免矣。其说却甚有理,但备之以将理[1]之法,解之以平易之药,绝可保其无他,纵病亦易愈矣。且此病之作也,土人重而外人轻。盖土人淫而下元虚,又浴于溪而多感冒,且恣食生冷酒物,全不知节;外人之至此者,饮食有节,皆不病。若因酒食之贱而狼餐,必不免于病矣。其壮实者或不病,病亦易调理;怯弱者易感疾,疾则难支。

王棐始至苍梧,继宰柳城,后摄宜阳,今守南容,未尝日日有雾,间一二日亦有之。江东西已如此,每处吏卒数百人,病者只十分之一,不过数日参暇;其不起者二三人,亦不可全咎于风土,皆不摄不节,有以自致之。间自入广来,但用修养之法,晨兴盥漱后,先服平胃散,间或投以不换金正气散,洗面后啖少粥,巳时早食,申时晚食,夜间服消食等药;时一聚会,少饮不妨,不宜大醉及频数耳。但天气不常,一日之间,寒暖数变,却须脱着以时,稍稍失节,亦无深害。所甚急者,宜加意焉。省食生冷,则脾胃自壮;省餐油腻,则胸膈自快。无大忿怒以伤天和,重节色欲,以固真气。如此将摄,决可保其无恙也。细思,仕于广者,以俸多而皆见锱[2];商于此者,以货出而有厚息;寓于此者,以物廉无重费。况吾人利禄之念既轻,食少则不患于物贵,久在南中,知非上策,止俟满考,亟理归装。盖惴惴然,每致谨于饮食,孰若江浙之自在?于湖帅广右后,常有词寄人云:“须君早出瘴烟来,江南山色青无数。”故直述所闻见,以资聪明之万一云。

新安王棐书于南容

---

1 将理:修养调理。

2 锱:《康熙字典》“锱,钱贯也”。

《卫生补遗》回头瘴说

旧传：出岭有回头瘴者[眉批：《景岳全书》"岭"下，有"之后"二字]，大概与在广而发瘴，及方入广而不伏水土者不异。盖南方阳气常泄，阴气常盛，二气相搏，四时悉有寒热之气。寒则凛冽暴风，热则炎燥郁蒸，郁蒸、暴风之候，多由得雨而解，此天地之寒热也。人之一气与天地通，居其间者，宜其得寒热之疾。寒则惨恓战粟，热则拂郁烦躁，战粟后多由得汗而解，此广瘴之寒热也。

今所谓回头瘴及方入广而不伏水土者，亦不过阴阳相搏作此寒热，而又甚焉。盖此中天气，夏多阴雨，昼虽熙然，夜则冷甚，居其间者，或至重裘；冬则风多转南，令人气昏，竟无霜雪，暄燠可知，居其间者或至摇扇；秋乃热，春乃寒，所以与外方天气大不侔[1]也。

今回头者[眉批：《景岳全书》"回头"下，有"瘴"字]，乃先染广中之气，复感外方之气，冷热相忤，寒暄不调，遂作阴阳相搏之疾。天地之气候深浅，亦自不同。有自深广而来桂林者，有自桂林而入深广者，亦多受瘴疾，正由冷热不调而得之。以秋言之，深广天气固常郁热，才至桂林便觉凄凉，往来其间者，所以难调摄也。须度时之寒温，量元气之厚薄，审燥湿之宜，资药石之助，乃若回头瘴并不伏水土者，服药当以四时天气斟酌之。且如出岭于孟冬者，时则广尚多暄而少寒，或转北风，间有暴冷。愚谓届途之际，宜服和解散、神术散之类，和脾胃，逐风邪；及至乎外方，则天寒地冻，露结冰凝，愚谓将及境之际，可早服正气散、养胃汤之类，绝旧瘴，御新寒。然此四药特筌蹄[2]耳。其实在保躬调摄，酌序消详[3]为先，切不可以得出烟岚，自生欣快。向之朝夕兢业，惴惴然者，一旦跌宕放恣，此病之所由炽也。

今北人，寓居广之地者，来往广之途者，均有阴阳相搏之患；居者十病二三，途者十病八九。盖居者安静，而途者劳伤。此正《活人》三昧论瘴疟云：若饮食有节，起居有常，邪不能为害者是也。然道路崎岖，人烟疏阔，水浆不洁，酒炙多腥，饮食起居，率不免乖度，况复有阴阳相搏之证。故所谓回头瘴者，不可谓之无也[眉批：《景岳全书》"证"字，作"气乎"二字，"故"下有"曰瘴气惟染劳役伤饥之人者此也"十四字]。敢以一得之愚，质之同志，或可以管见而参订之，是亦卫生之一助云。

宝祐乙卯澹寮继洪书于柳边仙奕岩

---

1 侔：《说文解字》"侔，齐等也"。
2 筌蹄：亦作"筌蹏"。筌，捕鱼竹器；蹄，捕兔网。喻达到目的的手段或工具。
3 详：原作"洋"。据北大明抄本改。

《指要方》续论

近世《瘴疟指要方》,反诮李待制不合专主生姜附子汤,多见其不知量也。盖《指要方》但学伤寒科者为之,故其言病因数条,可论外方疟子,而以广瘴则未必皆然。广瘴者,李云:阳气常泄,阴气常盛,二者相搏而为患。斯得之矣。二气相搏,则寒暄不常;寒暄不常,即寒热之证也。人在气中,如鱼在水,气候乖戾,病何逃焉?

《卫生方》云:凡瘴病一二日,其证不出于憎寒壮热、身倦头痛、呕逆烦躁、胸膈不利。今验之,何尝不然。非身履目击,能知其详尽如此耶? 又曰:病者上膈郁闷,胸膈烦躁,便自以为有热,殊不知炎方受病者,阳气不降而然;阳气不降,故腰膝重疼、腿足寒厥;此时虽身热,而阴证已具在下也;或者用发汗转利药,则不旋踵受毙,十无一生。明此,则《指要》所引青龙、麻黄、柴胡、承气汤,岂不但是治伤寒法耶? 若用之治瘴疟,岂不误人?

愚以所试,而会诸方书所言,治瘴之法,只当温中镇下、正气和解。其间热多者,最为难治。能使邪热渐退,正气就安,不甚费丹砂、附子,是为得法也。或热退少迟,或分为间日寒热,犹是可耐、可理之事,又何伤乎? 若躁于求效,亟服麻黄柴胡或利下之剂,则未必虚热便退,且先损正气,使邪气乘虚而内袭,直达精源髓海,激成变证百出,遂致荏苒难安,理之必然也。

用药固无一定之法,要之,多宜正气散、和解散;夏月则六和汤;有热重而脉实胃壮者,可于和解散中少加紫苏、地骨皮之类;若身热而不寒,头痛或眼睛疼,大便自坚硬,其脉举按皆弦紧而不虚,方可服参苏饮、芎苏散,及素宜凉剂之人,有热亦可服之,稍和即止,不可过多。其证阳浮阴闭,而上热下寒,须要生姜附子汤、附子汤、冷汤、沉附汤、冷香汤、自制养正丹、来复丹,且攻且守者也。

若夫《指要》所论,诊视可谓详矣。第亦多是伤寒脉状,惟后一条云:浮而弱,按之不足,举之有余,切不可发汗。乃近之矣。知之,则《指要》之说,方可行也。

第炎方气候,固有浅深,风土有远近。至于天地阴阳岁运之不同,如医书载:东坡居黄州,连岁大疫,服圣散子者皆愈,遂作序以传其方;后永嘉时疫亦然,服者不效。又京师大学生,信而用之,误人益甚。此岂非运气之不同耶?

人之禀赋,犹有厚薄,或素宜凉剂,或专服补药。古贤云:人心不同,如其面焉。心既不同,脏腑亦异;脏腑既异,以一药治众人之疾者,其可得乎? 如此甄别,则可否全在医者,而不在药方也。

虽然近世俗治数法,亦不可不谕。或者刺上下唇及两足腕,谓之挑草子,颇有功效,亦见之《指迷方》,非杜撰法也,犹可用之。又一法,不问证候阴阳,便当其热发之时,就肘腕及指末等处灼艾。此既方论不载,又非治瘴疟之穴,非徒无益,盖身热方甚,又为非泛之火所逼,通身汗出,当时暂觉清爽,少焉邪气乘虚而袭表,汗孔复闭,其热愈甚。或汗出不止,外热内寒,医者不知,当如《活人书》以解表,表既重虚,又谓可用仲景法下真武汤,服药不伦,鲜不败事。更有病方作时便饮大蒜酒数升,谓可避瘴,殊不知惟感冷气滞及夏月闭汗,或可饮之,若正受热瘴,加以酒发百脉热,蒜发虚阳,是乃以火益火耳。又或饮草药以吐痰,服葱豉汤以覆汗,皆先扰乱血气,不得安和。识者自能察之。

景定澹寮继洪书于熙平郡斋

汪南容治冷热瘴疟脉证方论

冷瘴脉证

凡觉恶寒、身热、头痛,证候未分之时,试诊其脉紧盛,遍身无汗,不畏风,不能食,百节疼痛,发热不止,此是伤寒,其病重。有阴阳表里之证,有汗下涌泄之方,自有张仲景专科调理法。此证不是冷瘴。若诊其脉浮缓,身体不痛,而觉拘倦,发热不止,而能饮食,自汗或无汗,不恶寒却畏风,此是伤风,其病轻。有汗者,以药敛其汗则热退;无汗者,以药微汗之则病愈。此证亦不可为冷瘴。若诊其脉带数,一呼一吸之间五六至,两手第二指关脉弦,按之如弓弦之状,原是冷瘴无疑。然亦未可服药,且看恶寒退后发热,发热退后自汗,头痛或不痛,呕吐或不呕,但其热有退时,次日或间日再发,外方谓之痎疟,其名不一,各有所因,不暇尽述,南方谓之冷瘴。治法详于后。

冷瘴初用药法

不问先寒后热、先热后寒、多热少寒、少热多寒,或因夏月伤于暑,汗出不透;或秋伤于风,则成此病。或饮食生冷过多,先伤脾胃,澡浴感冒,多作此证。或有痰涎停于胸膈,所谓无痰不成疟。第一发后,宜先下感应丸,以去积滞;又下陈皮半夏汤,以去痰涎。壮实人各三服,虚弱人各二服,只初发第一夜要服之。

▌ 感应丸

新丁香拣,一两半　南木香去芦头,二两半　川干姜炮制,一两　肉豆蔻去粗皮,挺去油,二十个 **巴豆**七十个,去皮、心膜,研细,出尽油,如粉 **百草霜**用村庄家锅底上刮者,细研,二两 **杏仁**拣肥者,去双仁,百四十个,去尖,汤浸一宿,去皮,别研,极烂如膏

上七味,除巴豆粉、百草霜、杏仁三味外,捣为细末,同拌研细,用好蜡匮和。先将蜡六两,熔化作汁,以重绵滤去滓,更以好酒一升,于银石器内煮蜡,熔滚数沸,倾出候酒冷,其蜡自浮于上,取蜡秤用。春夏修合,用清油一两,于铫内熬令沫散香熟,次下酒煮蜡四两,同化作汁,就锅内乘热拌和前项药末;秋冬修合用清油一两半,同煎煮熟作汁,和匮药末成剂,分作小铤子,每用见成铤子半两,入巴豆二十枚,去壳不去油,烂研成膏,一处研令极匀,丸如绿豆大。每服十丸,姜汤咽下,或用陈皮半夏汤送下亦可,空心时服。

▎ 陈皮半夏汤

陈皮去白 **半夏**汤泡,各七两

上为粗散,每服三钱,生姜十片,水二盏,煎至一盏,去滓温服,不计时候。

冷瘴次用药法

初发瘴后,次日专服和解散,一日五六服。南方人,常自汗,不可汗,不可吐,不可泻,多是脾胃感冷成病。此药能和脾胃,又逐风邪,神妙不可具述。感病轻者,更不再发,其病深者,亦自轻减。但能信向,至诚煎服,无有不效者。

▎ 和解散

苍术米泔浸一宿,去粗皮,半斤 **藁本**去芦 **桔梗**去芦 **甘草**各四两 **厚朴**去粗皮,姜汁炙 **陈皮**洗,不去白,各二两

上并修治毕,焙干净,秤为粗散,每服三钱重,水一盏半,生姜三片,枣子二枚。同煎至七分,去滓热服,一日夜五六服,不拘时候。若用此药不发,更服此药一日,却服别药。发稍轻,亦是有效。后再发之,次日更服一日,亦五六服。若第三次不发,更服此药一日,却服别药,如第三次再发,却服后药。此药不止治冷瘴神效,便是伤寒、伤风、瘴疟证候未分之时,并服此药,一两日皆有效验。如服不效,却自依各证用药。若无医药之处,病初发至末后,皆服不妨。

冷瘴灸法

瘴病既久,气血虚,服药必不作效,宜灸膏肓并大椎骨下及足三里,更须审订果是久病,及是虚弱,然后灼灸。若病初发,与未甚虚弱之人,未可便灸;若是热瘴,尤不可灸也。

热瘴治法

热瘴病源，前已备言。未可服药，只用挑草子之法，广中是处有人能之。凡有瘴发一二日，卷其上、下唇之里，以针刺其正中，用手捻去紫血，又以楮叶擦舌出血；又令病人并足而立，于两足后腕横缝中青脉刺之，血出如注，乃以青蒿水与服，应手而愈。若冷瘴与杂病，绝不可刺。热瘴之所以刺而速愈者，即太阳伤寒证，邪气在表，当汗之法也。刺出其血，即是得汗，而其效乃速于得汗。盖人之上、下唇，足阳明胃脉之所经；足后腕，足太阳膀胱脉所经。太阳受病三日而阳明受病，而南人之针，可谓暗合。若患热瘴而不即刺，及其三阳传变，邪气入里，虽刺而血已凝住，非惟无益，或至重伤。又，南人针法，别有不可晓者。发瘴过经，已入里而将死者，刺病人阴茎而愈。窃意其内通五脏，刺之或可去其内腑之热耳。然少壮者，尚可用此法，苟施于怯弱者，岂不危哉！按《黄帝内经》九针从南方来，《刺热论》曰：病虽未发，见赤色者刺。名曰治未病，然则南方挑草子之法不可废也。但南人未知辨赤色之道，士大夫不幸而染热瘴，亦只得求南人之针法以刺之。

瘴病中将息法

凡才发瘴时，便须忌口，非惟生冷油腻不可食，尤忌酒肉鱼面之类，饭亦可住，只可食粥，仍戒荤腥。不得已吃白糁萝卜及咸豉，但当发时不可食，候发过稍久却食。不发日从便吃白粥，切不可大饱，不忌口则病难愈。所食之物，皆助邪气，致服药无效。若食素粥数日，依前法服药即效，所谓服药十日，不如一日忌口，切须信之。仍每日漱口而已，不可洗面及手足，亦不可梳头，但安心坐卧，数日无劳动。如此将息，无不即瘥。

瘴病后将息法

凡瘴病才住，可记初发几日，依前日数，十分畏谨。大率瘴不发后，三日方可洗手，七日后可洗面，半月后可略梳头；一两月后，戒房室事，能戒百日尤好。瘴不发后，仍吃素粥三日，经五日后，方以猪脾熟煮羹，吃软饭；十日后，略吃些酒，吃少肉羹，但不可食诸般骨汁，若犯之即再发。所谓羊肉鸡诸般骨汁，并须忌一月或两月为佳。万一不能将息，或致再发，又须依前法服药及依前法将息可也。

继洪治瘴用药七说 景定甲子书于五羊

夫人身本是四大假合（四大乃地、水、火、风，地即土，风即木），阴阳和会。上焦属火而为阳，下焦属水而为阴，遇有上热下寒之疾，不能升降既济之，而反用药,实实虚虚,则水火解散而人身坏矣。继洪尝见柳教彭亮,一日染瘴,身热而心烦,自以为实热,乘渴以冷水吞黄芩黄连丸,又取冷水以清胸膈,至日晡,小便渐多,更服黄芩汤,是夜连进十数服,小便愈数,次早热才退而逝去矣。盖下元为人身之根本,根本既虚,于身乎何有?且如小柴胡汤,今人但谓可用解热,曾知其所以用乎?古人惟用之以治足少阳胆经伤寒,胆无出入之道,非柴胡、半夏能和、能解则不可;佐以黄芩,欲其峻快以宣泄之;复用人参,则又不得不存攻守之意也。倘或不当用而用之,鲜有不蹈教彭之辙者。

瘴病多呕,盖本由饮食伤脾而得之,亦炎方之疾,气多上逆,故为呕、为痞、为头痛、为大便不通。所以治呕、治痞、治头痛之法,皆当斟酌以温利大便也。大约言之,治呕当以养胃汤、来复丹、治中汤、二陈汤选而用之。呕而寒热,藿香正气散;呕而膨胀,二陈汤下感应丸;呕而头痛,来复丹兼如圣饼子。若只胸膈不快,下虚中满,嘉禾散主之。李待制云:虽有蕴热,亦可冷服,是取其有升降之功,与瘴疾相宜也。虽无疾而气不快,心腹胀,身体倦,遇风寒则一身凛然,是为欲作瘴之兆,亦宜服嘉禾散、正气散、红丸子之类,使气顺食消,则外邪无自而入。若夫大便不通,切不宜峻用利药,或只须嘉禾散入少蜜煎,或宜三和散[1]、感应丸,甚者蜜导法。气实者可用麻仁丸。小便多而大便秘者,谓之脾约,宜服脾约丸。但病久气虚,宜服宣利之剂则不免困弱,须是精细饮食,加意将养,毋令之秘可也。

《指迷方》云:冷瘴必不死,热瘴久而死,哑瘴无不死。此虽大略之言,然亦可以即此而知受病浅深也。哑瘴即热瘴之甚者。盖常人肺气入心则为音声,今瘴毒兜在胸臆,使脾气不通,涎迷心窍,故不能言也。此当疏气豁痰,清心解热。大便秘而脉按之实者,可以薄荷、槟榔、枳壳、沉香、青皮、茯神之类,斟酌为之通利。胸膈紧者,宜用青州白丸子,姜汁烂研咽下。若手足搐搦及成痰厥,宜服星香散。气虚者,宜附香饮及养正丹。又有非心肺郁闭,而惟舌根强木者,乃瘴毒中于心脾经所致。心之别脉系舌本,脾之脉连舌本、散舌下,邪气入经络,故舌不转而不能言。此宜投正舌散及全蝎、麝香、南星、茯苓之类,大概治痰压热也。古人治哑瘴不立方,意在临时将息之,固不可拘执。

医书云:人间之火,得木则炎,得水则伏。其疾之小者似之。神龙之

---

1 三和散: 北大明抄本作"二和散"。

火,得木则熠[1],得水则炎,疾之大者似之。乃谓疾之大者,非温凉补泻常法可以制治。故处方则有热因寒用、寒因热用。今人染瘴,重者或痖而不能言,或热而精神昏乱,生死一间,不谓之大病可乎? 所以冷香汤、沉附汤、附子汤、冷汤等,虽主于温剂,复以凉药为佐使,更令冷服,乃热因寒用也。深有理焉,用者宜审之。

朱肱论伤寒云:重阳必阴,重阴必阳。寒暑之变,物极则反。今瘴疾,或始寒战而终大热,或连日极热而后作寒,正谓此也。但伤寒以不饮水为内寒。瘴疾内寒者也,亦饮水,甚则欲坐水中,取水以清其心胸。盖炎方受病,气专炎上,心肺焦熬,华盖干涸,所以多渴。若其脉浮而虚,按之无力,又或病当潮时脉浮洪,病不潮时脉微弱,其证则心烦躁,额上极热,面色多赤,头或痛或不痛,小便或多或赤,大便滑泄,腰腿沉重,两足不热,甚者寒厥或疼。误服凉药则渴转甚,躁转急,此乃阴证,以阳治之,当服丹砂、附子及灸丹田、气海、足三里等穴,暖其下元,便阴阳交泰,而病自和解也。

方书谓:麻黄生中原,有麻黄之地,冬雪不积,麻黄能泄内阳故也。今深广无霜雪,皆如麻黄之地,阳气常泄,即此可知。人居其间,不劳麻黄而自汗,有病则不宜轻用麻黄。此理甚明。前辈诗云:四时常是夏,一雨便成秋。读此一联,不惟可见岭南天气,亦可触类以知乎人之病也。病者多热,才一经汗,便翻然为冷,是岂宜轻汗耶? 如五积散、破关散、金沸草散、九宝饮、小续命汤,虽用麻黄,各有主对,犹可服之,亦不宜过。若正麻黄汤、青龙汤,则岭南不当遽用也。今人例用麻黄为发散之药,殊不知其力只能驱我之内阳以劫外寒也。故古今方书,用治肺经咳嗽,以肺之性恶寒,肺为娇脏,易于感寒,乃宜用之。张仲景治足太阳经伤寒用麻黄,以太阳经属膀胱,非汗不解。及用治足少阴经伤寒,盖少阴属肾,治法当自膀胱经去,皆所当用也。除此二脏腑之病,方书已自少用。况今深广不寒之地,瘴气交重,瘴病岂因感寒邪? 不因感寒,不必用麻黄,又何不可? 《南史》记:范云初为陈武帝属官,武帝宠之,将有九锡[2]之命在旦夕矣。云忽感伤寒之疾,恐不得预庆事。召徐文伯诊视,以实恳之曰:可便得愈乎? 文伯曰:便愈甚易,只恐二年后不复起耳。云曰:朝闻道,夕死犹可,况二年乎? 文伯以火烧地,布桃叶设席,置云于上顷刻汗解。扑以温粉,翌日愈。云甚喜。文伯曰:不足喜也。后二年果卒。夫取汗先期,尚促寿限,况不当

1 熠:《康熙字典》"熠,火灭也"。
2 九锡:皇帝赐予有殊勋者的九种礼器,指最高礼遇。

用而用者乎? 愚又尝亲见,有染瘴者,上热下寒,腰足寒痛,自谓五积散证也,便倍加麻黄,多服覆汗,竟成重虚。虽服真武汤,亦莫能救。并赘于此,使用药者详审云。

《摄生方》谓:南方男子多瘠,而妇人多肥。男子多弱,妇人多力。此亦阳泄阴盛之验也。故本土妇人不甚染瘴。若北人入岭,又当论其气血何如。染瘴之治法,大略与男子同,更当兼以豁痰调气。寻常小小不快,只用四七汤、二陈汤、小乌沉汤、枳壳散之类,或煎四物汤、木香调气散,或四物汤与参苏饮合煎(即茯苓补心汤),临病差排[1],别换汤,便自应有效。又,妇人来南方,间受头风、脚气之疾,此所当先与疏气也。医书谓:妇人性情执着,乃多喜怒,且闷闷于闺阁中,莫由散释。医者用药多本此焉。然治瘴疟,当不出此集中数方也。况胎前、产后不幸而染瘴,固当只用平和之剂,以和解之。《本事方》抑阳助阴之说,堪为病后调补也。

---

1 差排:差遣、安排。

校刻《岭南卫生方》中卷

岭表十说

岭表之俗，多食槟榔，多者日至十数。夫瘴疠之作，率因饮食过度，气痞痰结。而槟榔最能下气，消食去痰。故人狃[1]于近利，而暗[2]于远患也。此颇类北人之食酥酪。塞北地寒，食酥酪肤理缜密，一旦病疫，当汗则塞，塞而汗不得出。岭南地热，食槟榔，故脏气疏泄，一旦病瘴，当下则虚羸而本不能堪[眉批:《景岳全书》无"本"字]，所以土人多体瘠色黄。岂尽气候所致？盖亦槟榔为患，殆弗思耳。

《本草》载：三人冒雾晨行，饮酒者独不病。故北人度岭，必相勉以饮酒。且迁客羁士，往往醺酣以自适，而岭外弛榷酤[3]之禁，异时酒价尤廉，贩夫役卒亦得肆意杯酌，咸谓可以辟瘴，殊不知乃瘴病之源也[眉批:《景岳全书》作"殊不知少则益，多则滋瘴之源也"]。何以言之？南土暑湿，嗜酒则多中暑毒。兼瘴疟之作，率因上膈痰饮，而酒尤能聚痰饮。岭外谚曰：莫饮卯时酒，莫食申后饭。此诚摄生之要也。然忌夕食者，人所易晓。戒卯时酒，则多以为疑。盖岭南气候不常，虽盛夏，阴雨必寒，虽穷冬，日出则燠，一日之间，寒燠或屡变。要之昼多燠，夜多寒，饮酒过度固非所宜，而卯酒尤甚。方其朝寒而饮，遇暴热则必为病也。

岭南每以暑毒为患者，盖一岁之间，暑月过半，使人难避而易犯。起居饮食，稍失节度，则为暑毒所中。其冒暑在道途间，故土人暑月则相戒勿出。且遐荒之境，道路崎岖，传舍饮食皆不能如欲。自北初至，则云不习水土而病。既还，则又谓之回头瘴。大率得之道途间冒暑气，与夫饮食居处失度也。

寒暑之候不常，尤难于调摄[眉批:《景岳全书》"寒暑"上有"岭南"二字]。凡居人与在路者，冬夏之服，皆不可缺，随其气候，速宜增减，稍缓则能致病。又，岭外海风异常，稍中人则为病。坐卧易衣，当慎之也。

岭外虽以多暑为患，而四时亦有伤寒温疫之疾，其类不一。土人不问

---

1 狃：贪图。
2 暗：原为"闇"，即暗的异体字，《说文解字》"闇，闭门也"。引申为不通晓，不了解。
3 榷酤：政府实行的酒类专卖制度。

何病,悉谓之瘴。治疗多误,夭阏[1]者何可胜数!又间有一岁,盛寒近类中州,而土俗素无蚕绩,冬不挟纩[2]。居室疏漏,未尝塞向墐[3]户,忽遭岁寒,则次年瘟疫必兴。医者之治瘟疫,当以本法治之,而随其风土气候,与夫人之强羸,少出入焉可也。长吏父老,当化其民俗,使有御寒之具,庶不蹈于疾痎[4]。

瘴疟之作,多因伏暑伤冷所致。纵非饮食冷物,即寒邪感于外,饮食伤于内也。大抵伏暑浅而寒多者易治,伏暑深而热多者难治。近时北医至此,用大柴胡汤治热瘴,须是本气壮实者乃能堪之。如土人久服槟榔,脏气既虚,往往不能服寒药。然土人才见发黄,便为不治之疾,良可哀也。

北人之来岭南,婢仆多病瘴。盖劳役之人,饮食乖度,昼多冒暑,夜多寝地,又凡事不能忌慎,故先受其弊。既与之同休戚,宜加意戒之。

俚俗,有病必召巫觋而祭鬼神。士大夫咸笑其信巫不信医。仆尝思之,此殆可悯恻,而不可以为笑也。夫民虽至愚,而孰不能趋利避害?况性命所系,晓然易见。若医者能愈人疾,彼何苦不用?盖岭外良医甚鲜,凡号为医术者,率皆浅陋。又郡县荒僻,尤乏药材,会府大邦,间有医药,且非高价不售,岂闾阎所能辨?况于山谷海屿之民,何从得之?彼既亲戚有疾,无所控告,则不免投诚于鬼,因此而习以成风者也。近岁北医渐至,长吏父老,倘能使之转相传习,不亦善哉!

瘴类不一,而土人以哑瘴最为危急。其状初得之即失音,不过一二日不救[眉批:《景岳全书》"不救"上有"即致"二字],医者多言极热所致,或云蕴热而感寒所激。近见北医有用煎生附子一味愈此疾者,得非以热治热而发散寒邪乎?仆观古方,饮溪涧水中毒,令人失音,则知凡失音者,未必皆瘴也。溪涧水毒灼然有之,道路多无井饮,而濒江之民与夫舟行者,皆汲江水。其间岂无邂逅遇毒者?此行路之人所以多疾病也。若经烹煎则非生水,此厮役辈大率饮冷,故尤蹈其患。

传云:岭外多毒草,麀食之,而人食其肉者,亦能中毒。所以北人度岭,多戒食麀。然则岭外能致疾者非一端,昧者遂皆以为瘴,不可不辨。

以上吴兴章杰

---

1 夭阏:夭折。
2 纩:绵。《小尔雅》:"纩,绵也。絮之细者曰纩也。"
3 墐:用泥涂塞。《说文解字》:"墐,涂也。"
4 痎:亦作疹。《说文解字》:"痎,热病也。"

治瘴续说

继洪南游既久，愈知瘴疾不易用药，故再直述之于兹焉。若其证身热而复寒，谓之冷瘴，不换金正气散主之。若身热胸痞，或呕或噎，大便不利者，嘉禾散。若病轻而觉有积聚，兼进些少感应丸，无积者不可用。若病稍重，便不可妄为转利，当温中固下。若冬末春初，因寒而作大热者，愚鲁汤，柴胡可减。夏月因暑气者，六和汤。若身极热而头极疼，脉数者，谓之热瘴。宜用挑草子法，亦不可不服药。第此证病深，最难治。盖凉药多不可用，热药须得法以用之，如附子汤冷服者是也。非极工巧以处之，则不可。若身热而汗不多，头痛未解，且与和解散。若腰以上极热，腰以下稍凉，胸膈烦渴，腰腿重疼，或大便稀滑，其脉多数，按之不实，此阳浮阴闭也，李待制生姜附子汤最妙。凡初病，则生姜附子汤能发散耳。若病经日久，汗愈多，虚烦潮上，则惟恐其不敛不降，宜用熟附、干姜、沉香，用干姜须冷服。若大便利，则不宜用沉香，烦甚少加竹茹，渴甚多加人参、北五味，咳逆加丁香、淡竹叶（此草惟广州白云后洞及惠州罗浮有之）。若烦躁而有异象眩惑，夜不安寝，可略与温胆汤，大便利者[1]不可服。若烦渴大作，宜蜜砂丹、参砂丹、破证夺命散、既济汤或冷汤倍加人参附子。若烦热而大便自利，小便赤多，不可以赤为热，膝胫以下稍凉，乃病邪激[眉批：《景岳全书》“激”上有“所”字]，其气血俱虚，表热无以养中，故外热而内虚也，可急服姜附汤、养气丹及灸气海并足三里穴。若至于四肢厥冷，或两足冷甚、头额虚汗，或时咳逆、脉数而促，其证尤危，惟有黄牙丹、伏火朱砂丹、三建汤，能敛心液，能壮真阳，可以更生也。又有哑瘴，即热瘴之甚者。医书谓：血得寒则淋泣，得热则淖溢。故热瘴，面赤心热，舌破鼻衄，皆瘴热沸其血，涌上所致，故宜用挑草子法。甚则血上塞其心窍，故昏不能言，或但噫噫作声，即哑瘴也。治之当散其血。近有明医，用麦门冬汤下黑神散，立见神效。南游之士，不可不知，亦不可不备此药也。愚前所谓涎迷心窍及舌强者，亦有之矣，却非正哑瘴，乃挟风证耳。故所取之方，当审而后用也。

咸淳丁卯继洪书

▎真方不换金正气散

治四时伤寒，五种膈气，和脾胃，止吐泻，温中，下痰饮，止腹痛、胀满、吞酸、噫痞、噎塞、干呕、恶心，内受寒湿，外感风邪，身体沉重，肢节

---

1 大便利者：北大明抄本“便”后有“欲”字。

酸疼,头昏鼻塞,未分阴阳之间,尤宜服之,则气自正而病自退。及能止汗,解山岚瘴气,八般疟疾,遍身浮肿,五劳七伤,或风气所灌,手足肿痛,全不思饮食,妊妇产前后,皆可服饵。又治霍乱吐泻,心腹疼痛,脾气虚弱,脏腑时鸣,小儿脾胃不和,时气诸疾。又治四方不伏水土。凡过岭南,此药不可阙。

厚朴去粗皮,锉如莲头大,长一寸,以生姜自然汁,淹一宿 半夏汤洗七次,以生姜四两,取汁浸旬日,曝,候汁干为度 橘红去白 草果子去皮,生用 藿香叶取叶,水洗 苍术去皮,米泔浸一宿,切作片子 甘草锉,各三两

上七味,先用砂锅炒厚朴令香,次入苍术炒令紫色,又入半夏炒香熟,又入甘草炒黄,又入橘红炒破,方始将藿香叶二两,斡开众药,安藿香叶在中心,用药遍盖,罨定少时,约藿香叶干,方可取出,却入草果子,同为粗散。每服二大钱,水一大盏,生姜五片,枣子一枚,煎至七分,去滓,空心服。煎时不得犯铜铁器。

藿香正气散

治伤寒阴证,憎寒恶风,正气遂冷,胸膈噎塞,胁肋膨胀,心下坚痞,吐利呕逆,怠惰嗜卧,不思饮食。

厚朴去粗皮,姜汁炒 半夏汤洗,姜汁制 藿香叶 陈皮去白,各一两 甘草炙,七钱

上锉散。每服四钱,水盏半,生姜七片,枣子一枚,煎至七分,去滓,食前温服。霍乱吐泻,加白术三两。

养胃汤

治外感风寒,内伤生冷,憎寒壮热,头目昏疼,肢体拘急。及能辟山岚瘴气,四时瘟疫,脾寒疟疾。因饮食者,又可佐以红丸子。

厚朴姜炒 苍术米泔浸 半夏汤洗,姜汁制,各一两 茯苓去皮 人参去芦 草果去皮 藿香去梗,各半两 橘红去白,三分 甘草炙,一分[眉批:按《局方》"凡例"云,凡方中云一分者,即二钱半也。]

上㕮咀。每服四钱,水一盏半,姜七片,乌梅一个,煎至六分,去滓,热服。

或发冷瘴,或感寒疫者,并加附子,足为十味。

红丸子

治食疟。食疟乃痰呕恶心,腹满寒热,右手寸关脉弦实,或沉滑。要之瘴疟多因食积、气痞、痰结。此药消食下气化痰,寓广者正宜服之,但矾红、阿魏难得好者。又阿魏虽为下积消胀之妙药,却不宜常服,及不宜于妊妇、虚人、老人。所以《易简方》去矾红、阿魏,最宜常服用以治疟,黄丹为衣最妙。若食积、癥癖、痞胀,得真阿魏却甚良,然亦在修合之

臻志,用好米醋煮陈米粉为丸,自洗米至作糊,不着水,纯使醋为妙。

蓬莪术_煨 荆三棱_{水浸软,切片} 橘皮_{拣净} 青皮_{去白,各五两} 胡椒_{去屑} 干姜_{炮,各三两} 阿魏 矾红各一两

上为细末,醋糊为丸梧子大,矾红为衣。治疟疾,每服六十丸,不拘时候,生姜橘皮汤下。大病后饮食难化,及中脘停酸,用姜汤下。心腹胀满,紫苏汤下。酒疸食疸,遍身皆黄,大麦煎汤下。酒食积,面黄腹胀,或时干呕,煨姜汤下。脾气刺痛,菖蒲汤下。两胁引乳作痛,沉香汤下。

▍嘉禾散_{一名谷神散}[1]

治中满下虚,五噎五膈,脾胃不和,胸膈痞闷,胁肋胀满,心腹刺痛,不思饮食,或多痰逆,口苦吞酸,胸满短气,肢体怠惰,面色萎黄。如中焦虚痞,不任攻击,脏气虚寒,不受峻补,或因病气衰,食不复常,禀受怯弱,不能多食,及瘴疾阴阳表里未分之际,尤宜服之。

枇杷叶_{去毛,涂姜汁,炙令香熟} 薏苡仁_{微炒} 缩砂_{去皮} 人参_{去芦} 茯苓_{去皮,各一两} 石斛_{细锉,酒拌和,微炒} 大腹子_{微炒} 沉香_锉 木香 藿香 杜仲_{去皮,用姜汁与酒合和涂炙,令香熟焦} 随风子_{如无,拣紧小诃子实者亦得,各三分} 谷蘗[2]_{微炒} 白豆蔻_{微炒,去皮} 五味子_{微炒} 桑白皮_{微炒} 丁香 槟榔_炒 青皮_{去白,各半两} 半夏_{一分,用汤洗七遍,生姜一分切作片子,与半夏同捣烂,做饼子,炙黄} 神曲_{微炒,一分} 陈皮_{三分} 白术_{炒,二两} 甘草_{微炒黄,一两半}

上二十四味,捣罗为末。每服二钱重,水一盏,入生姜三片、肥枣二枚,同煎至七分,温服,不计时候。又疗四时伤寒,能调治阴阳,使无变动,刻日得安。如疗五噎,入干柿一枚同煎,十服见效。如膈气吐逆羸困,入薤白三寸、枣五枚同煎,妇人亦可服。瘴疾发热,放冷服。老人、虚人、大便秘者,加蜜少许煎,冷服。

▍二陈汤

治瘴疾有痰者。

半夏_{汤洗七次} 橘皮_{去白,各五两} 茯苓_{去黑皮,三两} 甘草_{炙,一两}

上㕮咀。每服四钱,水一盏半,姜七片,乌梅一个,煎至六分,去滓,热服,不拘时候。

▍神术汤

治伤寒头疼、身热等证。

苍术_{去皮,米泔浸三日,麸炒,四两} 藁本_{去芦} 川芎各一两 甘草_{炒,半两}

---

1 一名谷神散:原无,依据目录及北大明抄本补。
2 谷蘗:即谷芽。蘗,生芽的米。

上㕮咀。每服三钱,水一盏半,生姜三片,同煎七分,去滓,热服,不拘时候。神效不可具述。

▌生姜附子汤

治岭南瘴疠,内弱发热,或寒热往来,痰逆呕吐,头痛身疼,或汗多烦躁引饮,或自利小便赤,兼主卒中风。

黑附子一个,生,去皮、脐,切片

上每一个作四服。每一服,水一盏,生姜十片,煎七分,温服,不拘时候。

▌干姜附子汤

治瘴毒阴候,发热或烦躁,手足冷,鼻尖凉,身体疼重,舌上生苔,烦渴引饮,或自利呕逆,汗出恶风。

大附子一个生,去皮、脐

上每一个分四服。每一服加炮干姜二钱,水煎,温服。取滓,再煎,服之。

▌冷汤

治瘴毒内寒外热,咽嗌间烦躁不解。

人参半两 **大枣**五个 **甘草**三寸 **淡竹叶**十四片 **大附子**去皮一钱

上锉散,清水煎,放冷服。

▌沉附汤

治瘴疾上热下寒,腿足寒厥。

沉香磨浓汁 **附子**或生用或炮熟,临时随宜用之

上用附子半两、生姜七片,煮令八分熟,入磨沉香汁,令十分熟,放冷服。此药既主上热下寒,须真个[1]沉水香方可,虽弄沉亦不济事。况此香自有数种,既用服饵,当以滋味别之。如咀啮而味香甜者乃性平,辛辣者性热,用者当拣择以对证。附子率用道地所产,及漏篮[2]、侧子[3]之类。此固难得道地者,然起死回生之药,可以苟且耶?若是阴毒及冷瘴,但欲一时壮阳气可也。若虚热而藉以降气敛阳,倘非道地附子,宁不僭[4]燥?非徒无益也,却非处方者之罪。

▌附子理中汤

治瘴毒内寒,自利烦渴,手足发冷,发热烦躁,呕逆闷乱。

---

1 真个:即真的。
2 漏篮:散生附子。
3 侧子:附子之绝小者。
4 僭:同"僭",过分。

附子_{炮,去皮、脐,一两} 人参_{去芦} 干姜_炮 白术_炒 甘草_{炙,各二两}

上㕮咀。每服四钱,水一盏半,煎至六分,食前热服。

▍真武汤

治伤寒瘴病,数日以后,发热腹疼,头目昏沉,四肢疼痛,大便自利,小便或利或涩,或咳或呕者,皆宜服之。

茯苓_{去皮} 芍药 熟附子_{各三分} 白术_{炒二分}

上㕮咀。每服四钱,姜五片,水一盏半,煎至六分,去滓,食前,温服。

小便利者去茯苓。大便利者去芍药,加干姜二分。呕者,每服加生姜五片。《续易简方》云:不下利而呕者,去附子加生姜。然既去附子,但存三味,似于太平易,更当临时消息之。治病之法,本难遥度也。《活人书》云:太阳病,发其汗,汗出不解,其人仍发热,心下悸,头眩,身𤸷动,振振欲擗地者,真武汤主之。意谓太阳经伤风,医者借用麻黄,既热不解,复成重虚,故宜术、附、芍药之类。又《活人书》云:少阴病,二三日不已,至四五日,腹痛,小便不利,四肢沉重疼痛,自利,或呕或咳,或小便利或不利,此为水气,真武汤主之。今并赘于此,以广用药者之见闻,亦不局于偏词也。

▍天下受拜平胃散

治脾胃不和,膈气噎塞,呕吐酸水,气刺气闷,胁肋虚胀,腹痛肠鸣,胸膈痞滞,不美饮食。常服温养脾元,平和胃气,及辟岚瘴冷湿。病后进食,悉有神效。

厚朴_{去粗皮,锉[1]} 陈皮_{汤洗,不去白} 甘草_{炙,各三两} 茅山苍术_{去皮,米泔浸一宿,五两} 生姜_{和皮薄切,四两} 南京小枣_{去核,二百枚}

上六味,用水五升,慢火煮干,捣作饼子,日干再焙,碾为细末。每二钱,入盐少许。

如泄泻,每三钱,生姜五片,乌梅二个,盐少许,水一盏半,煎至八分服。

一方,苍术五两半,厚朴、橘皮各三两半,甘草一两,㕮咀为散,加草果、乌梅各一个煎,治脾寒疟疾。

一方,加茯苓、丁香各三两,仍加生姜煎,治胃寒呕吐。

一方,加缩砂、香附子各三两,亦加生姜,治气不舒快,中脘痞塞,不进[2]饮食。

---

1 去粗皮,锉:北大明抄本作"姜汁制"。
2 进:北大明抄本作"美"。

《指迷方》加减平胃散,以朴硝、巴豆、制厚朴、苍术,药味大[1]峻,恐非此地所宜。

又,净脾散,苦味药,皆主破积消食,亦宜减去三棱、莪术,增入茯苓、山药之类为妙。

《陈氏方》有云:多服食药,正如砻磨,快则快矣,其如薄何?用者审之。

《四时治要方》说[2]

《四时治要方》云:风疟(即瘴疟也)、食疟,多生于东南。盖谓东南乃鱼盐之乡,及多暴风,风疟宜草果饮。注云:此药用川芎、青皮、白芷,发散风邪故也。又云:良姜、紫苏、青皮,发散寒气。今瘴疾脉浮紧,头疼身痛,恶风寒者,乃感于凛冽暴风之候而得也,正当服此草果饮。又云:因食生冷肥腻,中脘生痰,呕逆发热,遂成食疟,宜服二陈汤。

陈无择治食疟,用红丸子,亦妙。

▮ 草果饮

治瘴疟头疼身痛,脉浮弦,寒热。

草果去皮 川芎 白芷 紫苏叶 良姜 甘草炙 青皮去白,炒,各等分

上锉散。每服三钱,水一盏,煎七分,去滓,热服。当发日,连进三服。

▮ 四兽饮

治五脏气虚,喜怒不节,劳逸兼并,致阴阳相胜,结聚涎饮,与卫气相搏[3],发为疟疾。兼治瘴疟,最有神效。

半夏汤洗七次 茯苓去皮 人参去芦 白术炒 草果去皮 橘红去白 甘草减半

上同枣子、乌梅、生姜,并等分,咬咀,以盐少许淹食顷,厚皮纸裹,以水湿之,慢火炮,令香熟焙干。每服半两,水二盏,煎六分,去滓,未发前并进数[4]服。

瘴疾多上热而下寒,此正张给事所谓阳浮而阴闭是也。愚尝谓寓广者,平居无疾,亦须服降气镇坠药,乃养正丹、黑锡丹。然养正丹四药,皆有利性,广地阳气常泄,稍失制度,宁免误人耶!常服不若秘传降气汤及

---

1 大:北大明抄本作"太"。
2 《四时治要方》说:原无题名,依原目录补。
3 搏:原作"博"。据北大明抄本改。
4 数:北大明抄本作"三"。

苏子降气汤,二药均治上盛下虚[1]。然秘传降气汤差[2]寒,胃弱气虚者,亦不宜多服。得病而上热下寒者,李待制生姜附子汤法最妙。《易简方》亦类。在降气汤后更云:若虚气上壅,当间以生附加生姜煎,临熟以药汁浓磨沉香,再煎一两沸。此法更良,病退而余热在上者,正宜用之。

▌ 秘传降气汤

治男子、妇人上热下虚之疾。凡饮食过度,致伤脾胃,酒色无节,耗损肾元,脾肾不和,阴阳关隔,遂使气不升降。上热则头目昏眩,痰实呕逆,胸膈不快,咽喉干燥,饮食无味。下弱则腰脚无力,大便秘涩,里急后重,脐腹冷痛。治以凉,则脾气怯弱,肠鸣下利。治以温,则上焦壅热,口舌生疮。又脚气上攻与浮肿虚烦,宜先服此药,却以所主药治之,无不效者。

桑白皮炒,二两　五加皮酒浸半日,炒黄　骨碎补燎去毛,锉,炒　桔梗去芦,炒黄　地骨皮炒黄　草果去皮、膜,净洗,炒黄　诃子炮,去核　半夏为末,生姜自然汁为饼,再碎,炒　枳壳汤浸,去穰[3],麸炒　柴胡去芦　陈皮去白,炒黄　甘草炒,各一两

上为粗散,和匀,再就蒸一伏时[4],晒干。每服二钱,紫苏三叶,生姜三片,水一盏,同煎至七分,食后通口服。

痰嗽,加半夏曲煎。上膈热,加黄芩煎。下部大段虚,加少许炮附子煎。如使附子,多加生姜。妇人血虚,加当归煎。

▌ 苏子降气汤

治男子虚阳上攻,气不升降,上盛下虚,膈壅痰响,咽喉不利,咳嗽虚烦,引饮头昏,腰痛脚弱,肢体倦怠,腹肚疠刺,冷热气泻,大便风秘,涩滞不通。

前胡去苗　厚朴去皮,姜汁制　甘草炙　当归各二两　肉桂去粗皮　陈皮去白,各三两　半夏汤洗,五两

上七味,吹咀,并苏子(但苏子极难得真的,细而香者方妙)五两,炒,共成八味。每服四钱,水一盏半,姜五片,枣一个,煎六分,去滓服,不拘时候。

▌ 乐令黄芪汤

治岭南瘴毒,发热烦躁引饮,大便不通,小便赤涩,或狂言内热,神昏

---

1 常服不若秘传降气汤及苏子降气汤,二药均治上盛下虚:北大明抄本作"常服不若黑锡丹降气药。及苏子降气汤。秘传降气汤二药。均治上盛下虚"。

2 差:比较,略微。

3 穰:同"瓤"。

4 一伏时:同一复时,指十二时辰。

不省人事。

半夏汤洗七次,七钱半　白芍药炒　前胡去芦　桂心去粗皮　黄芪蜜炙　白茯苓去皮　人参去芦　细辛去叶,洗　当归去芦　麦门冬去心　陈皮去白　甘草炙,各一两

上㕮咀。每服四钱,水一盏,姜四片,枣一个,同煎至七分,去滓,微热服,不拘时候。

▌李待制柴胡散

治寒热。

柴胡去芦一两　半夏汤洗一分　桂心去粗皮二钱　白芍药一钱　甘草炙一钱半

上为细末,加姜七片、枣一个,水煎,温服。寒热欲退,便止此药。

▌参苏饮

治伤寒发热,头疼体痛,及瘴疟壮热,其脉弦紧,按之不绝,热而头痛。

前胡去芦　人参去芦　紫苏叶　茯苓去皮　半夏汤洗　干葛各三分　枳壳煨,去穰　陈皮去白　桔梗去芦　甘草各半两

上㕮咀。每服四钱,水一盏半,生姜七片,枣子一个,煎至六分,去滓,不以时候服。

兼治痰气上壅,咽喉不利,哮呷有声,气急短急,上盛下虚,宜加木香半两。目睛痛,加川芎煎服。

凡阳气常泄得疾者,虽身热而亦多内寒,正得经所谓身热未已,寒病复始。又王叔和云:有热不可太攻之,热去则寒起是也。所以瘴疾热多者,并单发热者,《摄生方》《卫生方》皆以为病深而难治,参苏饮有不当服者。且如脉虚内弱,烦躁而热,《卫生方》治以冷汤、生姜附子汤,甚效。

愚尝于湟川遇周医者,云:近日二三之证热甚,大用附子、干姜、沉香,煎令冷服,皆一服热去,次日有拉区区治热瘴者,用生姜附子汤不效。如周之说,用干姜顿愈。此固未敢许人以为法,明医当自会用之,不可执着以治寒热也。

▌芎苏散

治伤寒瘴疾,头疼身热,烦渴引饮,其脉洪实。

川芎去芦,七钱　紫苏去梗　茯苓去皮　柴胡去芦　干葛各半两　半夏汤泡七次,六钱　陈皮去白,三钱半　桔梗生,二钱半　枳壳炒,去穰　甘草炙,各三钱

上十味,㕮咀。每服三钱,生姜三片,枣子一个,煎服。

▌愚鲁汤

治伤寒瘴疾,头疼发热,其脉洪实。

北柴胡_{去芦} 南人参_{去芦}

上等分,㕮咀。每服三钱,姜三片,枣一枚,热服无时。

▎地黄薄荷汤

治伤寒热瘴,头疼足热,发渴烦躁,其脉洪实,不呕不泻。

生地黄根　生薄荷叶

上二味,不以多少,净洗,砂钵内捣烂,取自然汁,入麝香少许,井华水[1]调下。如觉心间顿凉,不须再服。

▎五积交加散

治受瘴之初,便欲分为寒热者。早服此药,可以截住。

五积散_{生料} 人参败毒散_{二药等分}

上和匀。每服四钱,水一盏半,生姜五片,枣子一枚,同煎至八分,去滓,温服,不拘时候。

▎截瘴散

治瘴疾。或先寒后热,或先热后寒,或三日、两日而发,或间日、连日而作。

常山_{鸡骨样者,良} 茯神_{去皮、木} 肉桂_{去粗皮,各等分} 甘草_{减半}

上为锉散。每服秤半两,用时酒一大半碗浸一宿,于当发日早晨,空心冷服。服后未须吃热物、热汤,滓再浸,临发时再服。忌葱、蒜、韭、羊肉、鱼腥、鲊面、生冷、果子、一切毒物,避风寒,戒房室。

一方,治证同前。

常山_{三寸} 甘草_{二寸} 槟榔　乌梅_{各二个}

上为散。当发绝早,以酒半碗,于银磁铫内煎,俟放冷,空心服。临发时又煎服,忌口如前。以上两方,须是经两三日发后方服。

常山乃瘴疟要药。李待制云:欲去根本,非常山不可。此说最当。今人不问当服、不当服,悉以伤气为词,疑而不用。愚尝谓:瘴疟之常山,喉风之巴豆,伤寒之麻黄,内积之硇砂,合使而不使,厥疾不瘥。毋疑。如上二方,并有神效,其功正在常山。但一方用肉桂,一方用槟榔。槟榔消积除痰,肉桂解表通脉,稍知医者,必能择用之。皆宜冷服,盖恐常山能吐人。此亦犹《活人书》云:治疟之法,无以过之也。

▎瘴疟丹

治癖疟、食疟。癖疟者,胸胁间有气癖一块,或因喜怒而得,或因积聚而得之。食疟者,因饮食伤脾而为疟也。

---

1 井华水:清晨第一次汲取的井水。

常山　缩砂仁　三棱　莪术各等分

上四味，同炒为末，姜汁打糊丸，如梧桐子大。当发前一日，冷酒吞三十丸，次早又服瘴疟方，此为妙。

▌七枣汤

治五脏气虚[1]，阴阳相胜，乍为瘴疟，寒多热少，或但寒不热，皆可服。

大附子一个，炭火中炮，后以盐水浸，再炮再浸，如此七次，即去皮、脐用

上锉散，水一盏，姜七片，枣七个，煎至八分，当发早晨，空心温服，仍吃三五个枣子，忌如常法。陈无择云：《良方》中用乌头，兼不用盐水浸，不特服之僭燥，亦不能分利阴阳。其说有理，用者知之。

▌《摄生方》治哑瘴方

铜青　石绿各一两

上研为末，用水调生面为丸，如鸡头大，每服一丸，新汲水磨下。

▌稀涎饮

治风涎迷于心窍，口不能言，形痴如醉。

猪牙皂角四条，肥实不蛀者，去皮弦　晋矾光明者，一两

上细末研均，轻者半钱，重者三字匕，温水调灌下，少顷，吐下冷涎便醒，次缓以调治。昏不知人者，灌下药不可过多。

▌正舌散

治风痰为患，舌本强而不言。

蝎梢去毒，一分　茯神去心、木，炒，一两　龙脑薄荷晒干，二两

上为细末。每服二钱，温酒调下，更以擦牙颊间。

▌脾约丸

治肠胃燥涩，津液耗少，大便坚硬，或秘不通，脐腹胀满，腰背拘急，及有风人大便结燥。又治小便利数，大便因硬而不渴者，谓之脾约。此药主之。

麻仁别研，五两　枳实麸炒　芍药　厚朴去粗皮，姜汁炒，各半斤　大黄蒸焙，一斤　杏仁去皮、尖，炒，研，五两半

上为末，炼蜜丸如梧桐子大。每服二十丸，食前温饭汤下。

▌宽气汤

利三焦，顺脏腑，治大便多秘。

香附子六两　砂仁一两　天台乌药去心，取肉，二两　甘草炒，一两一分

---

1 治五脏气虚：北大明抄本作"治或因感冒伤风。或是五脏气虚"。

上锉散。每服一钱，橘皮汤下，不拘时候。

蜜煎导法

治伤寒瘴疾，自汗及发汗后，津液内竭，大便不通，此不可攻之，惟宜此药。

用上好蜜四两，于铫内慢火煎煮，搅之勿令焦着，俟稍饧糖状可以捏丸，却取水为挺，如拇指大，约长二三寸，令一头锐，乘稍热纳入谷道中，以手抱住。如未即效，更用一枚，火上略炙，使温用之。《严氏方》：蜜三合入猪胆汁二枚，在内同煎，仓卒无胆，只如前方亦可。一方入皂角末半两。皆可随病浅深而取用也。

乌梅木瓜汤

治酒食过度，中焦蕴热，烦渴枯燥，小便并多，遂成消中。兼治伤寒瘴疾作渴。

木瓜干去皮、穰 **乌梅**打破，不去仁 **麦蘖**炒 **甘草** **草果**去皮，各半两

上锉散。每服四大钱，水一盏半，姜五片，煎七分，去滓，温服，不拘时候。

破证夺命散

治伤寒瘴疾，阴阳证候不明，或误投药，致病垂困，烦躁发渴，及妇人胎前、产后受热瘴等疾。

好人参去芦，一两

上水二盏，于银石器内，煎至一盏，以新水沉之取冷，一服而尽。若鼻上有汗滴，尤妙。

温胆汤

治大病后虚烦不得睡。兼治心胆虚怯，触事易惊，或梦寐不祥，或异象眩惑，遂致心惊胆慑，气郁生涎，涎与气搏，变生诸证，或短气悸乏，或复自汗，或四肢浮肿，饮食无味，心虚烦闷，坐卧不安，悉能主之。

半夏汤泡 **枳实**炒，各一两 **橘红**一两半 **甘草**四钱 **茯苓**去皮，三分

上㕮咀。每服四钱，水一盏半，姜七片，枣一个，竹茹一块，煎至六分，去滓，食前热服。（竹茹，即刮竹青也。）

异功散

瘴疟后，调胃进食，顺气化痰，不冷不燥，功效尤多。

人参去芦 **茯苓**去皮 **白术**面炒 **陈皮**各等分 **甘草**炒减半

上㕮咀。每服二钱，水一盏，生姜五片，枣二个，煎七分，温服。若胸膈痞闷，不嗜饮食，脾胃虚寒，素有痰饮，去甘草，加枳实、半夏等分，名六君子汤，如前煎服。

小乌沉汤

调中快气,治心腹刺痛。

乌药去心,一两 香附子沙盆内渐[1]去皮毛,焙干,二两 甘草一分

上为细末。每服一钱,入盐少许,沸汤点服,不拘时。

大养脾丸

补养脾胃,进美饮食。

干姜炮 缩砂去皮,各二两 白茯苓去皮 人参去芦 大麦蘗炒,各一两 白术半两 甘草爁[2],一两半

上为细末,炼蜜和丸,每两分作八丸,每服一丸,细嚼,生姜汤送下。

二气香薷饮

治一切暑毒。

香薷净叶 黄连去须 厚朴各二两 生姜四两

上先将生姜取汁,同黄连、厚朴于银磁器内腌一宿,炒令厚朴紫色为度。每服四钱,于银磁铫内,以水一碗煎至八分,入酒少许再煎二三沸,冷服。暑毒作痢,先以此药吞下,加巴豆感应丸,荡涤暑毒。如未全瘥,却再服痢药。此理甚妙。

缩脾饮

解伏热,除烦渴,消暑毒,止吐利。霍乱之后,服热药太多,致烦躁者,并宜服之。

白扁豆去皮,炒 干葛各二两 草果煨,去皮 乌梅去仁,不去核 缩砂仁 甘草炙,各四两

上㕮咀。每服四钱,水一大碗,煎八分,去滓,以水沉冷服,以解烦。夏月常服,或欲热欲温,任意服。代熟水饮,极妙。若伤暑,发热头疼,宜用此药,兼消暑丸服之。

龙须散

治中暑迷闷,不省人事。暑月代一切暑药,亦可。奴仆出入,此药尤便。

白矾一两,生用 甘草炙,一两半 五倍子 飞罗面 乌梅去仁,不去核,各二两

上五味,为细末。每服三钱,新汲水调下。如泄泻霍乱作渴,一服即愈。

六和汤

治夏月冒暑伏热,心脾不调,霍乱吐泻,或疟或痢或咳嗽。广南夏月瘴疾,冷热未分,烦躁口渴,正宜服之。

---

1 渐:此处义为淘洗。《说文解字》:"渐,汱米也。"
2 爁:烤炙。

人参去芦　缩砂仁　甘草炙　杏仁去皮尖　半夏汤洗七次,各一两　白扁豆姜汁略炒　赤茯苓去皮　藿香叶拂去尘　木瓜各二两　香薷去梗　厚朴姜汁制,各四两

上十一味,锉散。每服四钱,水一盏半,生姜三片,枣子一枚,煎至八分,去滓,不拘时候服。热燥者冷服,肚痛泄泻者温服,夏月无疾亦宜服。

▍冷香汤

治夏秋暑湿,恣食生冷,遂成霍乱,阴阳相干,脐腹刺痛,胁肋胀满,烦躁引饮。感瘴虚热,胸膈不利,或呕或泄,并宜服之。

良姜　檀香　甘草炒　附子炮,各二两　丁香二钱　川姜炮,三分　草豆蔻五个,煨

上七味,锉散。每服四钱,水二盏,煎至一盏,去滓,贮瓶内,沉井中,待冷服之。

一方,有草果,无草豆蔻。

▍五苓散此以下原本属第三卷

治伤寒瘴疾,感暑中湿,小便不利,头疼身热,烦躁发渴等证。夏月主治尤多。第能伐肾气,下虚者不可过服。

木猪苓去皮　赤茯苓去皮　白术去芦,各一两半　肉桂去粗皮,一两

上为细末。每服三钱。夏月背寒头痛,发热无汗,小便悭[1]涩,浓煎连须葱白汤调,乘热服冲,令额上有汗为效。或只用百沸汤调,热服,及续啜热汤冲,令汗出,或冒暑极热之际,新汲水调亦可。

热瘴痢疾,小便不利者,并用熟水调之。

大便水泻,小便不利,加车前子末煎沸汤服,不宜过多。

瘀热在里,身发黄疸,浓煎茵陈汤调下。

一方,加辰砂末,尤治蕴热心烦。毛崇甫因母病,孝诚感于北辰,梦授此药,亦可谓神方也。但五苓散用桂,正如小柴胡汤用人参、大承气汤用厚朴、备急丸用干姜之类,欲其刚柔相济,亦存攻守之意也。故方书谓五苓散无桂及隔年者,俱不可用。近者铺家有去桂五苓散,不知者为其所误。如去桂而入人参,却谓之春泽汤,治烦渴有效。

▍消暑丸

大解暑毒,治中暑烦躁闷乱,或欲绝者。

半夏一斤,锉成两片,甚小者不必锉,醋五升,煮干　茯苓去皮,半斤　甘草生,半斤

上为细末,姜汁作糊丸,如梧子大。每服百丸,熟水咽下。此药合时,须用好醋煮半夏,生姜自然汁煮糊,勿杂生水,臻志修治,极有神效。中暑为患,药下即苏。伤暑发热头疼,用之尤验。夏月常服,止渴利水,虽多饮

---

1 悭:缺欠,短。《广韵》:"悋也。"

水,亦不为害。若痰饮停滞,或为饮食所伤,并用姜汤咽下。入夏之后,不可阙此,应是暑药皆不及此。

黄龙丸

治丈夫、妇人,伏暑发热作渴,呕吐恶心,及年深暑毒不瘥者。

黄连去须,锉,二十四两　好酒五升

上黄连以酒煮干为度,研为细末,用面水煮糊,搜和为丸,如梧子大。每服三十丸,熟水吞下。

又疗伤酒过多,脏毒下血,大便泄泻,用米饮吞下,空心,食前,日二服。

一法,以银铫盛酒药,置于锅内汤中煮,尤佳。近日医家,名酒蒸黄连丸。

霍乱吐泻者,乃挥霍变乱之候也。仓卒难得对证药,所以多致杀人。寻常须是预制,下药始得。

一法,只偷解病人头缯,以百沸汤一大呷泡汁,令病人顿服,却勿令病人知是物,神效。

木瓜汤

治霍乱吐下不已,举体转筋,入腹闷绝。

木瓜去瓤,一两　吴茱萸汤洗七次,炒,半两　茴香炒　甘草炙,各二钱半

上锉散。每服四钱,水一盏半,生姜三片,紫苏十叶,同煎至七分,去滓,温服,无时。

良姜香薷汤

治伏暑伤冷,致作霍乱。

陈皮去白　藿香叶　香薷叶　甘草炒　生姜和皮　良姜　枣子去核　紫苏叶　木瓜去瓤,各等分

上锉散。每服三钱重,煎服。

一方,用木瓜、香薷、高良姜等分,煎服。

一方,用藿香叶、良姜、木瓜各半两,水二盏,煎一盏,服。

一方,用胡椒、绿豆各四十九粒,同研破,水煎服。或为末,木瓜汤调下,如神。

一方,以平胃散、五苓散等分,和为一处,热汤调下。若霍乱烦躁发渴,随意饮浸冷香薷散或缩脾饮,病去药除,不宜过多。若食冷物,致令霍乱,不渴不烦,理中汤主之。若霍乱,手脚转筋不已,急取大蓼数茎,浓煎汤,如法淋洗,仍取浓煎汁先服,乃效。若心腹筑痛,欲吐不吐,欲下不下,谓之干霍乱,甚能杀人,宜用盐汤三升顿服,却以手抉口中令大吐,更服更抉

吐之,痰物俱尽,然后服以理中汤。大率霍乱,脉浮洪者生。若脉微气少,默不欲言者,恐亦难保。

▌断下汤

治赤白痢及休息痢。瘴后患痢,亦宜此药。

草果连皮,一个 **白术**面炒 **茯苓**各一钱 **甘草**半钱

上㕮咀,用大罂粟壳十四枚,去筋膜并萼蒂,剪碎,用醋淹,炒燥为粗末,同前作一剂,水二大盏,姜七片,枣子、乌梅各七个,煎至一大盏,分二服服之。赤痢加乌头二七粒,白痢加干姜半钱。若伏暑致痢者,先以香薷饮吞下,加巴豆感应丸。小便不通,用五苓散吞下,然后服此药。若瘴后因食物忤脾胃,壮毒气,致腹痛而痢,必有积物,须服苏合香丸,加感应丸少许(气虚者,却不宜服),荡涤后服此药。古方谓:痢乃滞下,又云:无积不成痢。如此乃宜先荡涤,不然则积无由去。瘴后痢疾,又有气虚脏寒而患者,却不可更加荡涤,宜服养脏汤,乃吞下震灵丹、玉华白丹等理中之剂。

▌养脏汤

治大人小儿,肠胃虚弱,冷热不调,脏腑受寒,下痢赤白,或大便脓血,有如鱼脑,里急后重,脐腹疼痛,日夜无度,胸膈痞闷,胁肋胀满,全不思食。又治脱肛坠下,酒毒便血,诸药不效者。

罂粟壳去蒂、盖,蜜炙,三两六钱 **木香**一两四钱,不见火 **诃子皮**一两二钱 **川当归**去芦,洗,焙 **人参**去芦 **白术**炒,各六钱 **白芍药**一两六钱 **肉豆蔻**面裹,煨,一两 **甘草**炙 **肉桂**去粗皮,各八钱

上为粗末。每服二大钱,水一盏半,煎至八分,去滓,食前温服。老人、孕妇、小儿暴泻,宜急服之,立愈。忌酒、面、生冷、鱼腥、油腻等物。如肠腑滑泄,夜起久不瘥者,可加炮附子三四片煎服。此药神效,不可具述。

▌变通丸

治赤白痢。

吴茱萸拣净 **黄连**去须并芦,锉骰子块

上等分,一处以好酒浸透,取出各自拣焙,或晒干为细末,面糊丸梧桐子大。赤痢用黄连丸三十粒,甘草汤下。白痢用茱萸丸三十粒,干姜汤下。赤白痢各用十五粒相合并,以甘草干姜汤下。

痢疾不纳饮食,谓之禁口。医者但知其危笃而畏缩,更不究其所致危笃之由,故多不救,良可愍哉!《易简方》谓宜用四柱散、理中汤、参苓散,加肉豆蔻、木香辈,或咽震灵丹等药。何乃王德肤知其一而未知其二耶?盖古方有用清心压毒药者,有用生胃进食药者,岂可执一律以治之?如诊而知其脾胃脉不弱,问而知其头疼心烦,手足温热,未尝多服凉药,此乃毒

气上冲心肺,所以呕而不食,宜用败毒散。每服四钱重,陈仓米一百粒,姜三片,枣一枚,水一盏半,煎至八分,去滓,温服。又方,用石莲子搥碎去壳,留心并肉,碾为细末,亦用陈米饮调下。若其脉微弱,或心腹虚膨,或手足厥冷,初病则不呕,尝服罂粟、乌梅及苦涩凉剂,或饮草药已多,早晨未食先呕,或才闻秽气即呕,不思饮食,此乃脾胃虚弱,却可信《易简方》之言。然别有一方,尤为易简也。一味山药锉如小豆大,一半银瓦铫炒熟,一半生用,同碾为末,米饮调下,自有奇效。又尝观前辈痈疽方,治呕而不食,亦有二说:毒气攻心者,却以乳香、绿豆粉作内托散治之;如脾胃虚弱者,用嘉禾散、山药丸治之。若胸中更有活法,裁其方,为禁口痢用,又何患不收功于危笃耶?

五皮散

治脾虚气滞,头面、四肢、脐腹肿满。又治瘴疟,饮水过度,或食毒物,忤脾触气,乃成肿疾。

大腹皮 桑白皮 茯苓皮 生姜皮 陈橘皮各等分

上为锉散。每服四钱,水一盏半,煎八分,去滓,热服。病在上食后,病在下空心,忌生冷、餈糕、毒物。

实脾散

治脾虚浮肿。瘴后肿满,亦宜用之。

大附子一个 **草果仁 干姜**各二两 **大腹子**六个,连皮 **木瓜**一个,去瓤,切片
甘草一两

上用水,于银磁器内同煮干,一半以手擘开,干姜心不白为度,不得全令水干,恐近底焦,取出锉焙为末。每服三钱,空心,日午,沸汤点服。

《百一选方》治膨胀用嘉禾散、四柱散等分,合和煎服,常用以治头面四肢肿者亦效。又嘉禾散治肿甚效。

三生饮

治痰厥、饮厥及气虚眩晕,或似卒中,口眼㖞斜,咽喉作声。

天南星一两 **川乌头 生附子**各半两 **木香**一分

上㕮咀。每服半两,水二盏,姜十片,煎至六分,去滓,温服。

一方,气盛人止用南星八钱、木香一钱,加生姜十四片,煎作两服,名星香散。

一方,气虚人用生附子、木香、生姜,亦如前数煎服,名附香饮。《易简方》谓用天雄代附子亦妙。痰涎壅甚者,每服加全蝎五个,仍服黑锡丹镇坠。或口禁用细辛、皂角末少许,或半夏末吹入鼻中,候喷嚏得少苏,却急进药。

一方,附子、天雄、川乌头各一两,木香半两,姜、枣煎,更入磨沉香水服,六脉俱虚者可用之。若挟热中风者,不宜三生饮。《续易简方》非之颇当。

以上治痰、治肿、治痢数方,皆为瘴后复证而设。所谓复证,岂非伤寒坏证之劳复、食复与夫阴阳易之类乎? 古方有云:伤寒复证,乃病家不善调摄之过。即此证也。且如外方疟疾,视它病尤难调摄。况汪南容有言:瘴病后调摄,又倍于外方之难。如此则瘴后岂容不谨? 若夫病中不戒酒肉,时渴饮水,宁免忤脾胃壮毒气,得不变为肿满、泄痢、呕逆乎? 又病后脾气未快,邪气未绝,恣意饮食与夫酤酒市脯,色色无忌,岂不积而作痢,聚而作痰,浮而作肿? 治其肿则宜实脾快气,可于嘉禾散、小乌沉汤、五皮散、实脾散中详酌用之,切不可服章柳、芫花下水之剂,虽降气汤亦不可轻服。嘉禾散自制至妙,或宜加姜、附等煎之。大概合补脾而使气快,脾克肾,则纵有水亦不能为害。诸肿疾脐凸肿,手足无纹,满腹青筋,腰肿阴肿,其脉沉细,皆为难起。治痰则宜理气壮胃,然痰证为喘、为咳、为呕逆、为麻木、为痞膈,悉当随证施治。三生饮治卒暴痰厥、眩晕等证。若遗溺手散口开者,亦难取效。泄痢能饮食而脉微小者,犹庶几。若脉浮洪而大,鲜有不毙。汪子迪所谓:瘴体先虚,虚不宜利者是也。治瘴后痢本难立方,当求明医察其脉证以处之。如前数药皆虽良剂,亦不过备急而已。临时加减,通医者必能反隅。如此等证,皆由病瘴不善将理而得之。岂可更轻生不信戒忌乎? 岂可不急求医脉尚服草药乎? 若犹因循而致困顿,是虽良医,亦未如之何。

▌ 玉屏风散

治虚弱人腠理不密,易感冒于风寒。

防风一两 黄芪蜜炙 白术各二两

上㕮咀。每三钱重,水一盏半,枣一枚,煎七分,去滓,食后热服。

▌ 实表散

治腠理不密,易致感冒,先服此药,则感冒自然解散。

附子炮,去皮、脐 苁蓉酒浸一宿,焙干 细辛去叶 五味子各等分

上为粗末。每二钱,入黄芪建中汤三钱,如法煎服。

▌ 香薷汤

暑月至要之药。

香薷一斤半 茯苓去皮 陈皮 干姜炮,各二两 甘草五两 厚朴一两,姜制

上为细末,入盐少许,沸汤调服,不拘时。

续附蛇虺[1]螫[2]蠠[3]诸方

五岭之南,不惟烟雾蒸湿,亦多毒蛇猛兽,故前贤有诗云:雾锁琼崖路,烟笼柳象州,巴蛇成队走,山象着群游。又编类集及岭外代答本草诸书,备言广郡多蛇虺、蜈蚣。愚既表出瘴疠论方,又不得不附治蛇虺螫蠠数方,以济人之缓急。尤当谨者,夜起不可仓卒,及不可无灯,又不可不穿鞋袜。尝闻有人中夜下榻,而蜈蚣偶栖其鞋上,足一触之,连咬数口,呻吟苦痛,经旬日后,方得香白芷、雄黄末服之,蓝靛汁傅[4]之乃愈。又闻有夜急登厕者,遇蛇伤其肛门,且不晓药,毒中脏腑,坐受其毙。张季明《医说》载一村妇忽卒吹火,不知火筒中偶有蜈蚣,惊迸窜入喉,致下胸臆,悲泣求救,傍人云:可讨小猪儿一支,断喉取血(一说鸡血尤妙),令妇人顿吃,须臾更灌生油一口,遂恶心,其蜈蚣滚在血中吐出,继与雄黄、细研,水调服遂愈。又载:有人为蝮所啮,致遍身皮胀,口吐黄水,良久闷绝,一道人以新汲水调香白芷末二钱,灌之立苏,再服即愈。道人云:法当以麦门冬汤调服,今仓卒以水代之亦效。《本草衍义》载有被蛇伤而昏困者,一僧以五灵脂一两、雄黄半两为末,酒下二钱,遂苏。凡遭蛇虺、蜈蚣、蝮、蝎等伤,急取香白芷、雄黄末、靛花生蓝汁之类,且服且傅,立有功效。或但得白矾,火上炙熔,滴在所伤处,解其毒亦可也。治虎犬咬,亦宜以白矾末掺疮封裹之,自愈。

一方,用醋煮白矾,治蝎伤。盖醋主收敛,不使毒气散漫也。又蛇伤者,只以蛇蜕皮一片,贴在伤处,就灼艾三五壮,引去毒气。《朝野金载》云:凡恶虫所螫,马汗入疮,可取艾灸其伤处,即此法也。非蛇伤却不必蛇蜕。蜈蚣伤,鸡冠血及鸡屎涂亦可。又法,捉大蜘蛛一枚,纵其啮所伤处,候吮其毒,蜘蛛困闷自落,却滴冷水数点以治之。如觉未愈,更捉一枚啮之,使毒气净尽也。

一法,治蛇入口并七孔中者,割母猪尾,沥血于口中并孔中即出。一法,治卒为蛇绕不解,用热汤淋之。若仓卒无汤,令人尿之。

一方,治赤蜈蚣毒,用桑枝汁同盐擦痛处,或熔蜡于痛处,肉赤为度。又方,用皂角于咬上炷艾灸,热则去之。一方,治蜘蛛飞丝入口,用紫苏叶不问旧新,嚼之即愈。

癸亥续此于封川

---

1 虺:毒蛇。
2 螫:毒虫或毒蛇咬刺。
3 蠠:《康熙字典》"音匿。小虫"。
4 傅:通"敷"。

集验治蛊毒诸方

凡蛊毒有数种，曰蛇毒、蜥蜴毒、虾蟆、蜣螂、草毒，皆是变乱元气也。有人固造作之者，即谓之蛊。多因饮食内而行之，与人患祸。患祸于他则蛊主吉利，所以蛊害之徒畜事之。人中其毒者，心腹绞痛，如有物啮，或吐下血，皆如烂肉；或好卧暗室，不欲光明；或心性反常，乍嗔乍喜；或四肢沉重，百节酸疼；或乍寒乍热，身体习习而痹，胸中满闷；或头目痛、或吐逆不定、或面目青黄，甚者十指黯黑，诊其脉缓大而散，皆其候也。然其毒有缓有急，急者仓卒，或数日乃死，缓者延引岁月，游走肠内，蚀五脏尽则死。治蛊方药甚多，今但取其简而易，用之已验者耳。

▌验蛊毒法

令病人唾于水内，沉者是蛊，浮者即非。或令含黑豆验之，若豆胀烂皮脱则是蛊，不脱则非。又，初虞世方云：嚼黑豆不腥，嚼白矾味甘，皆中毒之候也。

▌归魂散

凡初中蛊在膈上者，当用此药吐之。

白矾　建茶各一两

上二味，为细末。每服五六钱，新汲水调下顿服。一时久当吐毒出，此药入口其味甘甜，并不觉苦味者是也。

▌雄朱丸

解诸中毒。

麝香一分，别研　**雄黄**别研，水飞过　**朱砂**别研，水飞过　**赤脚蜈蚣**微炙，去足
续随子各一两

上为细末，入雄黄、朱砂、麝香研匀，以糯米煮粥，和丸如鸡头。每服一丸，热酒吞下，毒当与药俱下。

凡病人服药吐利之后，犹觉前后心刺痛拘急，咽中茆[1]刺者，此是服吐利药之候也。更不须再服吐利药，但服桔梗散自然平愈。

▌桔梗散

桔梗去芦，味苦者不拘多少，锉细，微炒

上为细末。每服三钱，米饮调服，不拘时候。此药不吐不利，加之易为收买，多服者有益。如服吐利药而后，日两三服，使毒气日渐消散，不致再发动也。

---

1 茆：同"茅"。

▋佛说解蛊毒神咒出《大藏经》

凡在旅中饮食，先默念七遍，其毒不行。咒曰：

姑苏啄，摩邪啄，吾知蛊毒生四角。父是穷窿穷，母是舍邪女，眷属百万千。吾今悉知汝，摩诃萨摩诃。

一法：每日或所到处，念"药王万福"四字一七遍，亦验。

▋灸蛊毒法

当足小趾尖灸三炷，即有物出。(酒上得者酒出，肉菜上得者肉菜出，饭上得者饭出。)

▋治蚂蟥蛊毒方

觉是此物，先念"解蛊毒咒"，次饮生蜜，其毒化为水。凡中一切水族之毒，以蜜或饮或涂伤处，立解。

▋解百药毒方

油煎大甘草成寸　**油煎柏叶**蒸过方煎，如向上者不用

上二味，觉中毒急咀嚼，常服亦得。

▋又治蛊毒挑生及蒙汗诸中毒神效诸方

蛊毒之害，应人饮食可以中人。其候腹大胀紧如石，面目青黄，小便淋沥，或泻血，或吐而喉中妨闷，有如刀刺。

一方，川升麻，桔梗(去芦)，瓜蒌根，各一两。

上为粗末。每服二钱，水一盏，煎六分，去滓服，不拘时候。

一方，土瓜根如大拇指大，长三寸，锉碎，以酒一盏，浸一宿，为一服，吐出即愈。

一方，皂角长一尺者，去黑皮并子，用酒一大盏，浸一宿方去滓，空心服。

一方，败鼓皮烧为末，酒调二钱服之。凡中蛊毒，皆是昏睡不省人。用此方，能言下药人姓名，极验。

一方，桃树上的寄生三两为细末，如点茶，每服一钱，不拘时候。

一方，蚕蜕纸(是出蚕了之纸也。此药宜令常随行以备急用)不拘多少，用清油纸烛烧为灰，研极细。稍觉中毒，虽面青脉绝，腹胀吐血口噤，速以新汲水调一钱频服，即活。若彼蒙汗，昏昧如醉，此药下咽即醒。

一方，茶芽(焙)，生甘草，生白矾(乳钵研)。

上各等分，为细末。每服一钱，以新汲水调下。若中毒一月，其毒自大便下。若中蛊毒，即吐出肉块，次服补药，生糯米粉以乌猪胆汁为丸，如梧桐子大，每服三十丸，熟水吞下。

广南挑生杀人，以鱼肉延客，对之行厌胜法。鱼肉能反生于人腹中，

而人以死。相传谓：人死阴役于其家。昔雷州推官司户符昌言：乾道五年亲勘一公事挑生，买肉置之盘中，俾囚作法，以验其术。有顷，肉果生毛，何物淫鬼，乃能尔也。然解之亦甚易，但觉有物在胸膈，则急服升麻以吐之。觉在腹中，急服郁金以下之。雷州镂板印行者，盖得之于囚也。[眉批：按，《范石湖文集》云，李焘为雷州推官，鞫狱得治蛊方。毒在上，用升麻吐之。在腹，用郁金下之。或合二物服之，不吐则下。此方活人甚多也。]

挑生之害，于饮食中鱼肉果菜，皆可挑生而中人。其候初觉胸腹痛，次日渐搅刺，十日毒在腹中能动。凡胸臆痛为在上膈，腹痛为在下膈。

▍ 在上膈方

胆矾半钱，投在一盏热茶内，候矾熔化，通口服，少顷以鸡翎搅喉中，即吐出毒物。

▍ 在下膈方

郁金末二钱，饭汤调下，即泻下恶物。

▍ 吐泻后补治方

人参　白术各半两

上锉细，入无灰酒半升，以瓦瓶盛之，于慢火中煨半日许，候酒熟服。每服一小盏，五日乃止。

▍ 治胡蔓草毒方

胡蔓草[眉批：《本草纲目》"钩吻条"载此文云，时珍又访之南人云，钩吻即胡蔓草，今人谓之断肠草是也]叶如茶，其花黄而小，一叶入口，百窍溃血，人无复生也。广西愚民私怨，茹以自毙，家人觉之，即时取鸡卵抱未成雏者，研烂和麻油灌之，吐出毒物乃生，稍迟即死也。如人误服此草者，止以前法解之。

南方盛夏行路遇大热，饮水只可一二口，多则水气逼住，气不得伸，发紧痧[1]立死，慎之。若毒微者，前诸解毒方，须用之即醒。

▍ 苏合香丸

治气中[2]，或卒暴气逆心痛鬼魅恶气。

沉香　麝香别研　诃黎勒煨，用皮　丁香　青木香　香附子炒，去毛　安息香别研，为末，用无灰酒一升，煮为膏　荜茇　白术　白檀香　薰陆香别研　苏合油和入安息膏内　龙脑别研，各一两　朱砂别研，水飞　乌犀角各五钱

---

1 紧痧：痧证之一，发病急骤而危重。
2 气中：病名，又称中气，类中风之一种。

上为细末,入别研药极匀,用安息香膏并炼蜜和丸,重八分,蜡为皮。治大人卒中风痫,小儿急慢惊风,牙关紧闭。每服一丸或半丸,去蜡用生姜自然汁化开,擦牙关,再用姜汤调药灌下。及治感冒风寒,恶心吐泻,心气腹痛,白痢,妇人产后中风、泄泻、呕吐、腹痛,俱用姜汤化下。山岚瘴气,清晨温酒化下。

▌治杨梅疮方 一名木绵疔,一名天疱疮

胡麻 蔓荆子 枸杞子 荆芥 牛蒡子 山栀子 防风 黄连 大黄各二钱 黄柏 苦参 山豆根 轻粉 白蒺藜各一钱

上精制为末,水煮面为丸,如梧桐子大。每服重二钱半,用茶五更吞服,午时又一服,自觉口内痛住服。忌荤腥、油酱、炙炒、香焦之物、生果之类,宜食淡粥,切戒房室,更养七情,如此七日见效。

▌治口损疼痛方 [1]

服前方后,口损疼痛者,用此方以解之。

黄柏 防风 荆芥 犀角 桔梗 牛蒡子 连翘 甘草各等分

上八味,水一盅半,煎至八分,停冷,逐口噙吐。

▌敷药方

银朱 轻粉各一钱 黄蜡 清油各一两

先将黄蜡同油煎化,后入朱、粉二味,和匀成膏,入磁罐收贮,随疮大小,敷搽二三次,疮痂即脱。

又方

大枫子三钱 轻粉一钱

上二味,为末,涂疮上即愈。

---

1 治口损疼痛方:原无题名,依原目录补。

校刻《岭南卫生方》下卷附录

（此以下原本属第四卷）

安道按:诸证皆有发热,不可悉归于瘴也。故敢搜辑八证,标其类之尤者,以便于分析,使可便召名医之专门者调治。况北人初至百粤,及于遐荒绝域之地,其业医者,既鲜且缪,一时未谙,概以瘴论,反归咎于是书也。倘留心于是,则或少逭[1]横夭者之一二。求同志者,以发扬云尔。并附东垣《药性赋》于后,以便处方观览。

八证标类

痰证

痰者,津液所化。盖由风伤于肺,肺气不清而生痰;湿伤于脾,脾气凝浊而生痰。痰之为病,憎寒壮热,恶风自汗,胸膈满闷,气上冲咽而不得息,但头不痛,项不强。若涎多者,亦隐隐头痛。其脉右手关部滑大,或弦滑;痰涎蓄积于中脘,或有寸浮者,亦有寸伏者,又有寸口沉滑者,有沉伏者,必痰垢腻于上膈也。

食积

盖由脾胃伏热,因食不化以致身热恶食。恶寒则亦头痛而不甚,但身不疼,心腹饱闷,或手按之则痛。可辨其脉,左手人迎平和,右手气口脉紧盛,若关脉滑而沉,此有宿食也。

虚烦

其人素弱,有所劳伤,因而损气,气衰则火旺。《经》曰:阴虚生内热。心中郁闷不安,发热困倦,病来潮作之时,气少懒语,怯弱声低,或气虚喘促,但不恶寒,不头疼,不身痛,漐漐然汗出,腿酸无力,沉困倦怠,脉浮芤无力。

脚气

天之风寒暑湿之气,蒸于足。头痛恶寒,肢节疼痛,便秘呕逆,脚软屈弱,不能动履,但起于脚膝耳。尤忌补剂及淋洗开冷、草药摊盒[2],若犯此禁,则毒气入心,小腹顽痹不仁,或气喘呕吐。

疮毒

皆属心火。发热而洒淅恶寒,与伤寒相似,但饮食如常,其脉大而浮

---

1 逭: 此指避免、免除。《说文解字》:"逭,逃也。"
2 摊盒: 覆盖。

数。《方脉举要》云：平人脉大，尤当审详。若有痛处，恐发疮疡。验其遍身，或有红肿，或如粟米，此乃疔肿之兆[1]也。

瘀血

人有恶寒发热，状似伤寒，其脉芤涩，其证胁下与小腹疼痛，手不可近，大便黑，小便利者，此瘀血证谛也。盖胁与小腹乃属肝部，肝为血海，故有瘀血蓄积于此。须审其日前曾有跌坠挫闪拳踢之情。若服寒凉药，恐血得寒则凝。倘瘀血上冲，昏迷不省，良久复苏，此皆血证之候也。宜行气活血之药可也。

劳发

其人元气寡弱，素有痰火，结核于胯缝，或腋下，或臂膊上。略有动作劳伤，则一时硬肿疼痛，煎寒作热，状似伤寒，其脉弦数无力。若腿缝有核肿者，俗呼为腿劳发；若腋下有核及臂膊有核肿者，有无核而作寒热者，此皆谓劳发证也。盖因气血虚弱，劳役所致。斯劳发之名，乃世俗传袭之言耳，非正病名也。不可汗，不可下，但宜补血养气、滋阴降火、清痰和解之剂，其病自瘳矣。待候周时，轻者则不服药，自然微汗而解也。

痘疹

凡幼稚之儿，并年少之人，忽发热憎寒，头疼身痛，唇红脸赤，喷嚏喘咳，状类伤寒，不可遽施汗、下。先须论其曾出蜕疮否。如未出者，当验尻骨、耳尖并足皆冷，又观耳后有红脉赤缕为的。此证又有疹子，俗呼为麻子。今此处悉借痘证法治疗，鲜有不缪者也。《麻疹骨髓赋》云：疹虽胎毒，多带时行气候，暄热非令，男女传染而成。其发也，与痘相类；其变也，比痘匪轻。愚夫、愚妇尝视如泛常，若死若生，总归于天命。不知毒起于脾，热流于心，始终之变，省则无证，脏腑之伤，肺则尤甚。闭门问途，不如路中寻径；扬汤止沸，不若灶里抽薪。初则发热，亦似伤寒，目出泪而不止，鼻流涕而不干，咳嗽太急，烦躁难安。以火照之，隐隐皮肤之下；以手摸之，磊磊肌肉之间。其形如疥，其色若丹，随出随没，乍隐乍现。根窠若肿兮，疹而兼瘾；皮肤如赤兮，疹以夹斑。似景而明兮，十有九效；如煤而黑兮，百无一生。疹毒尤重，治法不同。微汗常出，热势越而不留，清便自调，邪气行而无壅，腠理怫郁兮，即当发散；肠胃秘结兮，急与疏通。苟视大而若细，恐变吉而为凶。惟衄不必忧，邪从衄解，利不必止，毒随利松。所喜

---

1 兆：北大明抄本作"类"。

者身上清凉,可畏者咽喉肿痛,饮水不休,法在生津养血。饮食欲减,方须救胃和中。此疹痘之证,正与瘴气借伤寒书治之而多讹,故略表之于此。

以上八证非伤寒,亦非瘴气,各有专科门类,识者鉴之。

李杲《药性赋》[1]

▌羌活

味苦甘平,性微温,无毒。升也,阴中之阳也。其用有五:散肌表八风之邪,利周身百节之痛,排巨阳肉腐之疽,除新旧风湿之证,乃手足太阳表里引经之药也。

▌升麻

味苦平,性微寒,无毒。升也,阴中之阳也。其用有四:引葱白散手阳明之风邪,引石膏止足阳明之齿痛,引诸药游行四经,升阳气于至阴之下,因名之曰升麻。

▌柴胡

味苦平,性微寒,无毒。升也,阴中之阳也。其用有四:主左右两旁胁下痛,日晡潮热往来生,在脏调经内主血,在肌主气上行经。手足少阳表里四经之药也。

▌白芷

味辛,性温,无毒。升也,阳也。其用有四:能去头面皮肤之风,除皮肤燥痒之痹,止足阳明头痛之邪,为手太阴引经之剂。

▌防风

味甘辛,性温,无毒。升也,阳也。其用有二:以气味能泻肺金,以体用通疗诸风。

▌当归

味甘辛,性温,无毒。可升可降,阳中微阴也[眉批:胡文焕校本无"中微阴"三字]。其用有四:头止血而上行,身养血而守中,梢[2]破血而下流,全活血而不走。

▌独活

味苦甘平,性微温,无毒。升也,阴中之阳也。其用有三:诸风掉眩,颈项难伸;风寒湿痹,两足不用;及为足少阴之引经。

---

1 李杲《药性赋》:原为《药性赋》,据原目录改为李杲《药性赋》。
2 梢:原作"稍",下同,据《珍珠囊补遗药性赋》改。

木香

味苦甘辛,性微温,无毒。降也,阴也。其用有二:调诸气不可无,泄肺气不可阙。

槟榔

味苦辛,性温,无毒。降也,阴也。其用有二:坠诸药性若铁石,治后重验如奔马。

吴茱萸

味苦辛,性热,有小毒。可升可降,阳也。其用有四:咽嗌寒气噎塞而不通,胸中冷气闭塞而不利,脾胃停冷腹痛而不任,心气刺痛成陈而不止。

藿香

味甘辛,性温,无毒。可升可降,阳也。其用有二:开胃口能进饮食,止霍乱仍除呕逆。

川芎

味辛,性温,无毒。升也,阳也。其用有二:上行头角,助清阳之气止痛;下行血海,养新生之血调经。

黄连

味苦,性寒,无毒。沉也,阴也。其用有四:泻心火,消心下痞满之状[1];主肠澼,除肠中混杂之红;治目疾暴发宜用;疗疮疡首尾俱同。

黄芩

味苦平,性寒,无毒。可升可降,阴也。其用有四:中枯而飘者,泻肺火消痰利气;细实而坚者,泻大肠火养阴退阳;中枯而飘者,除寒湿留热于肌表;细实而坚者,滋化源退热于膀胱。

大黄

味苦,性寒,无毒。其性沉而不浮,其用走而不守,夺土郁而通[2]壅滞,定祸乱而致太平,名之曰将军。

黄柏

味苦,性寒,无毒。沉也,阴也。其用有五:泻下焦隐伏之龙火;安上焦虚哕之蛔虫;脐下痛,单制而能除;肾不足,炒[3]用而能补;痿厥、除湿药中,不可阙。

---

1 状:原作"壮",据《珍珠囊补遗药性赋》改。
2 通:原作"无",据《珍珠囊补遗药性赋》改。
3 炒:原作"生",据《珍珠囊补遗药性赋》改。

玄明粉

味辛甘酸,性微温,无毒。沉也,阴也。其用有二:去胃中之实热,荡肠中之宿垢。其妙不可尽述,大抵用此而代盆硝也。

白术

味甘,性温,无毒。可升可降,阳也。其用有四:利水道有除湿之功,强脾胃有进食之效,佐黄芩有安胎之能,君枳实有消痞之妙。

人参

味甘,性温,无毒。升也,阳也。其用有三:止渴生津液,和中益元气,肺寒则可服,肺热还伤肺。

黄芪

味甘,性温,无毒。升也,阳也。其用有四:温肉分而实腠理,益元气而补三焦,内托阴证之疮疡,外固表虚之盗汗。

甘草

味甘平,无毒,生则寒,炙则温。生则分身、梢而泻火,炙则健脾胃而和中,解百毒而有效,协诸药而无争。以其甘能缓急,故有国老之称。

半夏

味辛平,生寒熟温,有毒。降也,阳也。其用有四:除湿化痰涎,大和脾胃气,痰厥及头疼,非此莫能治。

陈皮

味辛苦,性温,无毒。可升可降,阳中之阴也。其用有二:留白补胃和中,去白消痰泄气。

青皮

味苦,性寒,无毒。沉也,阴也。其用有四:破滞气愈低而愈效,削坚积愈下而愈良,引诸药至厥阴之分,下饮食入太阴之仓。

枳壳

味苦酸,性微寒,无毒。沉也,阴也。其用有四:消心下痞塞之痰,泄腹中滞塞之气,推胃中隔宿之食,削腹内连年之积。

枳实

味苦酸,性微寒,无毒。沉也,阴也。其用有四:消胸中之虚痞,逐心下之停水,化日久之稠痰,削年深之坚积。

桔梗

味苦辛,性微温,有小毒。升也,阴中之阳也。其用有四:止咽痛〔眉批:胡本"咽痛"下,有"兼"字〕,除鼻塞,利膈气,仍治肺痈。一为诸药之舟楫,一为肺部之引经。

▍知母

味苦,性寒,无毒。沉也,阴中之阴也。其用有四:泻无根之肾火,疗有汗之骨蒸,止虚劳之阳胜,滋化源之阴生。

▍藁本

味苦辛,性微温,无毒。升也,阴中之阳也。其用有二:大寒气客于巨阳之经,苦头痛流于巅顶之上,非此味不除。

▍生地黄

味甘苦,性寒,无毒。沉也,阴也。其用有四:凉心火之血热,泻脾土之湿热,止鼻中之衄热,除五心之烦热。

▍熟地黄

味甘苦,性温,无毒。沉也,阴也。其用有四:活血气封填骨髓,滋肾水补益真阴,伤寒后胫股最痛,新产后脐腹难禁。

▍五味子

味酸,性温,无毒。降也,阴也。其用有四:滋肾经不足之水,收肺气耗散之金,除烦热生津止渴,补虚劳益气强阴。

▍川乌头

味辛,性热,有毒。浮也,阳中之阳也。其用有二:散诸风之寒邪,破诸积之冷痛。

▍白芍药

味酸,平,性寒,有小毒。可升可降,阴也。其用有四:扶阳气大除腹痛,收阴气陡健脾经,堕其胎能逐其血,损其肝能缓其中。

▍白茯苓

味甘淡,性温,无毒。降也,阳中之阴也。其用有六:利窍而除湿,益气而和中,小便多而能止,大便结而能通,心惊悸而能保,津液少而能生。白者入壬癸,赤者入丙丁。

▍泽泻

味甘咸,性寒,无毒。降也,阳中之阴也。其用有四:去胞垢而生新水,退阴汗而止虚烦,主小便淋涩仙药,疗水病湿肿灵丹。

▍薄荷

味辛,性凉,无毒。升也,阳也。其用有二:清利六阳之会首,祛除诸热之风邪。

▍麻黄

味苦甘,性温,无毒。升也,阴中之阳也。其用有二:其形中空,散寒邪而发表;其节中闭,止盗汗而固虚。

▎ 厚朴

味苦辛,性温,无毒。可升可降,阴中之阳也。其用有二:苦能下气,去实满而泄腹胀;温能益气,除湿满散结调中。

▎ 杏仁

味苦甘,性温,有毒。可升可降,阴中之阳也。其用有二:利胸中气逆而喘促,润大肠气秘而便难。

▎ 巴豆

味辛,性热,有大毒。浮也,阳中之阳也。其用有二:削坚积荡脏腑之沉寒,通闭塞利水谷之道路。斩关夺门之将,不可轻用。

▎ 附子

味辛,性热,有大毒。浮也,阳中之阳也。其性浮而不沉,其用走而不息,除六腑之沉寒,定[1]三阳之厥逆。

▎ 苍术

味甘,性温。主治与白术同。补中除湿,力不及白术;宽中发汗,功过于白术。

▎ 秦艽

味苦辛平,性微温,无毒。可升可降,阴中之阳也。其用有二:除四肢风湿若神[2],疗遍体黄疸如金。

▎ 白僵蚕

味咸辛平,性微温,无毒。升也,阴中之阳也。其用有二:去皮肤风动如虫行,主面部䵟生如漆点。

▎ 白豆蔻

味辛,性温,无毒。升也,阳也。其用有四:破肺中滞气,退目中云气,散胸中冷气,补上焦元气。

▎ 地榆

味苦甘酸,性微寒,无毒。沉也,阴也。其用有二:主下部积热之血痢,止下焦不禁之月经。

▎ 连翘

味苦平,性微寒,无毒。升也,阴也。其用有二:泻诸经之客热,散诸肿之疮疡。

---

1 定:原作“补”,据《珍珠囊补遗药性赋》改。
2 神:原作“懈”,据《珍珠囊补遗药性赋》改。

▮ 阿胶

味甘平,性微温,无毒。降也,阳也。其用有四:保肺益金之气,止嗽蠲咳之痰[1],补虚安妊之胎,治痿强骨之力。

▮ 桃仁

味苦甘平,性寒,无毒。降也,阴也。其用有二:润大肠血秘之便难,破大肠久蓄之血结。

▮ 生姜

味辛,性温,无毒。升也,阳也。其用有四:制半夏有解毒之功,佐大枣有厚肠之益,温经散表邪之风,益气止翻胃之哕。

▮ 石膏

味辛甘,性大寒,无毒。沉也,阴也。其用有二:制火邪清肺气,仲景有白虎之名;除胃热夺甘食,易老云大寒之剂。

▮ 桂

味辛,性热,有毒。浮也,阳中之阳也。气之薄者桂枝也,气之厚者肉桂也。气薄则发泄,桂枝上行而发表;气厚则发热,肉桂下行而补肾。此天地亲上亲下之道也。

▮ 细辛

味辛,性温,无毒。升也,阳也。其用有二:止少阴合病之首痛,散三阳数变之风邪。

▮ 栀子

味苦,性大寒,无毒。沉也,阴也。其用有三:疗心中懊憹颠倒而不得眠;治脐下血滞小便不得利[眉批:胡本"小便"下,有"而"字];易老云:轻飘而象肺,色赤而象火,又能泻肺中之火。

▮ 葛根

味甘平,性寒,无毒。可升可降,阳中之阴也。其用有四:发伤寒之表邪,止胃虚之消渴,解中酒之苦毒,治往来之温疟。

▮ 瓜蒌根

味苦,性寒,无毒。沉也,阴也。其用有二:止渴退寒热,补虚通月经。

▮ 猪苓

味淡甘平,性温,无毒。降也,阳中之阴也。其用有二:除湿肿,体用兼备;利小水,气味俱长。

---

1 痰:原作"脓",据《珍珠囊补遗药性赋》改。

干姜

生则味辛,炮则味苦。可升可降,阳也。其用有二:生则逐寒邪而发表,炮则除胃冷而温[1]中。

草龙胆

味苦,性寒,无毒。沉也,阴也。其用有二:退肝经之邪热,除下焦之湿肿。

苏木

味甘咸平,性寒,无毒。可升可降,阴也。其用有二:破疮疡死血非此无功,除产后败血有此立验。

杜仲

味辛甘平,性温,无毒。降也,阳也。其用有二:强志壮筋骨,滋肾止腰疼。酥炙去其丝,功效如神应。

天门冬

味苦平,性大寒,无毒。升也,阴也。其用有二:保肺气不被热扰,定喘促陡得康宁。

麦门冬

味甘平,性寒,无毒。降也,阳中之阴也。其用有四:退肺中隐伏之火,生肺中不足之金,止烦渴阴得其养,补虚劳热不能侵。

秦皮

味苦,性寒,无毒。沉也,阴也。其用有四:风寒邪合湿成痹,青白幻翳遮睛[眉批:胡本"青白"下,有"色"字],女子崩中带下,小儿风热痫惊。

地骨皮

味苦平,性寒,无毒。升也,阴也。其用有二:疗在表无定之风邪,主传尸有汗之骨蒸。

桑白皮

味甘,性寒,无毒。可升可降,阳中之阴也。其用有二:益元气不足而补虚,泻肺气有余而止咳。

甘菊

味苦甘平,性微寒,无毒。可升可降,阴中之阳也。其用有二:散八风上注之头眩,止两目欲脱之泪出。

---

1 温:原作"守",据《珍珠囊补遗药性赋》改。

红花

味辛,性温,无毒。阳也。其用有四:逐腹中恶血,而补血虚之虚,除产后败血,而止血晕之晕。

赤石脂

味甘酸,性温,无毒。降也,阳中之阴也。其用有二:固肠胃有收敛之能,下胎衣无推荡之峻。

通草

味甘平,性微寒,无毒。降也,阳中之阴也。其用有二:阴窍涩而不利,水肿闭而不行。涩闭两俱立验,因有通草之名。

乌梅

味酸平,性温,无毒。可升可降,阴也。其用有二:收肺气除烦止渴,主泄痢调胃和中。

川椒

味辛,性大热,有毒。浮也,阳中之阳也。其用有二:用之于上退两目之翳膜,用之于下除六腑之沉寒。

萎蕤

味甘平,性温,无毒。降也,阳中之阴也。其用有四:风淫四末不用,泪出两目眦烂,男子湿注腰疼,女子面生黑黚,皆能疗治。

木通

味甘平,性寒,无毒。降也,阳中之阴也。其用有二:泻小肠火积而不散,利小便热闭而不通;泻小肠火无他药可比,利小便闭与琥珀同功。

白头翁

味苦,性温,无毒。可升可降,阴中之阳也。其用有四:消[1]男子阴疝偏肿,治小儿头秃膻腥,鼻衄血无此不效,痢赤毒有此获功。

牡蛎

味咸平,性寒,无毒。可升可降,阴也。其用有四:男子梦寐遗精,女子赤白崩中,荣卫往来虚热,便滑大小肠同。

干漆

味辛平,性温,有毒。降也,阳中之阴也。其用有二:削年深坚结之沉积,破日久秘结之瘀血。

天南星

味苦辛,性温,有毒。可升可降,阴中之阳也。其用有二:坠中风不省

---

1 消:原作"傅",据《珍珠囊补遗药性赋》改。

之痰涩,主破伤如尸之身强。

商陆

味酸辛平,性寒,有毒。降也,阳中之阴也。其味酸辛,其形类人,其用疗水,其效如神。

葶苈

味苦,性寒,无毒。沉也,阴中之阴也。其用有四:除遍身浮肿,逐膀胱之留热,定肺气之喘促,疗积饮之痰厥。

海藻

味苦咸,性寒,无毒。沉也,阴中之阴也。其用有二:利水道通闭结之便,泄水气消遍身之肿。

竹叶

味苦辛平,性寒,无毒。可升可降,阳中之阴也。其用有二:除新旧风邪之烦热,止喘促气胜之上冲。

葱白

味辛,性温,无毒。升也,阳也。其用有二:散伤风阳明头痛之邪,止伤寒阳明下利之苦。

天麻

味辛平[眉批:胡本"辛平"下,有"性温"二字],无毒。降也,阳也。其用有四:疗大人风热头眩,治小儿风痫惊悸,却诸风麻痹不仁,主瘫痪语言不遂。

大枣

味甘平,性温,无毒。降也,阳也。其用有二:助脉强神,和脾健胃。

威灵仙

味苦,性温,无毒。可升可降,阴中之阳也。其用有四:推腹中新旧之滞,消胸中痰唾之痞,散苦痒皮肤之风,利冷痛腰膝之气。

恶实

味辛平,性微寒,无毒。降也,阳也。其用有四:主风湿瘾疹盈肌,退风热咽喉不利,散诸肿疮疡之毒,利凝滞腰膝之气。

草豆蔻

味辛,性温,无毒。浮也,阳也。其用有二:去脾胃积滞之寒邪,止心腹新旧之疼痛。

玄胡索

味甘辛,性温,无毒。可升可降,阴中之阳也。其用有二:活精血,疗产后之疾;调月水,主胎前之证。

■ 荆芥

味辛苦,性温。其用有五:利血脉宣通五脏不足之气,能发汗兼除诸劳烦乱之渴,疮疡散肿有神,产后血晕无比。(此以下,晋府良医增附)

■ 麻仁

味甘平,无毒。其用有四:补中益气之功,逐水利便之能,大肠燥有润燥除燥之良,积滞血有破血复血之妙。

■ 香附子

味甘,性微寒,无毒。阴中之阳也。其用有四:除胸中热而充皮毛,解胸中怅而益气血。故近世妇人血气未有不用之者也。

■ 缩砂

味辛,性温,无毒。其用有四:脾胃气结而不散,善能消食,虚劳冷泻而不安,还攻腹痛。

■ 益智

味大辛,性温,无毒。其用有六:遗精虚漏,小便遗沥,脾胃虚寒,和中益气,主君相二火,走脾肾两经。此其治也。

■ 乌药

味辛,性温,无毒。其用有四:中恶心腹刺痛,蛊毒宿食不消,暖丈夫之膀胱,益妇人之血气。

■ 木瓜

味酸,性温,无毒。其用有四:治脚气湿痹,收邪气霍乱,《本草》云:益肺而去湿,和胃而滋脾。此尽其用也。

■ 五灵脂

味甘,性温,无毒。其用有四:疗心腹冷气而利于大人,治五疳癖疾而益乎小儿,肠风通利气脉,经闭能行血道。

■ 瓜蒂

味苦,性寒,有毒。其用有四:治大小头面、四肢俱浮,吐凝痰胸膈、两胁俱到,去鼻中之息肉,疗周身之黄疸。

■ 车前子

味甘咸,性寒。其用有四:主气癃而小便不利,治湿痹而眼目不清,不走气与茯苓同功,益精气与茯苓异用。

■ 郁李仁

味苦辛。阴中之阳也。其用有四:仁破血而润枯燥,根破积而宣结气,小儿发热作汤浴,风蚛[1]牙疼煎含漱。

▌ 茯神

味甘,无毒。阳也。其用有四:风眩心虚而不安,惊痫神乱而不定,利虚人之小便,下虚人之满急。故称补虚之主。

▌ 丁香

味辛,性温,无毒。阳也。其用有四:温脾胃而止霍乱,壮阳气而暖腰膝,降胸中之气,补肾经之虚。

▌ 大腹皮

味辛,性微温,无毒。其用有三:开痰壅而利膈,健脾胃而调中,食吃醋心须用盐洗。

▌ 川楝子

味苦平,性寒,有小毒。其用有四:主伤寒大热,治上下腹痛,疮疥有杀虫之能,便溺有清利之妙。

▌ 没药

味苦平,无毒。其用有六:主破血而治下血,疗金疮而与杖疮,疮疡痛敷之有神,筋骨痛服之无比。

▌ 乳香

味苦,阳也。其用有二:解诸经之郁结,定诸经之疼痛。主治如斯,活法在己。

▌ 诃黎勒

味苦而酸,性温。阴也,降也。其用有四:腹胀满不下饮食;膈壅滞积多痰涎;通结气利津液,有开导之功;止痢疾住滑泻,有收涩之效。

▌ 瓜蒌实

味甘,性润。降也。其用有六:甘能补肺,润能降气,痰胶固而能开,郁火燥而能制,治虚劳之痰嗽如神,疗肺痿之喘促无对。

▌ 贝母

味苦辛,性平,微寒。其用有八:主伤寒寒热不宁,治小便淋沥不利,喉痹用之能消,疬瘰施之有效,清痰不燥,止渴有功,保肺定喘嗽,宽中开郁结。故诗云:言采其虻,良在是夫。

▌ 山药

味甘平,性温。手太阴经药也。其用有八:味甘而能补中益气,性凉

---

1 蚛:即虫咬。《康熙字典》:"虫食物。"

而能除热强阴,主头面之游风,治风虚之眩晕,充五脏而长肌肤,健四肢而填骨髓,润皮毛之燥,添气血之能。

前胡

味苦,性微寒。其用有四:开结宽胸胁,清痰止头痛,益精明目无疑,伤寒寒热必用。

三棱

味苦,性平。阴中之阳也。其用有四:溃老癖癥瘕,调少妇血脉,安心腹刺痛,消脏腑瘀血。

蓬莪术

味苦辛,性温,无毒。阳中之阴也。其用有六:消心脾之饮食,破痃[1]癖之结气,治丈夫之奔豚,开妇人之结滞,返正气而定霍乱,回冷吐而止酸水。

款冬花

味甘辛,性温,无毒。阳也。其用有四:疗肺气喘促不宁,止涕唾稠黏不已,吐血心虚,惊悸劳嗽,渐成肺痿之证主之。

肉豆蔻

味辛,性温,无毒。其用有四:治积冷心腹胀痛,止霍乱能消宿积,大人呕吐涎沫,小儿恶伤乳食。

马兜铃

味苦寒,无毒。阴中之阳也。其用有四:肺热能清,肺虚能补,散滞气刺痛,开凝痰胶固。

郁金

味辛苦,阴也。其用有四:治丈夫尿血热注,开女人宿血结聚,治胀痛虽破血而补,疗血淋能清利而愈。

瞿麦

味苦辛,性寒。阳中微阴也。降也。其用有五:主关格诸癃闭而不通,治痈肿诸结热而不散,明目去翳,破胎损子,宜其为利水之圣药也。

滑石

味甘,性寒,无毒。降也。其用有六:滑能利前阴不利,沉能泄上焦元气,开女子乳难结核,主周身邪热泄澼,安吐泻乃盛暑良方,利水道为至燥之剂。

---

1 痃: 指脐旁痞块。

▌蒲黄

味甘,性平,无毒。主吐衄唾血崩血,消瘀积败漏疮疖,产后儿枕痛,施之如神,产前胎能堕,用不为劣。生用则破血,熟用则补血。

▌牡丹皮

味苦辛,性寒。阴中微阳也。其用有六:治肠胃之积血,止吐衄之逆血,清有汗之骨蒸,解坚聚之癥结,泻丈夫之阴火,凉绵绵之虚热。

▌竹沥

味甘,性缓,无毒。其用有四:消阴虚太热之痰,降产后太虚之痰,开风虚太固之痰,润消渴大燥之痰。功效大略如此,佐使当随药用。

▌人尿

味咸,性微寒,无毒。其用有四:新产能下恶露,虚劳能复气血,精不足则能补精,髓不足则能填髓。用则童子者良,试其色必清如水。

▌香薷

味辛,微温,无毒。其用有六:治伤暑有神,治水肿下水无比,治筋骨之损伤,疗暑毒之血痢。

▌朱砂

味甘,微寒,无毒。其用有四:明目能通血脉,镇惊能安魂魄,润心肺而养精神,定怔忡而止烦渴。

▌鳖甲

味咸,性平,无毒。其用有四:主心腹癥瘕兼积,治虚劳瘦怯骨蒸,除鼻中息肉如取,平阴蚀恶肉成功,用得九肋者良,制当酥炙为能。

▌牛膝

味苦酸,平,无毒。其用有五:主腰膝疼痛不能屈伸,治月水闭结不得通利,男子阴消[1]神丹,老人失溺无比,堕胎宜慎,知其为破血之剂。

▌旋覆花

味咸甘,性温,有小毒。其用有四:破胸中结核痰涎,利大肠郁结血气,伤寒后心下痞满,软坚痞腹中宽利。

跋

无用之书可秘,有用之书不可秘。虽秘之,竟为具眼者所赏拔,公行

---

1 阴消:阳痿。

于世,如《卫生方》之遇梯子是也。闻是书世仅有写本,误脱复杂,钩棘刺目,不可读。不知原本为何人帐秘而私之也。今梯子使之免秘书之伍而就有用之列,其校订之力,殆比述作,可谓是出之功臣矣。抑人情贵少不贵多,闻某家有一秘出,则恳祈而宝视之,及其书印行,则草芥视之,是校刻之功不如帐秘之私也。是书遇梯子,为幸耶?不幸耶?具眼者必能辨之。

庚子秋日　冈田龟

募原偶记

忆文政癸未孟春,我南洋梯君奉阿波少将公之命,讲医经及本草于学馆。有生徒读《温疫论》者,至"募原"二字,众论不一,遂举诸家之说,以质之君。君引据《素问·痿论》张氏注解之,简亦在坐焉。退而录之,为一小册。丁亥季冬,君以病而罢,客居京师,不相见十四年矣。顷日,余游京师访梯君,以其所校《岭南卫生方》见示。余受读卒业,窃谓此与吴氏《疫论》相为表里,但彼则主苦寒,此则主辛温,然非一病有二因,盖以岁运异其治方耳。而今世医家,或错认附子之证用大黄,而未有大黄之证而用附子者,岂非以吴氏之书刊布已久,而李氏之书未行于世耶?今令此二书双行,则庶几有救生民之夭横矣。因念吴氏一书,专根乎募原,而募原不明,则虽登其堂,不能入其室也。遂请梯君附《募原偶记》于其后,且录多纪氏《募原考》全文,杂以管见。《记》中揭诸家姓名,非敢訾先辈,私谓当仁不让师之意云尔。

天保庚子季夏　山田简志

荻野氏《温疫余论》解:伤寒感而即发,时疫感久而后发者,谓肌表属一身藩屏,而卫气护之,虽毫毛刺肤则痛,此屏护完固而不隐容也。其护内亦如此,而容藏不即发。何也?今有误吞骨核之类者,入腹不觉痛,经日之后,上吐下泄,不至为害。是知内有游地,可以容藏。以此观之,盖募原表里之界,必有游地,邪乘其隙伏匿,阴养屈起之势,故感而不觉也。久而后发,理或有之。

《阴阳应象论》云:重阴必阳,重阳必阴。故曰:冬伤于寒,春必病温。春伤于风,夏生飧泄。夏伤于暑,秋必痎疟。秋伤于湿,冬生咳嗽。

按："故曰"以下，必阴必阳之解也。盖春夏为阳，秋冬为阴，当阳时为阳所伤，谓之重阳。春伤于风，夏伤于暑是也。当阴时为阴所伤，谓之重阴。秋伤于湿，冬伤于寒是也。温病咳嗽属阳，飧泄痎疟属阴，"重阴""重阳"二句，阴极生阳、阳极生阴之义。二"必"字对二"生"字，非必定不易之谓也。假令昨日天冷，人感其气，至今日发热病，是重阴必阳也。今日天热，人感其气，至明日发寒疾，是重阳必阴也。阴阳之理，其大无外，其小无内，岂可期时月耶？诸家遗此二句，而以"必"字起疑，是举标遗本，宜其不得解也。凡病有感时即发者，有逾时发者，有久而发者，有久而自解者，皆由邪之缓急，正气虚实也。邪之缓者，未能敌正气，蕴蓄久之，方成郁热。其初热微，患者不自觉，而医亦莫之察，因谓逾时而发耳。凡疫邪自内达外，热则在表，寒不在表，故有发热无恶寒，异乎伤寒之邪客表位，从外及内，必恶寒者。此宜汗与不宜汗之分界也。或至传变数证，则治法依仲景方。《五十八难》云：伤寒有五，有中风，有伤寒，有湿温，有热病，有温病。乃知温病原与伤寒一家。

按：肠胃者，人身之仓廪，传道之官，主容谷味而消化之。其化与不化，由乎物之硬软，人之强弱也。若骨核硬物，固不可食，安能容而消之乎？不能容故吐，不能消故泄，此肠胃之常也。肌肤毁伤，卫气随损，此肌肤之变也。荻野翁似据变论常，未免牵强，且上吐下泄，未可谓无害于肠胃。究竟募原表里之间，断无游地可伏邪。凡人为六气之沴[1]所伤，犹物被水浸润，其所感浅深，系卫气之盈缺。八尺之躯，九脏百骸，无一长物，岂有设游地待邪气之理哉？

荻野氏序《温疫论》云：又可氏本《素问·疟论》"邪著募原"之语。按：《疟论》有间日发者，邪气内薄于五脏，横连募原等语，通篇专论痎疟，无片语及温病，但有"募原"二字耳。余未闻温病有间日一发者，则吴氏所本，必非《疟论》，其所据是《针经》。《针经》即《灵枢》，非《素问》也。张仲景《伤寒论》序曰《九卷》；皇甫谧《甲乙经》序曰《针经》九卷；林亿等云：仲景、叔和只为之九卷，皇甫士安名为《针经》，《隋书·经籍志》谓之《九灵》，王冰名为《灵枢》，则可见其引证亦误矣。尝闻荻野翁在东武讲《温疫论》，以募、膜二音为学徒所嘲，余恨当时无人以《疟论》质之。

松尾淡台《温疫反案》及泰山雾隐《温疫论解》，并注《针经》为《内

---

1 沴：恶气，灾害。《广韵·霁韵》："沴，妖气。"

经》。按:《黄帝内经》十八卷,昉¹见前《汉书·艺文志》。《甲乙经》序曰:按《七略》《艺文志》《黄帝内经》十八卷,今有《针经》九卷,《素问》九卷,二九十八卷,即《内经》也。盖以《素问》《针经》二经为《内经》,始见于此。吴氏之论,专主《针经》。今二氏泛称《内经》,未中窾,岂检《针经》而不见"募原"二字欤?

近见某先生《温疫论》笔记,盖其门人所录。其说谓:《针经》无"募原"二字,出《素问·疟论》,吴氏误认《素问》以为《针经》。

余废书叹曰:有是哉!医之为人所贱也!不学面墙,口给御人,妄造私言,炫耀其徒,而不恤贼夫人之子也。至于凿空臆断,玩弄古籍,可谓僭妄甚矣!今世所谓专门名家者,率皆尔。则读《温疫论》,不晓募原为何物,而归咎于先贤之疏漏,亦不足多怪也。语曰:鬻棺者欲岁之疫,非憎人欲杀之,利在于人死也。今以诒佞卖药,祈口腹者,亦犹此耶。

医学院畑氏《辨温疫论》曰:膜原谓心下膈膜、肠胃膜原,邪之伤表里间也。古有纵与横之说。

按:滑伯仁云,膈者,隔也。凡人心下有膈膜,与脊胁周回相著,所以遮隔浊气,不使上熏于心肺也。盖谓胸腹限隔之脂膜,故名膈膜,固非指募原也。不知何以混肠胃膜原乎?抑至纵横之说,无稽尤甚。余矻矻²枕籍《素》《难》有年矣,未闻对称心下膈膜与肠胃膜原,以分纵横,合为募原也。

畑氏又云:吴氏纵论,戾古规,背圣言,耳食之徒,溺其雄辨,不能由正道以入轩岐之域。其子元祯序云:家严尚药奉御之暇,辨吴氏之非也,出于不获已之苦心。

余谓吴氏据《针经》立言,即轩岐之道也。畑氏何必苦心而费无用之辨,且令子侄序之,卖弄爵秩,抑亦何心哉?夫不读圣经而妄称古规,诋议前贤,犹瞽者辨白黑,聋者听宫商,余服其胆。

《辨温疫论》嗣子柳启序云:《针经·疟论》有"横连募原"之语,未闻有"疫邪著募原"之说,可谓新法矣。

按:病名古今有异同,若"温疫"二字,在医书始见于葛洪《肘后方》。在古谓之温病,故《灵》、《素》、《难经》、仲景之书及《脉经》、《甲乙经》等,无一疫字(坊本《素问》"刺法""本病"二论,载"疫"字。此二篇,王冰、林亿皆云:亡已

---

1 昉:起始。
2 矻矻:勤劳不懈貌。

久矣。明·熊宗立著《素问句读》，取《素问遗篇》一书补之，即此二篇也。不知何人撰述，要是系后人伪作）。犹"痰""痢""咳""噯"等字，《内经》不载也。畑氏未晓病名有古今之异，故不免饭鍫为渠[1]也。《疟论》是《素问》中一篇，此序对举《针经》《疟论》，亦轻重失伦。

吴氏曰：疫者，感天地之厉气，在岁运有多寡，在方隅有厚薄，在四时有盛衰。此气之来，无论老少强弱，触之者即病。

《针经·岁露论》云：黄帝曰，愿闻岁之所以皆同病者，何因而然？少师曰：此八正之候也。因岁之和，而少贼风者，少病而少死。岁多贼风邪气，寒温不和，则民多病而死。又云，立春风从西方来，万民又皆中于虚风。吴氏之言，盖本于此。厉气，即贼风邪气，今之所谓温疫也。《周礼》云：四时皆有疠疾。盖"厉"与"疠"通。刘熙《逸雅》云：厉，疾气也。中人如磨厉伤物也。又云：疫，役也。有鬼行役也。

吴氏曰：邪自口鼻而入，则其所客，内不在脏腑，外不在经络，舍于夹脊之内，去表不远，附近于胃，乃表里之分界，是为半表半里，即《针经》所谓横连募原是也。又云：今邪在募原者，正当经胃交关之所。

《百病始生篇》云：虚邪之中人也，始于皮肤，留而不去，则传舍于络脉（本篇"留而"上各具患状，以文长不载）。留而不去，传舍于经。留而不去，传舍于输。留而不去，传舍于伏冲之脉。留而不去，传舍于肠胃。留而不去，传舍于肠胃之外，募原之间。又云：或著孙脉，或著络脉，或著经脉，或著输脉，或著于伏冲之脉，或著于膂筋，或著于肠胃之募原，上连于缓筋。邪气淫泆，不可胜论。按：留而不去者，谓治之不及也。邪气中人身，从其浅深，为之汗下。舍于肠胃，邪气渐深，法当下之。然治已不及，至传于募原，则邪气尤深矣。盖吴氏之书，本《岁露论》。然至论其传变，则撮大意于《始生》篇。且"经胃交关"一句，根据肠外募原之文。然而吴氏不曰邪之中人，始于皮肤，而为自口鼻而入，则似与《针经》不合。《阴阳应象论》云：肺在窍为鼻，脾在窍为口。又云：天气通于肺，地气通于嗌。《圣济总录》云：瘴气所起，其名有二，孟夏之时，瘴名芳草，而终于秋。孟冬之时，瘴名黄芒，而终于春。四时皆能伤人，而七八月间，山岚烟雾、蛇虺郁毒之气尤甚。当是时，瘴疾大作，不论老少，或因饥饱过伤，或因荣卫虚弱，或冲烟雾，或涉溪涧，但呼吸斯气，皆成瘴疾。王汝言云：春秋时月，人感山岚瘴雾毒气，发寒热，胸膈饱闷，不思饮食，此毒气从口鼻入内也。治当解毒行气，

---

1 饭鍫为渠：渠，同"巨"。指将饭鍫骨与巨骨混为一谈。

不宜发汗也。其他以口鼻为说者数家,但未直言从口鼻而客募原耳。至吴氏,捏合彼此以立言。其言所客内不在脏腑,外不在经络者,以邪气舍于夹脊之内也。《举痛论》云:寒气客于夹脊之脉则深。盖吴氏由此示邪之深耳。凡人苟有疾病,必害于脏腑经络。岂有不由脏腑经络,而生疾病者哉?乃吴氏所以举三阳之显证也。今疫邪舍于肉理脏腑间之募原,表虽近未出表,则非表证,胃虽近未入胃,则非里证,不可汗,亦不可下,所以名半表半里也。

多纪氏《募原考》曰:募原,未详其义。检字书:募,广求也。无干人身之义。因考《素》《灵》诸篇,募者,幕之讹也。幕又从肉作膜。刘熙《释名》云:膜,幕也。幕络一体也。《痿论》:肝主身之筋膜。全元起注云:膜者,人皮下肉上筋膜也。李时珍《脉学》释音:募与膜同。盖募本取义于帷幕(《说文》:帷在上曰幕)耳。《太阴阳明论》:脾与胃以膜相连。新校正云:《太素》"膜"作"募"。又,《邪客》篇:地有林木,人有募筋。此"募""幕"易讹之证也。

按:《素》《灵》诸篇,无一"幕"字。岂容"幕"讹作"募"?其从肉作膜者,即是"募"字,非"幕"字也。故《岁露论》《疟论》及《百病始生》篇等,所谓"募原"者,《举痛论》已作"膜原",便是确证。若时珍《脉学》,远出于《举痛论》之后,乃为白谈。乾隆已已所刊年希尧《经验四种》中《温疫论》悉作"膜原",此书翻刻盛行,世人谁不知"募"之为"膜"也。繁引数证,全属赘疣。《周礼》"幕人"注云:在旁曰帷,在上曰幕,皆以布为之,四合象宫室。由是观之,刘熙所谓"膜,幕也。幕络一体"者,即指肌表皮肉中间之脂膜,故以"帷幕"取喻也。但未可以"帷幕"喻"募原",何则?邪之客肌表者,一汗可解,客"募原"则邪气已深,非一汗所能解也。故余断然曰:刘说指肌表皮肉间之脂膜,决不以各脏各腑间迂曲微细者,取义于"帷幕"也。况"帷幕"亦无关人身之义乎?至于《太阴阳明论》及《邪客》篇等,固无"募""幕"易讹之证,恐属附会。又按:隋,全元起著《素问训解》而不传,多纪氏引之,恐亦杜撰。

其已如此,而膜之在躯壳中最为用者,为膈幕。《人镜经》云:膈膜者,自心肺下,与脊胁腹周回相著,如幕不漏,以遮蔽浊气,不使熏清道是也。《甲乙经》:膈俞在第七椎。因推之,盖膈幕之系,附着脊之第七椎,即是幕原也。

按:《脏腑证治图说人镜经》八卷,姓氏未详,盖系明人所著。今引此者,意在"幕"字,欲以附会"募原"于"膈膜"耳。膈膜之用,元,滑伯仁已言之矣。非昉于《人镜经》，而"膈膜"固非"募原"也。马玄台、张介宾并曰：膈膜，前齐鸠尾，后齐十一椎。若令膈膜著第七椎，则距鸠尾及十一椎远矣。何以有遮蔽浊气之说哉？夫五脏之位置乎，人身也。肺、心、脾、肝、肾，为之序次，脾脏素位肝脏之上，肝脏素居于脾脏之下。然在腧穴，则脾腧在十一椎，而肝腧却在九椎，其不可拘泥如此。

《疟论》：邪气内薄于五脏，横连募原也。其道远，其气深（《岁露》篇同）。王冰注：募原，谓膈募之原系。新校正云：全元起本"募"作"膜"，《太素》、巢元方并同。今以"横连"二字观之，则为膈幕之原系，无疑矣。

此亦引《疟论》及王冰次注。其以"募原"为"膈募"之原系，盖似解"横"字为"纵横"之"横"，以"连"字为"连列"之"连"也。夫病势传变万状，非一言之所能尽，而察之要，惟赖望、闻、问、切。贼邪伤人，病无形体，岂可与五积癥瘕之隐然成形，如杯盘梁架，如蛇鳖獭狐者比视哉？则不知何所见而言"横"言"连"，其义不可解。医籍汗牛，亦不载此等证候，可见失解之甚。此二字，当以《孟子》"洪水横流，流连荒亡"解之。邪之客募原，为人身之患，犹横流流连，为天下之忧也。

而幕原，又所指不一。《百病始生》篇云：肠胃之外，募原之间。又云：或著于肠胃之募原。《举痛论》云：寒气客于肠胃之间，膜原之下。又云：寒气客于小肠膜原之间。盖所谓"膜原"者，言膜之在各脏各腑之间，而遮隔者之原系也。

按：前文已言"幕原"附著于膈俞之分，此言"幕原"所指不一，盖亦误混"募原""膈膜"为一。故于经文无一明证，徒举《百病始生》篇、《举痛论》等不符己意者数条，欲以所指不一一句，揜[1]其附会耳。凡病有七情、六淫之异，有阴阳表里之差，先哲论法定方，从其浅深以作药饵，据轻重以辨死生，各有标准度之也。吴氏以"募原"立标准，若"募原"所指不一，则邪之所在不明，而病不可名状，或至误治骄病，为难治之证，谓之坏病。吴氏之设论，岂欲以坏病耶？不然，则"募原"岂容无所定指哉？

各脏各腑之间，皆有薄膜，而外连于皮肉孔穴，直其次者，谓之幕穴。肝幕期门，胆幕日月之类。岂脏腑位于身中，而其气，背部则从脊骨间而输出，故谓之腧穴；腹部则脏腑之幕，直著于皮肉，故谓之幕穴乎？《六十七难》亦误作"募"，滑寿遂注云：募，犹募结之募，言经气之聚于此也。亦何不考也。

---

1 揜：遮蔽，掩盖。

按：多纪氏言脏腑间薄膜，外连于皮肉孔穴者，盖似以经络混募原。夫人身之孔穴，三百六十有五，悉系于十二经络及任、督二经之所流注，故无一穴不由经络者。岂须举募原哉？自古至今，未有就孔穴论募原者。至若直其次者；谓之幕穴，"肝募"作"肝幕"，"胆募"作"胆幕"，取义于"帷幕"，殆乎妄诞矣。《甲乙经》三焦募即任脉石门穴，然而三焦有名无形，《难经》曰：心主与三焦为表里，俱有名无形。盖三焦谓肾间原气之别使，以营周身者，故秦越人呼肾曰三焦之原，详见《八难》及《六十六难》。然则帷幕、三焦者，即周身之皮肤耳。乃知三焦不位石门之分，募穴亦不可以帷幕喻也。《内经》诸篇所载十二经募穴，岂尽幕穴之讹乎？又以为从脊骨间而输出，故谓之腧穴者，恐非。盖五脏六腑之腧穴，各在背部，或曰心腧，或曰肺腧，皆谓某穴主治某病。滑伯仁云：在背为阳，则谓之腧。腧，《史记·扁鹊传》作"输"，犹"委输"之"输"，言经气由此而输于彼也。而诸腧悉系背部足太阳一经，即是经气之所输也。岂有从脊骨间而输出乎？滑伯仁又云：在腹为阴，则谓之募。犹"募结"之"募"，言经气聚于此。此足以解募穴之义。窃谓"募穴"之"募"，莫故切，音暮。"募原"之"募"，末各切，音勤。犹"胞"字，包、抛二音，子宫、膀胱，所指各异。又，《正字通》"膜"字注云：模韵，音模。盖与"募"古通。多纪氏暮、勤混同为一音，故致讹如此。而归罪于先哲之不考，岂不冤乎？

此他后世诸家释募原者，多牵强迂谬之说。兹举其一二如下：

所谓诸家释募原者，马玄台、张介宾、张思聪[1]《百病始生》篇及《举痛论》注，张思聪、高世栻《疟论》注，吴又可《温疫论》，高鼓峰《四明心法》，王子接《古方选注》，蒋示吉《医意商》，刘奎《温疫论类编》是也。然众说迂怪，难以信据，已见《募原考》，此不复赘。

案考以上诸说，"募原"二字，曰：为皮里膜外；曰：为膈胸之原；曰：为募穴、原穴；曰：为腠理；曰：为膏膜；曰：为冲脉；曰：为胸中支膜之原野，其不一定如此。然因《疟论》所言而揆之，其地即在形层之内，脏腑之外，侠脊之界，吴又可谓之半表半里者似是。但其言未清晰，是可惜耳。其余数说，未免歧误，学者勿见眩惑焉。

按：多纪氏亦未免歧误，徒加繁冗，令后学亡羊。程子注《大学》"亲民"云："亲"当作"新"。不敢改本文，此从来传注之法也。今改"肝募"作"肝幕""胆募"作"胆幕"，殆乎武断害经。其将求胜于经耶？抑未达耶？

---

1 张思聪：据文中所列著作，即今所称张志聪。下同。

"募原"二字,聚讼纷然,竟无明解。按:张介宾注《痿论》云:凡肉理脏腑之间,其成片联络薄筋,皆谓之膜。所以屏障血气者也。凡筋膜所在之处,脉络必分,血气必聚,故又谓之膜原,亦谓之脂膜。此说明了,足以破纷纷之惑矣。今解剖禽兽,亦肉间脏理,薄膜联络,此即募原也。诸家无悟此义。《募原考》引张说,亦不及此,枉费思索,适足以惑后学耳。或问:"原"字作何解? 曰:张注所谓"所在之处",是"原"字之解也。《素问》:肉之大会为谷,肉之小会为谿。又云:大谷小溪,此皆卫气之所留止,邪之所客也。按:卫气所留止,即脂膜所在之处,所谓原也,犹警跸[1]所至称行在所也。此与《难经》肾间动气为生气之原一般,但越人以肾气为言,此则以卫气言之。曰溪,曰谷,曰原,亦同一义也。张注盖本此。《针经·岁露论》云:邪气内搏于五脏,横连募原,此亦谓痎疟。然篇中论疟者,惟此一章,其他则论贼风邪气,后世所谓温疫也。迥异乎《疟论》之通篇论痎疟者。乃知吴氏立论,全据《针经》,非据《素问》也。

募原偶记毕

---

1 警跸:古代帝王出入时的侍卫警戒,清道止行。

十药神书

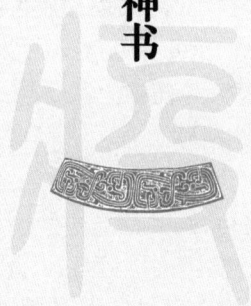

元·葛可久 著

黄羚 主校

夏天 丁图南 副主校

《十药神书》，全一卷，元代葛可久著。

葛乾孙，字可久（1305—1353），元代医学家，元代平江路长洲县（今江苏苏州市）人。其祖上世代业医，其父葛应雷为江浙名医。葛可久承袭家学，其医术益精，熟谙刘河间、张从正之说，与当时名医朱丹溪齐名，其治劳瘵、吐血诸证尤富经验，除著有本书外，尚著有《医学启蒙》《经络十二论》等书，但今已散佚。

《十药神书》是现存最早的一部治疗痨瘵吐血的专著，其成书于元至正八年（1348），该书载有十方，以天干顺序排列，分别是：甲字十灰散、乙字花蕊石散、丙字独参汤、丁字保和汤、戊字保真汤、己字太平丸、庚字沉香消化丸、辛字润肺膏、壬字白凤膏、癸字补髓丹。全书短小精悍，分证论治，相续为用，奇不离正，治法针对痨瘵切中肯綮，尤其对出血等症的处理以及病后的饮食调养，均作详细介绍，堪称后世必循之法。葛氏认为，痨瘵是由于人体气血精津亏虚，痨虫乘虚袭人而为病，根据虚损不同，治肺宜清金保肺，勿妄投大寒之药，免伤中土，以利生金，提出了痨瘵基本病机是火乘金位，肾虚精竭，因此治疗上宜大补精血、培本固元，以滋阴润燥、填精益损为基本治则。

葛氏生活年代，局方盛行，医生治病皆照书选方，医者习以温补燥热之剂疗疾，病家喜服温热之药，世之医劳者，万无一人焉。葛氏此书，摆脱时方之弊，挣脱学术羁绊，相较前人"虚劳""肺虫"及"主乎阴虚"等理解，本书在病因、病机、证治方面均有所取舍发挥。《中国医学源流论》称"虚劳之证，后世亦多专书，其为医家所宗者，为元葛可久之《十药神书》"，其对痨瘵证治的贡献可见一斑。

据现流传的部分版本中葛氏自序的署名时间，此书成书于元至正乙酉至戊子（1345—1348）年间。至清代，周扬俊为此书作注，附入《金匮玉函经二注》后，程永培收入《六醴斋医书十种》内，陈修园加以注解，林寿萱作汤方加减歌括，潘霨加以眉批。民国时期曹炳章汇上述医家之言为《增订十药神书》，收录于《中国医学大成》内。本书现存有日本元禄三年（1690）庚午富仓太兵卫刻本、清光绪十年（1884）甲申江西书局刻本、清咸丰六年远安堂刻本及此后同治、光绪年间的多种刻本等十余本。

凡例

一、本次校注,以清光绪十年(1884)甲申江西书局刻本(以下简称"江西本")为底本,以日本元禄三年(1690)庚午富仓太兵卫刻本(以下简称"元禄本")为主校本,并以《中国医学大成》本(以下简称"大成本")为参校本。

二、本次校勘保留了底本周扬俊旧注(下作"周注")、陈修园按语、林寿萱所作歌括,以便读者参考,以尽量保持底本原貌。

三、为便于当代读者理解,底本中的异体字、古字、讹字,径改为正体字,不出校,如"螯"改为"鳖","煆"改为"煅"等。

目录

治痨证十药神书引[1]

药有奇方，医有妙理。非天赐神授，世俗而能是乎？古之医方非不多，世之名医非不众，治疗证者皆载于方册矣。然能知是证而不能治其疾，染其疾者，而无更生之说，则曰医所不疗之疾也。果方之不验欤，医之不然欤？孰不知犯大难者，非神力不能免。苟非神圣之功，曷能救其死亡耶？是书也，非世医之常方，实神授之秘书也。胡氏子瞻传子云翱，云翱传子光霁，八十年间，活数百人矣，未有药到而不愈者。誓曰：不许轻泄妄传，违者同不孝论。光霁为吾王门佳宾得之。予曰：仁人之心，天下共之，岂特私于家哉？乃取崔氏灸法付之，以倡其书，仍命刊印，博施化域。诚不刊之秘书也。得之者，实希世之奇遇焉。可谓生死出乎指掌，有是理矣。

序一[2]

夫人之生，皆禀天地之气成形，宜乎保养真元，固守根本，则一病不生，四体轻健；若曰不养真元，不守根本，病即生矣。根本者，气血精津也。予得先师之教，万病无如痨症之难。盖因人之壮年，气血充聚、津液完足之际，不能守养，惟务酒色，岂分饥饱，日夜耽欲，无有休息，以致耗散精液，则呕血吐痰、骨蒸烦热、肾虚精竭形羸、颊红面白、口干咽燥、小便白浊、遗精盗汗、饮食难进、气力全无。斯因火乘金位，重则半年而毙，轻则一载而倾。况为医者，不究其源，不通其治，或大寒大热之药，妄投乱进，不能取效。殊不知大寒则愈虚其中，大热则愈竭其内，所以世之医者无察其情。

予师用药治痨，如羿之射，无不中的。余以用药次第，开列于后，用药之法，逐一条陈：如呕血咳嗽者，先服十灰散揭住；如不住者，须以花蕊石散止之。大抵血热则行，血冷则凝，见黑则止，此定理也。止血之后，患人必疏解其体，用独参汤补之，令其熟睡一觉，不要惊动，醒则病去六七矣。次服保真汤止嗽宁肺，太平丸润肺扶痨，消化丸下痰疏气。保和汤分治血

---

1 治痨证十药神书引：原无，据元禄本补。
2 序一：为整理者加，下同。

盛、痰盛、喘盛、热盛、风盛、寒盛六事,加味治之[1],余无加法。又服药法曰:三日前服保真汤,三日后服保和汤,二药相间服之为准。每日仍浓煎薄荷汤灌漱喉中,用太平丸徐徐咽下,次噙一丸缓缓化下,至上床时候,如此用之,夜则肺窍开,药必流入肺窍,此诀最为切要。如痰壅,却先用饧糖烊消化丸百丸吞下,又依前嚼太平丸,令其仰卧而睡,嗽必止矣。如有余嗽,可煮润肺膏服之,复其根本,完其真元。全愈之后,方合十珍丸服之,此谓收功起身药也。前药如神之妙,如神之灵,虽岐扁再世,不过于此。吁!世之方脉用药,不过草木金石,碌碌之常耳,何以得此通神诀要奇异之灵也?余蒙师传授此书,吴中治痨何止千万人哉,未尝传与一人。今卫世恐此泯失,重次序一新,名曰《十药神书》,留遗子孙,以广其传矣。

时至正乙酉一阳日　可久书于姑苏养道丹房

序二

余自髫稚,学业医道,考究方脉。三十余年,遍历江湖。多学广博者,不过言语文字形容之耳,及至用药治病,皆不能捷。是以日夜苦心,用志务在中病。后遇至人,同处三月,斯人极明医道,精通方术,用药如发矢,无不中的。余曰:必神人也!遂拜为师,得授奇方一册。阅之,或群队者,或三、四味者,皆余目观至人用效者也。使予如久旱逢霖,夜行得月,心中豁然。自此回至吴中,一用一捷,无不刻验,信乎奇方,可锓梓者也。余以三余暇日,将至人所授奇方,并日用决效之法,类成一帙,名曰《十药神书》,盖用效者,辄记录之。今西浙大痴道人与余通家之好,用礼求授,故录以奉养生济人之功用尔。

时至正戊子春正月三阳日　可久再书于姑苏春先堂

甲字十灰散

治呕血、吐血、咯血、嗽血先用此药止之。

大蓟　小蓟　荷叶　扁柏叶　茅根　茜根　山栀　大黄　牡丹皮　棕榈皮各等分

上各烧灰存性,研极细末,用纸包,以碗盖于地上一夕,出火毒。用时

---

[1] 加味治之:元禄本后有"戊字号内分惊悸、淋浊、便涩、遗精、燥热、盗汗六事,加味用之,余无加用"。

先将白藕捣汁或萝卜汁磨京墨半碗,调服五钱,食后服下。如病势轻,用此立止;如血出成升斗者,用后药止之。

方歌[1]:十灰大小蓟大黄,栀子茅根茜草根,侧柏叶同荷叶等,棕榈皮并牡丹尝。

陈修园按:前散自注云烧灰存性,今药肆中止[2]知烧灰则色变为黑,而不知存性二字,大有深义。盖各药有各药之性。若烧之太过,则成死灰,无用之物矣。唯烧之初燃,即速放于地上,以碗覆之,令灭其火。俾各药一经火炼色虽变易,而本来之真性俱存,所以用之有效。人以为放地出火气,犹其浅焉者也,然余治证四十余年,习见时医喜用此药,效者固多,而未效者亦复不少。推原其故,盖因制不如法,亦因轻药不能当此重任,必须深一步论治。审其脉洪面赤,伤于酗醉恼怒者,为火载血而上行症。余制有惜红丸,日夜三四服,但须以麻沸汤泡服,不可煮服为嘱。审其素能保养,脉沉而细,面赤淡白,血来时外有寒冷之状者,为阳虚阴必走症。余制有惜红散,加鲜竹茹日夜服三剂,其药之配合,散见于拙刻各种中,兹因集隘,不能备登。

乙字花蕊石散

潘按:治产后败血不尽,血迷,血晕,胎衣不下,脉急,不省人事,但心头温者。急用一服灌下,瘀血化水而出,其人即苏,效验如神。

五脏崩损,涌喷血成升斗,用此止之。

花蕊石火煅存性,研为末

上用童便一钟炖温。调末三钱,甚者五钱,食后服下。男子用酒一半,女人用醋一半,与童便和药服,使瘀血化为黄水。服此,以后药补之。每服只可一钱潘注

方歌:花蕊石须火煅研,炖分酒醋和童便,功能化瘀为黄水,轻用三钱重五钱。

周注[3]:治吐血者竞推葛可久,而先生首以二方止血,明明劫剂,毫无顾

---

1 方歌:此二字原无,整理者加,后同。
2 止:同"只",后同者不另注。
3 周注:即周扬俊注,此后有"程瘦樵云系周氏所注,然余以未得名号为憾"双行夹批。下统一为周注。清代医家程永培,字瘦樵,程氏将《十药神书》刻入《六醴斋医书十种》。

忌。细玩,始知先生意之所到,理之精也。人生于阳根于阴,阴气亏则阳自胜,上气为之喘促,咳吐痰沫,发热面红,无不相因而致。故留得一分自家之血,即减得一分上升之火,易为收拾。何今日之医,动以引血归经为谈,不可概用止血之味,甚至有吐出亦美,壅反为害。遂令迁延时日,阴虚阳旺,煎熬不止,至于不救,果谁之咎?执引经而缓时日,冀复元神。吾恐有形之血,岂能使之速生,而无偶之阳,何法使之速降?此先生所以急于止血之大旨也。

潘按:《金匮》治虚痨症,以补虚、祛风、逐瘀为三大纲,此不易之准绳。

陈修园按:虚痨症,《金匮》以桂枝加龙骨牡蛎汤从肾虚以立法,建中汤从脾虚以立法,黄芪建中汤从气血两虚以立法,八味地黄丸、天雄散温其下元,从脾肾气血之总根处以立法,是以补虚为一大纲也。以薯蓣丸治风气百疾,虚羸诸不足,是以祛风为一大纲也。以大黄䗪虫丸治干血成痨,是以逐瘀为一大纲也。三纲鼎足,为此症不易之准绳。今葛仙翁以花蕊石散继于十灰散之后,虽云止血,实欲使瘀血化为黄水而不见血也。然自余思之,吐血既止,而离经之血蓄而不行,不可不用此散化之。若血来势如涌泉,相续不绝,竟用此散,令其尽化为水,是令一身之血俱归乌有,尚有生理乎?读书不可死于句下,此其一也。且三大纲,因虚而成痨,医书恒有治法,而因风而致者,言之颇罕,而因瘀血而致者,除仲景《金匮》大黄䗪虫丸,仲景《小品》百痨丸[1]外,未有发明其旨。且《金匮》以薯蓣丸与大黄䗪虫丸并举,意以风气不去,则足以贼正气而生长不荣,干血不去,则足以留新血而渗灌不周,怯症种种所由来也。

潘按:薯蓣丸治虚痨诸不足,风气百疾;䗪虫丸治五痨诸伤,内有干血。肌肤甲错,风气不去,则足以贼正气而生长不荣,以薯蓣丸为要方;干血不去,则足以留新血而渗灌不周,以䗪虫丸专治瘀血成痨之证。

余治吐血诸药不止者,用《金匮》泻心汤,百试百效,其效在生大黄之多,以行瘀也。附录仲景百劳丸方:当归炒乳香没药各一钱,人参分数阙,虻虫十四个去翅足,水蛭十四个,炒桃仁十四粒去皮尖,大黄四钱,蜜丸如梧桐子大,都作一服可百丸,五更用百劳水下,取恶物为度,服白粥十日。百劳水者,杓扬百遍,即甘澜水也。䗪虫,一名地鳖。

---

1 仲景《小品》百痨丸:张仲景医籍未见此方。医籍如《医垒元戎》《医学衷中参西录》中可见"许州陈大人传张仲景百劳丸"。

丙字独参汤

潘按：世之用参者，或以些少姑试之，或加他味以监制之，其权不重，力不专，人何赖以生？古人多用于大汗大下之后，及吐血、血崩、血晕诸症，惟咳嗽去之。

止血后，此药补之。

大人参二两，去芦

上每服水二盏，枣五枚，煎一盏，细呷之，服后熟睡一觉，后服诸药除根。

方歌：功建三才得令名，阴阳血脱可回生，人参二两五枚枣，服后方知气力宏。

周注：凡失血后，不免精神怯弱，神思散乱。前方虽有止血之功，而无补益之力。故有形阴不能即复，而几微之气不当急固乎？顿使独参汤。不但脱血益气，亦且阳生阴长，观先生自注云熟睡一觉，使神安气和，则烦除而自静。盖人之精神由静而生，亦由静而复也。奈何今之医者遇吐血家，乃视参如毒耶！

陈修园按：《神农本草经》云人参气味甘，微寒无毒，主补五脏，安精神，定魂魄，止惊悸，除邪气，明目，开心，益智，久服轻身延年。经文只此三十七字，其提纲云，主补五脏以五脏属阴也，精神不安，惊悸不止，目不明，心智不足，皆阴虚为亢阳所扰也。今五脏得甘寒之助，则安之定之，止之明之，开之益之之效矣。曰邪气者，非指外邪而言，乃阴虚而壮火食气，火即邪气也，今五脏得甘寒之助，则邪气除矣。细味经文无一字言及温补回阳，何后人信从宋元无稽之说，而反疑开天明道之圣经耶？此症用至二两，以失血之后，脏阴太虚，阴虚则不能维阳，阳亦随脱，故用二两，任专力大，可以顷刻奏功。但人参虽有补虚之功，而咳嗽者忌之。乘此大血甫止之际，咳嗽未作，急急饮之。若得熟睡一夜，则血从心脏而生，沛然莫之能御，即所失成升成斗，周时补之而有余矣。若睡未足而惊醒之，则血亦停而不生矣。若血止一二三日而始服之，不徒无益而有害。周氏旧注亦超，但以人参为补气之品，未免囿于俗见。然人参补阴，与地黄龟板之一于补阴者不同，按其字义，参者，叁也，其功与天地人并立为三，且能入肺，肺为一身之橐籥，谓为益气，却亦近道，程山龄谓贫者以归脾汤代之，然不如取当归补血汤二剂，入童便二茶碗，隔汤炖二炷香，取汁顿服之。

丁字保和汤

潘按：与太平丸药品有十味同，既有宁嗽金丹，不必再服此汤。薏苡仁以及桔梗、贝母，见《千金》《外台》，治肺痿；甘草、干姜，《金匮》治肺冷之方；紫菀、款冬、五味、百部、地黄、阿胶、兜铃、杏仁、甘草，亦从《外台》止嗽生津，各方采来，所谓复方是也。肺症生姜不可轻用。

久嗽肺痿。

知母 贝母 天门冬 款冬花各三钱 天花粉 薏苡仁 杏仁 五味子各二钱

甘草 兜铃 紫菀 百合 桔梗 阿胶 当归 地黄[1] 紫苏 薄荷 百部各

一钱五分

上以水二盏，生姜三片，煎一盏，入饧糖一匙调服，日三食后各进一钟，与保真汤相间服。

血盛加炒蒲黄、茜根、藕节、大蓟、小蓟、茅花、当归[2]。

痰盛加南星、半夏、陈皮、茯苓、枳实、枳壳。

喘盛加桑白皮、陈皮、苏子、萝卜子、葶苈子、苏子。

热甚加山栀子、黄连、黄芩、黄柏、连翘、大黄、款冬花。

风甚加荆芥、防风、菊花、细辛、香附子、旋覆花。

寒甚[3]加人参、桂枝、蜡片、芍药[4]。

方歌：知贝款天冬各三，二钱杏薏味天花，钱半二百阿归地，紫菀兜苏薄桔甘。

加减歌：归茅大小蓟蒲黄，藕节茜根血盛当，痰盛南星陈半入，茯苓枳实壳须将，喘加桑白陈皮等，萝卜葶苏三子详，热甚芩连栀柏款，连翘合并大黄吞，风加香附荆防细，旋覆菊花六件良。寒甚加参兼牡桂，芍加蜡片不须言。

陈修园按：此方治久嗽，不过类集顺气化痰，清火解郁之品，以多为贵，绝无把柄。抑又思之，先生有道之士也，其方又得之神人，何以庸陋至此？且苏叶、桔梗、薄荷，辛散非久嗽所宜，百部、款冬，苦温非血后所宜，兜铃、花粉、杏仁亦为中虚所忌，知母、贝母、天门冬、地黄、阿胶、百合性寒

---

1 地黄：元禄本无此药，大成本作"生地黄"。

2 当归：元禄本、大成本无此药。

3 寒甚：大成本后有肉桂、五味子，元禄本有麻黄、五味子。

4 芍药：此后元禄本有"上六等，依证加入前药内煎服，如磁石引针，小儿认母，无不中效。世之治痨药千万方，何以及此？"

而滞,力亦轻微,其去市肆中之问症立方,摇铃辈之笼统配合以零卖者几希耶！然此方不见于大家之书,如明季龚太医各刻,及《万病回春》《寿世保元》等本亦载之,但方名间有不同,药品偶有增减,村医用之,往往见效。余向以病人寿算未终,总不归功于此方,亦随见而随忘之耳。今得此书,始知礼失而求诸野,沾体涂足中大有人焉！转悔从前之肉眼也,究竟于此方未得其旨,大抵奇之弗去而耦[1]之,一方不去而复之,如韩信将兵多多益善,且其轻重大有法度。加生姜之辛温以润肺,饴糖之甘培土以生金,卓然大家。可知仙方非凡人所能窥测也。但喘盛加萝卜子,与地黄相反,临时自当去取。

戊字保真汤

治虚弱,骨蒸,体虚。

当归 生地黄 白术 黄芪 人参各三钱 赤茯苓 陈皮 赤芍药 甘草 白茯苓 厚朴各一钱五分 天冬 麦冬 白芍药 知母 黄柏 五味子 柴胡 地骨皮 熟地黄[2]各一钱

每服用水二盏,姜三片,枣五枚煎,与保和汤相间服,每日一服。

惊悸加茯神、远志、柏子仁、酸枣仁。

淋浊加萆薢、乌药、猪苓、泽泻。

便涩加石苇、萹蓄[3]、木通、赤苓[4]。

遗精加龙骨、牡蛎、莲心、莲须。

燥热加石膏、滑石、鳖甲、青蒿。

盗汗加浮小麦、牡蛎、黄芪、麻黄根[5]。

方歌:参芪归地术三钱,赤白茯苓朴草兼,赤芍陈皮钱半等,味柴白芍二冬编,骨皮熟地和知柏,各一钱加姜枣煎。

加减歌:骨蒸又见悸和惊,枣远茯神柏子仁,淋浊萆乌猪泽入,遗精龙牡莲须心,小便涩要加石苇,萹蓄木通共赤苓,燥热青蒿石滑鳖,麻根盗汗

---

1 耦:同"偶"。
2 熟地黄:元禄本用三钱。
3 萹蓄:原作"扁蓄",今改作"萹蓄",下同。
4 赤苓:元禄本、大成本均无此药。
5 麻黄根:此后元禄本有"上六等,依证加入前药煎服。如用露灌木,土谷养民,无不中效。世之滋补之药,碌碌繁杂,何以及此?"

蛎浮芪。

周注：一名保和者，因失血之后气血未调，率难把握。然调血者以气为主，调气者实肺为司。故大旨以泻肺中之伏热，益下焦之化源，此其治也。若和而失其所以为和，若保亦失其所以为保矣！至保真则气血之味俱等，大旨以甘温为主，甘凉佐之，而苦寒又佐之，未常[1]禁用苦寒也，而与今日之用寒凉者异矣。曰保真者，大辅其正，兼泻其邪，使生机活泼，油油然而不已也。两方加法大备，然非尽用，亦姑列之以伺去取耳，学者须知。

陈修园按：此方即十全大补汤去川芎、肉桂，加赤苓、赤芍、生地、天冬、麦冬、五味子、柴胡、厚朴、陈皮、地骨皮、知母、黄柏是也。气血双补之中，加柴胡、地骨以疏肝邪，肝火即雷火也。知母、黄柏以降肾火，肾火即龙火也。又合麦冬、五味子为生脉散，俾水天一气。又合天门冬为三才汤，以位育一身。最妙是陈皮、厚朴、甘草入胃宽中行滞，导诸药各尽其运动之力，而协和共济，且药品轻重得宜，大有法度。但芍药以花之赤白别之，其根则不可辨也。药肆中另有一草，叶小根大，与芍药无异，余家山中亲见采药人握取盈囊，问之，则曰药铺所备赤芍皆此种也，始信《本草崇原》注云赤芍不知何草之根，今外科、小儿科习用害人之说[2]，非虚语也，方中当去之。

己字太平丸

潘按：与保和汤药品有十味同，兹加金箔用蜡丸，名为宁嗽金丹，甚效，镇定魂魄、宁安惊悸，连服五七丸即愈。心岸配送吴莲叔见之佩甚，称扬不已。

治久嗽、肺痿、肺痈。

天门冬 麦门冬 知母 贝母 款冬花各二两 杏仁 当归 熟地 生地 黄连 阿胶珠各一两五钱 蒲黄 京墨 桔梗 薄荷各一两 白蜜四两 麝香少许

上为细末，和匀，用银石器先下白蜜炼熟，后下诸药末，搅匀再上火。入麝香，略熬三二沸，丸如弹子大。每日三食后，细嚼一丸，薄荷煎汤缓缓化下。临卧时如痰盛，先用饴糖拌消化丸一百丸吞下，却嚼嚼此丸，仰卧使药流入肺窍，则肺清润，其嗽退除，服七日病痊。凡咳嗽只服

---

1 未常：犹"未尝"。
2 注云……之说：《本草崇原》云"今药肆中一种赤芍药，不如何物草根，儿医、疡医多用之。此习焉而不察，为害殊甚"。

此药立愈。

方歌:二两三冬二母如,归连二地杏阿珠,各需两五余皆两,京墨蒲黄薄桔俱。

周注:太平丸,非正方也。先生意计周密,恐人正气渐复之后,尚留一分未尽,必有一分未妥,特于宴息之时噙服此丸,使人于静中不知其所以然,而药力无不到,此少许麝香之所以为神妙也。

陈修园按:方中润燥、化痰、养液,少佐薄荷以利气,无甚深义。唯杂以黄连之苦寒,麝香之走窜,不几令人骇而吐舌乎!而不知令人骇处,正是神仙妙用处。《神农本草经》云:黄连气味苦寒,苦为火之本味,以其味之苦而补之;而寒能胜火,即以其气之寒而泻之,一物而兼补心、泻心之妙。故凡久嗽、肺痿、肺痈,得此则火不克金,而金自受益矣。《本草经》又云:麝香主辟恶气,去三虫。盖痨嗽不已,则为痨病而生虫,非泛常之药所可治,唯麝为诸香之冠,香者天地之正气也,正能辟邪而杀虫,痨病之有虫,如树之有蠹,唯先去其蠹而后培其根,则发荣滋长矣。况咳嗽不离于肺,肺有二窍,一在鼻,一在喉,肺[1]窍宜开不宜闭,喉窍宜闭不宜开,今鼻窍不通,则喉窍将启而为患,必得麝香之香气最盛,直通于鼻窍而开之,则呼吸顺而咳嗽之病除根矣。旧注未阐出所以然之妙,今特补之。

庚字沉香消化丸

治热嗽壅盛。

青礞石 明矾飞,研细 猪牙皂角 生南星 生半夏 白茯苓 陈皮各二两 枳壳 枳实各一两五钱 黄芩 薄荷叶各一两 沉香五钱

上为细末和匀,姜汁浸神曲为丸梧桐子大,每服一百丸。每夜临卧,饧糖拌吞,嚼噙太平丸,二药相攻,痰嗽除根。

方歌:南星皂半茯苓陈,礞石明矾二两均,枳实壳皆需两五,薄芩一两五钱沉。

周注:人见此数味,或畏其很[2],即予亦嫌其峻。然先生注云热痰壅盛,乃以此治,其不致壅盛者,稍稍减服,四五十丸可也。况前先服独参,继用保真,则神气亦渐复矣。暂用几服,胡为不可?若情形消瘦者,未可用也,

---

1 肺:诸本同,疑误。
2 很:通“狠”。

是又在学者临症自明耳。

陈修园按：此方即滚痰丸去大黄，加明矾、皂角、南星、半夏、茯苓、陈皮、枳壳、枳实、薄荷叶是也。方面略同，而功用则有南辕北辙之判，彼以大黄领各种化痰之药，从大肠一滚而下，而不知不得痰之所在，徒下其粪，则反伤胃气也。盖痰者水也，水者气也，水性下行，得火则上沸而为痰，方中所以取用黄芩以清火。水非气不行，气滞则水亦滞，遂停瘀不行而为痰，方中所以取用沉香、陈皮、枳壳、枳实等药，重重叠叠，以顺气、化气、行气。且水泛滥则患大，由于地中行则天下安，方中取半夏、南星之辛温，茯苓之淡渗，以燥治湿，即以土制水之义。语云：见痰休治痰是也。方中唯礞石化痰为水，质重而力大，薄荷利气化痰，体轻而行速，二味为治标之药，亦轻重各得其宜。最妙是明矾、皂角二味，凡水浑浊，入明矾搅之，则浊者立刻转清矣；衣服污秽，以皂角洗之，则污者随涤而净矣。古人制方之周到如此，所疑者，虚劳之症，不能当此峻剂，然病重药轻，多致误人，喻嘉言讥为养杀，不如筹一生路而为破釜沉舟之计，尚有余望。每见痰嗽不绝，肌骨消瘦，声哑骨蒸，五更更热而汗出，早饭后皮肤虽热，而脊背畏寒，手指微冷，此痨损既成，十不救一之症。医者议论互异，而一种迂儒，谓肺虚液少，但云保肺，尤其浅也。必以六君子汤、归脾汤、补中益气汤之类常服，土旺自可生金，毋区区于保肺。因前病金受火克，但知清心，治其末也，必以六味地黄汤、琼玉膏、三才汤、都气丸、八仙长寿丸之类常服，脾水足自能济火，毋汲汲以清心。此为东垣、立斋之法，人人信服而不疑。且有更进一步，自夸为得张景岳之心法，谓真水为元阴，真火为元阳，皆根于命门，元阴之水中生艮土而上润肺金，元阳之火中生坤土而上通心火，阴阳互根而不相离，六味汤丸、左归饮丸、八味汤丸、右归饮丸皆为极品。自此说一行，而虚劳之证，十患九死，曷不思脾为诸脏之母，当无病时，常服补药，尚难进其饮食，长其肌肉，至虚损病笃之时，将何法补其不足，且能令其有余以生金耶？肾为寿命之根，当无病时常服补药，尚难充其精气，强其腰膝，至虚损病笃之时，又何法补其不足，且能令其有余以济火耶？乡愿为德之贼，吾谓庸医之阴毒，更甚妄医之阳毒也。近日更有袭取叶天士一派，遇有感冒，即用前胡、干葛、杏仁、桑叶、桔梗、紫苏、防风、茯苓、橘红、苏法夏、神曲、谷芽、麦芽、山楂炭、甘草为主方，头痛加川芎、白芷，身痛加羌活、秦艽，咳嗽加紫菀、百部，口渴加麦冬、花粉，小便短少加滑石、木通、泽泻、猪苓，腹胀加厚朴、枳实、萝卜子、砂仁壳，皮肤作痒加蝉蜕、白蒺藜、连翘，喉痛加元参、射干、牛蒡子、贝母，寒热往来加柴胡、酒芩，腰膝痛加牛膝、杜仲，脚肿加木瓜、防己，病从怫郁，则加黑郁金、香附，发热不退加白薇、地骨、青蒿、白芍。数日未愈，曰当略调其气血，加当归、酒芍、何首乌、干地黄、丹参、沙参等，出入互用。至于久病虚人，则以辽东海参、燕窝、鲍鱼、谷芽、首乌、炙草等为主，其参、术、芪、苓、二地、桂、附、吴萸、炮姜等，随症加入，而金银花炭、枸杞炭、菊花炭、白术炭、地黄炭、鲜桑枝、金银花藤、泡淡干姜、生姜渣、泡淡附子、泡淡吴茱萸、秋稻根须、鳖血柴胡、五色石芸、冬瓜子、整个生扁豆、黑橹豆皮、绿豆皮、西瓜翠皮之类，曰我是叶天士一派，与恒法不同。而不知叶天士居江苏，该处人腠理较薄，外邪易入而亦易出，不用仲景正法，故于《伤寒论》一部，未得师授，议论甚觉隔靴，其于杂症，胸中颇有书卷，加以绝世聪明，临症甚多，所以名噪一时。而虚劳一症，专祖《十药神书》，不必全用其方，神而明之，信手拈来，头头是道，何若辈仅于《临证指南》中，食其糟粕，而伪托之也耶？

辛字润肺膏

久嗽、肺燥、肺痿。

羊肺一具 **杏仁**净研 **柿霜 真酥 真粉**各一两 **白蜜**二两[1]

上先将羊肺洗净，次将五味入水搅黏，灌入肺中，白水煮熟，如常服食。前七药相间服之亦佳。

方歌：真粉真酥并柿霜，杏仁净研两平当，蜜加二两调黏用，灌入肺中水煮尝。

周注：血去则燥，燥则火旺，肺必枯。欲从肾源滋水，而不先滋水之母，有是理乎？然肺为多气少血之脏，故一切血药概不欲用。以羊肺[2]为主，诸味之润者佐之，人所易能也。若以真粉之甘寒，不独凉金，且以培土，人所未知也。

陈修园按：方中真粉，即《伤寒论》猪肤汤之白粉也。本文未明为何粉，一说即天花粉，主滋润肺金，取金水相生之义；一说即粳米粉，以少阴之水火交会于阳明中土，粳米补阳明中土，交水火而止烦燥，而且藉土气以生金。二说俱有深义，余每用则从后说，今读先生此方，又阅周氏所注，

---

1 二两：元禄本作三两。
2 羊肺：原误作"羊肝"，据上文方中用药改。

真白粉即天花粉无疑。嘉庆丁巳岁,余应兴泉观察阿公、泉州郡伯张公聘,主清源书院讲席。日者用天花粉一味,药铺送白粉一包,其色晶莹洁白,迥出诸药之上。余传问之,答曰:此物最贱,而制造却难,惟冬月叶落,其气尽归于根,掘取,以法取汁,和水淘洗,澄之,晒干收贮,才有如此宝色,若无此色恐伪物弗效,不如止用天花粉片之较妥也。今先生加一真字,何等郑重其辞。推而论之,《金匮》于虫病制有甘草粉蜜汤以杀虫,若虚痨久嗽为瘵虫蚀肺,铅粉性毒,能杀三虫,今杂于蜂蜜、柿霜、羊肺之中,诱虫食之,旋而甘味尽毒性发而虫患除矣。此非正解,亦可备之以启悟机。

壬字白凤膏

一切久怯,极虚惫,咳嗽、吐痰、咯血、发热[1]。

黑嘴白鸭一只 大京枣二升 参苓平胃散一升 陈煮酒一瓶

上将鸭缚定脚,量患人饮酒多少,随量以酒荡[2]温,将鸭项割开,滴血入酒,搅匀饮之,直入肺经,润补其肺。却将鸭干拵去毛,于胁边开一孔,取去肠杂,拭干。次将枣子去核,每个中实纳参苓平胃散末,填满鸭肚中,用麻扎定。以砂瓶一个,置鸭在内,四围用火慢煨,将陈煮酒,作三次添入,煮干为度,然后食。枣子阴干,随意用参汤化下,后服补髓丹,则补髓生精,和血顺气。

方歌: 参苓平胃散一升,京枣二升酒一瓶,黑嘴白毛肥鸭一,照方如法制来斟。

陈修园按: 怯而日久,虚极而惫,而且咳嗽不已,则肺日因嗽而动扰矣。吐痰不已,则肺因痰而壅滞矣。咯血发热,壮火食气,不特肌肉消瘦,而且气衰言微矣,此为极症,恐非无情之草木所能治。故用黑嘴白鸭一只为君,盖以毛白者味较清而入肺,嘴黑者骨亦黑而入肾,取金水相生之义,亦资异类有情之物以补之也。最妙入京枣二升,取其甘温以补胃,平胃散一升,取其消导以转胃,胃为五脏六腑之本,胃安则脏腑俱安,与保真汤佐以厚朴同义。叶天士于此书亦参透其旨,但其方随症加入,以致学徒刊刻汇案,用厚朴者,于虚痨门止收一方,意者中人以下不可以语上,重其道而不轻传欤,修园则异于是。

---

1 发热:元禄本、大成本此后有"火乘金位者,服之复其真元"。
2 荡:以隔水加热的方式温酒。

癸字补髓丹

久痨虚惫,髓干精竭,血枯气少[1],服前[2]药愈后,服此药。

猪脊脊一条　羊脊脊一条　团鱼一枚　乌鸡一只

四味制净,去骨存肉,用酒一大碗,于沙瓮内煮熟,擂细。再用后药:

大山药五条　莲肉半斤　京枣一百枚　霜柿十个

四味修制净,用井花水一大瓶,于沙瓮内煮熟擂细,与前熟肉一处,用慢火熬之,却下:

明胶四两　黄蜡三两

上二味逐渐下,与前八味和一处,研成膏子,和平胃散末、四君子汤末,并知母、黄柏末各一两,共一十两,搜和成剂。如十分坚硬,入白蜜同熬,取起放青石上,用水搥打如泥,丸如梧桐子大。每服一百丸,不拘时候,枣汤下。

方歌:猪羊脊脊鸡团鱼,煮擂宜当去骨需,霜柿十枚京枣百,建莲八两五条薯,熟和前味熬文火,黄蜡明胶渐入诸,知柏四君平胃末,各加一两制丸茹。

陈修园按:"久痨虚惫,髓干精竭等症,服煎药愈后,服此药"二十字,是为虚痨既愈症,筹一善后之计,实为虚痨穷极症,觅一回春之路也。虚痨至六极之候,凡和解、温凉、补泻之药,无不历试。初服间或少效,久之无不增剧,名医俱束手无策。然药以治病,食以养人,二语参透,大有妙义。盖得病日久,日在药中,禾黍之肠,改充杂草,肠胃之所恶者,药也,若更以药投之,是重困之而不能堪矣。先生用山药、莲肉、京枣、霜柿,取日食之果菜,以悦脾胃之性情;用猪髓、羊髓、团鱼、乌鸡、牛胶,日用之肉食,以充脾胃之虚馁,即扁鹊所谓"损其脾者,调其饮食",《内经》所谓"精不足者,补之以味"是也。惟方中黄蜡一味,俗医见之,无不惊骇。《本草备要》谓服此物,着于肠胃,令人泻利不止,而不知此物性涩,岂能作泻?威喜丸用此镕化为丸。王晋三注云:黄蜡性味缓涩,有续绝补髓之功,专调斫丧[3]之阳,分理溃乱之精,故为元阳虚惫、遗浊带下之神品。俗传本草之害人,往往如此,况此丹尽属

---

1 血枯气少:元禄本、大成本后有"火乘金位"。
2 前:原作"煎",于意不通,据元禄本改。
3 斫丧:摧残,伤害,特指因沉溺酒色以致伤害身体。

骨肉有情之品，温养吾身之气血，与无情之草木悬殊。叶天士用人乳粉、秋石霜、血余灰之类，引人身之膏脂，以为继续之计，亦由此方中悟出。若紫河车污秽有毒，服之无不发热减食，岂非惑于以人补人之说，忍心害理，适以自戕也耶？又按：明胶是取嫩肥黄牛皮，以河水制造为之，或用牛肉煎法去滓，再熬成膏，每斤入姜制半夏末二两，名为霞天膏，治痨伤久嗽。乾隆丁未，余肄业鳌峰书院，孟瓶庵师言其督学四川时，患嗽数月，同寅制馈，因素不食牛，拜受而不敢尝，署中阅卷张友，患痰症二十余载，喜而尝之，胶痰成块，吐出甚多，半月全愈，身体立见壮健，附志之以广其传。

周注： 人若色欲过度，伤损精血，必生阴虚火动之病，睡中盗汗，午夜发热，哈哈咳嗽，倦怠无力，饮食少进，甚则痰涎泄血，咯吐出血，或咳血，吐血、衄血，身热，脉沉数，肌肉消瘦，此名痨瘵，最重难治。轻者用药数十服，重者期以岁年，然必须病人惜命，坚心定志，绝房室，息妄想，戒恼怒，节饮食，以自培其根，此谓内外交治，可获全功。

潘按：古人所谓虚劳，皆是纯虚无阳之症，与近日之阴虚火旺者吐血咳嗽正自相反，误用必毙。近日吐血咳嗽之病有似虚劳，其实非虚劳也，当奉此书细推其理，次第施治，不致害人为幸甚。

周氏总注： 予读此十方，俱出人意表，其间次第缓急，可为千百世法，即不必十方并用，要无能出其范围者矣。一方之中自得肯綮，即不必全用其药，亦可细推其理矣。乃今日之治血症者，辄用六味地黄增减，冀其收功，皆由《医贯》入手，而未尝从《神书》体会者也。彼之足少阴肾水衰则火炎为患，壮水之主，可镇阳光。孰知人之患此病者，肾阴虚固多，而他因者亦复不少。假如从劳役饥饱而得者，其伤在足太阴脾矣；从忧患而得者，其伤在手少阴心矣；从嗜饮而得者，其伤在手太阴肺矣；从愤怒而得者，其伤又在足厥阴肝矣。此足致吐血、咳血、咯血等症，岂一壮水可以胜其任乎？总之，人身之血，附气而行者也。一脏伤则气必不调，而血遂溢于外，故逆则上出，坠则下行，滞则阻痛，寒则凝，热则散，此自然之势也。后之君子于诊视之际，闻问之余，斟酌而得其情否乎？果能于此着眼，视其病之所伤在何脏、脉之所伤在何部、时之所值在何季，思过半矣。曾治一咯血之人，平日极劳，每咯紫黑色俱成小块者，然必是饱食则多，少食则少，不食或少或无。予以韭汁、童便、制大黄治之，二服而安，后以补中益气汤加血药而愈。知者以为怪妄，予谓极平常。盖实从《神书》究心，而置《医贯》为谈料者也。

平胃散方 _附

厚朴_{姜制，炒} 陈皮_{去白，各五两} 苍术_{去皮，米泔浸，炒，八两} 炙甘草_{三两}
本方加人参、茯苓各二两即名参苓平胃散。

四君子汤 _附

人参 白术 茯苓_{各二两} 炙甘草_{一两}

后识一[1]

吾吴天士叶先生，凡治吐血症，皆祖葛可久《十药神书》，更参以人之性情，病之浅深，随宜应变，无过不及，治无不愈。然亦治之于初病之时，与夫病之未经深入者，若至五脏遍传，虽卢扁亦莫可如何矣。家藏此书有年，几获脉望，故亟付梓。然书中仅列十方，世皆以方少忽之，不知十方中错综变化有几千百方。故复采周氏之说，使人粗晓，业是者，更察虚损二字，分自上而下，自下而上，自不致概以六味开手矣。

古吴瘦樵程永培识

后识二

此叶天士家藏秘书也，前此流传，皆为赝本。余归田后，始得原书，重为订注，附于《伤寒论》《金匮要略》之后，盖以《伤寒论》《金匮要略》为万古不易之准绳，而此书则奇以取胜也。然奇而不离于正，故可取焉。

闽长乐陈念祖识

---

1 后识一：原无，整理者加，下同。

跋

姑苏葛可久先生，精通方术，与丹溪朱彦修齐名，所著《十药神书》，专治虚损。虽编中仅传列十方，而用药之次第逐一条陈，吴航陈修园谓其奇而不离于正，诚哉是言也。顾前此流传，皆为赝本。修园解组后，始得原书，重加注解，将刊附于《伤寒论》《金匮要略》之后而未果。乙卯岁，萱从旧书坊中，得一钞本，于今三年矣。遍询方家，俱无是书。萱不敢私自秘藏，因并作汤方俚歌，亟谋付梓，以广其传，庶不负先生寿世寿人之意云尔。

咸丰岁次疆圉大荒落季冬后学林寿萱谨跋

疠疡机要

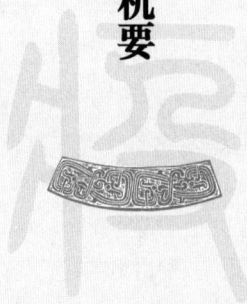

明·薛己 著

谢伟 主校

刘晓芳 崔静 副主校

内容简介

《疠疡机要》,三卷,明代薛己撰著。

薛己,字新甫,号立斋。明代吴郡(江苏苏州)人,生于明弘治一年(1488),卒于明嘉靖三十七年(1558)。薛氏出生于医学世家,其父薛铠精于医术,尤以儿科及外科见长。其自幼聪颖过人,初习儒,后转而习医。正德三年薛氏代补太医院医士,后选为御医,嘉靖期间进为太医院院使。其中年辞官回乡,专心著述,兼及医事。薛氏初为疡医,后以内科驰名,其妇科、儿科、骨伤、口齿无所不攻,临证一生,疗效卓著,活人甚众。且其著述颇丰,除《疠疡机要》,尚有《内科摘要》《外科发挥》《女科撮要》《正体类要》等著作。

《疠疡机要》三卷,薛己晚年撰著,约刊于1529年,为麻风病专著,历代以来流传较广,影响深远。该书上卷论述疠疡的病因、病机、病位及治疗原则,并分述疠疡之本症、兼症、变症治法及类症,末附本症治验、类症治验。中卷为续治诸症,载男、妇、幼各种疠疡证治,以医案形式示之,其中不乏失治误治案例。下卷为各症方药,共百余方。

薛氏认为,疠疡的病机为疠风客于经脉,卫气凝而不行,荣卫怫热,而致皮肌不仁、肉烂骨脱。其本症可见皮肉麻木,甚则溃烂,重者指脱、鼻柱坏,治疗宜"分经络之上下,病势之虚实","先助胃壮气,使根本坚固,而后治其疮"。兼症可见头目眩晕、口㖞目斜、遍身酸软、热渴便浊、大便不通等;变症可见遍身疙瘩搔痒、口舌生疮、舌赤芒刺、牙痛龈烂、肚腹肿胀、衄血吐血、二便下血、食少便秘,治疗宜分虚实,主以补益,多用补中益气汤、八珍汤等补益气血之品,以及四君子汤、逍遥散等调补肝脾之剂,体现其"无急效,无近期,纾徐从容,不劳而病自愈"的治则。

全书论述疠疡病候,条目清晰,重视望诊及切诊,一改前医外敷祛毒治疠疡的固有思维,提倡外治内调同用,内治多用补土益水,外治配合砭刺之法,急泄其毒,增其疗效,为后世所沿用。

此书现存版本25种,包括明刻本5种(明万历刻本1种、明刻本2种、明崇祯刻本1种、明嘉靖刻本1种),清刻本7种,日本承应刻本1种,还有多种抄本。本次校勘采用寻访获得的明万历刻本(南京图书馆馆藏)为底本,明刻本、明崇祯刻本、明嘉靖刻本、清东溪堂刻本和上海大成书局1921年石印本为校本。

凡例

一、《疡疡机要》版本众多，以明万历刻本（以下简称"明刻甲本"）、明刻本（以下简称"明刻乙本"）的字迹清晰，内容相对完整，并且流传较广。因前者的时代更早，故本次校注以明刻甲本为底本，明刻乙本作为主校本，并以明崇祯刻本、明嘉靖刻本、清东溪堂刻本和上海大成书局石印本为参校本。

二、底本无目录，谨依正文内容提取目录，列于文前。

三、底本中的异体字、古字、讹字，径改为正体字，不出校，并在此统一说明，如"殭"改为"僵"，"全"改为"痓"，"头运"改为"头晕"，"煆"改为"煅"。

四、为便利当代作者理解使用，本书中部分药名统改为今规范用字。如"山查"改为"山楂"，"菉豆"改为"绿豆"，"斑猫"改为"斑蝥"。

目录

疠疡机要序

夫医犹理也。医之有疡医，犹理之有兵也。善为理者，正其五官，齐其百司，使纪纲法度，各有所摄而不弛[1]，则垂拱委裘而天下可以无变，不幸而一隅乘衅，然后不得已而兵之。故兵非理之所尚也，将藉之以除乱也。彼其平居无事之时，而吾所以弭乱之本，既已缜密完固，而无所疏漏，一旦有急则除之而已耳，故兵虽试而国家之元气不亏。医之为道也亦然，方其病在腠理也，汤液之所及也，其在肠胃也，湔浣之所及也。若夫隆然皮肤之间，甚至不可名状者，彼何为哉？其能不攻刺乎？其能不搏击乎？顾攻有守而后攻，击有备而后击。苟不谛其虚实，不量其壮羸，而动曰攻击之，吾恐病未却而精已耗。譬则忿兵数逞，而国计内空，疥癣之疾，将不为腹心之患者几希。噫！可不慎乎！故明于理者，可与语医也。已世之以疡名家者多矣，然孰有如我立斋先生者耶？盖先生以岐黄世业，旁通诸家，微词颐旨，靡不究竟。其言以为不知外科者，无以通经络之原委。不精《内经》者，无以究阴阳之变合。内外殊科，其揆一也。故其视病不问大小，必以治本为第一义。无急效，无近期，纾徐从容，不劳而病自愈。间出《疠疡机要》一编，属其友沈生梓之以传。沈生读之，大率以己意而订古方，以医案而验治效，以调补为守备之完策，以解利为攻击之权宜。盖不出乎庙堂之讦谟，而坐得夫摧陷廓清之术。假令业医者而孰是焉，既不病于滞而不通，又不病于肤而无本，奚至攻其所习，而毁所不见耶。噫！若先生者可谓医而通于理者矣。是录也，顾不可传哉！或者曰：诚若所言，则内外医分门异业者非欤。周官有疾医、疡医二职，并存何也？曰：非是之谓也。昔秦越人之为医也，闻秦贵小儿则小儿医，赵贵妇人则带下医，周贵老人则耳目痹医。一医而三习，非其术诚奇幻，理固不殊也。若周官所存，则以其职言耳，岂如后世判为两途，绝不相通者哉。古之任官，居则为命卿，而出则为命将。夫一人也，而理与兵兼焉，孰谓内外医果不相通者哉。

嘉靖岁甲寅中秋秀州沈启原道卿甫著

---

1 弛：原作"地"，于义不合，据明嘉靖刻本改。

疠疡机要上卷

《内经》云:风气与太阳俱入,行诸脉俞,散于分肉之间,与卫气相干,其道不利,故使肌肉愤膜[1]而有疡。卫气有所凝而不行,故其肉有不仁也。有荣卫热胕,其气不清,故使鼻柱坏而色败,皮肤疡溃,风寒客于脉而不去,名曰疠风。其治法当刺肌肉骨髓,以泄荣卫之沸热。《灵枢经》以锐针刺肿上出恶血。近代先哲云:感天地肃杀恶气所致,其上体先见或多者,毒在上也;下体先见或多者,毒在下也。盖气受邪则上多,血受邪则下多,气血俱受则上下齐见。若眉毛先落者毒在肺,面发紫泡者毒在肝,脚底先痛或穿者毒在肾,遍身如癣者毒在脾,目先损者毒在心,此五脏受症之重也。一曰皮死麻木不仁,二曰肉死针刺不痛,三曰血死烂溃,四曰筋死指脱,五曰骨死鼻柱坏,此五脏受伤之不可治也。若声哑目盲,尤为难治。大抵此症,多由劳伤气血,腠理不密,或醉后房劳沐浴,或登山涉水,外邪所乘,卫气相搏,湿热相火,血随火化而致,故淮阳、岭南、闽间多患之。治当辨本症、兼症、变症、类症、阴阳、虚实而治焉。若妄投燥热之类,脓水淋漓,则肝血愈燥,风热愈炽,肾水愈伤,相火愈旺,反致败症矣。

本症治法

一疠疡所患,非止一脏,然其气血无有弗伤,兼症无有弗杂。况积岁而发现于外,须分经络之上下,病势之虚实,不可概[2]施攻毒之药。当先助胃壮气,使根本坚固,而后治其疮可也。《经》云:真气夺则虚,邪气胜则实。凡云病属有余,当认为不足。

一疠疡当知有变有类之不同,而治法有汗有下,有砭刺攻补之不一。盖兼症当审轻重,变症当察后先,类症当详真伪,而汗下砭刺攻补之法,又当量其人之虚实,究其病之源委而施治之。盖虚者形气虚也,实者病气实而形气则虚也。

一疠疡砭刺之法,子和张先生谓一汗抵千针,盖以砭血不如发汗之周遍也,然发汗即出血,出血即发汗,二者一律。若恶血凝滞,在肌表经络者,宜刺宜汗,取委中出血则效。若恶毒蕴结于脏,非荡涤其内则不能痊。若毒在外者,非砭刺遍身患处,及两臂、腿腕、两手足指缝各出血,其毒必不

---

1 愤膜:肿胀。原作"溃膜",据明崇祯刻本改。
2 概:原文漫漶,据明刻乙本补。

能散。若表里俱受毒者,非外砭内泄其毒,决不能退。若上体患多,宜用醉仙散,取其内蓄恶血于齿缝中出,及刺手指缝并臂腕,以去肌表毒血;下体患多,宜用再造散,令恶血陈虫于谷道中出,仍针足指缝并腿腕,隔一二日更刺之,以血赤为度。如有寒热头疼等症,当大补血气。

一疬疡服轻粉之剂,若腹痛去后兼有脓秽之物,不可用药止之。若口舌肿痛,秽水时流,作渴发热喜冷,此为上焦热毒,宜用泻黄散。若寒热往来,宜用小柴胡汤加知母。若口齿缝出血发热,而大便秘结,此为热毒内淫,宜用黄连解毒汤。若大便调和,用济生犀角地黄汤。若秽水虽尽,口舌不愈,或发热作渴,而不饮冷,此为虚热也,宜用七味白术散。

一疬疡手足或腿臂或各指拳挛者,由阴火炽盛,亏损气血,当用加味逍遥散加生地黄及换肌散兼服。

一疬疡生虫者,五方风邪翕合,相火制金,木盛所化,内食五脏,而症见于外也。宜用升麻汤送泻青丸,或桦皮散以清肺肝之邪,外灸承浆,以疏阳明任脉,则风热息,而虫不生矣。肝经虚热者,佐以加味逍遥散、六味地黄丸。

一疬疡久而不愈,有不慎起居饮食,内火妄动者;有脏腑伤损,气血疲乏者;有用攻伐之药,气血愈亏者;有不分兼变相杂,用药失宜者;有病人讳疾忌医者。

一疬疡愈而复发,有不戒厚味,内热伤脾者;有不戒房劳,火动伤肾者;有不戒七情,血气伤损者;有余毒未尽,兼症干动者;有气虚六淫外乘者。古人云:此症百无一生,正谓此耳。

兼症治法

一头目眩晕,若右寸关脉浮而无力,脾肺气虚也,用补中益气汤。若左关尺脉数而无力,肝肾气虚也,用六味地黄丸。若右寸尺脉浮大或微细,阳气虚也,用八味地黄丸。血虚者,四物汤加参、苓、白术;气虚者,四君子汤加当归、黄芪;肝经实热者,柴胡清肝散;肝经虚热者,六味地黄丸;脾气虚弱者,补中益气汤;脾虚有痰者,半夏白术天麻汤;砭血过多者,芎归汤;发热恶寒者,圣愈汤。大凡发热则真气伤矣,不可用苦寒药,恐复伤脾胃也。

一口㖞目斜,若手足牵搐,或臀棱瘛动,属肝经血虚风热,用加味逍遥散、六味地黄丸,以生肝血、滋肾水;若寒热往来,或耳聋胁痛,属肝木炽盛,先用小柴胡合四物汤,以清肝火、生肝血;若筋挛骨痛,或不能动履,用六味地黄丸、补中益气汤,以滋化源;若因服燥药而致者,用四物汤,加生甘草、金银花,以解热毒、益阴血。凡此俱属肝经血燥所致,须用六味地黄丸、补中益气汤为主;若因怒气房劳而甚者,用六味地黄丸、十全大补汤为主;若因劳伤形体而甚者,用补中益气汤、十全大补汤为主。

一夏秋湿热行令,若饮食不甘,头目眩晕,遍身酸软,或两腿麻木,口渴自汗,气促身热,小便黄数,大便稀溏,湿热伤元气也,用清燥汤;如在夏令,用清暑益气汤;若自汗盗汗,气高而喘,身热脉大,元气内伤也,用补中益气汤;若呕吐少食,肚腹痞闷,大便不实,脾胃受伤也,用六君子汤;若胸腹不利,饮食少思,吐痰不止,脾胃虚痞也,用四君子汤;若形气倦怠,肢体麻木,饮食少思,热伤元气也,用人参益气汤。

一热渴便浊,若夜安昼热者,热在气分也,用清心莲子饮;昼安夜热者,热在血分也,用四物二连汤,俱佐以六味地黄丸;若寒热往来者,肝经血虚也,用加味逍遥散、六味地黄丸。

一小便不利,若因服燥药而致者,用四物汤加炒黑黄柏、知母、生甘草,以滋阴血;若频数而色黄者,用四物汤加参、术、麦门、五味子,以生气血;若短而色黄者,用补中益气汤加山药、麦门、五味,以滋化源。《经》云:无阴则阳无以生,无阳则阴无以化。

一大便不通,若血虚内热而涩滞者,用四物汤加麦门、五味子,以生血润燥;若因燥热之药而患者,用四物汤加连翘、生甘草,以生血清热;若服克伐之药而致者,用四君子汤,加芎、归以助气生血;若作渴饮冷者,热淫于内也,用竹叶石膏汤,以清胃火;若作渴饮汤者,肠胃虚热也,用竹叶黄芪汤,以补气生津;若内热作渴,面赤饮汤者,用四物汤送润肠丸,以凉血润燥;若肠胃满胀,燥在直肠而不通者,用猪胆汁导之;肠胃气虚,血涸而不通者,用十全大补汤;若肝胆邪盛,脾土受侮不能输化者,用小柴胡汤加山栀、郁李仁、枳壳治之。

一怔忡无寐,或兼衄血便血,若内热晡热,作渴饮汤,肢体倦怠,此脾血虚而火动也,用四君子加芎、归;若思虑伤脾动火而致,用归脾汤加山栀;若发热晡热,用八珍汤加酸枣仁、茯神、远志;若因心血虚损,用柏子仁散。大抵此症皆心脾血少所致,但调补胃气,则痰清而神自安,不必专于清热治痰。

一发热恶寒,若肢体倦怠,烦躁作渴,气高而喘,头痛自汗者,此内伤气血也,用补中益气汤加五味、麦门。怠倦食少,大便不调,小便频数,洒淅恶寒者,此脾肺气虚也,用升麻益胃汤。烦躁作渴,体倦少食,或食而不化者,此脾气虚热也,用六君子汤。

一发热在午前,脉数而有力者,气分热也,用清心莲子饮;脉数而无力者,阳气虚也,用补中益气汤。午后脉数而有力者,血分热也,用四物汤加牡丹皮;脉数而无力者,阴血虚也,用四物汤加参、术。热从两胁起者,肝虚也,用四物汤加参、术、黄芪。从脐下起者,肾虚也,用四物汤加参、术、黄柏、知母、五味、麦门、肉桂,或六味丸。其热昼见夜伏,夜见昼止,或去来无定时,或起作无定处,或从脚起者,此无根虚火也,须用加减八味丸及十全大补汤加麦门、五味,更以附子末唾津调搽涌泉穴。若形体恶寒,喜热饮食者,阳气虚寒也,急用八味丸。

一口干,若恶冷饮食者,胃气虚而不能生津液也,用七味白术散。若喜冷饮食者,胃火盛而消烁津液也,须用竹叶石膏汤。夜间发热口渴者,肾水弱而不能上润也,当用六味地黄丸。若因汗下之后而有前患,胃气虚也,宜用八珍汤主之。

一作渴,若烦躁饮冷者,属上焦实热,用凉膈散。兼大便秘结者,属下焦实热,用清凉饮。若用克伐之药而渴者,气血虚也,急用八珍汤、六味丸。

一耳聋耳鸣,若左寸关脉弦数者,心肝二经虚热也,用四物汤加山栀、柴胡生阴血。右寸关脉浮大者,脾肺二经虚热也,用补中益气汤加山栀、桔梗培阳气。若因怒便作,用小柴胡汤加山栀、芎、归清肝凉血。若午前甚,用小柴胡汤加参、芪、归、术补气清肝。午后甚,用四物汤加酒炒黑黄柏、知母、五味补阴降火。如两足心热,属肾虚,用六味丸以壮水之主。两足冷,属阳虚,用八味丸以益火之源。

一项强口噤,腰背反张者,气血虚而发痉也。仲景张先生云:足太阳病,发汗太多则痉。风病,下之则痉,复发汗,则加拘急。疮家,发汗则痉。盖风能散气,故有汗而不恶寒,曰柔痉。寒能涩血,故无汗而恶寒,曰刚痉。皆因内虚复汗亡津血,筋无所养而然,悉属虚象,非风症也,当大补气血为主。故产妇、溃疡、劳伤气血、湿热相火、误服克伐之剂者多患之,其义可见。近以痉为痓,传写之误也。

一妇女经闭,若因郁火伤脾,以归脾汤加山栀、丹皮。气血俱虚,以八珍汤加山栀、丹皮。若因服燥药伤血,以四物汤加生甘草。若经候过期而来者,气血虚也,八珍汤倍用参、术。先期而来者,血虚热也,四物汤倍加参、术、牡丹皮。将来而作痛者,气虚血滞也,四物汤加茯苓、白术、香附。色紫而成块者,血热也,四物汤加山栀、丹皮。作痛而色淡者,血气虚也,用八珍汤。其血崩之症,肝火不能藏血者,用加味逍遥散。脾虚不能统血者,用补中益气汤。凡此皆六淫七情,亏损元气所致,当审其因而调补胃气为主。

变症治法

一身起疙瘩搔破,脓水淋漓,若寒热往来者,肝经气血虚而有火也,用八珍散加丹皮、柴胡。寒热内热者,血气弱而虚热也,用八珍散倍用参、术。若恶寒形寒者,阳气虚寒也,用十全大补汤。若肌肤搔如帛隔者,气血不能外荣也,用人参养荣汤。若面部搔之麻痒者,气血不能上荣也,用补中益气汤;若痿软筋挛者,血气不能滋养也,用补中益气汤,佐以六味地黄丸。

一口舌生疮,或咽喉作痛,若饮食喜冷,大便秘结者,实热也,用四顺清凉饮。肌热恶热,烦渴引饮者,血虚也,用当归补血汤。饮食恶寒,大便不实者,虚热也,用十全大补汤。热从下或从足起者,肾虚热也,用加减八味丸。若饮食难化,四肢逆冷者,命门火衰也,用八味丸地黄丸。

一牙齿作痛,或牙龈溃烂,若喜寒恶热,属胃火,加味清胃散为主。恶寒喜热,属胃虚,补中益气汤为主。

一自汗盗汗,盖自汗属气虚,盗汗属血虚。自汗用补中益气汤,送六味地黄丸。盗汗用当归六黄汤内芩、连、黄柏炒黑用,送六味地黄丸。若因劳心而致,以归脾汤倍用茯神、酸枣仁。

一唾痰或作喘,若右寸脉浮缓者,肺气虚也,用六君子汤加桔梗。右寸脉洪滑者,肺经有热也,用泻白散。右寸关脉浮缓迟弱者,脾肺气虚也,用六君子汤加桔梗、黄芪。右寸关脉洪滑迟缓者,脾热传肺也,用泻白泻黄二散。右尺脉微弱者,命门火衰而脾肺虚也,用人参理中丸,如不应,用八味地黄丸。右寸脉洪数者,心火克肺金也,用人参平肺散,如不应,用六味地黄丸。左寸关脉洪弦数者,心肝二经有热也,用柴胡清肝散,如不应,佐以牛黄清心丸,清其风热,仍用六味地黄丸,以镇阳光。左尺脉数而无力者,肾虚而水泛上也,用六味地黄丸加五味子以滋阴。如脉微细,或手足冷,或兼喘促,急用八味地黄丸以补阳。

一舌赤裂或生芒刺,兼作渴引饮,或小便频数,不时发热,或热无定处,或足心热起者,乃肾水干涸,心火亢盛,用加减八味丸主之,佐以补中益气汤。若误用寒凉之剂,必变虚寒而殁。

一口舌生疮,作渴不止,不时发热,或昼热夜止,或夜热昼静,小便频数,其热或从足心,或从两胁,或从小腹中起,外热而无定处者,此足三阴亏损之症也,用加减八味丸为主,佐以十全大补汤。若误用寒凉治火之剂,复伤脾胃,胸腹虚痞,饮食少思,或大便不实,小便不利,胸腹膨胀,肢体患肿,或手足俱冷者,此足三阴亏损之虚寒症也,急用加减金匮肾气丸,亦有复生者。

一肚腹肿胀,若朝宽暮急,属阴虚;暮宽朝急,属阳虚;朝暮皆急,阴阳俱虚也。阳虚者,朝用六君子汤,夕用加减肾气丸。阴虚者,朝用四物汤加参、术,夕用加减肾气丸。真阳虚者,朝用八味地黄丸,夕用补中益气汤。若肚腹痞满,肢体肿胀,手足并冷,饮食难化,或大便泄泻,口吸气冷者,此真阳衰败,脾肺肾虚寒不能司摄,而水泛行也,急用加减肾气丸,否则不救也。

一发热恶寒,若寸口脉微,名阳气不足,阴气上入阳中,则恶寒也,用补中益气汤。尺部脉弱,名阴气不足,阳气下陷于阴中,则发热也,用六味地黄丸。若暑热令而肢体倦怠,此湿热所乘,属形气虚而病气实也,当专补阳气,用补中益气汤。若发热大渴引饮,目赤面红,此血虚发热,属形病俱虚也,当专补阴血,用当归补血汤。

一发热作渴,若右寸关脉浮大而无力者,脾肺之气虚也,用补中益气汤。数而有力者,脾肺之气热也,用竹叶石膏汤。寸脉微数而无力者,肺气虚热也,用竹叶黄芪汤。尺脉微细或微数而无力者,命门火衰也,用八味地黄丸。左寸关脉数而有力者,心肝之气热也,用柴胡栀子散。数而无力者,心肝之气虚也,用六味地黄丸。尺脉数而无力者,肾经虚火也,用加减八味丸。大凡疮愈后口渴,或先渴而患疮,或口舌生疮,或咽喉肿痛,或唇裂舌黄,目赤痰涎上涌者,皆败症也,非此丸不能救。

一眼目昏弱,或内障黑花,属血虚神劳,用滋阴肾气丸。若视物无力,或见非常之状,属阴精虚弱,用滋阴地黄丸。若视物无力,或视物皆大,属阳盛阴虚,用六味地黄丸。若目紧体倦,或肌肤麻木,属脾肺气虚,用神效黄芪汤。若至夜目暗,灯下亦暗,属阳虚下陷,用决明夜灵散。若眼暗体倦,内障耳鸣,属脾胃气虚,用益智聪明汤。盖五脏六腑之精气,皆禀受于脾土,上贯于目,脾为诸阴之首,目为血脉之宗,当补脾土为善。

一衄血吐血,若左寸关脉数而无力,血虚也,四物加参、术;浮而无力,气虚也,补中益气汤;尺脉数或无力,肾虚也,六味地黄丸。右寸关脉数而有力者,肺胃热也,犀角地黄汤;数而无力者,肺胃虚热也,先用济生犀角地黄汤,后用四物汤加参、苓、白术;尺脉数无力,阴虚也,用六味地黄丸。若面黄目涩眵多手麻者,脾肺虚也,用黄芪芍药汤。

一饮食少思,若因胃气虚而不能食,用四君子汤。若因脾气虚而不能化,用六君子汤。大便不实,或呕吐者,脾气虚寒也,用六君子汤加干姜、木香。若作呕口渴,或恶冷饮食者,胃气虚热也,用五味异功散。喜冷饮食,胃气实热也,用泻黄散。

一带下，因经行产后，外邪入胞，传于五脏而致之。其色青者属于肝，用加味逍遥散加防风。湿热壅滞，小便赤涩，用前散加炒黑龙胆草。肝血不足，或燥热风热，用六味丸、逍遥散。色赤者属于心，用小柴胡汤加黄连、山栀、当归。思虑过伤者，用妙香散、六味丸。色白者属于肺，用六味丸、补中益气汤加山栀。色黄者属于脾，用六味丸、六君子汤加山栀、柴胡，不应用归脾汤。色黑者属于肾，用六味丸。气血俱虚，用八珍汤。阳气下陷，用补中益气汤。湿痰下注，前汤加茯苓、半夏、苍术、黄柏。气虚痰饮，四七汤送六味丸。若病久元气下陷，或克伐所伤，但壮脾胃升阳气为善。若拘于人之肥瘦，而用燥湿泻火之药，反伤脾胃，为患不浅。

一二便下血，若右关脉浮数，气虚而热也，用四君子加升麻、当归。尺脉浮大或微弱，元气下陷也，用补中益气汤。左关脉洪数，血虚也，用四物汤加炒山栀、升麻、秦艽。脉迟缓或浮大，气虚也，用四君子汤加升麻、炮姜。尺脉洪数或无力者，肾虚也，用六味地黄丸。若因房劳伤损精气，阴虚火动，而小便下血，诸血病者，不问脉症百端，但用前丸料煎服为善。

一泄泻在五更或侵晨，乃脾肾虚，五更服四神丸，日间服白术散，或不应，或愈而复作，急用八味丸，补命门火以生脾土，其泻自止。

一大便不通，属脾肺亏损，大肠津液干涸，或血虚火铄，不可计其日期，饮食数多，必待腹满胀自欲去而不能，乃热在直肠间也，用猪胆汁润之。若妄服苦寒辛散之剂，元气愈伤，或通而不止，或成中痞之症。若气血虚者，用八珍汤加麻子仁。肠胃虚者，用补中益气汤加麻子仁。肾液不能滋润，用六味地黄丸加麻子仁。若厚味积壅，小便淋秘者，肝肾虚也，用六味地黄丸，以滋肾水，用补中益气汤，以补脾胃。若发热晡热，用六君子汤、加味逍遥散，养阴血，清风热。若兼筋骨痛，先用透经解挛汤、秦艽地黄汤，后用八珍散加牡丹皮、柴胡主之。若误服风剂而伤阴血者，用易老祛风丸。若两股或阴囊或两足，必用四生散、地黄丸为善。若误服草乌、川乌之类，或敷巴豆、砒石等味，肌肉腐溃，反成疬症，治者审之。

一面赤搔痒，或眉毛脱落，属肺经风热，用人参消风散、桦皮散；气虚用补中益气汤，加天麻、僵蚕；血虚用加味逍遥散，加钩藤钩。面发紫泡或成块，或眉毛脱落，属肝经风热，先用小柴胡汤加山栀、丹皮、钩藤钩，后用加味逍遥散。凡症属肝经血燥生风，但宜滋肾水生肝血，则火自息、风自定、痒自止矣。

一遍身疙瘩，或瘾疹搔痒，此风热伤血，用羌活当归散；气虚者佐以补中益气汤加山栀、钩藤钩；血虚者佐以加味逍遥散加钩藤钩。若手足皲裂，不问黯白，或在手足腿腕，搔起白皮，此风热而秘涩，用清胃散加芍药。盖肾开窍于二阴，精血不足，则大便秘塞而不通矣，须用六味地黄丸、补中益气汤，以滋化源。

一小便不利，若不渴而不利者，热在下焦血分也，用滋肾丸。渴而不利者，热在上焦气分也，用清肺散。肾经阴虚而不利者，用六味地黄丸。热结膀胱而不利者，用五淋散。元气虚而不能输化者，用补中益气汤。脾肺之气燥而不能化生者，用黄芩清肺饮。若转筋便闭气喘，不问男女孕妇，急用八味丸，缓则不救。

一白浊，足三阴经主之，属厚味湿热所致者，用加味清胃散。肝肾虚热者，用六味地黄丸为主，佐以逍遥散。脾肾虚热者，用六味丸佐以六君子汤。肝脾郁滞者，六味丸佐以归脾汤。脾肺气虚者，六味丸佐以补中益气汤。湿痰下注者，益气汤佐以六味丸。

疬疡类症 类症者与疬形状相似而所因不同也

一两膁如癣搔痒，久则脓水淋漓，或搔起白皮者，名肾脏风也，用四生散以祛风邪，用六味地黄丸，以补肾水。若头目不清，内热口干体倦，痰热血燥，秋间益甚，故俗名雁来风，宜用羌活白芷散、加味逍遥散。气虚者，佐以补中益气汤加皂角刺、钩藤钩。血虚者，佐以八物汤加柴胡、牡丹皮，或加味逍遥散兼服。

一肢体或腿臂腕间患痦瘟[1]，而游走不定者，赤曰赤游风，白曰白游风，为血虚阴火内动，外邪所搏之症，白用人参消风散，赤用加味逍遥散。气血俱虚，用八珍汤。晡热内热，用加味逍遥散、六味地黄丸。

一遍身或头面起疙瘩，或如霞片，或破而脓水淋漓，或痒痛寒热，乃肝火血虚也，用加味逍遥散。若口苦胁痛，小便淋沥，肝火血热也，用柴胡清肝散。若妇女夜间谵语发热，热入血室也，用小柴胡汤加山栀、生地黄。血虚者，四物合小柴胡汤，病退却，用逍遥散，以健脾胃生阴血。此症多有因怒气而发者，治当审之。

一妇人肢体瘾疹疙瘩，搔破成疮，脓水淋漓，热渴眩晕，日晡益甚者，用四物汤加柴胡、山栀、丹皮，清肝火补肝血。若烦热体倦，头目不清，用八珍散加丹皮、山栀，补脾气生阴血。若自汗盗汗，月水不调，肚腹作痛，用八珍汤、六味丸。若食少体倦，心忪盗汗，经闭寒热，用八珍汤，佐以加

---

1 痦瘟：荨麻疹。

味逍遥散。若病久元气怯弱,用十全大补汤,佐以归脾汤。

一女子十三四或十六七,而天癸未至,或妇人月经不调,发赤癍痒痛,此属肝火血热,用小柴胡汤加山栀、生地黄、牡丹皮、防风。

一生虫者,乃相火制金不能平木而化耳,非风邪所生也,但滋肾水生肝血,或佐以灸承浆之类,说见本症。

一敷砒霜,患处作痛,或腐溃,用湿泥频涂换之。若毒入腹,胸膈苦楚,或作吐泻,饮冷米醋一二杯即止,多亦无妨,生绿豆[1]末、芝麻油俱可。

一敷贴雄黄药,闷乱或吐泻,用防己煎汤解之。

一服辛热药而眉发脱落者,乃肝经血伤而火动,非风也,用四物汤、六味丸,以滋肝血生肾水。

一服川乌、草乌等药,闷乱流涎,或昏愦呕吐,或出血吐血,用大豆、远志、防风、甘草,任用一味,煎汤解之。大凡服风药过多,皆宜用之,未应,急用甘草、生姜汁解[2]。

一敷贴巴豆之药,患处作痛,肌肉溃烂,以生黄连为末,水调敷之。若毒入内,吐泻等症,更以水调服一二钱,大小豆、菖蒲汁俱可。

一敷贴藜芦,毒入内,煎葱汤解之。

一服祛风克伐之药,呕吐少食,胸膈不利,或形气倦怠等症,用六君子汤以补阳气。若烦躁作渴,饮食不思,或晡热内热,面赤发热,用四物汤加参、术,以生阴血,余从各门治之。

本症治验

一男子冬间口苦耳鸣,阴囊湿痒,来春面发紫块,微肿麻木,至冬遍身色紫,不知痛痒,至春各处俱大,至夏渐溃,又至春眉落指溃。此患在肝胆二经,令刺手指缝并臂腿腕出黑血,先与再造散二服下毒秽,更以小柴胡合四物汤加白芷、防风、天麻、角刺,渐愈。又与换肌散,但遍体微赤,此血虚有火,因家贫未得调理,秋间发热,至春面仍发块,用前散并养血药,喜年少谨疾得愈。

一膏粱之人,鼻坏眉落,指脱体溃,热渴晡甚,用四物汤加酒炒黑黄柏、知母、五味、麦门、白芷、天麻、角刺,三十余剂,热渴少止。时仲夏精神倦怠,气喘身热,小便黄数,大便稀溏,此元气虚而时热胜也,用补中益气汤顿安。乃与换肌散及益气汤,兼服两月,更以生脉散代茶饮,疮少退。

---

1 绿豆:原作"菉豆",今改作"绿豆"。
2 解:原无,据明刻乙本补。

时至仲秋，眩晕少食，自汗体重，大便溏数，此亦时湿之症，用清燥汤调理而愈。又用补中益气汤少加酒炒黑黄柏、知母、角刺、天麻，两月余而瘥。又因劳倦，耳聩热渴，误服祛风药，病气益剧，身发赤疹，与益气聪明汤，月许而愈。

一男子赤痛热渴，脓水淋漓，心烦掌热，目昧语涩，怔忡不宁，此心经受症也，用安神丸兼八珍，渴少加木通、炒黑黄连、远志，元气渐复，却行砭刺，外邪渐退，但便燥作渴，用柴胡饮并八珍汤而愈，再用换肌散而瘥。

一男子肚见青筋，面起紫泡，发热作渴，寅卯时甚，脉弦数，腿转筋，小便涩。此肝经火症，先用柴胡饮，热退便利，却用小柴胡合四物汤加龙胆草、炒山栀，三十余剂，及八珍汤加柴胡、山栀，养其气血，乃用换肌散，去其内毒而安。年余因劳役饮食失宜，寒热头痛，遍身赤疹，自用醉仙散而殁。

一男子面发紫疙瘩，脓水淋漓，睡中搐搦，遍身麻木，渐发赤块，劳怒则痒，肝脉洪大。砭刺臂腿腕各出血，用清胃汤加大黄、角刺四剂，煎下泻青丸，肝脉少退，以升麻汤数剂下前丸，诸症少愈；却用宝鉴换肌散斤许，又用小柴胡合四物汤加参、术、天麻、角刺百余剂，及六味地黄丸，半载而愈。后因劳遍身麻痒，脉微而迟，此气血俱虚，不能荣于腠理，用十全大补汤加五味、麦门，调理年余而安。

一男子面赤发紫泡，下体痒痛，午后发热，大便燥黑，此火盛而血虚也，用再造散及四物汤加防己、胆草，及刺腿指缝出毒血而便和，仍以前药加白术、白芷、茯苓、羌活、独活而便黄，仍以四物去胆草、防己，少用独活，加玄参、萆薢，五十余剂而疮退；却用补中益气汤加天麻、麦门，而气血渐充；时仲秋霪雨，遍身酸痛，用清燥汤而安；随用换肌散、胡麻散、八珍汤，兼服而愈。

一上舍面发肿，肌如癣，后变疙瘩，色紫，搔之出水，此脾肺之症也。先用清胃汤，以清胃热解表毒，又用四物汤加山栀、黄芩、柴胡、皂角刺、甘草节以养阴血祛风热，及砭臂腿腕手足指缝并患处，以去毒血，疏通隧道；乃与八珍汤加白芷、皂角刺、五加皮、全蝎及二圣散，兼服月余，以养阴血治疮毒；又与补气泻荣汤，少愈；再与换肌散而痊愈。后因劳倦遂发赤晕，日晡尤甚，以四物汤加丹皮、柴胡、山栀，并用补中益气汤，年余虽劳而不发。

一男子遍身如癣，搔痒成疮，色紫麻木，掐之则痛，小便数而少，此脾胃受症，邪多在表，用清胃散，更砭刺患处并臂腿腕出黑血，神思渐爽，但恶寒体倦口干，此邪气去而真气虚也。以大剂参、芪、芎、归、蒺藜、桔梗数剂，元气顿复；却用八珍汤加黄芪、白芷、蒺藜、天麻、软柴胡及二圣散治之，其疮渐愈；后用换肌散、八珍汤等药，调理半载而痊。后仍发，误用克伐攻毒，患两感伤寒而死。

一男子遍身疙瘩，搔则痒，掐则痛，便闭作渴。此邪在内也，治以再造散二服，微下三次，用桃仁承气汤加当归四剂，及砭出黑血，渐知痛痒，但形体倦怠，用培养之剂复其元气，又用二圣散，其疮顿愈，更用大补，年余而康。后患痰涎壅盛，舌强语涩，用二陈、苍术、黄柏、知母、泽泻四剂而愈，再用补中益气汤调理而安。

一男子素清苦，眉尽落，病在肝胆二经也。乃刺臂腿腕及患处，出黑血，空心服八珍汤，加五味、胡麻、首乌、威灵，食后服换肌散，喜其无兼变之症，又能笃守禁忌，不半年而痊。

一儒者脚心或痒痛，或麻痒，或肿胀，二年后身体作痒，渐变疙瘩，发热耳鸣，日晡益甚。此属肾虚也，乃砭刺臂腿腕及手足指缝，去其瘀血，用六味地黄丸料加五味、柴胡五十余剂以补肾，又用换肌散、祛风丸以治疮，各斤许，疮渐愈，得滋补守禁而痊。

一上舍遍身患之，形体俱虚，余谓须用调补，元气完复，方治其疮。不信，恪服蛇酒以攻内毒，更敷砒霜等药，以蚀外毒，顿加呕吐清水，体痛如锥，或以为毒气外发。余曰：脾主肌肉，此因毒药脾伤而然也，反服祛毒之剂，吐泻不止而殁。

一男子用药汤熏洗，汗出不止，喘嗽不食，腹鸣足冷，肢体抽搐。余谓此因热伤元气，腠理不密，汗出亡阳耳，是日果卒。

类症治验

钦天薛天契年逾六旬，两臁脓水淋漓，发热吐痰，数年不愈，属肾脏风症，用四生散而瘥。年余复作，延及遍体，日晡益甚，痰渴盗汗，唇舌生疮，两目皆赤。此肾经虚火，用加减八味丸，诸症悉愈。三年后小便淋沥，茎道涩痛，此阴已痿，思色而精内败也，用前丸及补中益气汤加麦门、五味而愈。

翟鸿胪两臁生疮，渐至遍身，各大寸许，肿而色黯，时出血水，吐痰咽干，盗汗心烦，溺赤足热，日晡亦甚，形体消瘦，左尺脉洪数无力，余以为肾经虚火，用六味丸，不月诸症悉退，三月元气顿复。

松江掌教翟立之素善饮，遍身疙瘩，搔起白屑，上体为甚，面目焮肿，成疮结痂，承浆溃脓，眼赤出泪，左关脉洪数有力。或作疠风治之，脓溃淋滴。余谓肝火湿毒,以四物汤加干葛、连翘、山栀、柴胡、芩、连一剂,诸症悉退,四剂全退。两睛各显青白翳一片,亦属肝火,再剂翳去,乃用六味丸而愈。

一儒者身发疙瘩,时起赤晕,憎寒发热,服疏风之药,眉落筋挛,后疙瘩渐溃,日晡热甚,肝脉弦洪,余脉数而无力。此肝经血虚风热也,先以小柴胡合四物汤,加牡丹皮、酒炒黑黄柏、知母,肝脉渐和,晡热渐退;又用八珍汤,加山栀,寒热顿去;再与加味逍遥散,加参、术、钩藤钩、木贼,服两月疮悉愈而眉渐生。后因怒复作,用小柴胡汤加芎、归、钩藤钩、木贼而愈。后劳役发热,误用寒剂,不时身痒,日晡亦晕,早与补中益气汤加五味、麦门、山药,午后与加减八味丸寻愈。后食炙煿等物,痰盛作渴,仍发疙瘩,小便白浊,右关脉滑大有力,用补中益气汤加山栀,诸症悉退。

一男子愈后,肌肤作痒,口干饮汤。此中气虚不能化生津液,荣养肌肤,午前服七味白术散、补中益气汤,午后服参、芪、芎、归、五味、麦门,少愈,又用十全大补汤加五味、麦门痊愈。

一男子愈后,因劳恶寒,头痛体倦。余谓恶寒乃胃气虚,不能护卫肌表,头痛乃清气虚,不能上升巅顶。用补中益气汤加五味、麦门益甚,更兼口噤,脉微细如无,又加附子五分,四剂而瘥。

一男子愈后,每早吐痰碗许,形体倦怠,此中气虚而不能克化饮食,以参、芪、白术、陈皮、半夏曲为丸,临卧服,早间服补中益气汤,不月而愈。盖胃为五谷之海,脾为消化之器,若脾气健旺,运行不息,痰自无矣。

一男子愈后,恶寒头晕,食少体倦。属中气虚弱,用补中益气汤加蔓荆子,并十全大补汤加五味子,血气充而愈。

一男子面起赤晕,时或发肿,臂手亦然,搔起白屑,服疏风药,内热体倦,脉大而虚,此因元气虚而阴血复伤。用六味地黄丸、补中益气汤而寻愈。

一男子两目俱赤,遍身痒痛,搔起白皮,此肝肺阴虚。误服祛风燥剂,鼻赤面紫,身发疙瘩,搔出血水,用升麻汤下泻青丸数服,又用加味逍遥散数剂,身鼻渐白,疙瘩渐消,又用四物汤加参、芪、柴胡、山栀,并换肌散,各百余服,喜其年少谨疾痊愈。

一男子愈后,寒热往来,体瘦倦怠,饮食不甘,此因元气虚而变症也。午前用补中益气汤加麦门、五味,午后用四物汤加麦门、五味而愈。

一男子遍身搔痒,后成疮出水,洒淅恶寒,皮肤皱起,眉毛渐落,大便秘结,小便赤少。此属肺火为患。用补气泻荣汤四剂,诸症渐退。但倦怠恶寒,小便清少,此邪气去而真气虚也。用补中益气汤兼换肌散,半载而元气复而诸症退。时仲秋忽大便不实,小便频数,体倦食少,洒淅体重,此湿邪乘虚而作。用东垣益胃汤二剂顿安。仍用前药调理,三月余痊愈。

一儒者遍身作痒,搔破脓水淋漓,眉毛脱落,如疠风症,久服祛风等药,致元气亏损,余用补中益气汤加茯苓而愈。后失调理,日晡热甚,用八珍汤加五味、麦门,五十余剂而痊。

一儒者怀抱久郁,先四肢如疠,恪祛风消毒,气血愈虚,延及遍身,寒热作渴,肢体倦怠,脉洪大而虚,谓余何也?余曰:始因脾郁血虚,阴火妄动,后因药伤脾胃,元气下陷。遂用补中益气汤,培补脾胃,升举元气;用归脾汤解散郁火,生发脾血;更以六味丸益肾肝精血,引虚火归源,不两月诸病悉愈。

一男子遍身生疮,脓水淋漓,晡热口干,两足发热,形体消瘦,杂服风疮药,六年未愈,尺脉洪数而无力。此肾经疮也,如小儿肾疳之症,用加减八味丸,不半载而痊。

一男子遍身生疮,似疥非疥,脓水淋漓,两腿为甚,作痒烦热,肢体倦怠,年余不愈。余以谓肾经虚火,用加减八味丸而瘥。

一男子秋间发疙瘩,两月余渐高有赤晕,月余出黑血。此风热血虚所致,先用九味羌活汤,风热将愈,再用补中益气汤而愈。后不慎房欲复作,盗汗晡热,口干唾痰,体倦懒言,用补中益气汤、加减八味丸顿愈。

一男子两掌每至秋皮厚皱裂起白屑,内热体倦。此肝脾血燥,故秋金用事之时而作,用加味逍遥散加川芎、熟地,三十余剂而愈。再用六味丸加五味、麦门,服之半载后,手足指缝臂腿腕皮厚色白,搔之则木,久服前药方愈。

一男子因大怒发热,眉发顿落。盖发属肾而眉属肝,此肝肾素虚,为怒阴火愈盛,销铄精血而然也。用六味丸料加柴胡、山栀、黄柏数剂渐生,又二十余剂而完。

一男子遍身搔痒,服祛风辛燥之剂,眉发脱落,余谓前药复伤肝肾,精血虚而火内炽所致。朝用八珍汤加麦门冬、五味子,夕用六味丸料加当归、黄芪治之,风热退而眉发生矣。

一男子染时疮,服换肌散之类,眉毛顿脱,遍身作痒,或时赤晕,乃燥药损其阴血,阳气偏旺而然耳。朝用四物汤倍熟地,加茯苓、白术、牡丹皮、山栀、生甘草,夕用六味丸料加当归、黄芪治之,疮症既愈,眉毫亦生。

一男子素不慎房劳,其发忽落,或发热恶寒,或吐痰头晕,或口干作渴,或小便如淋,两足发热,或冷至胫。属足三阴亏损而阴火内炽,朝用十全大补汤,夕用六味丸料加炒黑黄柏、枸杞子治之,诸症退而发渐生。

一男子素膏粱醇酒,患肾脏风,延及遍身,服疠药益甚,又用搽药于被中熏之,呕吐腹胀,遍身浮肿溃烂,脓水淋漓,如无皮而死。

一男子足三阴虚,患血风疮症,误服祛风散毒之剂,外敷斑蝥[1]、巴豆等类,肌肉溃烂,呕吐腹膨,或泄泻足冷,或烦热作渴。此药复伤脾胃虚败也,辞不治,不越月而殁。

一妇人脓水淋漓,发热作渴,体倦恶寒,经水不调,久而不愈。此肝脾亏损而虚热也,先用补中益气汤加川芎、炒山栀,元气渐复,更以逍遥散而疮渐愈。

一妇人性急善怒,月经不调,内热口苦,患时疮,服败毒之药,脓水淋漓,热渴头眩,日晡益甚,用加味逍遥散,服之渐愈。因大怒,月经如涌,眼赤出泪,用四物汤加山栀、柴胡、连、芩数剂而愈。年余手足臂腕起白点渐大,搔起白屑,内热盗汗,月经两月余一至,忽怒或恶寒头痛,或不食作呕,或胸乳作胀,或腹内作痛,或小便见血,或小水不利,或白带下注。此皆肝木制伏脾土,元气虚而变症也。用补中益气汤加炒黑山栀及加味归脾汤,间服半年而愈。

一妇人久郁,患在四肢,腿腕尤甚,误用攻毒寒凉之剂,晡热内热,自汗盗汗,月经不行,口干咽燥。此郁火伤脾也,用归脾汤数剂,后兼服逍遥散五十余剂而愈。

一妇人身如丹毒,搔破如疠,热渴头晕,日晡益甚。此属肝经风热血燥,用加味逍遥散而愈。

一妇人素晡热,月经不调,先手心赤痒,至秋两掌皮厚皱裂,时起白皮。此皆肝脾血燥,用加味逍遥散加荆芥、钩藤钩、川芎、熟地,五十余剂,又用归脾汤二十余剂,乃服六味丸而不再发。

一妇人两腿腕紫黯寸许,搔破出水,或用祛风砭血,年余渐胤如掌许。乃服草乌等药,遍年[2]搔痒,时出血水,内热体倦,饮食无味,月经三月一至,脉洪而数,按之则涩。此燥剂愈伤脾血也,先以补中益气汤加芍药、川芎、

---

1 斑蝥:原作"斑猫",今改作"斑蝥"。
2 年:明刻乙本作"身"。

五味十余剂;乃与加味逍遥散加熟地、钩藤钩二十余剂;再用归脾汤加川芎、熟地黄,治之而不发。

一妇人日晡身痒,内外用追毒祛风之剂,脓水淋漓,午前畏寒,午后发热,殊类疠风。用补中益气汤加山栀、钩藤钩,又以加味逍遥散加川芎而愈。

一妇人手心色赤搔痒,发热头晕作渴晡甚。服祛风清热之药,肤见赤痕,月经过期。用加味逍遥散倍熟地,热止痒退;更以四物汤加柴胡、参、芪、炙甘草、茯苓,头清渴止;再用四物汤加参、术、茯苓、山栀,赤晕亦消。

一妇人素清苦,四肢似癣疥,作痒出水,怒起赤晕,服祛风败毒等剂,赤晕成疮,脓水淋漓,晡热内热,自汗盗汗,月经不行,口干咽燥。此郁伤脾血也,用归脾汤、逍遥散,两月而痊。

一妇人遍身疙瘩搔痒,敷追毒之药,成疮出水,寒热胁痛,小便不利,月经不调,服祛风之剂,形体消瘦,饮食少思。此肝火血燥生风,前药盖[1]伤脾血耳。先用归脾汤二十余剂,又用加味逍遥散二十余剂,诸症渐愈,乃用六味丸调理而瘥。此等症候,服风药而死者多矣。

一妇人愈后唇肿皱裂,食少肌瘦,晡热益甚,月水过期,半年渐闭,时发渴躁,专于通经降火,发渴愈甚,唇胀出血,此脾经虚热而血愈耗也。治以四物汤加参、芩、芪、术、升麻、丹皮、柴胡、山栀,外症渐愈;又用八珍汤加丹皮、柴胡五十余剂,月水调而诸症痊。

一小儿面部浮肿,遍身如癣,半年后变疙瘩,色紫作痒,敷巴豆等药,皮破出水,痛痒寒热,大便坚硬,脾肺脉洪数而实。先用防风通圣散,以解表里,便利调和;又用四物汤加荆、防、黄芩、柴胡、皂角刺、甘草节,以凉血祛毒,诸症渐退;更以八珍汤加白术、荆、防、角刺、五加皮而愈。后但劳则上体发赤晕,日晡益甚。此属气血虚而有火,用四物汤加丹皮、参、术、柴胡,治之稍退,又用补中益气汤加酒炒黑黄柏、知母,月余痊愈。

一小儿遍身患疥如疠,或痒或痛,肢体消瘦,日夜发热,口干作渴,大便不实年余矣。此肝脾食积郁火,用芦荟丸,不月而愈。

一女子十二岁,善怒,遍身作痒出水,用柴胡、川芎、山栀、芍药以清肝火,用生地、当归、黄芩以凉肝血,用白术、茯苓、甘草以健脾胃而愈。半载后遍身起赤痕,或时眩晕寒热。余曰此亦肝火炽盛,血得热而妄行。其夜

---

1 盖:明刻乙本作"益"。

果经至。

一女子赤晕如霞,作痒发热,用小柴胡汤加生地、连翘、丹皮而愈。大凡女子天癸未至,妇人月经不调,被惊着恼,多有此症。

一小儿十五岁,遍身似疥非疥,脓水淋漓,晡热口干,形体骨立四年矣。此肾疳之症,用加减八味丸而痊。

韩氏子年十四,早丧天真,面红肿如风状,不时举作,或误用疠风药,内虚发热,口燥烦渴。甲辰冬邀治,因请教焉。先生云:此内伤不足,阴火上炎,而类赤游风症也。药宜滋其阴则火自降,补其本则标自退。大经领教,用四君加参、芪四十剂,又用此作丸服斤许,不两月而平复。若从有余治之,则谬误多矣。谨录呈上,乞附药案以惠后之患者,嘉靖丁未仲春门人朱大经顿首拜书[1]。

---

1 顿首拜书:此后缺页。

疡疡机要中卷

续治诸症

一男子遍身患小疮,或时作痒,口干作渴。服消风散,起赤痒益甚;服遇风丹,脓水淋漓,饮食无度,肌肉消瘦,尺脉洪数,左尺尤甚。余谓肾水不足,虚火上炎为患。先用加减八味丸,其渴渐止;用补中益气汤加五味子,肌肉渐生;佐以八珍汤加牡丹皮、麦门冬,百余剂而痊。二年后不节房劳,其疮复作,惑于人言,又服[1]消风散之类,其疮复患。余仍用前药,调治而痊。

一男子善怒面青,腿内臁患癣类,色赤作痒,或为砭刺出血,发热焮肿作痛;服消风散而益甚,服遇仙丹愈加发热作渴,仍服之,脓水淋漓。其脉洪数,左关为甚。余谓肝经血虚,火内动复伤其血而疮甚耳,先用柴胡清肝散数剂,又用四物、山栀治之,诸症渐愈;用八珍汤地黄丸,两月余而痊。

一男子面赤作渴,面常患小疮作痒,服祛风药,遍身发赤瘟[2];服花蛇酒,更发赤晕,遍行砭刺;又服消风散,发热口渴,饮水不止。余谓肝经血虚而风热也,用栀子清肝散及地黄丸料煎服,热渴渐止,疮渐结靥;又用八珍汤、地黄丸,疮靥渐脱,又服月余,疮渐愈。

一男子面生粉刺,或生小瘟,服消风散,疮益甚;服遇仙丹,加遍身赤痒;仍服前药,发热焮肿;又服旬余,溃而出水,形体骨立。先用四君、当归、桔梗数剂,饮食稍进,又用八珍汤数剂而痊。

一男子患肾脏风,饮烧酒,发赤晕,砭出血,敷追毒之药,成疮出水,日晡益甚,类大麻风,服遇仙丹,眉毛折落,大便下血,虚羸内热,饮食甚少,势诚可畏。余先用圣济犀角地黄汤,其血渐止;又用五味异功散加当归、升麻,饮食渐进;用四物、参、术、牡丹,内热渐减;用易老祛风丸,脓水渐少;又八珍、牡丹皮之类,月余疮渐结靥。因思虑,发热盗汗,疮复作痒,兼起赤晕,用加味归脾汤数剂,汗热渐止;用加味逍遥散、六味地黄丸而痊。

一男子嗜膏粱炙煿醇酒辛辣之物,遍身生痦瘟,甚为作痒,服消风散之类,更起赤晕,又砭出血,其痒益甚,敷败毒之剂,遂各成疮,脓水津淫,眉毛渐脱,赤痒益甚。此脾经积热伤血所致。余先用犀角地黄汤,诸症稍退;乃用济生犀角地黄汤加黄连治之,脓水渐止;乃以八珍汤加山栀、牡丹

---

1 服:原作"复",据明刻乙本改。
2 瘟:同"瘤",皮肤上突起的小皮疹。

皮,眉毛渐生;因饮食失宜,胸腹作胀,饮食少思,或大便下血,用五味异功散加升麻,饮食渐进;又用补中益气汤而血止,仍用异功散加当归、牡丹皮而瘥。

一男子内臁作痒色黯,搔起白皮,各砭刺出血,其痒益甚,更起赤晕,延及外臁,津淫不已。服祛风之药,肢体亦然,作渴引饮,左尺脉洪大,数而无力。余谓此肾经虚火复伤其血,火益甚而患耳。先以八珍汤加五味子、牡丹皮三十余剂,诸症渐愈,乃佐以加减八味丸料又百余剂而瘥。

一男子常咳嗽,腿患白癜风,皮肤搔起白屑。服消风散之类,痒益甚起赤晕,各砭出血,赤晕开胤而痒愈甚;服遇仙丹之类,成疮出水,殊类大麻风,咳嗽吐痰,面色皎白,时或痿黄。此脾肺二经虚热之症,先用五味异功散治之,虚热稍退;又用地黄清肺饮,肺气渐清;又用八珍汤、六味丸而寻愈。后又咳嗽痰喘,患处作痒,用参苏饮二剂,散其风邪;又用五味异功散加桔梗,补其肺气而瘥。二年后咳嗽作渴饮水,脉洪大左尺为甚,用加减八味丸,补肾水而瘥。

一男子素不慎房劳,其发渐落,或发热恶寒,或吐痰头晕,或口干作渴,或小便如淋,两足发热,或冷至胫。属足三阴亏损而阴火内炽,朝用十全大补汤,夕用加减八味丸,诸症退而发渐生。后两腿腕患紫癜风,延于两股作痒,各砭出血,痒处日甚,服消风等药,患处微肿,延及上体,两眼昏涩。余谓肾脏风,先用四生散四服,后用易老祛风丸月余,用地黄丸两月余而瘥。后饮食起居失宜,肢体色赤,服二丸随愈。

一男子患白癜风,过饮或劳役,患处色赤作痒。服消风散之类,顿起赤晕,遍身皆痒;砭出血,服祛风药,患处出血;恪服遇仙丹,患处愈焮,元气日虚。余先用九味芦荟、九味羌活汤,诸症顿愈,用加味消遥散、加味四物汤乃瘥。

一男子不时患疙瘩,搔痒成疮,脓水淋漓,恶寒发热。先用羌活当归散而痒止,又用易老祛风丸而不发。后饮烧酒起赤晕,二便不通,口舌生疮,热渴不通,用防风通圣散,二便通[1]利,但口干体倦,饮食不入,用七味白术散去木香,四剂而安。

一男子患疮疥搔破出脓水,面赤作渴,大便坚实,脉洪数左关寸为甚。此木火相搏也,先用泻青丸料煎服,热势顿减,又用栀子柴胡散、加味逍遥散而疮愈。

一男子患搔痒破而成疮,如大麻风。服遇仙丹,发热作渴,大便秘结,

---

1 通:原作"遍",据明刻乙本改。

脉沉实,右关为甚。此热蓄于内也,先用黄连内疏汤而大便通利,又用防风通圣散去硝黄而热渴止,却用八珍汤而疮愈。

一儒者素食膏粱,发热作渴饮冷,患疮,如大麻风,大便出黑血,服清热祛风等寒药益甚。余谓血分有热火也,故寒之不寒,用四物二连汤以清热凉血,用六味地黄丸以补肾生水而热退,又用柴胡栀子散调理而痊。

一男子遍身患疙瘩作痒,劳而益甚,用参、芪、归、术为君,佐以柴胡、炒芩、桔梗、川芎、炙草而瘥,更用补气血之药,后不再发。

一男子患疙瘩,搔痒发热,形气虚弱,口鼻气热,且喜饮冷,属外邪也。以消风散二剂,外邪悉解,但倦怠少食,更治以参、芪、归、术、陈皮、炙草、五味子而健,又以补中益气汤去柴胡、升麻,加茯苓、芍药乃瘥。

一男子患前症,多在臀脚,劳役则痒益甚,小便色黄。服败毒散、芩、连之剂,患处痒痛,夜不得寐。余谓脾气下陷,用补中益气汤,加五味、麦门,少用炒黑黄柏,治之而痊。凡病日间如故,日晡倦怠,或劳愈加,晨起如故,皆元气虚也,宜用前药补而治之。

一儒者遍身生疮搔痒,脓水淋漓,自知医,服八珍、荆、防之类益甚,脉洪大按之无力。余谓此气血虚热也,用八珍汤加牡丹皮治之而愈。继娶后两足生疮,久不愈,尺脉数而无力,余用地黄丸、八珍汤而痊。

余甥凌云漠年十六,庚子夏作渴发热,吐痰唇燥,遍身如疥,两腿尤多,色黯作痒,日晡愈炽,仲冬腿患疮,尺脉洪数。余曰[1]疥,肾疳也。疮,骨疽也。皆肾经虚症。针之脓出,其气氤氲,余谓火旺之际,必变瘵症。用六味地黄丸,十全大补,二旬诸症愈而瘵症具,仍用前药而愈。抵冬毕姻,至春其症复作,仍服地黄丸数斤,前药三百余剂而愈。

稽勋李龙冈遍身患此,腿足为甚,日晡益炊,口干作渴,小便频数。此肾经虚热,用补中益气汤、六味地黄丸而痊。

一儒者善嚏患疥,余以谓腠理不密,外邪所搏,用补中益气汤加[2]白芷、川芎治之,不从。自服荆防败毒散,盗汗发热,作渴炊痛,脓水淋漓,仍用前汤倍加参、芪、五味而痊。

一儒者患在臀脚,日晡或痒或胀,形体倦怠。自服败毒散,痛处发肿,小便赤涩。此肺肾阴虚,余用补中益气汤加五味子、麦门冬而愈。

一儒者遍身发瘰,误服攻毒之剂。元气虚而不能愈。余用补中益气汤加茯苓治之,其疮顿愈。又因调理失宜,日晡益甚,用八珍汤加五味子、

---

1 曰:原作"因",据明刻乙本改。
2 加:原作"用",据明刻乙本改。

麦门冬,五十余剂而愈。

一男子患疙瘩,色黯作痒出黑血,日晡至夜益甚,其腿日肿夜消。余以为气血虚而有热,朝用补中益气汤,夕用加味逍遥散而愈。

一男子时疫愈后,遍身发瘟作痒,服补中益气汤而愈。有同患者不信余言,乃用砭法出而死[1]。此因阴虚血热,色黑作痒也,何乃反伤阴血哉。

一男子患瘟,干痒作痛,以芩、连、荆、防、山栀、薄荷、芍药、归梢治之而愈。

一儒者应试后,遍身瘙痒,后成疙瘩,此劳伤元气,阴火内炽,秋寒收敛,腠理郁热内作。用补中益气汤加茯苓、川芎、白芷而愈。后复劳仍作,惑于人言,服祛风败毒药,如大风之状,又发热作渴,倦怠懒食,余用补中益气汤,倍加参、芪、归、术、半夏、茯苓、五味子、麦门冬而愈。

举人陆世明会试途中劳役,胸患斑,焮赤作痛,头痛发热,形倦少食,大便或溏或结,小便赤涩。此劳伤元气,而虚火内动,投补中益气汤,一剂顿退,再剂而痊,又数剂而元气复。

一男子脾肾气血虚热,恪服四物、黄柏、知母之类,元气愈虚,倦热益甚。余朝用补中益气汤,夕用六味地黄丸加五味子,煎服而愈。后至闽为商,遍身搔痒,时喜热水浴之,后患疮瘟,破而出水,用风药益甚,或赤或白,眼作花痒。先用胡麻散、六味丸,痒渐愈;用六味丸、消风散,疮渐愈,用八珍汤、六味丸而痊。次年两股小腹颈项复作痒,用四生散、六味丸而愈。

一妇人经水先期,劳役或气恼则寒热搔痒。服祛风降火等药,不劳怒而自痒发热,更加痰喘气促;服化痰清气之药,形气倦怠,食少胸痞,身发疮疹;服消毒之类,脓水淋漓;服大麻风药,口干作渴,欲水而不敢饮,经水又过期,眉间若动;又服月余,眉毛脱落,经水淋漓。余谓心肝二经风热相搏,制金不能平木,木克脾土而不能统血,肝火旺而不能藏血也。眉间属甲木而主风,风动血燥而眉毛脱落又若动也。《经》云:水生木。遂朝用地黄丸以滋肾水生肝血,夕用加味逍遥散以清肝火生肝血,月余诸症渐愈。又佐以四君、芎、归、牡丹皮月余,经水旬日而止。又两月余,经水五十余日而至,乃夕用五味异功散加当归服两月,经水四十余日而至。因怒恼寒热,经水如崩,眉棱觉动,脉洪数弦,肝脾二脉为甚,用柴胡栀子散二剂以平肝火,用五味异功散二剂以补脾气,发热顿退,经水顿止。更以八珍汤倍加参、术及地黄丸,两月余经水如期,眉毛渐生。因饮食停滞、腹胀作痛,

---

1 出而死:原作"此而死",据明刻乙本改;上海大成书局石印本作"出血死"。

另服祛逐之剂,泄泻不止,小腹重坠,饮食甚少。余先用六君子汤送四神丸,数剂泻渐止,饮食稍进,又用补中益气汤倍用升麻数剂,重坠渐愈。后因劳心发热,饮食难化,呕吐涎水,其热自脐上起,觉饥热频作,乃用六君子汤加炮姜治之,热时饮稠米汤稍安,两月余又常服加味归脾、补中益气二汤而痊。

一妇人秋间肢体作痒,时发寒热,日晡热甚,口苦喜酸,月水先期,面色常青,热甚则赤,恪服清热凉血,后发疙瘩,赤痒益甚。乃清热败毒,破而脓水淋漓,余谓肝脾血燥虚热。不信,仍治疮毒,其疮益甚,形气倦怠,饮食减少。余先用补中益气汤,间佐以六君、当归,元气稍复,乃以八珍汤倍用参、术,少用川芎、芍药炒黑,间佐以补中益气汤,诸症渐愈。又以四君子汤为主,佐以加味逍遥散,两月余脓水渐少。又服月余,疮渐结靥。因怒恼,寒热腹胀,饮食少思,患处复甚,用六君子汤加山栀、柴胡,乃用四君子汤为主,而疮渐愈。又因怒,月经甚多,发热作渴,疮痛出血,用柴胡清肝散,热退痛止。仍用四君子汤而结靥,又用八珍、山栀、牡丹皮而疮愈。

一妇人遍身搔痒,脓水淋漓,发热,身如虫行,月经不调。先用升麻汤送泻青丸,热痒顿退;又用加味逍遥散,经行如期;用换肌丸而疮愈。后因怒经行不止,筋骨作痛,用秦艽地黄汤、易老祛风丸而痊。

一妇人遍身患疙瘩,发热作痒,内服败毒祛风,外搽攻毒追蚀,各溃成疮,脓水津淫,形气消瘦,饮食日减,恶寒发热,作渴饮冷,脉浮数按之则涩。此元气复伤也,先用七味白术散数剂,其渴渐止,饮食稍加;乃用八珍汤加柴胡、牡丹皮,脓水渐干;又用六君、芎、归、丹皮、山栀,疮渐收敛;仍用八珍、山栀、牡丹皮而疮愈。

一妇人每秋间两手心[1]作痒,搔起白皮,因劳役怒恼则发寒热,遍身作痒起疙瘩,或以为风症,内服花蛇等药,外敷硫黄之类,患处焮溃,又服遇仙丹,热渴益甚,月水不通。余谓脾肝二经血燥生风,先用加味逍遥散,热渴渐减;又用八珍、柴胡、山栀,患处少可。后因怒气发热胁痛,患处焮肿,用加味逍遥散四剂而安;又用四君、芎、归、山栀、牡丹皮,半载而痊。

一妇人因怒,寒热发赤晕,服祛风之药发疙瘩,或砭出血,患处焮肿,发热头痛,内服外敷,俱系风药,脓水淋漓,服花蛇酒之类,前症益甚,更加晡热烦渴不寐,脉洪大按之如无。余谓血脱烦燥,先用补血当归汤稍缓,用四君、当归数剂得睡,但倦怠头晕少食,用补中益气汤加蔓

1 手心:原作"心手",据明刻乙本改。

荆子稍可；又用八珍汤，少用芎、芍，倍用参、术，三十余剂而能步履，又服月余而痊。

一妇人患白癜风，误以为大麻风，服蛇酒等药，患处燉肿，经水两三月一行。余曰：此肝血伤而内风也，误服风药，必筋脉拘急。不信，仍作风治，果身起白屑，四肢拳挛，始信余言。先用八珍汤四剂，又用四君子汤二剂，月余乃以四君子汤，又用八珍汤二剂，又月余诸症渐退，元气渐复，又以四君子汤为主，以逍遥散为佐，将两月疮屦脱，又月余而愈。

一妇人性急善怒，月经不调，内热口苦，患疙瘩作痒。服败毒之药，脓水淋漓，热渴头眩，日晡益甚，用加味逍遥散渐愈。后因大怒，月经如涌，眼赤出泪，用四物汤加山栀、柴胡、连、芩数剂而愈。年余左足臂腕起白点渐大，搔起白屑，内热盗汗，月经两月余一至，每怒或恶寒头痛，或不食作呕，或胸乳作胀，或腹内作痛，或小便见血，或小水不利，或白带下注。此皆肝木制伏脾土，元气虚而变症也，用补中益气汤加炒黑山栀及加味归脾汤，间服半年而愈。后每怒恼患赤晕，或以风疾治之，发疙瘩；又服遇仙丹，赤肿作痒出脓水，外敷追蚀之药，寒热作渴；又服胡麻、草乌之药，遍身搔痒，眉毛脱落，脓水淋漓，咳嗽发热，月经两月一行。余用四君、当归、牡丹皮，月余热渴稍止，饮食稍进。又服月余，咳嗽稍可，却用八珍汤加牡丹皮二十余剂，患处渐干，经水如期。后因伤食，作泻不食，用六君子汤，饮食渐进。又因怒发热作渴，患处作痛，经行不止，用加味逍遥散渐可，仍用四君子汤而痊愈。

一妇人性沉静，怀抱不乐，月经过期，遍身作痒。服祛风清火之剂，搔破成疮，出水不止，其痒益甚；或用消风散之类，眉棱跳动，眉毛折落；又服遇仙丹，患处俱溃，咳嗽发热，饮食日少，月经先期。余作肝脾郁怒而血燥，前药复伤而益甚。先用四君、芎、归、山栀、牡丹皮，饮食渐进，服月余而嗽止。又以加味逍遥散加钩藤钩，二十余剂而眉不动，乃去钩藤倍加参、术、当归，月余疮渐结屦。又以八珍汤加山栀、牡丹皮而痊。

一妇人患前症，脓水淋漓，发热作渴，体倦恶寒，经水不调，久而不愈，此肝脾亏损而虚热也。先用补中益气汤加川芎、山栀而元气渐复，又用逍遥散而疮渐愈。又产后患疥，遍身作痒，搔起疙瘩，破而出脓，或出血水，误服醉仙散，殊类风症。余用八珍汤数剂而安，又用十全大补汤，患处渐干。因恼怒停食，腹胀少食，发热作渴，患处复溃，用六君子汤加炒黑山栀，数剂饮食渐进，又用八珍汤之类而痊。

一妇人日晡身痒，月余口干，又月余成疮，服祛风治疮之剂，脓水淋漓，午前畏寒，午后发热，殊类风症。余谓此肝火伤脾，外邪所搏，先用补中益气汤加山栀、钩藤，又用加味逍遥散兼八珍散而痊。

一妇人素清苦，因郁怒患前症，遍身患疙瘩，晡热内热，自汗盗汗，月经不行，口干咽燥。余用归脾汤数剂，诸症稍退，后兼加味逍遥散，五十余剂而愈。

一妇人性燥，患疬瘤作痒，脓水津淫，寒热口苦，胁痛耳鸣，腹胀溺涩。乃肝脾血虚火症，用六君、柴胡、山栀、龙胆数剂，以逍遥散兼服渐愈，又与六味、逍遥散七十余剂，诸症悉退。

一妇人患瘰症作痒，脉浮数，以人参败毒散二剂少愈，更以消风散四剂而安，又用柴胡清肝散而愈。

一妇人患瘰症痒痛，大便秘，脉沉实，以四物汤加芩、连、大黄、槐花治之而便利，用四物二连汤而疮愈。

一妇人身如丹毒，搔破淋漓，热渴头眩，日晡益甚，用逍遥散加[1]炒山栀、陈皮而愈，又用八珍、柴胡、山栀、丹皮而愈。

一妇人患前症，误用大麻风药，破而出水，烦渴头晕，诚类风症，六脉洪数，心肝脾为甚。余曰：风自火出，此因怒动肝火，血燥而生风耳，非真风症也。与逍遥散、六味丸，以清肝火、滋脾血、生肾水而愈。

一妇人患前症，搔破久不愈，食少体倦，此肝脾亏损，阴虚发热也。先用补中益气汤加川芎、炒栀，元气渐复，更以逍遥散而疮愈。

一妇人身如丹毒，后发疙瘩，搔破脓水淋漓，热渴头晕，日晡益甚。先用消风散二剂，又用加味逍遥散而愈。

一妇人患赤游风，晡热痒甚。余用清肝养血之剂。不信，乃服大麻风药，臂痛筋挛；又服化痰顺气之剂，四肢痿弱。又一妇患前症，数用风药煎汤泡洗，以致腹胀并殁。

一女子月经先期，或经行上身先发赤晕，微肿作痒，若遇气恼，赤痒益甚。服祛风之药，患处更肿，砭出紫血甚多，其痒愈作。余谓肝火血燥，风药复伤血而为患也。先用加味逍遥散，清肝火益肝血，赤痒少止，用地黄丸滋肾水生肝木，各五十余帖而痊。后因恼怒，经水不止，发热作渴，患处赤痒。先用加味小柴胡汤二剂，诸症顿止。又用加味逍遥散而安。

一女子二十岁，月经先期而或过期，或有怒身发赤晕，或患疙瘩，六七日方退。服祛风药，赤晕不退，搔痒作渴。执为风症，恪服前药，搔破成疮，脓水津淫。余曰：此肝火生风，再服是药，必致筋挛。不悟，后

---

1 加：原作“如”，据明刻乙本改。

两手果挛,始信。先用地黄丸、四物汤,月余热渴顿减;乃佐以加味逍遥散,又月余患处脓少;又用四君、山栀、牡丹皮二十余剂,指能伸屈。因怒发热,经水不止,睡中筋脉抽动不安,以加味逍遥散加钩藤钩治之而痊。仍用四物、山栀、钩藤钩、牡丹皮而疮结靥,乃去钩藤钩,调理元气复而疮靥脱。

一女子常患瘾疹作痒,因怒发热,变为疙瘩,臀肿痒甚,余用栀子清肝散治之而愈。后又怒,患痕起赤晕,游走不定,自砭出紫血甚痒彻骨,其热如炙,如大麻风,欲用风药。余给之曰:然乃以当归补血汤四剂,其热悉止,又用圣愈汤、加味逍遥散而愈。

一女子赤晕如霞,作痒发热,用小柴胡汤加生地、连翘、丹皮而愈。后时常发热,遍身如虫行,因恼怒起赤晕作痒。用柴胡清肝散,热痒顿止,用加味逍遥散,热痒全止。但见风起赤晕,或发瘾疹,或患疙瘩,用胡麻散随愈。

一女子常患疙瘩,时或作痒。服消风之类,搔破成疮,其痒不止,延及头面。余先用羌活当归散,其痒顿止;用加味逍遥散,其热顿痊;又用当归饮而疮亦愈,用八珍、柴胡、山栀而不再作。

一小儿因有食积,服克滞之剂,肢体生疮似疥,服消毒之药,发疙瘩,赤色作痒,脓水津淫。余先用五味异功散加柴胡、山栀以补脾胃平肝木,赤痒渐消,又用四味肥儿丸、五味异功散治之而食积愈。

一女子赤晕作痒,寒热发搐,服风药身发疙瘩,搔破出水。此肝血风热之症,先用加味小柴胡汤,后用四味肥儿丸而愈。后伤风咳嗽,头面搔痒微肿,先用消风散一剂,又用栀子清肝散而痊。

一小儿遍身生疮,小便不调,颈间结核,两目连劄。服祛风之剂,眉毛脱落。余谓肝经风热之症,先用大芦荟丸,后用四味肥儿丸,渐愈。后因饮食停滞发热,其疮复靥,用大芜荑汤、四味肥儿丸而痊。后每停食,遍身发赤作痒,服四味肥儿丸即愈。

一小儿遍身患疮,似疥作痒,肌体消瘦,发热龈烂,口渴饮水,大便不实,此肝肾之症也。先用地黄丸治之,又用大芜荑汤而愈。后因饮食所伤,其疮复燉,先用四味肥儿丸,后用大芜荑汤而痊。

一小儿遍身生疮,似疥,或痒或痛,脓水淋漓,眉毛脱落,大便酸臭,小便澄白。余谓肝脾之症,先用大芦荟丸,后用四味肥儿丸,诸症渐愈,又佐以五味异功散而痊。

一小儿遍身生疮,头发成穗,眉毛脱落,肌肉消瘦,大便酸臭,小便不调,颈间结核,肚大青筋。余先用五味异功散月余,后用四味肥儿丸,又用大芜荑汤、异功散而痊。

一小儿先阴茎作痒，小便不调，后遍身生疮作痒，服消风败毒之剂，譽如大风之症，颈间结核，发热如灸。余先用柴胡、栀子，后用大芦荟丸、四味肥儿丸，诸症少愈，又用虾蟆丸、四味肥儿丸而痊。

一小儿面部浮肿，遍身如癣，半年后变疙瘩，色紫作痒，敷巴豆等药，皮破出水，痛痒寒热，大便坚硬，脾肺脉洪数而实。先用防风通圣散，便利调和。又用四物汤，加荆、防、黄芩、柴胡、皂角刺、甘草节，诸症渐愈。更以八珍汤加白术、荆、防、皂角刺、五加皮而愈。后但劳则上体发赤晕，日晡益甚，此气血虚而有火也。先用四物汤加丹皮、参、术、柴胡治之，稍愈。又用补中益气汤加酒炒黑黄柏、知母，月余痊愈。后不守禁忌，遍身生疮，诚如疬风，大便酸臭，肚大青筋，头发成穗。先用肥儿丸月余，又用大芜荑汤数剂，又用大芦荟丸、四味肥儿丸而寻愈。

一女子十二岁，善怒，遍身作痒出水，用柴胡、川芎、山栀、芍药，以清肝火；用生地、当归、黄芩，以凉肝血；用白术、茯苓、甘草，以健脾胃而愈。半载之后，遍身起赤痕，或时眩晕寒热。余曰：此亦肝火炽盛，血得热而妄行。其夜果经至。后因肝经血燥生疮，发热作痒，搔破出水，眉毛脱落，用大芦荟丸、四物二连汤而热退，用五味异功散、四味肥儿丸而疮愈。

一小儿遍身生疮，大便下血，发热作渴，腹大青筋，眉毛渐落。余用大芦荟丸、五味异功散，其疮渐愈，佐以补中益气汤，热渴渐止。又用异功散为主，佐以补中益气汤，加吴茱萸所制黄连治之，血止疮愈。

一小儿十五岁，遍身似疥非疥，脓水淋漓，晡热口干，形体骨立四年矣。此肾肝之症，用六味丸而痊。后阴茎作痒，小便澄白，患疮疥如大风，余用大芦荟丸、四味肥儿丸，诸症渐愈，又用大芜荑汤而寻愈。后停食吐泻不食，发赤瘰，先用二陈、山楂[1]、麦芽，次用异[2]功散，饮食如前，又用大芜荑汤而愈。

一女子赤晕如霞，作痒发热，用小柴胡汤加生地黄、连翘、丹皮而愈。

一女子性急多怒，月经先期，患瘰瘤，色赤作痒，搔破脓水不止。服祛风药，其疮益甚。服花蛇酒，四肢瘭疬，眉毛折脱。余先用柴胡清肝散加钩藤钩数剂，又用加味逍遥散加钩藤钩，诸症渐愈，又用易老祛风丸而愈。

---

1 山楂：原作"山查"，今改作"山楂"。
2 异：原作"二"，据明刻乙本改。

一女子素有肝火,因怒颈项结核,寒热,晡热,遍身起赤晕作痒。服祛风之药,搔破出水,唇目撝动。余以为脾经血虚内热生风,用栀子清肝散加钩藤钩而撝热顿减,又用当归川芎散,而诸症渐愈,乃用加味逍遥散而痊。

一小儿患赤游风,余先用羌活白芷散二剂,又用加味逍遥散而愈。后伤风热起疙瘩,搔破出水,或用大麻风药,十指拳挛,脓水津淫。余先用秦艽地黄汤,手指如常,又用易老祛风丸而疮亦痊。

一小儿遍身搔痒,或如虫行,内服胡麻散,外敷解毒散,患处皆溃,诚如麻风之症,视其唇或掣动,或两目连劄,此肝木乘脾土。用升麻汤煎送泻青丸而渐愈,又用桦皮散而痊[1]。

一小儿遍身搔痒起赤晕,后脓水不止,先用归脾饮二剂,又用胡麻散而愈。后因惊挟食,发热起赤晕,用越鞠丸一钱,枳术、蓬术末各五分,葱汤调服二次,又用消风散一服,赤晕顿消,又用越鞠丸而痊[2]。

---

1 又用桦皮散而痊:原无,据明刻乙本补。
2 越鞠丸而痊:此后缺页。

疠疡机要下卷

各症方药

▌ **通天再造散**

治疠风恶疾。

郁金五钱 大黄煨 皂角刺炒黑,各一两 白牵牛六钱,半生半炒

上为末,每服五钱,日未出时面东,以无灰酒调下。

▌ **宝鉴醉仙散**

治疠风。

胡麻子 牛蒡子 枸杞子 蔓荆子各炒一两 白蒺藜 瓜蒌根 苦参 防风各五钱

上为末,每一两五钱,入轻粉二钱拌匀,每服一钱,茶清调,晨、午各一服,至五七日于牙缝中出臭涎,令人如醉,或下脓血,病根乃去。仍量人轻重虚实用,病重者须先以再造散下之,候元气将复,方用此药。忌一切炙煿厚味,止可食淡粥时菜。诸蛇以淡酒蒸熟食之,可以助药势。

▌ **宝鉴换肌散**

治疠风久不愈,或眉毛脱落,鼻梁崩坏,不月奏效如神。

白花蛇 黑花蛇各三两,酒浸 地龙去土 当归 细辛 白芷 天麻 蔓荆子 威灵仙 荆芥穗 菊花 苦参 紫参 沙参 木贼草 白蒺藜炒 不灰木 甘草 天门冬去心 赤芍药 九节菖蒲 定风草 何首乌不犯铁 胡麻子炒 草头乌炮,去皮脐 川芎 苍术 木鳖子各一两

上各另为末,每服五钱,温酒调下,食后酒多尤妙。

▌ **补气泻荣汤**

治疠风。

升麻 连翘各五分 苏木 当归 黄连 黄芪 全蝎 地龙去土,各五分 生地黄 荆芥各四分 人参二分 甘草一分半 桔梗 梧桐泪各一分 麝香少许 桃仁三个 蟅虫去翅足,炒,三个 白豆蔻二分 水蛭炒烟尽,三个

上先将豆蔻、麝香、水蛭、蟅虫各另为末和匀,却将前药用水二钟煎至一钟,去柤[1],入桐泪,前末再煎,至七分,空心热服。

---

1 柤: 渣滓。

▍海藏愈风丹

治癞病手足麻木,眉毛脱落,遍身生疮,及疠风瘾疹,皮肤燥痒,搔破成疮,并皆主之。

苦参一斤,取末四两 皂角一斤锉寸许,无灰酒浸一宿,以水一碗捣成汁,去渣,以砂器中文武火熬 土花蛇一条,去肠,阴干,酒浸,取净肉晒干为末,大风症用之 白花蛇 乌梢蛇各一条,依前酒浸,取肉为末

上为末,入前二味和丸桐子大,每服六七十丸,空心通圣散送下,干物压之,日三服。间日浴之,汗出为度。

愚按:前方果系疠风,用之必效。若肝经血热,脾经血虚,肾经虚火,脾肺气虚,遍身作痒,搔破成疮,或内热生风,而髭鬓脱落,或皮肤赤晕,或搔起白屑,而类疠风者,服之反成疠风矣。

▍二圣散

治疠疮。

大黄五钱 皂角刺三钱,烧灰

上为末,每服二钱,白汤调下,早服桦皮散,中服升麻汤下泻青丸,晚服二圣散,皆为疏泄血中风热也。

▍清胃散

治热毒在表,以此发散之。

升麻 白芷 防风 白芍药 干葛 甘草 当归 川芎 羌活 麻黄 紫浮萍 木贼草

上各等分,每服五七钱,水煎。

▍防风通圣散

治风热炽盛,大便秘结,发热烦躁,表里俱实者。

防风 当归 川芎 芍药 大黄煨 芒硝 连翘 薄荷 麻黄 桔梗 石膏煨 黄芩炒,各一两 白术 山栀 荆芥各二钱五分 甘草二两 滑石三两 白芷 蒺藜炒 鼠粘子各五钱

上为末,每服三五钱,白汤调下。

▍透经解挛汤

治风热筋挛骨痛。

川山甲三钱,炮 荆芥 红花 苏木 羌活 当归 防风 蝉壳去土 天麻 甘草各七分 白芷一钱 连翘 川芎各五分

上水酒各半煎服。

▍秦艽地黄汤

治风热血燥,筋骨作痛。

秦艽 生地黄 当归 川芎 羌活 防风 荆芥 甘草 白芷 升麻 白芍药 大力子^蒸 蔓荆子各一钱

上水煎服。

羌活当归散

治风毒血热，头面生疮，或赤肿，或成块，或瘾疹搔痒，脓水淋漓。

羌活 当归 川芎 黄连_{酒炒} 鼠粘子^蒸 防风 荆芥 甘草 黄芩_{酒浸炒} 连翘 白芷 升麻一钱

上酒拌晒干，水煎。

羌活白芷散

治风热血燥，手掌皱裂，或头面生疮，或遍身肿块，或脓水淋漓。

羌活 白芷 软柴胡 荆芥 蔓荆子 防风 猪牙皂角 甘草 黄芩 黄连_{酒炒，各一钱}

上水煎服。

四生散

治肾脏风，耳鸣目痒，鼻赤齿浮，或妇女血风疮。

白附子 独活 黄芪 白蒺藜各等分

上为末，每服二钱，用猪腰子劈开入药，湿纸裹煨熟，细嚼，盐汤下；风癣，酒下。为丸亦可。

消风散

治风热瘾疹痒痛，或脓水淋漓，或头皮肿痒。

荆芥穗 甘草_{炙，各二钱} 陈皮五钱 人参 白僵蚕_炒 茯苓 防风 芎藭 蝉壳_{去土} 羌活 藿香各一两 厚朴_{姜制，五钱}

上每服五七钱，姜水煎。

九味羌活汤

治一切外因疮毒。

羌活 防风 苍术各一钱五分 川芎 白芷 生地黄 黄芩 甘草各一钱 细辛五分

上水煎服。

当归饮

治血热瘾疹痒痛，或脓水淋漓，发热等症。

当归 白芍药 川芎 生地黄 防风 白蒺藜 荆芥各一钱五分 黄芪_炒 甘草 何首乌各一钱

上水煎服。

升麻汤

治风热身如虫行，或唇反纵裂。

升麻三分　茯苓　人参　防风　犀角镑　羌活　官桂各二钱

上每服四钱，水煎，下泻青丸。

桦皮散

治肺风疮疥瘾疹，及风刺粉刺。

桦皮四两，炒灰　荆芥穗二两　甘草炙，五钱　枳壳四两，去穰，烧煅存性
杏仁二两，去皮尖，另研

上为末，磁器贮之，每服四五钱，水煎。

胡麻散

治风热瘾疹搔痒，或兼赤晕寒热，形病俱实者。

胡麻一两二钱　苦参　荆芥穗　何首乌不见铁器，各八钱　威灵仙　防风
石菖蒲　牛蒡子炒　甘菊花　蔓荆子　白蒺藜炒，去刺　甘草炒，各六钱

上每服三钱，酒调。

易老祛风丸

治疥癞风疮。

黄芪　枳壳炒　防风　芍药　甘草　地骨皮　枸杞子　熟地黄　生地
黄各酒拌杆膏

上各另为末，入二黄膏，加炼蜜丸桐子大，每服七八十丸，白汤下。

白丁香散

治疬风，眼中生胬肉。

白丁香　贝母

上为末，入乳汁调，点眼内。

子和生眉散

治疬风眉毫脱落。

半夏　羊粪各等分

上为末，姜汁调涂眉棱上，如不应，当参类症眉脱条治之。

渫[1]洗疬疮药

何首乌　荆芥　防风　马鞭草　蔓荆子各等分

上每用十两，水一斗煎数沸，无风处洗出汗。

解毒散

治风疮，解外毒。

---

1 渫：除去。《说文解字》："渫，除去也。"

巴豆肉　皮硝各一两　黄蜂窠　黑狗脊各七钱　白芷　雄黄　猪牙皂角
羊蹄根　轻粉　蝉壳去土　枯矾　寒水石各五钱

上为末，腊猪油调搽，外毒既去，却搽黄连散。

愚按：洗药虽能疏通腠理，而损元气。解毒散虽能攻毒，而伤良肉，不宜多用。

黄连散

治疥疮，清热解毒。

黄连五两　五倍子一两

上为末，唾津调涂之。

加味逍遥散

治血虚有热，遍身搔痒，心烦目昏，怔忡颊赤，口燥咽干，发热盗汗，食少嗜卧。

当归炒　芍药酒炒　茯苓　白术炒，各一钱　柴胡五分　牡丹皮　甘草炙
山栀炒，各八分

上水煎服。

当归补血汤

治肌热恶寒，面目赤色，烦渴引饮，脉洪大而虚，重按似无，此血虚也，若误服白虎汤必死。

黄芪炙，一两　当归酒制，二钱

上水煎服。

补中益气汤

治中气不足，或因克伐，四肢倦怠，口干发热，饮食无味，或饮食劳倦，头痛烦躁，恶寒自汗，气喘身热等症。

人参　当归各一钱　黄芪炒　白术　甘草炙，各一钱半　陈皮炒　柴胡
升麻各三分

上姜枣水煎，空心午前服。

四君子汤

治脾胃虚弱，饮食少思，大便不实等症。

人参　白术　茯苓各二钱　甘草炙，一钱

上姜枣水煎。

六君子汤

治脾胃损伤，饮食少思，或大便不调，面色萎黄等症。
即四君子加陈皮、半夏。

▌七味白术散

治中气虚弱,津液不足,口干作渴,或口舌生疮,不喜饮冷,吐泻等症。

人参 白术 木香 白茯苓 甘草炙 藿香各五分 干葛一钱

上水煎服。

▌四物汤

治血虚发热烦躁,或晡热作渴,头目不清,若因脾虚不能生血者,用四君子汤。

当归 熟地黄各二钱 芍药炒 川芎各一钱

上水煎服。

▌归脾汤

治忧思伤脾,内热发热,或血妄行,吐下或健忘,惊悸少寐,或妇女经候不准,晡热内热,或唇口遍身疮疥等症。

白术 黄芪炒 当归 茯神 人参 龙眼肉 远志 酸枣仁炒,各一钱 木香五分 甘草炙,三分

上姜枣水煎。

▌八珍汤

治气血俱虚,恶寒发热,或烦躁作渴等症,即前四君、四物二方相合。

▌十全大补汤

治症同上,或更兼自汗盗汗,体倦食少等症,即八珍汤加黄芪、肉桂。

▌圣愈汤

治一切失血或血虚,烦渴躁热,卧睡不宁,或疮症脓水出多,五心烦热作渴等症。

熟地黄生者自制 生地黄 当归酒拌,各一钱 人参 黄芪炒 川芎各二钱

上水煎服。

▌芎归汤

治失血烦热作渴,或头痛眩晕。

川芎三钱 当归酒拌,五钱

上水煎服。

▌竹叶黄芪汤

治气血虚,胃火盛而作渴。

淡竹叶 生地黄各二钱 黄芪 麦门冬 当归 川芎 黄芩炒 甘草 芍药 人参 半夏 石膏煅,各一钱

上水煎服。

▍竹叶石膏汤

治胃火盛而作渴。

淡竹叶 石膏煅 桔梗 木通 薄荷 甘草各一钱

上姜水煎。

▍济生犀角地黄汤

治胃火盛,血热妄行,或吐衄便血,形气虚病气实者。

犀角镑 生地黄 赤芍药 牡丹皮各一钱 当归[1]

上水煎,倾出,入犀末服。若形气病气俱实,再加黄芩、黄连,若因气恼而致,加山栀、柴胡。

▍桃仁承气汤

治血结胸中,手不可近,或中焦蓄血寒热,胸满,漱水不欲咽,善忘昏迷,其人如狂。

桃仁五分 大黄一钱 甘草三分 肉桂五分

上水煎服。

▍泻青丸

治肝经风热,头目昏眩,肌肉瞤动;或牙关紧急,痰涎壅盛;或颈项、胁肋、小腹、阴囊、腿股作痛,凡属肝经有余之症用之。

当归 川芎 山栀 龙胆草酒拌炒焦 大黄炒 羌活 防风各等分

上为末,蜜丸桐子大,每服二三十丸,白汤下。

▍栀子清肝散

治三焦肝胆经血虚风热,耳项胸乳等处痒痛,或发热寒热,晡热自汗,或目唇搐动。

柴胡 栀子 牡丹皮各二钱 茯苓 川芎 芍药 当归 牛蒡子炒,各七分
甘草五分

上水煎服。

▍柴胡清肝散

治风热怒火,或寒热呕吐等症。

柴胡 山栀炒,各一[2]钱半 黄芩炒 人参 川芎各一钱 连翘 桔梗各八分
甘草五分

上水煎服。

---

1 当归:此后脱。

2 一:原无,据明刻乙本补。

当归川芎散

治手足少阳经血虚风热，耳内痒痛，或寒热少食，头目不清，日晡热甚。

当归　川芎　柴胡　白术　芍药各一[1]钱，山栀炒，一钱二分　牡丹皮　茯苓各八分　蔓荆子　甘草各五分

上水煎服。

小柴胡汤

治肝胆经风热，或寒热往来，或晡热潮热，默默不欲饮食，或因怒火，口苦耳聋胁痛等症。

柴胡二钱　黄芩一钱半　人参　半夏各一钱　甘草炙，五分

上姜枣水煎。

大芦荟丸

治疳火下疳，或小儿疳胗食积，口鼻生疮，或牙龈蚀烂，或虫蚀肛门痒痛。

胡黄连　芦荟　黄连炒　木香　白芜荑炒　青皮　白雷丸　鹤虱草各一两　麝香一钱

上为末，蒸饼糊丸桐子大，每服一钱，空心米汤下。

加味地黄丸

治肾经阴虚，耳内痒痛，或两目昏花，或吐痰气喘，作渴发热，小便赤涩等症。

干山药　山茱萸　牡丹皮　泽泻　白茯苓　熟地黄自制　生地黄　柴胡　五味子各另为末等分

上二地黄掐碎，酒拌湿杵膏，入前末和匀，炼蜜丸桐子大，每服百丸，空心白汤下。

二陈汤

治中脘停痰，呕吐恶心，或头目不清，饮食少思。

陈皮　茯苓　半夏　甘草炙，各一钱

上姜枣水煎。

连翘饮子

治目恶日光，或瘾涩昏花，不能久视，迎风有泪。

蔓荆子　甘草　连翘各三钱　黄芪炒　柴胡　黄芩酒拌，各五分　生地黄　当归　红葵花　人参各三分　升麻　防风　羌活各一钱

---

1 一：原无，据明刻乙本补。

上水煎服。

四物龙胆汤

治肝经风热,眼暴赤痛,或生云翳。

当归　川芎　芍药　生地黄　羌活　防风　龙胆草酒拌炒焦　防己

上水煎服。

四物二连汤

治血虚五心烦热,昼则明了,夜则发热。

当归　生地黄　白芍药炒,各一钱　川芎七分　黄连炒,五分　胡黄连三分

上每服五钱,水煎。

地芝丸

治目能近视,不能远视,此阳气不足,阴气有余。

生地黄焙干,四两　天门冬去心　枳壳麸炒　甘菊花各二两

上为末,炼蜜丸桐子大,每服百丸,清茶下。

定志丸

治目能远视,不能近视,此阴气不足,阳气有余。

白茯苓　人参各二两　远志去心　石菖蒲各一两

上为末,炼蜜丸桐子大,以朱砂为衣。每服二三十丸,温酒下,日三服。

神效黄芪汤

治浑身或头面手足麻木不仁,两目紧缩,羞明畏日,或视物不明。

黄芪二两　人参八钱　甘草炙　白芍药　蔓荆子各一两　陈皮五钱

上每服五钱,水煎,临卧热服。如麻木不止更加黄芪,虽有热症,不用黄柏。

益气聪明汤

治脾胃伤损,眼目昏暗,或饮食劳役,脾胃不足,致内障耳鸣。

黄芪　甘草炙　人参各五钱　升麻　葛根　黄柏炒,各二钱　芍药一钱　蔓荆子一钱七分

上每服五钱,水煎,临卧及五更服,脾胃虚去黄柏。

清凉饮

治实热大便秘结,或咽喉肿痛。

当归　赤芍药　甘草炒　大黄蒸,各等分

上每服五钱,水煎。

清胃散

治脾胃湿,唇齿作痛,或齿龈溃烂,或连头面作痛,或发热恶寒,或热

药厚味所致。

> 生地黄酒拌 当归酒洗 牡丹皮 黄连各五分 升麻一钱
> 上水煎服,如痛未止,加石膏之类。

▍凉膈散

治上焦实热,烦躁作渴,或喉舌肿痛,便溺秘赤。

> 大黄 朴硝 甘草 栀子仁 黄芩 薄荷各一两 连翘四两
> 上每服三五钱,水煎。

▍黄连解毒汤

治疮疡焮痛,烦躁饮冷,脉洪数,发狂言。

> 黄芩 黄连 黄柏 山栀各炒一钱半
> 上水煎服。

▍泻黄散

治胃经实热呕吐,或口舌生疮。

> 石膏煅 藿香各一钱 山栀一钱五分 甘草五分 防风七分
> 上水煎服。

▍润肠丸

治脾胃伏火,伤血或失血,大肠干燥,大便不通,或风热血结,便秘食少。

> 麻子 桃仁去皮尖,另研 羌活 当归尾 大黄煨 皂角仁各一两 秦艽五钱
> 上为末,炼蜜或猪胆汁丸桐子大,每服三五十丸,食前滚汤下。如燥粪在肛门之间,用胆汁导之即通,若因津液干涸不通,当补气血。

▍滋肾丸

治不渴而小便不利者。乃膀胱经热甚,不能生水,宜用此药以滋化源。

> 肉桂三钱 知母 黄柏各酒炒黑,二两
> 上为末,水丸桐子大。每服二百丸,空心白滚汤下。

▍清肺饮

治渴而小便不利,乃肺经有热,绝寒水生化之源,宜用此药。

> 茯苓二钱 猪苓三钱 灯心一钱 木通七分 瞿麦五分 萹蓄三分
> 上为末,作二剂水煎。

▍黄芩清肺饮

治肺燥而小便不利。

> 黄芩 山栀各一钱
> 上水煎服。

▌五淋散

治膀胱有热，水道不通，淋涩不出，或尿如豆汁，或成砂石，或热拂便血。

赤茯苓一钱五分　赤芍药　山栀各一钱　当归　甘草各一钱二分

上用灯心二十茎，水煎。

▌清心莲子饮

治热在血分，口干便浊，夜则安静，昼则发热，或口舌咽干，或生疮烦渴，小便涩淋。

黄芩　麦门冬　地骨皮　车前子炒　甘草各一钱五分　石莲肉　茯苓　黄芪炒　柴胡　人参各一钱

上水煎服。

▌升阳益胃汤

治脾胃虚弱，怠惰嗜卧，或值秋令，体重节痛，大便不调，小便频数，饮食不消，洒淅恶寒，凄惨不乐，面色不和，乃阳不升也。

羌活　独活　防风各五钱　柴胡　白术　茯苓渴者不用　泽泻各三钱　人参　黄芪各二两　半夏　甘草炒，各一两　芍药　黄连炒　陈皮各三钱

上每服三五钱，姜枣水煎，若服后小便愈数而病愈加，是不宜分利小便，当减茯苓、泽泻[1]。

▌生脉散

治热伤元气，肢体倦怠，气短懒言，汗出不止，口干作渴等症。

人参五钱　麦门冬二钱　五味子一钱

上水煎服，如不应倍之。

▌清燥饮

治气血衰弱，湿热乘之，遍身酸软，或湿热行令，肺金受邪，肾无所养，小便赤少，大便不调，或腰腿酸软，体重麻木，或头晕食少，自汗口干，胸满气促，懒于言语。

黄芪　苍术各一钱　人参　白术　神曲炒　陈皮各五分　甘草炙　黄柏炒　麦门冬　当归各三分　葛根　泽泻　青皮各二分　五味子九粒

上水煎服。

▌二神丸

治脾胃不足，侵晨作浮[2]，或不时去后，饮食少思，肌肉消瘦。

---

1 渴者不用……泽泻：其间或有原脱，据明刻乙本补。
2 浮：疑为"泻"，诸本同。

补骨脂四两 肉豆蔻二两 生姜四两 红枣四十九枚

上用水一盏煮姜枣，至水干取枣肉，和药末杵匀，丸桐子大，每服五七十丸，淡盐汤下。

六味丸一名地黄丸。加肉桂、五味，名加减八味丸

治肾虚发热作渴，痰咳头晕，喉燥唇裂，腰腿酸软，或自汗盗汗，便血诸血，失音，水泛为痰，小便淋涩等症。

熟地黄自制，八两 山茱萸去核 干山药各四两 牡丹皮 白茯苓 泽泻各三两

上为末，地黄杵膏加炼蜜丸桐子大，每服七八十丸，空心食前滚汤下。

加减金匮肾气丸

治脾胃虚，腰重脚肿，小便不利，或肚腹肿胀，四肢浮肿，或喘急痰盛，已成蛊症，其效如神。

白茯苓三两 附子五钱 川牛膝 肉桂 车前子 泽泻 山茱萸 山药 牡丹皮各一两 熟地黄四两，酒拌杵膏

上为末，和地黄加炼蜜丸桐子大，每服七八十丸，空心米饮下。

五味异功散

治脾胃虚弱，饮食少思，或食而难化，大便不实等症。

人参 白术炒 茯苓各二钱 甘草炙 陈皮各一钱

上水煎服。

四神丸

治脾胃虚弱，大便不实，饮食少思等症。

肉豆蔻 五味子各二两 补骨脂四两 吴茱萸炒，一两

上为末，水二碗，生姜八两，红枣百枚，煮熟取枣肉，和末丸桐子大，每服五七十丸，空心食前白汤下。

愈风丹

治诸风肢体麻木，手足不随等症。

天麻 牛膝酒浸，焙 草薢 玄参各六两 杜仲七两 羌活十四两 当归 熟地黄自制 生地黄各一斤 独活五两 肉桂三两

上为末，炼蜜丸桐子大。每服七十丸，温酒下。

泻白散

治肺经实热咳嗽。

桑白皮 地骨皮各一两 甘草五钱

上为末，每服三钱，白汤调下。

半夏白术天麻汤

治寒热所郁，大便不利，或呕不食，痰唾稠粘，头目眩晕，喘促气短，或

头痛身重,四肢逆冷。

半夏 天麻 黄芪 人参 苍术 陈皮 泽泻 茯苓各一钱五分 白术 神曲炒,各一钱 大麦芽 干姜炒黑,各三分 黄柏酒制,二分

上每服五钱,水煎服。

牛黄清心丸

治诸风手足不随,痰涎壅盛,言语蹇涩,心忪健忘,或发颠狂。

防风 白术 白芍药 羚羊角镑 麝香另研 龙脑另研 麦门冬去心 黄芩各一两 人参 神曲炒 蒲黄炒,各二两 甘草五两 白茯苓 芎䓖 杏仁去皮尖 柴胡 桔梗各一两二钱半 雄黄另研,二钱 牛黄另研,一两二钱 山药 白蔹[1] 干姜各七钱五分 当归酒浸,一两半 大豆黄卷 阿胶 肉桂各一两七钱 犀角二两 大枣一百枚,蒸熟杵 金箔一千三百片,内四百为衣

上为末,和匀同枣肉加炼蜜丸,龙眼大,以金箔为衣,每服二丸,白汤化下。

人参理中丸

治脾胃虚寒,呕吐泄泻,饮食少思等症。

白术炒 人参 干姜炮 甘草炙,各等分

上为末,丸桐子大。每服六七十丸,白汤下。

人参平肺散

治心火克肺,传为疽痿,咳嗽喘呕,痰涎壅盛,胸膈痞满,咽嗌不利。

人参 陈皮 甘草炙 地骨皮 茯苓各一钱 知母炒,七分 五味子杵炒,四分 青皮五分 桑白皮炒,一钱 天门冬去心,四分

上水煎服。

决明夜灵散

治目至夜则昏,虽有灯月,亦不能睹。

石决明 夜明砂各另研,二钱 猪肝一两,或羖羊肝亦可

上以竹刀切肝作二片,铺药于内,用线缚定,砂罐内米泔水煮至半碗,临睡连肝食之。

人参益气汤

治暑热伤气,肢体困倦,饮食少思,或发热作渴等症。

黄芪八钱 人参 甘草各五钱 炙甘草 升麻 柴胡各二钱 白芍药三钱 五味子一百四十粒

上作四剂,水煎服。

---

1 白蔹:原作"白敛",今改作"白蔹"。

四七汤

治七情郁结成痰,或如梅核,梗于喉间,或中脘停痰,恶心呕逆。

紫苏叶 厚朴姜制 茯苓各一钱 半夏姜制,一钱五分

上姜枣水煎。

硫黄散

治紫白癜风。

硫黄一两,用醋一碗,煎干再晒

上为末,以生姜蘸药擦患处。

神效当归膏

治风疮,去腐肉生新肉,其肉赤黯,毒气炽盛,搽至淡赤,或其毒已退,收功甚速。此膏生肌止痛,补血续筋,故与新肉相宜。

当归 黄蜡 生地黄各一两 麻油六两

上先将当归、地黄入油煎黑,去相,入蜡溶化,候冷搅匀即成膏矣。如用白蜡尤好。

砭法

治风毒瘀血壅盛,或色赤走彻,用细磁器击碎,取有锋芒者一块,以箸一根,劈开头夹之,用线缚定,两指轻撮箸梢,令磁芒正对患处,悬一寸许,再用箸一根频击箸头,令毒血遇刺皆出。

妙香散

治心气不足,精神恍惚,虚烦少睡,盗汗等症。

甘草炒,一钱 人参 桔梗各五钱 远志去心,炒 山药姜汁 茯神 黄芪各一两 辰砂另研,三钱 麝香二钱 木香煨,二钱五分

上为末,每服二钱,温酒调下。

四味肥儿丸

治小儿食积五疳,或白秃体瘦,肚大筋青,发稀成穗,或遍身疮疥等症。

芜荑炒 神曲炒 麦蘖炒 黄连各等分

上为末,猪胆汁丸黍米大,每服一二十丸,木通煎汤下,米糊丸亦可。

地黄清肺饮

治肺肝咳嗽。

明阿胶一钱,面炒 鼠粘子三分,炒 马兜铃 甘草各五分 杏仁七枚,去皮尖 糯米炒,十粒

上水煎服,量儿加减。

蟾蜍丸

治无辜疳症。一服虚热退，二服烦渴止，三服泻痢愈。

蟾蜍一枚，夏月沟渠中，取腹大不跳不鸣，身多癗者

上取粪蛆一杓，置桶中，以尿浸之，却将蟾蜍跌死，投与蛆食一昼夜，用布袋盛蛆置急水中一宿，取出，瓦上焙干为末，麝香一字和匀，粳米饭丸麻子大，每服二三十丸，米饮下甚效。

小柴胡汤加山栀、牡丹皮，名加味小柴胡汤

治伤寒温热，身热恶风，头痛项强，四肢烦疼，往来寒热，呕哕痰实，中暑疟疾，并服之方见前。

愚按：前方若肝胆经风热，肝火瘰疬，寒热往来，日晡发热，潮热身热，不欲饮食，或怒火口苦，耳聋咳嗽，或胁痛胸满，小便不利，或泄泻，吐酸苦水，或肢体搐动，唇目抽劄，并宜用之。

神效太乙膏

治痈疽疮毒溃烂。

玄参 白芷 当归 肉桂 赤芍药 大黄 生地黄各一两

上用麻油二斤，入于铜锅内煎至黑，滤去粗，徐入净黄丹一斤，再煎，滴水中，捻软硬得中，即成膏矣。

金华散

治干湿疮癣。

黄丹一两，煅 **轻粉**三钱 **黄柏 黄连**各一两 **麝香**一字，另研

上为末，洗净掺之，干用猪脂和，傅[1]麻油亦可。

方治恶癣，以紫贝草根、生白矾少许，同擂涂患处。

又方：**剪刀草 黄连 苦参**各五钱 **真轻粉**二钱

上为末，入麻油调敷。

大枫子膏

治一切疮疥脓窠等疮。

大枫子肉 白矾枯，各二两 **真轻粉**一两 **柏油**六两

上为末，将柏油溶化和匀[2]用之。

加味逍遥散

治肝脾血虚，身发赤痕，或发热，胸乳腹胀，或搔痒盗汗，心烦体痛，或头目昏重，怔忪颊赤，或口燥咽干，食少嗜卧，或妇女月经不调，恶寒发热

---

1 傅：原脱，据明刻乙本补。

2 匀：原作"勺"，据明刻乙本改。

等症方见前。

归脾汤

治忧思伤脾，身发赤痕，或搔破成疮，健忘怔忪，惊悸少寐，或心脾作痛，自汗盗汗，咳吐痰血，或肢体作痛，大便不调，或妇女经候不准，晡热内热，或唇口生疮流注等症方见前。

白癜方

人参　白术　苍术盐炒　防己酒拌　黄柏酒拌　川芎各一钱　陈皮酒拌　当归　茯苓　木瓜　柴[1]胡稍　甘草各五分

上姜水煎服，如三剂不退，加桂少许，或用汤煎，小便涩，倍用牛膝，有热加黄连，身热加羌活，量儿大小用。

化䘌丸

治诸疳生虫，不时啼哭，呕吐清水，肚腹胀痛，唇口紫黑，肠头湿䘌。

芜荑　青黛　芦荟　虾蟆烧灰　川芎　白芷　胡黄连

上各另为末等分，猪胆浸胆成糕，丸如麻子大。每服一二十丸，食后并临卧，杏仁汤下。

大肥儿丸

治脾疳，饮食少思，肌肉消瘦，肚大颈细，发稀成穗，项间结核，发热作渴，精神倦怠，便去酸臭，爱食泥土，或口鼻头疮，或肚见青筋，啮齿下利，便白五疳，即四味肥儿丸加干蟾一两，芜荑五钱。

天麻丸

治肝疳，眼目生翳，昏花湿烂等症。

青黛　川黄连　天麻　五灵脂　川芎　夜明砂微炒　芦荟　龙胆草　防风　蝉蜕去足，各一钱　全蝎二枚，焙　麝香少许

上为末，猪胆汁浸糕，丸麻子大。每服二三十丸，白滚汤下。

阿魏膏

治一切痞块，不拘年月远近，甚者口齿蚀伤，更服芦荟丸。

羌活　独活　玄参　官桂　赤芍药　川山甲　生地黄　两头尖　大黄　白芷　天麻各五钱　槐柳桃枝各三钱　红花四钱　木鳖子二十枚，去壳　乱发如鸡子大一块，洗去腻

上用香油二斤四两，煎至黑色。去相入发，再煎。待发化尽，去相，徐下黄丹一斤，煎至软硬得中，方入芒硝四钱、阿魏四钱、苏合油、麝香、没药各五钱，调匀即成膏矣。摊贴患处，内服消积丸药，黄丹须真

---

1 柴：原作"紫"，据明刻乙本改。

正者效。凡贴膏药,先用朴硝随患处大小铺之,约半指厚,以纸盖之,用熨斗熨良久,如硝耗再加熨之,熨二时许,方贴膏药。若是肝积,加芦荟末同熨。

▌大防风汤

治膝风肿痛,不问已溃未溃。

附子炮,去皮 牛膝酒浸 甘草炙,各一钱 人参 杜仲姜制 当归酒浸 羌活 防风 白芍药炒 黄芪各二钱 川芎一钱五分 熟地黄用生者,酒拌,蒸一日,忌铁器,二钱

上每服三五钱,姜水煎,空心服,进三五剂,更服六味地黄丸二三服。

▌独活汤

治鹤膝风,不问肿溃疼痛,及腰背四肢不仁。

独活 当归 白术 黄芪炒 薄桂 牛膝各一钱 甘草炙,五分

上姜葱水煎服,量儿加减。

▌清热解毒散

治痈疽阳症肿痛,发热作渴。

黄连炒 山栀 连翘 当归各五分 川芎 芍药炒 生地黄 金银花各一[1]钱 甘草五分

上水煎服。

▌神功散

治疮毒未成者,用之内消,加乳、没尤妙。

黄柏炒 草乌炒 血竭等分

上各另为末和匀,用漱口水调搽,小儿丹瘤,用之亦效,已砭者用之作痛。

▌乳香定痛散

治疮疡溃烂疼痛。

乳香 没药各三钱 滑石七钱 寒水石一两,煅 冰片二钱

上为细末,搽患处,痛即止,甚效。

▌加减抱龙丸

治风痰壅盛,惊搐昏睡等症。

雄黄 辰砂各二钱 天竺黄四钱 麝香五分 天麻六钱 牛胆南星八钱

上为末,煎甘草膏,丸皂角子大,每一丸,薄荷汤下。

---

1 一:原脱,据明刻乙本补。

▌解毒散

治一切疮毒风疹痒痛。

黄柏炒 **山栀**等分

上为末,水调搽。若破而脓水淋漓,用当归膏或烛油调搽。

▌黄金散

治天疱疮,止痛消毒。

滑石 甘草等分

上为末,挑破去水敷之。

▌清凉解毒散

治症同前,或作焮痛。

大黄 黄柏 山栀 寒水石煅,等分

上各另为末调搽,当归膏尤好。

▌制附子法

附子重一两三四钱,有莲花瓣头,底圆平者,先备童便五六碗,将附子先埋热草灰中半日,乘热投童便,浸五七日,揭皮切四块,仍浸二三日,用粗纸数重包之,浸湿埋灰大半日,取出切片,检视有白星者,乃用瓦上炙熟,至无白星为度,如急用,即切,火上炙黄,用之亦效。大凡阳气脱陷,子时至午时恶寒,未至亥发热,如用热附子不应,必用半生半熟,更不应,急用生附一二剂,然后量症治之。

瘴疟指南

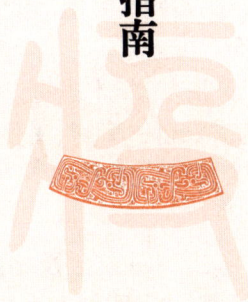

明·郑全望 撰

温佳雨 主校

王楚宣 副主校

内容简介

《瘴疟指南》,二卷,明代郑全望著。

郑全望,生卒年不详,字灵渚,信州人。据相关考证,《明史·地理志》中并没有"信州"之称,现多认为郑氏为好古将"广信府"雅称为"信州",即今江西上饶地区。据其自序称,"余赋性羸弱,幼婴多病,迨丁年尤甚",于是踏上学医之路,不仅自取《内经》《难经》《甲乙经》等书研读,还勤于实践,"至于殊国僻壤,奇方怪隐,皆沿波溯源,推详考索""循古人之余而为之",最终自疗而愈。至万历壬寅(1602)四方疫疠大作,诸医皆术穷,郑氏遂取宋代李待制《瘴疟卫生方》,加以发明,以治闽广间地方病。并在此基础上,析其原委、调剂,附以己意,于万历己酉(1609)编成《瘴疟指南》。

《瘴疟指南》是专门论述辨治"瘴疟"疾病的著作,分为上下两卷,卷上为辨证、辨药,论述瘴疟源流、类型,与伤寒、内伤及诸疟之鉴别等。卷下为治瘴疟诸方,共八十五首。

郑氏继承李待制《瘴疟卫生方》学术思想,认为外因热蒸、湿蒸、寒凉等气候交替变化,内因"天气热,元阳恒泄",又多湿蒸成痰,人复感乖戾之气,即发寒热而成瘴疟。其表现以热证为主,可见头痛发热、腰重脚软、或呕泄、或便秘,甚则谵语吐衄等。

书中将瘴疟与伤寒、内伤、诸疟进行了严格区分,进而阐述了瘴疟的三种分类,即冷瘴、热瘴和哑瘴,并专列妇人小儿瘴病辨治。在诊法中强调脉诊重要性,用以判别寒热虚实真假、病情轻重及预后,如"脉洪大无伦,七八至,按之鼓指者,或无力者,此元阳气尽泄于外之脉",而非邪实阳脉。

本书以诸正气方为瘴疟主方,如藿香正气散、不换金正气散、太无神术散、陈皮半夏汤等。冷瘴先用感应丸,热瘴先用刺血法,再用诸正气方,后用截疟丸、养胃汤、四兽饮等,药饵宜忌、调护预防等内容亦甚详实,有较强的临床参考价值。此书现存版本有清同治元年壬戌春(1862)汲古轩重刊本及《珍本医书集成》本。清汲古轩重刊本为"连江陈普治洵泉敬刊、同人孙谋亨新校字、曾孙泰维康重刊",《珍本医书集成》本为"杭州徐志源句读"。本次校勘以清汲古轩重刊本为底本,《珍本医书集成》本为校本。《珍本医书集成》本后附有清代医家倪涵初治痢三方、治疟三方,汲古轩本未见,今据《珍本医书集成》本补。

凡例

一、本次校勘以清汲古轩重刊本为底本,《珍本医书集成》本(以下简称《集成》本)为校本。

二、文中异体字径改为正体字,如"煖"改为"暖"。传抄或有讹误者,如"承气入胃,阴盛乃亡",出自《伤寒论》,原作"桂枝下咽,阳盛则毙;承气入胃,阴盛以亡";《简易方》当为《易简方》,均出注说明。底本"痓瘴",今统一作"哑瘴",不再单独出校。

三、原书有目录,今将"自序"补入其中。

四、《集成》本后附有清代医家倪涵初治痢三方、治疟三方,今据此补于文后"治痢疟方"下。

目录

---

1 养胃汤：原目录作"人参养胃汤"，据正文改为"养胃汤"。

自序

余赋性孱弱，幼婴多病，迨丁年尤甚。尝患内伤，诸药罔效，于是悉取《内经》《难经》《甲乙经》《东垣十书》《伤寒六书》及论[1]及薛氏等书。至于殊国僻壤，奇方怪隐，皆沿波溯源，推详考索，循古人之余而为之，不知其已瘳已。人情莫不欲言其所自知，交亲承是谬推，庸多奏效，妄意遂谓凡病不出伤寒、内伤之范围也。壬寅秋，天时热甚，入冬仍不寒，四方疫疠大作，其证似疟，而寒热不间断，似伤寒而三阳经、少阴太阴经证齐，似内伤而气口脉不大于人迎。向所妄意以自信者，胥失之矣。彼以伤寒治者，七日逝；以内伤治、以疟治者[2]，先后亦逝。间有染轻本固者，稍淹浃旬，终归不起。至一发不能言者，其死尤速。惟轻而不服药者，百起一二，即老医宿匠，计与术两穷矣。然天地之大德曰生，塞极必有以通之者，有宋李待制之书在也，书名《瘴疟卫生方》，专是一证，始以风壤涧越[3]，一涉猎而置之，而后乃知其宝也。论证则辨晰周详，用药则简易平顺，此真妙于治也[4]。且诸书疟部，亦尝及瘴疟矣。本末未甚悉，岂身而履其地，传不获习乎？待制造端，王张讨润，皆因宦彼地，得其真诠，是书赖以全。予始以一二及十百，因沿乡曲面[5]流疏远，随手应心，刻期色起矣。予秘之，是以人命为私也。告之同业，惧不能遍，谋梓以广之，区区之公而已。客有告之者曰：夫疟何有于瘴哉？闽广之间，山深雨淫，积岚为瘴，黄雾隐天，中人作苦，吾信界在中土，土不同方，风亦殊俗。旷绝千里，岚瘴何从，毋乃巧于署名以炫技乎？予曰：否否。诸疾之作，由天时也。四时之变，由气数也。人身肖天地，与气顺逆也。《易》曰：观乎天文，以察时变，其征在国，国实以人，天气流转，山泽通之。以时验变，以人验时，奥气不藏，时之变也[6]。物直槎天，人直疾病，山川不必同，而气至则行之矣。故吾信不必闽广[7]，而气类之，此瘴疟之所由作也。且如癸卯之冬，四

1《伤寒六书》及论：《集成》本作《伤寒六书》要论。

2 以内伤治、以疟治者：《集成》本作"以内伤七情法治者"。

3 涧越：《集成》本作"阔越"。

4 此真妙于治也：《集成》本作"可按方于治也"。

5 面：《集成》本作"而"。

6 时之变也：《集成》本作"时气随之"。

7 故吾信不必闽广：《集成》本作"故吾信居于闽广"。

山花木,盎然如春;甲辰夏仲,菊华如秋。六月反拥絮,春秋陨霜不杀。注谓四时失其序,则其施必悖。月令仲夏行秋令,民殃于疫,在昔识之。盖天失其序,螯气[1]旁行,于是乎在迩年以来,冬复大暖,草木禽虫,不含不蛰。殆物得气之先,与韩昌黎雪拥蓝关句,李唐岭南尚雪,今绝无之。驯至洛阳杜鹃,天气自南而北,不尤信乎,客因领[2]之。予又谓瘴疟于文为"疟章"[3],言疾彰于外,内无实也。为疟,如虎反爪向人也。以疟施无实之人,故多濒于死。李待制之调剂,思深哉,不揣愚陋,次其源委,附以鄙见,别伤寒、内伤、诸疟之形似,详药饵之宜用宜禁,验病色之可治弗治,编曰《瘴疟指南》。僭妄之罪,固无所逃,然于活人,或有小补,庸有未尽,以俟后之君子。

万历三十七年岁次己酉十月朔信州郑全望撰

---

1 螯气:导致疫病之气。
2 领:《集成》本作"颔"。
3 瘴疟于文为"疟章":《集成》本作"瘴疟之'瘴'从'广章'"。

卷上

信州郑全望灵渚先生原著

连江陈普治洵泉敬刊、同人孙谋亨新校字、曾孙泰维康重刊

辨证

瘅疟形状

或问曰:发热头痛,人俱称为伤寒,一以伤寒药治之可乎？予曰:当有所辨。诸般发热,种种不一,而最毒者在内伤有瘅疟。或曰:若内伤果有,东垣《内外伤论》,辨别详晰,其为有理。若医瘅疟,则不能无疑矣,将以予为妄。吾见子治斯病,活人甚多,但未闻是书,未聆是语,当明以告我。予曰:伤寒内伤,所病处广,况立法者,乃仲景、东垣,二人圣医也,名重寰宇。而扩充是法者,陶节庵、薛立斋二君,故其书传之广,而心于活人者,未有不读也。若夫瘅疟,惟炎方有之。僻于一隅,况业医者鲜,惜李待制治瘅之圣,其书所传不广,宜乎吾子之未闻是书,未聆是语。或曰:既有是书,其病形可得闻欤？予曰:其病有三,而形状不外于头痛发热、腰重脚软、或冷、或呕、或泄、或大便秘、或小便赤、面赤目红、口渴心烦、胸中大热、舌或黑、狂言谵语、欲饮水、欲坐水中、或吐血、或衄血、或腹痛、或有汗、或无汗诸证。以有寒有热者为寒瘅,或间日,或不间日,为易治;以单热不寒者为热瘅,为难治。得间日犹可,以不言语惟噫噫作声者,为哑瘅,为不治。瘅疟之形状,大都如是矣。

人身肖天地瘅疟类天时

天以一气覆于上,地以一气载于下。人居覆载中,若何能与覆我载我者相肖也。上古圣人等天、地、人为三才,岂无灼见而妄立说耶？盖谓天以轻清之气,上浮而下转,地居其中,而乾健之运,无一毫少息。若一毫不续,则穹壤判,一息不运,则机缄穷。人身肖之,其气亦无息,天以日月循环,人以荣卫循环,地有九州,人有九窍。《经》曰:天气通于肺,地气通于嗌,风气通于肝,雷气通于心,谷气通于脾,雨气通于肾。六经为川,肠胃为海,九窍为水注之气,阳之汗以雨名,阳之气以风名。人之一身,身以上,其气象天,身以下,其气象地。故天不足西北,而人之耳目,右不如左之聪明也,故西北之人,头常冷。地不满东南,而人之手足,左不如右之利便也,故东南之人,腰足常冷。天有阴阳,以生风暑湿燥寒;地有阴阳,以生木火土金水;人有阴阳,以生肝心脾肺肾。天气

以四时温热凉寒运于上，地气以生长收藏应于下，而人之阳气以升浮降沉应之，为生生不息之妙，何也？天令春，其气温，惟其气温，故地中之阳气，鼓动而升于外，以生万物，人之阳气，亦应之以升。天令夏，其气热，惟其气热，地中之阳气，尽出于外，以长万物，所以地之下极寒，人之阳气亦应之，尽出于外。脾坤土也，象地，斯时脾土亦寒。天令秋，其气凉，惟其气凉，所以阳气能降于地，而行收成之令，人之阳气亦应之，而降于内。天令冬，其气寒，惟其气寒，阳气尽沉于地，而成闭藏之令，所以地之下暖，人之阳气亦应之，沉藏于内。斯时脾土亦暖，此天地得其常，而人之灾害亦不生。发瘴之地则不然，春夏多寒，秋冬多热，盛夏久雨，则可挟纩，隆冬久晴，宁不摇扇。一日之间，日未升则寒，日中则热，日入又寒，一日一夜，寒暑迭变。无论四时久晴则热蒸，蒸极则雨，雨下则湿蒸，雨久则凄凉，人生其间，饮食起居，安能一一谨慎？稍失调养，便感此乖戾之气，而发寒热，即谓之瘴。然瘴之发，多在秋冬，以其天气热，地中之阳气，不能收藏而外泄，故草木不花而花，不叶而叶，人之阳气亦应之，不能收固，而恒泄之于外。惟其外泄，则脾土所以内虚寒，身以上象天则极热，身以下象地则不热而寒，或热蒸极而汗，汗出则凄凉，其人身之寒热湿蒸，一与天时相似，故曰：人身肖天地，瘴疟类天时。知斯道者，则治瘴之法过半矣。

受病之源

南方之地，寒暑不时，春夏淫雨则多寒，晨夕雾昏，地下湿蒸，故阴湿之气常盛，秋冬久晴则多热，草木不凋而放花，故阳燠之气恒泄，昼燠夜寒。晴霁热，阴雨寒，人居其中，因寒湿之气盛，故下体重，湿生痰又多痰。因秋冬热，故热多上壅，肤多出汗，致腠理不密，阳外而阴内，阳浮而阴闭。于斯时也，若饮食失度，起居不时，及食生冷，食炙煿[1]，则痰与食相并积于胃，而寒热之病作矣。或不避暑，奔走于日中，或避暑而坐卧当风，闭其汗孔，使汗不出，此病亦因之而作。或因其晨多雾而寒，饮酒以御之，少焉日出而热，则酒与痰相并，滞于膈上，此病亦因之而作。或晨寒而少衣，或夜冷而薄衾，则寒与痰相并，亦作寒热。或因晨寒多衣，行至日中未解，则暑与痰相并，亦作寒热。要之此病之本，本于天气热，元阳恒泄，在人之阳气自不降，而内又多痰，再不能调摄，感于不正之气，宜其病有上热下寒之证，所谓无痰不成疟者是也。养生者能远房室，省劳役，毋食生冷，毋食炙煿，毋醉早酒，毋饱

---

1 煿：煎炒或烤干食物。《集成》本均作"煎"。

晚饭,毋乘暑行走,毋当风坐卧,一日之中,顺其寒暑而加减衣裳,则瘴虽毒,庶可免矣。

瘴疟伤寒辨

外伤寒邪之证,与瘴疟俱有寒热,医者尽以瘴疟作伤寒,率用汗、吐、下之法治之,其枉死者不可胜计,由其不辨寒热证候耳。今细分之。《经》曰:冬伤于寒,春必病温。冬若即病,谓之伤寒。不即病至春变为温病,至夏变为热病。其病也多自太阳经始,故发热恶寒、头痛腰脊强、无汗、口中和而不恶食,脉浮紧为伤寒;或恶风自汗,而脉浮缓为伤风,其热无退时。若传经,或传阳明经,则有目痛、鼻干、不得眠、脉长之证。或传少阳经,则有耳聋、胁痛、口苦、呕吐、舌白苔、脉弦之证。若传阳明腑,病为入里,舌苔黄,口渴心烦舌干、不恶寒反恶热,扬掷手足,揭去衣被,狂言谵语,脉洪数,内实之证,宜用下剂,下迟则入阴经,方舌黑。大凡伤寒之热,全不间断,直至传入里,下后方罢。《经》曰:夏伤于暑,秋必痎疟。夏暑汗不出,秋成风疟。是知疟之发,多因于暑。故发瘴之地,四时常似夏,其病也,无传经。若是冷瘴,则有恶寒发热、头痛脚弱腰重,口中不和,呕吐或不呕吐,脉弦带数,一呼一吸,脉来六至,或七至八至,或先寒后热,或先热后寒。方其寒也,脉则沉迟而伏。及其热也,脉则六至七至而弦洪,渴欲饮水,饮则多吐,揭去衣被,待其汗出,热则退矣。或无汗而热久亦退,或间日再发,或一日一发,此为轻证。若是热瘴,则不恶寒,惟发热,壮热头痛、身倦腰重、脚弱、烦躁、胸膈不利、呕逆或不呕逆、自利或不自利、小便赤涩、口渴、脉洪弦,七至八至,热亦不间断,一日二日,舌便黑,目红面赤,渴欲饮冷,与之水亦能饮,狂言谵语,或大便闭,至日晡尤甚,与伤寒下证无异。细察之,身中之热有不热处,以手扪之,额上极热,面微热,鼻尖凉,心胸及腹极热,背微热,腰以下不甚热,重者常冷,或厥,且谵语,以手扪心胸,蜷卧,狂起则脚重无力,何也?瘴病是上热下寒,故腰以下不热而沉重。上身之证虽阳,而阴证隐具于其中。鼻尖为年寿宫,年寿属脾,脾寒所以鼻尖凉。此病是外热内寒,热证虽见于外,而内寒之证,验于鼻凉,蜷卧,又手,冒胸,隐然见矣。或谓是伤寒阴证似阳,亦非。是若阴证似阳,渴欲饮冷,与之冷则不饮,瘴病与之则能饮。若用药得宜,则热退,或得间日,热退时则脉微弱,非复前之洪弦数矣。大抵瘴与伤寒,大不相同,伤寒因于寒,瘴病因于暑,伤寒有传经,有变证,有传染,而瘴病不传经,无变证,不传染。若医者误认恶寒发热为表证,用伤寒汗药,以狂言谵语,大便秘,舌黑,为里证,用伤寒下药,则不旋踵[1]而告变矣。

瘅疟内伤辨

内伤饮食劳役过度之病,其发热恶寒,与瘅疟相似,若以瘅疟,而用内伤劳役之药治之,则神识昏乱,谵语如狂,其热愈剧,服多亦至不起,由不细察其证候耳。今细辨之,内伤劳役之病,其恶寒也,见风见寒,居阴处,无日阳处,则恶之,若避风寒,居温暖处,或添衣被,则不恶也,或虽发寒,一暖便已。其发热也,蒸蒸然,上彻头顶,旁彻皮毛,下至腰足,浑身燥热,若袒衣被,近寒凉处则已,或热极而汗出亦解。若凉片时即恶寒,添衣被则不恶寒。又发热直至甘温之剂进多,则病已。其他头痛,身重,手心热,口渴,心烦,舌黑,妄语,妄有见闻,大便秘,或泄,小便赤涩,或呕,口不知味,其脉气口洪大,或兼各脏形证,内伤之病如此。瘅疟之作,其寒也,先起于毫毛,伸欠乃作寒栗,鼓颔腰脊俱痛,虽重衣厚被,滚汤热火不能温。寒去则内外皆热,渴欲饮冷,虽袒去衣被,重冰泉水不能寒。或先寒后热,或先热后寒,或一日一发,或间日一发,或一日二三发,此是冷瘅,其脉洪弦数。冷瘅与内伤,其寒热不同又如此。惟热瘅,热未间断时,又当细辨之。内伤之热,浑身上下皆热,热瘅之热,惟额极热,胸腹极热,腰以下则不热,足发厥,又易辨之。亦有足热者,虽热亦不甚,内伤之热,袒去衣被,即解片时,热瘅之热,即卧于冷地亦不解。内伤之脉,气口独洪大而六至,热瘅之脉,六脉俱弦洪而七八至,或阳证而见阴脉。要之兼证虽多,惟以寒热及脉,潜心分别,则瘅疟内伤,若冰炭矣。苟误认瘅疟为内伤,而用补中益气汤,则热愈剧,而神愈昏,盖瘅因阳气不降而然。升麻柴胡,乃轻清升药,使不降之阳气,愈飞越矣。瘅乃类天时,天气郁蒸,得雨方解。瘅之热闷,欲俟下元温固,自然出汗方舒。黄芪、白术,敛腠理药也,使腠理闭塞,汗不得出,愈加热闷神昏矣。若是内伤,此药一进,病势即渐减,纵不减,亦不加。病之疑难如此,医者不明望闻问切之理,不分别其内伤瘅疟伤寒,而妄为施治者,屠刽之流也。

诸疟瘅疟辨

或曰:伤寒内伤瘅疟之不同,已知之矣,敢问瘅与疟,何以辨之? 予曰:有三阳经疟、三阴经疟、五脏疟。又有以寒多热少者,及单寒者,名寒疟。寒热相半者,名温疟。单热不寒者,名瘅疟。胸膈痰痞,心下胀满,气逆烦呕,为痰疟。噫气吞酸,胸腹胀,吐酸恶酸恶食,为食疟。恶风自汗,

---

1 旋踵:意指掉转脚跟,比喻时间极短。

筋骨痛,抽搐,为风疟。面垢口渴,心烦多汗,为暑疟。三日一发,久而不愈,为痎疟。表里俱虚,客邪未散,真气不复,间一日连二日发,或疾虽间,遇劳即发,久而不瘥,为劳疟。进退无时,进则神昏,退则如常,为鬼疟。久而不瘳,膈下结块,为疟母。发于阳者,为牡疟。发于阴者,为牝疟。虽种种不同,其大略不外于一日一发,或二日一发,三日一发,有间一日连二日发,有一日两发,有日与夜各发,有上半日发,有下半日发,有有汗,有无汗,此一定之规。若瘴疟,只是三证,以有寒者为寒瘴,单热者为热瘴,不语者为哑瘴。其始发也,多不间断,重者七日方间断。其间断也,一日十二时,只间一二时即发。亦有间断半日者,退去时莫起动则可。若起动则又发,终属难退,即退去,胸腹之热尚在。或间一日一发者,其发时去死一间,其退去之时,浑身上下筋骨若无,其难过也,不可以言语形容,非若诸疟退去之时,即如平人。又或先轻后重,或先重后轻,或先间断而后反不间断,或先不间断而后间断,变怪不常。非若诸疟作息,自有定期。以此辨别,皎若日星。其治诸疟用药错者,尚可救疗,瘴疟用药一错,祸如反掌。瘴最忌者,汗吐下及小柴胡汤、柴苓汤、解肌汤。其故何也?盖瘴因阳气外泄而然,发汗之药,多驱内阳外泄,是重虚其内,所以多死,瘴因阳气不降于下焦,吐则阳气愈上升,下元无阳气,是无根也,故死。瘴疾是下真寒而上假热,下药太寒,一下咽则中寒大作,阳气随之即脱,所以死极速。瘴病外虽热而内实寒,故人谓瘴疾为脾寒,正谓瘴也,故小柴胡、柴苓、解肌之类,其性俱大寒,服之则外热不降,而内寒更甚,故至外热微时,里外俱无阳气,所以难救。欲治斯病,医者自首至尾,不可妄用一药,只遵大法,温中镇下,正气相解,且攻且守,主病者,无责速效,病者能慎疾,则治自愈,万不失一矣。若夫哑瘴,当归之天命,千百中可救一二。非人力之所能为也。

伤寒瘴疟分南北辨

或曰:如子之言,伤寒因于寒,瘴疟因于热,则北地多寒,伤寒乃北方之病,南地多热,瘴疟乃南方之病欤?予曰:子言亦有理。上古圣人,亦有异法方宜之论,然不可执一不通。第曰北方伤寒病多,南方瘴疟病多则可,若曰北方无瘴疟,南方无伤寒则不可。盖天道无常,假令北方暑热过多,秋时暴热数日,北人感此气亦多病瘴。广之东南,设有冬时大寒数日,南方素无寒,若感此气,亦多病伤寒。故医者当上察天时,四时温凉寒热。上明五运六气,司天在泉之理,下察四方风土之宜,中辨病人平日之性。宜凉宜热,平日是何脉,再审今病。或外伤风寒暑湿,或内伤饮食劳役,七情男女,或感乖戾之气而为瘴,灼见其病之在何经何脏,宜补宜泻,宜吐宜汗,宜温宜和解,万举万全,庶不愧为医矣。

瘴疟五脏俱病

夫人身自胸膈至头为上焦,其气象天;自胸膈至腹为中焦,其气象人;自腹至足为下焦,其气象地。以五行论之,上焦属丙丁火,中焦属戊己土,下焦属壬癸水。在五脏,心肺,阳也,居上;脾阴,坤土也,居中;肾肝,阴也,居下。必也阴能升,阳能降,以成水火之既济,天地之交泰,则为平人。若夫发瘴之地,秋冬多热,则人身阴阳之气,上者自上,下者自下,而成火水之未济,天地不交之否。故一触外邪,五脏俱病,其病多上热下寒,外热内寒,何也?天气通于肺,天气热,故肺热极,所以大渴引饮,小便频数,或遗尿,气逆胸中痞闷,或衄血。心在上焦火位,天气热,故心热极,所以心烦闷乱,狂言谵语,神识昏沉,瞀不知人。或吐血饮冷,舌黑面红,口唇生疮。脾为中州坤土,天气热,则地中阳气恒浮而不降,地下无阳则寒,故脾土虚。所以鼻尖凉、多痰,肌肉削不能食,面黄四肢无力,或呕或泄。中焦虚痞气倦怠。肝肾居下焦地之分,天气热,阳气不降,地下无阳,故肝肾虚寒,所以腰重脚弱,筋骨痛,腿足寒厥,或吐蛔,或吐沫。瘴病一作,五脏之证俱见。非若伤寒之传经,传一经方见一经之证也,知此则知伤寒汗吐下之法,不当施于瘴疟矣。而治瘴之法,当知升降浮沉则顺之,寒热温凉则逆之之理,必使心肺之阳降于下焦,俾下元温暖,下元者人身之根本也。温暖则根本固,根本固则邪热退,诸病息矣。

冷瘴

其证恶寒,发震,发热,头或痛,或不痛,或呕吐,或不呕吐,胸膈痞闷,身重,腰痛,脚软,或先寒后热,或先热后寒。寒时虽厚衣被不能温,热时虽卧冷地不能凉,或大渴饮水。或一日一发,发时多,退时少。或间日、三日一发,所兼之证极多,不能尽述。惟以其有寒,谓之冷瘴。有阴有阳,故谚有云:冷瘴必不死。此瘴之轻者也,其脉或寒时微迟,热时弦数,或来六七至,或阳证见阴脉。

治法先用感应丸十四粒,姜汤送下。次用陈皮半夏汤三四服,或不换金正气散三四服,重者七八服。方用和解汤三四服,或七八服,加厚桂更好。得寒热间断多时,后用截疟丸酒送截之。或养胃汤不已,四兽饮,此常法也。

如往来寒热,痰逆呕吐,头痛及身,腰痛如被杖,汗多烦躁,引饮,自利,小便赤,或如中风者,姜附汤主之。如寒热往来,烦渴,手足冷,鼻尖凉,身重,舌黑,渴欲饮水,自利呕逆,汗出恶风者,干姜附子汤主之。如上半身热极,下半身冷,腿足寒厥者,沉附汤主之。或送养正丹、黑锡丹、灵砂丹。

如发热,手足厥冷,烦渴,闷乱,上吐下泻者,附子理中汤主之。

如发热,咽嗌干燥,焦烦大渴,饮水不止者,冷汤主之,或既济汤理之。渴甚者,夺命散加附子主之。

如发热腹痛,头目昏沉,四肢疼痛,大便自利,小便或涩,或利,或呕,或咳者,真武汤主之。

如发热恶寒,呕不止者,霍香正气散主之。夫瘴病多呕,病因饮食伤脾而得,又炎方之病,气多上逆,痰与气并而上,故多呕。如因食生冷太过,呕而恶食,头目昏沉,肢体拘急,痰多腹痛者,养胃汤加附子、沉香主之。呕甚,送来复丹,或治中汤主之。

如呕吐膨胀者,二陈汤送感应丸。

如呕而胸膈不快,胁筋胀满,心腹刺痛,食少多痰,吞酸噫气,及见证不一者,以嘉禾散主之。

如寒热往来,恶心呕吐,吞酸噫腐,腹痛痰痞,不能食,红丸子主之。

如大便秘者,先服和解汤,自然通利。或秘甚者,用嘉禾散,加蜜主之。又有多日不通者,看病势何如,得大便利而后病方得愈。方可用蜜导法。若不甚急,只以治瘴为主,得热瘴不来,大便自然通利矣。

如寒热脐腹刺痛,胁痛,烦乱引饮,霍乱手足厥冷者,冷香汤主之。

如寒多热少,或但寒不热者,其人平日虚弱,七枣汤主之。

如神思昏乱,狂言谵语,不知人事者,轻则养胃汤加附子、沉香,重者二陈汤加沉、附,若甚者,沉附汤主之。

如脉代者,此病甚不宜代脉,看大便如何,如大便照常,养胃汤加附子主之。如大便不利,可与正气散或和解散加桂,大便行则代脉去矣。

如发热头痛,小便不利,烦躁饮水,水入即吐者,五苓散主之。若引饮自汗,小便赤涩者,不得服五苓散,汗出更利小便,必亡阳也。况渗泄之剂,下虚者尤忌之。如四肢厥冷,头额虚汗,咳逆脉促,其证甚危,三建汤主之。

如证候不一,多所变怪者,和解汤主之。

如瘴止后腰痛脚软者,加减五积散主之。

如瘴止后汗多者,黄芪建中汤主之。

如瘴止后食少体倦者,异功散主之。

如瘴止后多痰,及食入而心下饱闷者,香砂六君汤或吞养脾丸。

如瘴止后虚烦不得眠,心胆虚怯,触事易惊者,温胆汤主之。

热瘴

其病身发大热,神气沉昏,昼夜如卧炭火中,腰痛脚弱,大渴欲饮冷水,上脘痞闷,神昏妄语,头痛或不痛,或呕逆或不呕逆,小便赤涩,或频数或遗尿,大便或秘或自利,舌黑面赤目红,或吐血衄血,兼见之证,不能尽述。惟以其单热不寒,谓之热瘴。其热多不间断,因阳气尽发泄于外而然。谚云:热瘴久而死,此瘴之重者也。治得其道,得生者多。其脉洪弦数,或来七八至,亦有见阴脉者,治法先刺之。

南人治热瘴初起不用药,只挑草子[1]之法,广中是处有人能之。凡有瘴发一二日,卷其上下唇之里,以针刺其血,正中用手捻去紫血,又以楮叶擦舌出血。又令病人并足而立,于两足后腕横缝中青脉刺之,出血如注,乃以青蒿水与服,应手而愈。若冷瘴与杂病,决不可刺,热瘴之所以刺而得愈者,即太阳伤寒证邪气在表,当汗之法也。刺出其血,即是得汗,而其效速于得汗。盖人身之上下唇,是阳明胃脉之所经,足后腕,是太阳膀胱脉之所经。太阳受病三日而阳明受病,南人之针,可谓暗合。若患热瘴而不即刺,及其三阳传遍,邪气入里,虽刺而血已凝,非惟无益,或至重伤。又南人针法,别有不可晓者,发瘴过经已入里而将死,刺病人阴茎而愈。窃意其通五脏,刺之或可去内腑之热耳。然少壮者尚可用此法,苟施于怯弱者,岂不危哉? 按《黄帝内经》九针从南方来。《刺热论》曰:病未见赤色而刺之,是谓治未病。然则南方挑草子之法,不可废也。但南人未知辨赤色之道,愚谓热瘴初起,刺病人两足腕出血,又刺舌下出血,头痛两额角脉胀者,与两额角脉上刺之出血,其病势果衰大半。次服不换金正气散,又服和解汤七八服,得间断一日一发,然后截之。若间断作二日一发尤妙,不来之日,服和解汤七八服,和解后热势稍缓,服养胃汤,吞截疟丸,酒送,日服六七次。如未止,服四兽饮,此平常之法也。如变证不一,当与治冷瘴方法互治之。

如其证未解,或疑有热,亦不宜服发汗及凉药,但取嘉禾散服之。若果蕴热,但冷服无害。盖嘉禾散治下虚中满,能升降阴阳,正与秋冬作热之地为宜,服二三日则寒热之证自判矣。然后随证调治,自无不效。

如呕逆,以养胃汤、来复丹、治中汤、二陈汤,选而用之。

如兀兀欲吐而不吐者,二陈汤主之。

呕而热不退者,藿香正气散主之。

---

1 挑草子: 宋代王棐《〈指迷方〉瘴疟论》将刮痧称为"挑草子"。宋代《桂海虞衡志》谓:"草子,即寒热时疫,南隶卒小民,不问病源,但头痛体不安,便谓之草子,不服药,使人以小锥唇及舌尖出血,谓之挑草子。"为民间治疗疾病的简便方法,如目前仍流行于壮族地区的挑痧毒法。

呕而膨胀,二陈汤下感应丸。

呕而头痛,来复丹兼如圣饮子。

呕而胸膈不快,下虚中满,嘉禾散主之。

呕而大便秘,嘉禾散加蜜主之。

呕而腹痛,红丸子及乌沉散。

呕而痰逆,头痛身痛,脚痛脚弱,热大汗多,烦躁引饮,大便自利,小便赤涩者,姜附汤主之,吞养正丹或灵砂散。

如发热烦躁,手足冷,鼻尖凉,二证病人因热大烦躁,多不自知,医者须以手扪其手足与鼻尖方知之。身重脚腰痛,舌生黑苔,大渴引饮,自利呕逆,自汗恶风者,干姜附子汤主之。

如大热咽嗌干渴,烦躁不解者,冷香汤主之。

如热大烦渴大作,饮水无度者,既济汤主之,甚者合夺命散。

如热大神昏,不知人事,妄语遗尿,吐血衄血,舌黑面红,目赤烦渴,脉弦而七八至。以手扪之,额上极热,胸腹热,腰以下不热而冷。虽狂言妄语,病人必蜷卧,叉手扪心,或引衣自盖,阴证具于隐微之中。况脉只以五六至为数为实热,若七至八至是内阳尽出于外之脉,腹内则空虚矣。若误用寒凉攻外热,其毙也可立而待,急用沉附汤主之,吞黑锡丹。稍缓者,二陈汤合沉附主之。轻者养胃汤合沉附汤主之。

如热大烦渴闷乱,呕逆泄泻,手足稍微冷者,附子理中汤主之。

如呕逆泄泻,脐腹刺痛,胁肋胀痛,引饮无度,胸膈不利者,冷香汤主之。

如发热腹痛,头目昏沉,四肢疼痛,大便自利,小便或利或涩,或呕或咳,自汗多者,真武汤主之。

如因误攻外热,以至四肢厥冷,两足如无,头颅虚汗不止,或时发哕,脉数而促,其危尤甚,急宜收心液,壮真阳,庶可更生,宜服三建汤。

如大便秘,其脉六至,兼弦而有力者,和解汤主之。甚者用蜜导法。

如夏月冒暑伏热,即发热瘴,烦躁口渴,上吐下泄,心脾不调,脉全不具阴证,其脉弦而六七至有力,六和汤主之。

如热大便坚硬,其人平素脾胃壮实,而脉弦数有力者,和解汤加苏叶、地骨皮主之。

如发热头疼,或眼睛疼,大便实,其脉举按皆弦数,全无阴证,其人平素宜凉剂者,参苏饮主之。只可一二服稍和即止,不可过用,须要详认,不可误人。

如已分为间日,脾胃已和,湿冷已去,病退时脉亦弦数者,养胃汤加柴胡主之。

如已服正气和解温中固下后,热已间断,截疟丸不住者,十四日外,可少与柴平汤或柴胡散尤稳。不可多服参苏饮、柴平汤、柴胡散三方,须细察病人平素宜凉剂,胃气壮实,及脉实而无阴证,具于隐微之中者,方可用之。如稍缓,不若和解汤加减守之,免致失手。

如已经七日,发热烦躁,引饮喜冷水,大便不通,小便赤涩,狂言内热,神昏不省者,乐令黄芪汤主之。若因上热未降者,尤宜沉附汤主之。

如无汗,发热头痛,小便涩,烦渴饮水,水入即吐,五苓散主之,不可多服。

如瘅止后,犹狂言神昏者,因心经之阳尚未降于下焦故也,二陈汤加沉附主之。或养胃汤亦加沉附。

如瘅止后,腹痛肠鸣,大便溏而频,平胃散主之。

如瘅止后,虚烦不眠,心胆虚怯,触事易惊,或梦不祥,或异象眩惑,夜不安寝者,温胆汤主之,无多服。

如瘅止后,精神倦,不喜饮食者,异功散主之。

如瘅止后,腰痛脚痛,加减五积散。

如瘅止后,自汗多者,黄芪建中汤主之。多痰体倦,六君子汤。

如瘅止后,易饥易饱者,香砂六君汤吞以养脾丸。

哑瘅

瘅病初起,发热头痛,或呕逆或不呕逆,兼证虽多,惟以其神昏不能言,但噫噫作声,或全不作声,谓之哑瘅,此热瘅之甚者。故谚云:哑瘅无不死,为不治之证也。但不犯不可服之药,治得其道,千百人亦可起一二人。其脉初起一二日七八至而弦,热大,至三四日热微神清,脉反和平。

如其证精神清,目开如常,能饮食,能大小便,热微脉平常,只是全不作声者,此真哑瘅,极难救。盖肺气入心则为声音,今瘅毒之热,沸其血涌于上,塞于心肺之窍,故不能言,七日后多死。治当散其血,用麦冬汤调黑神散,亦有得生。

如其证目上视,口噤,牙关紧闭,昏不知人,遗尿遗屎,不能言。以手重拿曲池、虎口、颊车、人中,亦知畏疼,不能出声叫哭。待热微时,稍言一二句,此痰迷心窍也,为哑瘅。用青州白丸子、二陈合星附汤或三生饮。元气虚者加人参,十可活三四。如手足搐搦、气逆者,附香散及养正丹。如因食冷物所致者,苏感丸。

如其证精神不甚昏,能饮食,大小便亦通,热不甚,惟舌本强木不转而不能言者,亦非正哑瘴,乃瘴毒中于心、脾二经所致。心之别脉系舌本,脾之别脉连舌下,邪气入其经络亦然。用正舌散及全蝎、麝香、南星、茯苓之类治之。

如其证初起,或是寒瘴,或者热瘴,能言语,因医者误用发汗及升药降药而变哑者,为不治之证。虽神气清爽,脉息和平,二三日决死,不可用药。

不治证

一瘴病初起,热大不语,至二三日热微,神清脉和,惟不作声,此真哑瘴不治。

一瘴病上吐下泄,精神昏乱,脉微迟无力,二三日决死,勿治。

一瘴病因食生冷过多,至四五日作泄,手足冷者,决死,勿治。

一瘴病热退时,脉亦七八至无神者,决死,勿治。

一瘴病脉大而散,无胃气者,不治。

一瘴病阳证见阴脉,无胃气者,不治,有胃气者生。

一瘴病误服麻黄发汗药及柴胡、黄芩苦寒药而变哑者,决死,不治。

一因误服麻黄而筋惕肉𥆧者死。

一因误服麻黄而目赤喘急者死。

一因误服麻黄,汗出不止,发寒而哕者死。

一因误服寒凉,自利而手足厥冷,渐及肘膝者死。

一因误服寒凉而发哕者,不治。

一因误服寒凉,狂起乱搏人者,不治。

一因胎前染瘴,胎落而变哑者,不治。

一产后染瘴,脉洪大如竹管鼓指七至者,不治。

脉

瘴病之脉,不可不细察。假如其脉沉细而迟,此元气虚寒之脉,外证虽见纯阳,当急用沉、附等药。苟误投以寒剂,其逝即在顷刻,正所谓"承气入胃,阴盛乃亡"[1]也。在伤寒阳证见阴脉,为必死之证。瘴疟为上热下寒,外热内寒之病,阳证见阴脉为真病,脉见有胃气者,反为易治,万不失一。

如其脉弦带数,六七至有力而不散大,此元气不虚寒,外证无,阴证具于隐微之中。只宜正气散、和解汤等药。苟误投以姜、附,亦难收功,正所

---

[1] 承气入胃,阴盛乃亡:出自《伤寒论》,原作"桂枝下咽,阳盛则毙;承气入胃,阴盛以亡"。

谓桂枝下咽,阳盛则毙。或间有阴证,见有阳脉,亦不宜例用姜、附,且与和解正气守之。若苦寒之药,不可以脉见阳而妄用也。

如其脉洪大无伦,七八至,按之鼓指者,或无力者,此元阳气尽泄于外之脉,不可谓之阳脉。盖脉只以六七至为数为热,若七八至为元气已飞越,而邪气独盛,正不胜邪。故见是脉,以浮而无力为洪。若洪大过筋似指,则为元气不固于内,反泄于外。故见是脉,正《内经》所谓"脉大为虚"是也。鼓指者更虚于无力,二脉兼见,似内伤火不归经之证,方书谓"龙雷之火"。其外证决见大热之病,细察之,必有阴证具于隐微之中,急宜用姜、附等大热之药,冷饮之,其效可必。倘误投凉药,祸如反掌。在他证脉至七八至为七极八脱,决死之脉,在瘴疟如治以法者,永保无虞。

如脉代而不散者,当问大便如溲,小便调,为元气不足,宜参、附之剂补之。元气实,代脉去矣。若数日未更衣,更宜和解正气,使大便利,黑屎去,则代脉去矣。若代而兼散,则为不治之脉。

如脉瘴作时七八至,温中固下正气和解后,热退去时,一呼一吸,只来二至,在他证为二败必死之脉,在瘴疟为邪气尽退,正气将复之脉。其外证决见浑身冰冷,困倦乏力。惟口中所出之气略温,或大汗如雨,恶寒之极,斯时惟宜调养,内服补脾之药。一日则前证俱退,二三日脉复四五至矣。

日期

瘴病无传经,治得其道,则有减病常期,治失其道,则至其时日而增剧。如瘴初起,轻则自间断,正类疟病,治之当一日一发者,十四日愈,或二十一日愈。二日一发者,七日愈。其故何也?夫瘴多是元气不胜邪,一日一发,元气难复,其愈迟。二日一发,元气易复,其愈速。若三日一发,则与痎疟无异,当以治瘴、治痎之方,斟酌合用,必半年一年,方可愈也。其次,初发不间断,正气和解后,三日即间断,七日可愈,或十日愈。又有重者,直至七日方间断,十四日可愈,如不愈,二十一日才已。有二十一日犹未已者,虽未愈,谨慎用药,再无变证。若不知治瘴之法,妄用药饵,不问轻重,如重犯发汗凉药,则三日变证,七日死。有十日变证者,有十四日变证者,有二十一日变证者。若犯石膏、大黄,则变证只在顷刻。总之,治失其道,七日内变证极多,十四日变证次之,二十一日内变证又次之。

妇人

南方阳浮阴闭,阳恒泄,阴恒固,男子以阳为主,故瘴病者多,女子以阴为主,故病瘴者十中一二,治法与男子同,更加以豁痰调气降气为主。用四七汤、乌沉散，佐以沉香间服，或加四物。惟胎前产后与男子异。在胎前以正气和解方，加大腹皮、砂仁、杜仲、续断安胎，或兼四物。若见阴证，亦照姜、附温中镇下方法，胎亦不落，即《经》所谓"有故无殒"是也。或不幸而瘴毒深重，热极大，胎多难保，胎下不变哑，不作痉，脉不洪大无伦，鼓指，数八七至者犹可治。设变哑或脉七八至，虽参、附亦无如之何矣。在产后染瘴者，当大补气血为主，佐以温中镇下，正气和解，不变哑，脉不大，七至八至，多有得生者。盖脉大鼓指七八至，瘴脉之常，本可治。惟产后不宜见此，其大法不出于前三证中，参论临时斟酌可也。

小儿

小儿瘴病，多因乳母不与之避寒暑，啖生冷，飧炙煎，致儿聚痰为患。况小儿较之大人，谓之哑科，以其不能言病情，故难辨别。医者当审谛，闻其声，望其色，察其举止，看其虎口，参以三证治法，斟酌其轻重而后药之可也。如热大不寒，振不作声，以手重拿合谷不作声，惟手撑动，热微时，亦不作声者，此是哑瘴，必不可治。如热大面赤舌黑，目赤唇红，欲扯瓯碗，频含乳，唇红，是肺热。欲扯瓯碗，频含乳，是口大渴。上吐下泄，蜷卧或俯卧，手足指稍冷，是虚欲就实。手足指冷是胃中寒，睡露睛是脾虚。时时狂叫，或曲腰而啼，是腹痛，虎口脉过三关，当用附子理中汤治之。服至病减方止，如热大面赤舌黑，目赤唇红，频含乳不吐，大便秘，小便赤，手足指稍不冷，睡不露睛，仰卧时时狂叫，虎口脉过三关，此无虚寒之证，当用正气和解，参以热疟方法治之。如先寒后热，先热后寒，或间一日发者。或日一发者，此是冷瘴，治当以前审病之法用药，庶几可称为幼科之国手。

发瘴时调理却病法

众人多发瘴时，必须加意保养。晨兴盥漱后，先服平胃散或不换金正气散，过一刻啜少粥，巳时早食，申时晚食，夜间服理脾消食丸药。酒少饮不妨，不宜太醉。天气若不常，一日之间，顺其寒燠，加减衣裳，不食生冷，则脾胃自壮。省食油腻，则胸膈自快。无大忿怒以伤天和，重节色欲以固真气，如此调摄，决保无恙。如秋冬大热，服以降气镇坠药，养正丹、黑锡丹、苏子降气汤、秘传降气汤、沉香降气汤、选而用之。

瘴病中将息法

凡才病瘴时，切须忌口，非惟生冷、油腻不可食，尤忌酒、肉、鱼、面之类，饭亦可住。只可食粥，仍戒荤食，不得已吃白糁、咸豉、萝卜。即当发时，亦不可食，候发过稍久却食。如不发日，从便吃白粥，不可太饱。不忌口则病难已,所食之物,皆助邪气,致使服药不效。若食素粥数日,依前法服药即效,所谓服药不如忌口是也,每日只宜漱口而已,不可洗手面及梳头,但安心坐卧,数日莫动,如此将息,无所不瘥。

瘴病后将息法

凡瘴病才住,可记初发几日,依前日数,十分畏谨。大率瘴不发后三日,方可洗手,七日后,方可洗面,半月后,可略梳头一二次,三月内戒房事,能戒百日尤妙。瘴不发时,仍素粥三日,经五日后,方以猪脾熟煮羹,薄吃软饭,十日后,略饮些酒,少吃肉羹,但不可食诸般骨汁,若犯之即再发。如牛羊鸡肉,须忌一月为妙,如不能将息,或致再发,又须依前法服药,前法将息而已。如饥饱劳役、喜怒不时,再发,虽依前法服药调理,多致延绵半年,方得平复,终不若小心谨慎调理,不再发为妙。

灸法

凡冷瘴初起,腰足寒厥,其脉沉细,因失饥寒,伤饮食。致病者,内服姜、附等药,外灸中脘从建里上行在脐上四寸,中脘穴也、气海在脐下一寸五分宛宛中,气海穴也、三里从上廉穴上行一寸,锐肉之端,按之肉起,手三里穴也三穴。使中气温下元暖,则病无不愈。若无前证,其人平日不甚虚弱,及病始发者,未可便灸。如瘴病既久,气血已虚,服药不效者,宜灸膏肓从魄之下行,第四椎下五椎上,此穴居中,去脊中各三寸半,正坐曲脊取之,膏肓穴也,或大椎一椎之上,大椎穴也及第五椎五椎下神道穴也二穴,随年壮尤妙,及足三里则久瘴自痊,热瘴忌灸。

瘴后变证

瘴后调摄,较之他病其难百倍。善养生者,于饮食起居之际,兢兢业业,无一毫差忒,谨慎百日。待脾胃元气复常,方可免变证之患。若瘴后懈怠,起居不时,恣意饮食,与夫沽酒市脯色气无忌。当此脾胃之元气未复,不能消化,岂不积而作痢,聚而作痰,浮而作肿乎?此难以立方施治,盖谓瘴后元气常虚,是无根本,将何以当病耶?今择数方法于后,以备审用,当其临时,可权衡虚实而补泻之。

痢

下痢之因,由元气脾胃衰弱,饮食不节,积而不化,遂致湿热伤于气分则白,伤于血分则赤,气血俱伤,则赤白相杂。其青黄黑色者,由湿热兼伤各脏,故见各经之色也。脉沉小流连有胃气者生,洪大而数者死;身凉脉静者生,身热脉大者死。

治法,初起腹痛,里急后重而痢者,当审元气何如。元气未虚者,先服苏感丸以下之。去其积滞,更兼有实热者,量用木香槟榔丸下之。盖谓无积不成痢，故先宜荡涤以去其积。若兼伏暑，以香茹饮[1]送下，小便不利，五苓散送之。次用消导和气行血药，后服香连丸或变乱丸，久不止，断下汤、真人养脏饮，斟酌选用。若元气虚弱者，不可更行荡涤，先用六君子汤，随所伤物加药送保和丸。如伤米食，加谷芽、神曲；面食伤，加麦芽、神曲；肉食伤，加山楂、神曲；酒食伤，加干葛、神曲。兼呕吐，加砂仁、藿香，次用香连丸及四神丸。如渴甚，用七味白术散送之；如元气下陷，用补中益气汤送下；若兼脾胃虚寒，用理中汤。又有噤口者，《卫生方》[2]云：噤口乃下痢不纳饮食是也，医者但知危笃而乃畏缩，不究其所致之由，故多不救，良可惩哉。《易简方》[3]谓：宜四柱散、理中汤、茯苓散加肉蔻、木香，或咽震灵丹等药。何乃王德肤知其一，未知其二耶？盖古方有清心莲子饮及压毒药者，有用生胃进食药，岂可执一物以治之耶？如诊视而知其脾胃脉不弱，问知其心烦头痛，手足温热，未尝多服凉药。此乃毒气上冲心肺，所以呕而不食，宜用败毒散，每服四钱，陈仓米百粒，姜、枣煎服。又一方，石莲子捶碎去壳，留心，研为细末，用陈仓米饮调下。若其脉微弱，或心腹虚膨，或手足厥冷，初病不呕，因服粟壳、乌梅及诸苦涩凉剂，或饮草药过多，早晨未食先呕，不思饮食，此乃脾胃虚弱，却可信《简易方》[4]之言。又有一方，犹为简易，用山药一味锉小豆大，一半银石器内炒熟，一半生用，同为末，米饮调下，甚有奇效。又尝观前辈痈疽方，治呕逆不食者，亦有一说，毒气攻心者，以乳香、绿豆粉作内托散服之。脾气虚弱者，嘉禾散、山药丸治之。胸中当存活法，裁其方法，为噤口痢用，何患不收功于危笃耶！大都瘴后痢疾，极难施治，如前数药，虽是良剂，特准绳耳。至于临时变通，在医者尽望闻问切之功，极精巧以别其虚实寒热，然后施治，庶可为人之司命。

肿胀

肿胀之因，盖为脾胃元气虚损，又不能调摄饮食，起居失时，复伤脾肺肾三经，俱能作肿。伤脾而肿者，即《经》所谓诸湿肿满，皆属脾土是也。伤肺而肿者，即《经》言：饮食入于胃，游溢精气，上输于脾，脾气散精，上归于肺，通调水道，下输膀胱。今肺伤，不能通调水道，下输膀胱，使小便

---

1 香茹饮：又作"香薷饮"。
2 《卫生方》：即《瘴疟卫生方》。
3 《易简方》：南宋医家王硕撰。王硕，字德肤。永嘉（今浙江温州）人，为名医陈言（无择）门徒。
4 《简易方》：据前后文，疑作《易简方》，同上。

不利,泛溢作肿是也。伤肾而肿者,肾属水,今肾气虚寒,不能摄水,以致泛溢,反以浸渍乎上。于是三焦停滞,经络壅塞,渗于皮肤,注于肌肉而为肿也。

脉浮大者生,沉细者死,脐突,缺盆平,手足心肿起无纹,满肚青筋,腰肿阴肿无缝者,俱不治。

治法,伤于脾者,宜实脾利水快气,嘉禾散、乌沉散、五加散、实脾散、五苓散、五皮散、平胃散、胃苓散、流气散,斟酌详用。切不可用樟柳、芫花、黑牵、大戟、甘遂下水之剂。伤于肺者,补中益气汤加减用之。肾水虚寒者,附子理中汤、香砂六君汤加姜、附,煎送金匮肾气丸。已上诸方,治肿荃蹄[1]变通之妙,尤在医者随时取用。

痰

瘴疟之作,多由痰滞而成。故其痊后稍不调摄,痰证即作。然痰之变证,非止一端,为喘,为咳,为呕逆,为麻木,为痞膈。及为异病之最重者,又为卒暴、痰厥、眩晕等证。

若痰厥僵仆,不知人事,脉浮而迟者生,数而急疾者死。口开,眼合,手撒,遗尿,吐沫,喉如鼾睡,发直摇头,汗缀如珠,皆不治之证。治法,痰厥者,三生饮合夺命散。元气不虚者,吹鼻药、三生饮、星附汤、星香散及导痰汤选用。其他痰证,以二陈汤为主,随证施治,不可执一也。

辨药

升药

南方之地,其气不正,阴常盛。春夏多寒,阳恒泄,秋冬多热,阳外而阴内,阳浮而阴闭,故人得病,多内寒外热,下寒上热。医者不察,概用升阳、发表等药,致病者痰滞神昏而不知人,服多者气逆哕而汗出即逝。盖瘴病之作,秋冬为多,人之阳气,春升夏浮,秋降冬藏,秋冬热是行夏浮之令,而秋冬之令不行,阳气之不降也明矣。阳气不降,则中下二焦空虚而寒,大法升降浮沉则顺之,寒热温凉则逆之。知此者急使阳气下降,及温中之不暇,而况敢用升浮凉药以犯逆时之戒乎。凡升阳之药,味辛性凉,味辛便能散真气,性凉非脾胃虚寒所宜。因其升,故心肺之阳不降,所以神愈昏不知人。因其散气,故中气愈虚,不能运痰,所以痰滞。因其性凉,脾胃愈寒,所以发哕。因其发汗,故汗一出,翻然作冷,上焦几微之间,气随汗而出,所以即逝。议论至此,治瘴者岂可以升阳风药而妄用之哉!所

---

1 荃蹄:或作"荃蹄",比喻为达到某种目的而使用的手段。

谓升阳风药者,如升麻、防风、荆芥、羌活、独活、前胡、薄荷、天麻、蔓荆、葛根、细辛、白芷、川芎、紫苏之属是也。予观今之医瘴病者,不识其端,妄以头痛发热,身痛口渴,为时行寒疫。用败毒散及升阳散火汤二三服,则痰滞不语,目瞪口噤。元气素实者,热退时此证亦退而苏,热来时其证复来。此时急宜温中利痰,用治瘴正法,多有得生者。若元气虚,服三四服即变哑瘴。七日外,竟成大梦。又有一等元气极实者,服前药,亦不痰滞,亦不变哑,止是热不退。直至十四日,内热微时,方作哕而逝。此等变证,不惟败毒散火汤,虽参苏饮变证亦如此。

降药

《经》曰:重阴必阳,重阳必阴。瘴病之作,天气热而人身亦热,上多燥渴,心胸烦热,是重阳也。而鼻尖凉,腰足冷痛,是阴寓于其中也。又寒极生热,热极生寒,故瘴之始作也,必大热,及其病退也,身无尺寸之肤下如冰冷。医者不知此理,见其发热烦躁,舌黑面红,目赤,脉弦数,便以为大热之证。用苦寒降药,如黄芩、黄连、栀子、黄柏、知母之属,愈投愈剧。连服数剂,则上热未降,中寒大作,或变哑,或痰滞,或发哕,或手足稍冷厥而泄。诸证一起,百无一生。又有甚者,见其烦躁引饮,而用白虎汤、石膏汤。见其舌黑,大便秘,小便赤,而用大柴胡汤、承气汤。此药下咽,或即发狂而毙,或即痰滞而卒,顷刻危亡,是知瘴病未必遽能危人,医危之也。苦寒降药,如天花粉、木通、滑石、车前子、玄参、连翘、玄明粉、生地黄之类,亦不可轻用。医者审之,庶不误人。

平胃

或曰:瘴病因于脾胃虚寒,外感乖戾之气而成。而治法必先正气和解,所用正气散、养胃汤、不换金和解散诸方,俱有平胃散在内。盖平胃散古人用以治脾胃敦阜[1],有削平之义。故曰:平胃非补脾胃药,何又用之?况瘴病脉弦,脉弦而服平胃散,又犯东垣虚虚之戒,何也?予曰:发瘴之地,其地多山,其土卑薄,方其晴明,天气热蒸,地下生水,及其阴雨,地下多湿,人生其间,常履于湿土之上。《经》曰:谷气通于脾,湿伤脾内。故脾胃之虚,多由阳气浮于上,阴湿之气伤于下而然,非若内伤之主于饮食劳倦也。用平胃以去脾湿,胡为不可。中有苍术之燥湿,不闭腠理,使汗易出。陈皮之消痰下气,厚朴温中下气,理痰消食。甘草之调中气,益脾胃。故李待制选以为治瘴要药也。若谓脉弦在内伤,谓肝木克脾土,宜补脾抑肝,不宜祛湿,故犯虚虚之戒。不知瘴病脉弦,是

---

1 敦阜:土运太过。《素问·五常政大论》:"土曰敦阜。"

疟脉自弦之弦,为邪在半表半里,因湿生痰而作,故不禁平胃,正欲其温中去湿也。

麻黄

《卫生方》云:麻黄生于中牟[1],有麻黄之地,冬雪不积,盖麻黄能泄内阳故也。今南方无霜雪,皆如麻黄之地,阳气恒泄,即此可知。人居其间,不劳麻黄而自汗,有病则不宜轻发汗,轻用麻黄,此理甚明。前辈诗云:四时恒是夏,一雨便成秋。读此一联,不惟知南方天气亦可触类而知。夫人之病也,假如病者多热,才经一汗,便翻然为冷,是岂宜轻发汗耶?如五积散、通关散、金沸草散、九宝散、小续命汤、十神汤、香苏散,俱有麻黄,虽有主对,亦不可服。若麻黄汤、青龙汤,南方尤不可遽用也。今人例以麻黄为发散药,殊不知其力只能驱我之内阳以劫外寒也。古今方书用治肺经咳嗽,以肺之性恶寒,肺为娇脏,易于感寒,乃宜用之。仲景治足太阳伤寒,以太阳在表,非汗不解,及治少阴经伤寒,发热脉沉。盖少阴当无热恶寒,反发热者,邪在表也,故以温剂佐之。发中有补,皆所当用也。除此三经,方书已自少用。况南方不寒之地,瘴气交重,瘴病岂尽因感寒耶!不因感寒,不用麻黄又何不可,《南史》记范云欲赴梁武帝九锡之命,忽尔伤寒,召医徐文伯治之。恐不得与庆事,实告之曰:欲即愈当先期取汗,但不免妄泄元阳,恐二年后,不复起矣。云曰:朝闻夕可,况二年乎?文伯烧地布席,置云于上,得汗而解,云大喜。文伯曰:不足喜也。后二年果应。夫发汗先期,尚促寿限,况不当汗而汗乎。又尝见有染瘴者,上热下寒,腰足寒痛,自谓五积散证也。遂倍加麻黄,多衣覆汗,竟成重证。虽服真武汤,亦莫能救,并赘于此,为妄用药者之戒。大凡瘴病误用麻黄,服后哑者,七日内死。或筋惕肉瞤者,十四日内死。或目赤上气喘促者,十四日内死。若汗出不止,脉细如无,悸动寒战,发哕者,即时死,予常目击,可不慎哉。

柴胡

《卫生方》云:夫人身本地水火风四大,假合阴阳和会,上焦属火为阳,下焦属水为阴。遇有寒热,见上热下寒之疾,不能升降既济之,而反用药实实虚虚,则水火解散,而人身坏矣。尝谓见柳司教彭亮,一日染瘴,身热心烦,自以为实热,乘渴以冷水吞黄连黄芩丸,又取冷水以渍胸膈,至日晡小便渐多。更服黄芩汤、小柴胡汤,是夜连进数服,小便愈数,次日早热渐

---

1 中牟:今属河南郑州。陶弘景有云:"今出青州、彭城、荥阳、中牟者为胜,色青而多沫。"

才退而即逝,可畏哉? 夫下元为人身根本,根本既虚,身乎何有? 小柴胡汤,今人但知为可用退热,抑知其所以用乎? 夫仲景制方,惟用之以治足少阳胆经伤寒。盖胆无出入道路,柴胡乃本经药,邪在半表半里,非柴胡、黄芩之苦,能发传经之热则不可。佐以半夏之辛,以散除烦呕。复用人参、甘草之甘,以缓中和之气,又且存攻守之意也。倘不择其可而概用之,鲜有不蹈彭司教之辙者。大凡瘴病误用柴胡汤,服后愈增烦渴,舌愈黑,身沉重,自利频频,手稍冷渐渐厥者,二三日决死。或发哕者,七日内死。或痰逆而哑者,七日死。俱所目击者。或曰:若然,柴胡断不可用与。予曰:柴胡能治邪气在半表,非不可用也。但必须其证一定不可已,方可用之,亦不可遽用。其性极寒,必须先温中固下正气后,及十四日后,其病退时,脉亦弦数,外证的系实热,方可用之。亦当与正气平胃养胃兼用可也。或李待制柴胡散,尤为稳当。

槟榔

岭表之俗,多食槟榔。盖谓瘴疟之作,率由饮食过度,气痞痰结,而槟榔最能下气消食去痰。故土人狃于近利而暗于远害。此谓北人之饮酥酪,塞北地寒食酥酪,肤理缜密,一旦病疫当汗,则寒塞而汗不得出。南方地热食槟榔,不知槟榔味辛,能下泄元气,大泄胸中至高之气,久食槟榔,脏气疏泄,一旦病瘴,元气已自虚羸,故不能堪,所以南方多体瘠色黄。夫岂全是气候所致? 盖亦槟榔为患,殆不思耳。

附子

《卫生方》云:重阳必阴,重阴必阳,寒热之变,物极则反。今瘴病或始寒战而终大热,或连日极热而后作寒,正谓此也。第伤寒以不饮水为内寒,瘴则内寒者也。亦饮水,甚则欲坐水中,取水以渍其心胸。盖炎方受病,气专炎上,心肺焦熬,华盖干涸,所以多渴。若其脉浮而虚,按之无力,又或病潮时脉洪数,病不潮时脉微弱。其证则心烦躁,额上极热,面色多赤,舌多黑,头或痛或不痛,小便或频或赤,大便或泄,腰腿沉重,两足不热,甚者寒厥或疼,误服凉药,则渴转甚,燥转急。治此者,当引上焦热气降于下焦,正宜用大附子,及灸丹田、气海、足三里等穴,使下元暖,阴阳交泰,而病自和解矣。或曰:口渴心烦,面赤舌黑,小便赤,脉数,明是热证,而子谓治此病者,宜用大附子。附子乃大热药也,以之治大热之病,是以火济火,甚骇耳目,吾子其有说以通之乎? 余曰方书有云:凡间之火,得木则炎,得水则伏,其疾之小者似之。故立方有正治。龙雷之火,得木则燔,得水则炎,日出则灭,其疾之大者似之,故立方有从治,复佐以热因寒用之，寒因热用之之理。今人染瘅，或哑而不能言，或热而精神昏乱，如卧炭火之中，去死一间，不谓之火病可乎？所以立从治之方，有姜附汤、干姜附子汤、沉附汤、附子冷汤、附子理中汤、真武汤、冷香汤、七枣汤，极重三建汤。虽各有主对，俱系温剂，令冷服之。或佐以凉药，乃寒因热用也。或曰：以热治之之法，既闻命矣。而三建汤用川乌、附子、天雄，乃一物也，何以别之？余曰：以春月采小者为川乌，主除寒湿、去痰。冬月采大而有小子附于旁者为附子，主回阳，反本，补下焦之阳。虚大而旁无小子者为天雄，取其雄不孕子之意，其力全无分散，补上焦之阳虚，以三物同一本出于建平，故名曰三建。瘅虚因医者误用凉药，以致四肢厥冷，头额虚汗，发哕，脉数而促，证甚急，用之能收心液，能止真阳，多有得生者。

常山

瘅与疟似同而实异，故瘅之轻者全类疟疾。医者不知治瘅之法，例用常山、白矾及草果，涌吐其痰，致元气实者，荏苒难安。元气弱者，即加肿胀，多致不起，深可太息。盖瘅疾因阳气不降，又吐之则不降之阳气愈升，中气愈虚，其不危者几希，故白矾、草果，毫不可用。若常山犹有用处，其力能去皮肤毛孔中之瘅气。寒热所感，邪气多在荣卫及肉之间，欲除根本，非常山不可。然常山多能吐人，须制之使不吐方可用，七宝饮冷服之不吐，截疟丸日服六七次，酒送之，亦不吐，屡验之药也。当知此药，乃末后之兵，方其瘅之始发，必先正气和解，温中镇下，固守乎病人元阳之气，兵法所谓避其来锐是也，及其热之间断也。明见其作息有时，一日一作，只有五六时即退，或间一日一作，审知其脾胃已和，下焦湿冷已去，元气渐而平复，邪热渐微渐短，即用七宝饮、截疟丸则应手而愈。兵法所谓击其惰归者是也。苟不明此理，当其病热正盛而用常山，则非徒无益，而正气愈损矣。

黄芪白术肉桂

瘅疾之作，率由暑热，所以腠理不密，多自汗。医者因其自汗，以治疟之法治之，用参芪归术之剂补之，服后愈觉烦闷难安，神识昏迷，不知天热气蒸，得雨方解，瘅病热蒸，得汗方除。白术止汗，黄芪止汗密腠理，汗不得出，热蒸无由得解，更作烦闷神昏，故白术、黄芪亦不宜遽用。或曰：白术、黄芪，其性敛汗为不可用，而肉桂亦非汗药，何又用之？余曰：肉桂固能止汗。《本草》有曰：主温中。又曰：本乎地者亲下，补肾用肉桂，故其性亦能引上焦之阳气下达肾经，故可用。或曰：子言天气热蒸，得雨方解，瘅病热蒸，得汗方除。今病者自汗，宜其瘅之愈也，何又不除？余曰：此自汗略得舒片时之热闷耳,若欲其愈,必也温中固下,正气和解,使阴升阳降,荣卫和调,邪无容地,自然大汗如雨,自头至足,无处不出,大汗后浑身冰冷,惟口中所出之气略温。此等证候一见,瘴热不复来矣。此时惟当慎其调摄,得百日元气,可复常耳。

酒

《本草》载:三人晨同行触雾,空腹者死,食粥者病,惟饮酒者独不病。南方天气清晨多雾而寒,故人相勉以饮酒,谓其可以御寒辟瘴,殆不知乃发瘴之源也。盖南方暑湿,饮酒则多中暑湿毒,兼瘴疟之作,率由上膈痰饮,而酒尤能聚痰。岭外谚云:莫饮卯时酒,莫饱申时饭。此诚摄生之要也。然忌夕食者,人虽易晓,戒卯时酒者,人以为疑。盖南方气候不常,虽盛夏阴雨必寒,虽隆冬日出必暖,一日之间,寒燠屡变,要之昼多燠,夜多寒,饮酒过度,固非所宜,而卯酒尤甚。方其朝寒而饮,遇暴热则必聚痰以为病也。

卷下

信州郑全望灵渚先生原著

连江陈普治洵泉敬刊、同人孙谋亨新校字、曾孙泰维康重刊

正气方

陈皮半夏汤

治瘴疟不问先寒后热，先热后寒，多热少寒，多寒少热，皆因夏月伤暑，汗出不透，或秋伤风，或过食生冷，先伤脾胃，沐浴感冒，多作此疾。因有痰涎停于胸膈，所谓无痰不生疟。初起宜先下感应丸，温中去积滞，方服此以正气去痰。

陈皮去白 半夏汤泡，七次

各等分，为粗散，每服四钱，姜七片，水煎，不拘时服。壮实人日三四服，虚弱人日二服。

瘴疟本于痰，痰主[1]于湿。半夏能胜脾胃之湿，所以化痰，与陈皮同用，其味辛，辛能散滞气，利水谷，下气，气行则痰行，所以治瘴，先用之以正气理痰也。

不换金正气散

治四时感冒，五肿膈气。和脾胃，温中下痰，止霍乱吐泻，心腹疼痛，胀满，吞酸噫瘥噎塞，干呕恶心，中受寒湿生冷，外感风邪及山瘴之气，发而为瘴。身体沉重，骨节酸疼，头昏鼻塞，未分阴阳之间，正宜服之，则气自正而病自退，及能止汗。治诸疟疾，遍身浮肿，或风气所灌，手足肿痛，全不思饮食，肠腑时鸣，妇人胎前产后皆可服之，小儿脾胃不和，时气诸疾。又治四方不服水土，凡寓岭南，此药不可缺也。

厚朴去皮，生姜汁浸一夜 半夏汤泡七次，姜汁浸，晒干 陈皮去白 藿香去梗，洗净 甘草 草果去皮 苍术去皮，米泔水浸一宿，炒

上各等分，先用锅炒厚朴令香，次入苍术炒令紫色，又会半夏炒香熟，再入甘草炒黄，又入陈皮炒，方将众药安藿香在中心，用药遍盖罨定，少时许，藿香干，方可取出，同草果为散，每服姜枣水煎，一方无草果。

按：发瘴之地，地土卑薄，阴湿之气恒盛，四时多热，阳燠之气恒泄，湿气盛则脾胃伤，阳气泄则脾胃冷。是方用厚朴之温中去湿满，陈皮之消痰下气，苍术之燥湿健胃安脾，甘草之调中，同用以去敦阜之

---

1 主：疑为"生"之讹字。

气,半夏之利痰,以除瘴本,藿香之芳芬,助脾开胃止呕,草果之辛,以消食化滞,共为温中正气之剂。方名正气者,谓其能正不正之气,故治瘴为先用之剂。

藿香正气散

治证同前,呕吐不止者用此。

藿香叶晒干　陈皮去白　半夏汤泡,姜汁浸,炒　甘草　厚朴去皮,姜汁炒

上各等分,姜、枣水煎。

此即前方去苍术、草果。治瘴之呕甚者,闻药气则呕,苍术、草果其气太辛窜,故去之。

太无[1]神术散

治证同前,若兼耳闭心痛者用此。

苍术　厚朴　陈皮　藿香　甘草　石菖蒲

姜水煎服。

此方即不换金去半夏,加石蒲[2]。此太无治瘴之方,若瘴初起兼耳闭心气痛者,可择用之。以菖蒲味辛,能散邪开窍,治冷气也。

二陈汤

治瘴病兀兀欲吐不吐,及呕而膨胀,又治证候未分,用此服之。待其明白见证,方用对证药。

陈皮五两　半夏五两,汤泡七次　茯苓一两,去皮　甘草一两

上锉散,每服五钱,姜七片,乌梅一个,水煎,温服,不拘时候。

谚云:无痰不成疟。故瘴病当以治痰为主。痰生于湿,由脾土不能制湿而成。是方用半夏辛温能燥湿,茯苓甘淡能渗湿,湿去则痰不生,陈皮辛温能利气,甘草甘平能益脾,则土足以制湿和气,则痰不能留滞。名曰二陈者,以半夏、陈皮二药,宜陈用之为君,故名之。此方治瘴首尾俱可用,温中固下之药,恐其太峻,加入此方合用则少缓。

养胃汤

治外感风寒,内伤生冷,憎寒壮热,头目昏痛,肢体拘急。乃辟山岚瘴气,脾寒痰疟,四时疫病。治冷瘴及寒痰,加附子。

人参　茯苓　甘草　半夏　苍术　厚朴　藿香　草果　陈皮

上各等分,每服三钱,乌梅一个,姜七片,煎热服,不拘时。

是方乃不换金合二陈,加人参、乌梅。瘴初起于湿痰之内积,邪气之

---

1 太无:原作"大无",误。后文及《集成》本均作"太无",据此改。
2 此方即不换金去半夏,加石蒲:与不换金正气散对比,去半夏与草果,加石蒲。

外感而成。故平胃以除湿,二陈以去痰,正气以正不正之气,人参之甘温补脾,益元气而利痰,乌梅之酸以止渴收肺气,可为治瘴良方。予每用温中固下之药,合于此方,甚获奇效。

和解方

和解散

治瘴疟正气之后,专用此方,一日五六服。南人常自汗,不可汗,不可下,不可吐,多是脾胃感冷成病,此方和脾胃,逐风邪,其妙如神。感病轻者,更不再发,重者亦自减轻。

苍术半斤,制 陈皮二两,去白 藁本四两,洗 桔梗四两 甘草四两 厚朴二两,去皮,姜汁炒

上共为粗散,每服三钱,水一钟,生姜三片,枣一枚。同煎至七分去渣热服,一日夜五六服,不拘时。若用此药不发,更服此药一日,方服别药,发稍轻,亦有其效。后再发,次日更服,一日亦五六服,若第三次不发,更服此药一日,却服别药。如三次再发,却服后药。此药不止治瘴神效,就是伤风伤寒作疟,证候未分之时,并服此药一二日,皆有效验。如不效,即自依各证用药。若无医药之地,病初发至末后,皆服有效。

瘴病起于地湿,湿则生痰,天气热外泄,脾胃多寒。是方用苍术为君,能去湿不闭腠理,使汗易出,汗出则病从汗减,与厚朴、甘草、陈皮,同为平胃之剂,能去湿,温脾胃,去冷气,调中气。湿去则痰不生,脾胃温,冷气去则土暖,中气既调且和暖,则瘴毒不能留,自然作汗而解。加以藁本乃太阳经药,头痛身热,腰脊强痛,乃邪气郁结于太阳经,藁本能使其邪自然作汗,而又治风流于四肢,凡中雾露之气,皆能为瘴。藁本能祛其气而清上焦,更祛风除湿。桔梗能利肺气,利痰,发散胸膈瘴热之气,与平胃合为和解之剂,为治瘴和解之神方。

温中方

附子理中汤

治瘴毒发热,烦渴闷乱,外热内寒,自利呕逆,手足厥冷。

大附子炮,去皮脐 人参去芦 炙甘草 炮干姜 白术去芦,土炒

上各等分,水煎温服,如欲饮冷,则冷服。

瘴病发热烦渴,是心肺之阳不降而然,自利呕逆,手足冷,是脾土无阳,虚寒而然。是方也,寒淫于内,治以辛热,干姜、附子之辛热,以治内寒。吐利则脾虚,脾虚者以参、术、甘草之甘补之。大附子能引上焦之阳入于

中焦,则烦热退,中焦暖,则吐利除。

治中汤

治瘴疾呕吐,心腹满痛。

人参 白术 干姜 甘草 陈皮 青皮

上各等分,水煎热服,不拘时。

瘴疾多呕者,因脾土虚寒,痰气上逆而然也。故以干姜之辛热治寒,人参、白术、甘草之甘温以补脾,同为理中之剂,加陈皮、青皮之辛以散气,气降则痰下而呕止矣。

真武汤

治瘴病数日后,发热腹痛,头目昏沉,四肢疼痛,大便自利,小便或利或涩,或呕或咳。

大附子炮 **白茯苓**去皮 **白术**炒 **白芍**炒黄色

上药姜五片,水煎,食前温服。小便利者,去茯苓;大便利者,去白芍,加干姜;呕者,加生姜五片。《易简方》云:不下利而呕者,去附子,加生姜。然既去附子,但存三味,似太平易,更当临时消息之。治病之法,本当遥度也。《活人书》云:太阳病发其汗出不解,仍发热,心悸头眩,身𥉂筋惕,振振欲擗地,真武汤主之。意谓太阳经伤风,医者借用麻黄,既然不解,复成重虚,故宜术、附、芍药之类。又云:少阴病二三日不已,至四五日,腹痛,小便不利,四肢沉重痛疼,自利,或呕,或咳,或小便利,此为有水气,真武汤主之。今并赘于此,以资用药者,见闻庶不局于一偏也。

瘴病头目昏沉,四肢沉重疼痛者,寒湿伤脾之外证也。腹痛自利,小便不利者,寒湿伤脾之内证也。脾恶湿,湿胜则濡泄,故用茯苓、白术之甘以补脾去湿。寒淫所胜,治以辛热,附子、生姜以补脾,益阳气而去寒。白芍收脾气、除腹痛,又能停诸湿而益津液,使小便自行,然必须酒炒黄色,以去寒性。名曰真武者,真武乃北方之神,能镇北方寒水气,使不为祸也。

嘉禾散—名谷神散

治中满下虚,五噎[1]五膈[2],脾胃不和,胸膈痞闷,胁筋胀满,心腹刺痛,

---

1 五噎:病证名。气噎、忧噎、食噎、劳噎、思噎五种噎证。见《诸病源候论·否噎病诸候》。

2 五膈:《肘后备急方》作忧膈、恚膈、气膈、寒膈、热膈;《外台秘要》作忧膈、气膈、食膈、寒膈、饮膈;《三因极一病证方论》作忧膈、思膈、怒膈、恐膈、喜膈。

不进饮食，或多痰，或吞酸，胸满短气，肢体倦怠，面色萎黄，如中焦虚痞，不任攻击，脏腑虚寒，不受峻补，或因病中气衰，食不复常，禀受怯弱，不能多食，及瘴疾阴阳表里未分之际，尤宜服之。

枇杷叶_{去毛，姜汁炙，一两} 石斛_{酒拌微炒，三钱} 杜仲_{酒姜汁同炒，三钱} 青皮_{五钱} 甘草_{一两五钱} 藿香叶_{三钱} 谷芽_{炒，五钱} 陈皮_{去白，三钱} 白术_{炒，二两} 砂仁_{一两} 薏苡仁_{炒，一两} 随风子_{一钱，如无，小诃子代之} 半夏_{姜汁制，三钱} 丁香_{五钱，不见火} 木香_{三钱} 桑白皮_{炒，五钱} 槟榔_{炒，五钱} 五味子_{五钱} 神曲_{炒，一两} 人参_{去芦，一两} 白蔻_{去皮炒，五钱} 茯苓_{一两，去皮} 大腹皮_{炒，三钱} 沉香_{三钱}

上为末，每服姜三片，枣三枚，水煎，温服，不拘时。

此方疗四时感冒，能调阴阳，使无变动，刻日得安。如疗五噎，加干柿一枚同煎。如疗膈气吐逆羸困，入葱白三寸，枣五枚同煎，妇人亦可服，瘴病发热候冷服，老人、虚人大便闭，加蜜少许煎，冷服。

瘴病多因脾胃感冷而成，是方用参、术、苓、草、陈、半六君以补脾利痰，丁香、木香、砂仁、白蔻、藿香以开胃，除积冷以温中，青皮以理气，谷芽、神曲以消积。瘴病上热，肺最受邪，枇杷叶、薏苡仁、桑白皮以养肺，散肺热。五味、随风子之酸以补肺，敛肺气。瘴病阳气不降，槟榔、大腹皮、沉香以降气。气不降则下寒，下寒则肾无阳，石斛、杜仲合沉香引阳气入肾而暖腰膝。故李待制谓其宜于瘴病，能升降阴阳，虽证候未分，亦可服之。

平胃散

治脾胃不和，膈噎痰气，呕吐酸水，气刺气闷，胁筋虚胀，腹痛肠鸣，胸膈痞滞，饮食不美。常服则温养脾元，及辟岚瘴冷湿，病后进食，悉有神效。

厚朴_{三两，去皮，姜汁炒} 陈皮_{留白，三两} 甘草_{二两，炙} 苍术_{五两，米泔水浸炒} 生姜_{四两，和皮薄切} 小枣_{二百粒，去核}

上用水五升，慢火煎干，捣作饼子，先晒后焙，碾为末，入盐少许调服。如泄泻，加生姜、乌梅，空心服。脾寒疟疾，可加草果、乌梅各一个。如胃寒呕吐，加丁香、茯苓、生姜。气不舒快，不美饮食，加砂仁、香附各三两，生姜汤调服。

瘴地阴湿之气常盛，脾恶湿，苍术以扶脾燥湿，厚朴以温中下气，理痰消食去湿，陈皮以消痰利气，甘草能健脾和中，姜以利痰温胃，小枣之甘，可以补脾气。

红丸子

治食疟恶心，腹满，寒热，右手寸关脉弦实或沉滑。要之瘴疟多因食积,气瘤痰结,此药消食下气化痰,寓广者正宜服之。但矾红、阿魏难得好者,又阿魏虽为下气消癥之妙药,却不可常服,而又不宜于孕妇、虚老之人,所以《易简方》云:矾红阿魏,不宜常服。用以治疟,黄丹为衣最好。若食积癥瘕痞胀,得真阿魏却甚良。然亦在修合之际,用好米醋煎,陈米糊为丸,自洗米至作糊不着水,纯用醋为妙。

蓬莪术五两,煨　青皮五两,去穣　陈皮五两,去白　京三棱五两,煨　胡椒三两　干姜三两　阿魏二两,酒化　矾红为衣用

上为细末,醋糊为丸,矾红为衣,每服六十丸,不拘时。治疟疾,生姜橘皮汤下,大病后饮食难化,及中脘停酸,姜汤下。心腹胀满,紫苏汤下。酒疸食疸,遍身皆黄,大麦煎汤下。酒伤面黄腹胀或时干呕,煨姜汤下。脾气刺痛,菖蒲汤下。两胁引乳作痛,沉香汤下。

癥瘕外因四时之气乖戾,内因积食生冷而成,留者攻之。故用阿魏、棱、术以去积。冷积为患,气快则消,气滞则聚,得热则行,得寒愈结,青、陈皮之辛温以快气,椒、姜之辛热以散冷结。用矾红为衣者,假其土性以培脾胃耳,治癥用之,以温中消积,甚得其宜。

感应丸

治疟初起,先服以去冷积,及治饮食生冷硬物,停积不化,心下坚满,胸膈痞闷,两胁胀痛,心腹大痛,霍乱吐泻,大便频,后重迟涩,下痢赤白,脓血相兼,米谷不消,愈而复发,呕吐痰逆,恶心喜睡,大便或秘或泄,不拘新久积冷,并皆治之。

南木香一两五钱,去芦　丁香一两五钱　干姜一两,炮　肉豆蔻去皮,捶碎去油,二十粒　百草霜二两,研细末　巴豆去心,去油净,七十粒　杏仁去皮尖,四十粒,研烂如膏

上将前四味为末,同草霜杏仁研匀,又将好黄蜡六两溶化作汁,以重棉滤去渣。更以好酒一升,于银石器内煮蜡数滚倾出,候酒冷,其蜡自浮,取蜡听用,春夏修合。用清油一两五钱,先于铫内熬,令不散香熟,次下煮过蜡四两化作汁,就铫内拌和前药末作锭,以油单纸裹之,旋丸,每服十丸,绿豆大,姜汤送下,或用陈皮半夏汤送下亦可。

温中固下方

姜附汤

治癥病内弱发热,或寒热往来,痰逆呕吐,头痛身疼,或汗多,烦躁引饮,或自利,小便赤,兼主卒中风。

黑附子大者要一两以上者一个,炮,去皮脐

分作四服,每服加姜十片煎,温服,如欲冷者,候冷服之,不拘时。

瘴病痰逆呕吐自利者,脾土无阳,虚寒也。汗多者,阳气外泄也。烦躁引饮,小便赤者,阳气上浮,心肺焦熬而然也。头痛心疼者,虚寒外甚也。是方用附子之辛热以温脾,收外泄之阳气,佐以生姜,又能发散外寒。候冷服之,则能导心肺之热下行,除下焦宿冷,以热攻热,为治重瘴之良方,大意先见附子论。

干姜附子汤

治瘴毒阴虚发热,烦躁,手足冷,鼻尖凉,身体重,舌苔黑,引饮烦渴,自利,呕逆,汗出恶风。

大附子一个,去皮脐,分作四服 **干姜**二钱,炮

上水煎,欲饮水者,冷服之。

瘴病烦渴引饮,舌黑,阳气上浮,心肺极热也。手足冷,鼻尖凉,吐利,脾土无阳,虚寒也。身体重,寒气外盛也。汗出恶风,阳气外泄,不能卫皮毛也。姜、附之辛热,能温中祛外寒,而收外泄之阳气,冷饮之以导心、肺之热下行而暖下焦,上焦之热下行,中、下二焦温暖,则寒热退,诸病息矣。

沉附汤

治瘴病上热下寒,腿足寒厥。

大附子五钱 **沉香**磨浓汁

上姜七片,煎八分,乘热入沉香汁,勿令十分热,放冷服之。

此药既主上热下寒,须真正沉香方佳,虽弄沉亦不济事。况此香自有数种,既用服饵,当以滋味别之。如咀嚼而香甜者性平,辛辣者性热,用者须审择以对证。附子率用小者及漏芦侧子之类,谓难得大者,然阴毒及冷瘴,但欲一时壮阳气可也,若虚而借以降气敛阳,倘非地道大附子,非徒药之无益,夫亦处方者之罪也。瘴病本上热下寒,加之腿足寒厥,乃下焦肾经阳气尽浮于上,肾经空虚之极,是方用附子,乃肾经本药,加以沉香,能引上焦阳气入肾。肾中有阳气,则下元暖、根本固,而邪气自息矣。

冷汤

治瘴病内寒外热,咽嗌干燥,烦渴不止。

人参五钱 **甘草**三寸,炙 **淡竹叶**十四片 **大枣**五枚 **大附子**一钱,去皮

上水煎服。

瘴病内真寒,外假热,咽嗌干燥,烦渴不止者,心肺热也。人参之甘能补肺气,生津液,利痰,甘草之甘能和平,二味合用,能缓心肺之火,淡竹叶能解烦渴,大枣能补元气,大附子能引心肺之火下行,则烦

渴止矣。

既济汤

治瘴病热大,烦渴饮水无度。

大附子三钱　人参三钱　甘草一钱　淡竹叶二十片　半夏一钱　粳米二钱
麦门冬二钱,去心

上水煎服。

瘴病烦渴饮水无度者,华盖焦熬之极也。故用人参以补肺生津,甘草之甘以缓火,麦冬、竹叶之寒以润肺清肺,佐以半夏不令痰滞,粳米乃肺经之谷,用以养肺,若附子之用,妙在于引火下行,不令华盖焦熬也。

冷香汤

治瘴病胃脘刺痛,胸膈不利,或吐或泻,引饮无度,及治夏秋暑湿,恣食生冷,遂成霍乱,阴阳相干,脐腹刺痛,胁肋胀满,烦乱口渴等证。

良姜一两　檀香二两　丁香五钱　附子一两　甘草二两　川姜一两　草豆蔻一两

上为细末,每用三钱,水一钟半,煎数滚贮瓶内,沉井底待冷服之。

瘴因食生冷而得,胃脘痛,吐泻,胸膈不利,皆脾胃之寒也。寒淫于内,治以辛热。川姜、良姜、檀香、草蔻、丁香、附子皆辛热之药,去寒温胃,甘草之甘温以和中。大渴引饮者,心肺中有邪热,故冷饮以导邪热下行也。

三建汤

治瘴病四肢厥冷,头汗出不止,两足如无,或时发哕。

川乌　大附子　天雄

上各等分,水煎服。

瘴病四肢厥冷,两足如无者,脾胃虚寒之极,中、下二焦全无阳气也。头汗大出不止者,阳气尽出于上欲绝也。哕,俗呼为呃逆,方书谓弦绝者声嘶,木冻者叶落,阳气将脱也。此等证候,皆因医者误用攻热之药,以致此危急也。是方用川乌以去寒湿、攻寒痰,附子补下焦之虚阳,天雄补上焦之虚阳,合用之以收心液,壮真阳,汗收哕止,四肢温暖,则可复生矣。

按:此温中、固下二法,治瘴之重者必用之。第瘴病显然明见者,皆极热之证。而阴寒之证,隐然难见,故以热治热之法,非玄机之士,未免皆以为怪也。然必冷饮者,乃《内经》"寒因热用,热因寒用"之义,已见附子论。

镇下方

养正丹

治瘴病上盛下虚,升降阴阳,补接真气,及治虚风头眩,吐涎不已。

黑锡 水银 硫磺 朱砂各一两,炒,另研

上先将净铁铫入铅先熔,去滓一两净,再入铫内,用铁匙炒搅,将硫磺末三钱渐投入,或焰起无妨,只急手搅炒,令铅热无性,其硫磺皆烧去,但得铅熟,遂倾地下纸上令硬,即研细,以纱筛出铅粉,其余成朱者,再炒再研再筛。次将铫顿慢火上,又熔铅粉,入硫磺一两,频频搅炒至黄烟上,即急持起放冷处。少顷,又顿火上,再炒铅与硫磺,皆成黑色,极调和了,却放冷处,候其微冷,又顿在微火上。少顷,入水银,以匙搅炒。切勿令青烟上,又次入朱砂末,频炒至十分调和,即倾在地中纸上,俟硬另研为末,粘米糊为丸,绿豆大,每服三十丸,盐汤送下。

瘴病之证,多上热下寒,是方用硫磺大热之药,能补真阳,壮真火,佐以朱砂、黑铅、水银三味,皆至阴之物,其性寒。所以去巨格之寒,兼有伏阳,不得不尔。硫磺,亦号将军,功能破邪归正,返滞还清,挺出阳精,消阴回阳,化魄生魂。故治瘴用之,能引上焦阳气降于下焦,使阴升阳降,成水火之既济,镇坠其阳气,使不上浮外泄,下元常温暖,已病瘴者得愈,未病者可以免矣。

黑锡丹

治瘴病上热下寒,升降阴阳,及治痰气壅塞,上盛下虚,心火炎炽,肾水枯竭。及妇人血海久冷无子,赤白带下,属虚寒者,并治之。

黑锡二两 硫磺二两 肉桂五钱 沉香 附子炮,去皮脐 故纸炒 小茴炒 木香 胡芦巴酒浸,炒 肉蔻面煨 阳起石研细水飞 金铃子蒸,去皮核,各一两

上用新铁铫如常法结黑硫砂,于地上出火毒候冷,研极细末,余药并末同研,自朝至暮,以黑光为度。酒面糊丸,梧桐子大,阴干入布袋内,擦令光莹,每服三五十丸,盐汤下或枣汤,妇人艾叶汤下。

瘴病上热下寒,是方硫磺之大热,能助真火,佐以黑铅之至阴,能治阴盛格阳之病。木香能理诸气,肉蔻能下诸气,沉香能降诸气,加以故纸、小茴、胡芦巴引阳气入肾,肉桂能保肾,附子导热气下行入肾,若阳起石能补肾添精,直高岭之上,引阳气下达肾经,共为温补下元,镇固阳气,与瘴病为宜也。

来复丹

治瘴病上盛下虚,升降阴阳,及治伏暑泄泻如水,呕吐不止。

硝石三两　青皮二两,去穰　五灵脂二两,去沙石　陈皮二两,去白　玄精石二两,研飞　硫磺二两,为末,同灵脂入锅内微火炒,用柳条搅,不可火大,再研极细末

上末醋糊为丸,绿豆大,每服三十丸,米饮下。

瘴病内伤生冷,外感暑气,气不升降,是方硝石性寒,佐以青、陈皮性疏快,硫磺大热,能助真阳,佐以硝石、玄精石之至阴,则伏阳格阴皆退。五灵脂能理气,共为通利三焦,升降阴阳之剂,瘴疾挥霍变乱者,尤宜用之。

灵砂丹

治瘴病上盛下虚,痰涎壅塞,此药最能升降阴阳,镇坠阳气,安和五脏,扶助元气。

水银八两　硫磺二两

上用新铁铫炒成砂,有烟即以醋洒,候研细,入水火鼎内,醋调赤石脂封口,铁线扎缚,灯盏盐土固济晒干,用炭二十斤煅炼,如鼎裂,笔蘸赤石脂频抹,火尽为度,经宿取出,研为细末,糯米糊为丸,麻子大,每服二十丸,枣汤下,米饮人参任下。

瘴病多因秋冬热则阳气外泄,浮而不降,下元虚冷。是方用硫磺大热,能补下元真火。佐以水银至阴之物,复加煅炼,成水火既济之义,能祛拒格之寒,兼有伏阳,大能降上焦之元气于下元镇坠之,使不外泄,甚与瘴病为宜。

断瘴方

七枣汤

治外感风寒,内伤生冷,或五脏气虚,阴阳相胜,作为瘴疟,寒多热少,或但寒不热。

大附子一个,炭火煨,以盐浸,再煨,再浸七次,去皮脐,切片

上用生姜七片,枣七枚,水煎,当发早晨,空心温服,仍吃枣三五枚,忌口为要。

冷瘴因寒疾而作,是方用大附子去寒痰,且能引上焦之阳气下入至阴,以成地天之交泰,正王太仆所谓"益火之元,以消阴翳"。加以大枣之甘以温补脾气,则寒痰息而瘴疟止矣。

四兽饮

治喜怒不节,饮食过度,劳役兼并,致阴阳相胜,结聚痰饮,与卫气相搏,发为瘴疟。

人参　半夏_{汤泡七次}　茯苓_{去皮}　白术　草果_{去皮}　陈皮　甘草_{炙，减半}
乌梅_{去核}

上锉散，用生姜、枣子入盐少许腌之食顷，厚皮纸裹水蘸湿慢火煨，香熟焙干，每服半两，清水煎，未发前连进三服。

瘅疟虽因天时，若平人脾胃元气实，则瘅毒虽惨，于身乎何有？惟喜怒伤气，饮食伤脾，则元气不固，然后瘅毒得以干之。《经》所谓"邪之所凑，其气必虚"是也。是方用参、术、苓、草之甘温补脾，以益元气，加陈皮之辛以理气，半夏之辛以燥湿利痰，草果之辛以消食，乌梅之酸以敛气生津，姜、枣以补元气，共为截疟之方，亦君子满座，小人自退之意也。

截瘅丸

治瘅病不问冷热，或一日一发，二日一发，三日一发。

常山_{五两，醋炒七次}　乌梅_{四十粒，去核}　槟榔_{四十粒}　甘草_{三两}

上再同炒为细末，姜汁打米糊为丸，梧子大。未发时好酒吞二十一丸，一日服七八次，尤妙，正发时莫服。瘅止后，忌鸡鱼羊肉，及鲊面葱韭蒜生冷瓜果。一切毒物，避风寒，戒房事，毋忿怒。

瘅与疟同病而异名。第疟有定规，瘅多变怪。治瘅之法，不间断者使之间断，明见作息有时，已间断者使之轻减，然后用是方，无痰不疟，故用常山以去痰。寒热所感，邪气多在荣卫肌肉之间，常山能去皮肤、毛孔中之邪气。佐以槟榔能下滞气，消积利痰。甘草之甘以和中气，借乌梅之酸以敛外泄阳气，生姜之辛以开胃利痰，痰去则瘅本去矣。截瘅之方，惟此为妙。

七宝饮

治瘅疟一日一发，或间日一发，明白作息有时，此以截之。

常山　槟榔　草果_{去皮}　厚朴　青皮　陈皮　甘草

上各等分，用酒水各一钟煎好，以棉罩之。放星月下露一宿，当日早冷服，服后莫热饮食。

无痰不成疟，是方用常山以逐痰，槟榔以坠痰气，草果以温中去寒痰，厚朴、青陈皮之辛以行气，气行则痰不能留，甘草以调胃和中，共为行气消痰之剂，痰消则疟本消，宜乎瘅之不再作也。

按：瘅病治法最难，于始发热不间断时。及其温中固下正气和解后，明白作息有时，正气渐和，下焦湿冷已去。诸凡截药，不犯寒凉，不吐不利者。俱可用。

治哑瘴方[1]

麦门冬汤

治哑瘴神清目开，大小便如常，惟全不能出声，身热。

麦冬去心　人参　白术　陈皮　川芎　半夏　当归　肉桂　乌梅　大附子　甘草　茯苓去皮

上加姜三片，水煎，温调，黑神散服。

哑瘴若神昏直视，不知人事，痰响者属痰，神昏不知人事，不痰响，能饮食，惟不能出声，此邪热涌沸其血，上塞心肺之窍，故不能言也。是方用六君子缓火邪以补脾救元气，门冬解心肺之热，乌梅生津以收外泄阳气，归、芎以行散上窍之血，血得热则行，故用桂、附之热以行之，且能引上焦之阳下入阴分。再调黑神散以驱逐其血，血散则心肺之窍开，而声音出矣。

黑神散

治哑瘴。

黑豆二合半，炒，去皮　当归二两　蒲黄二两　干姜二两　熟地二两　肉桂去粗皮，二两　白芍酒炒，五钱　甘草五钱

上为末，每服二钱，调麦门冬汤下。

瘴病之热，专熬心肺，热甚则涌沸其血，出于上窍，则为吐衄，不能上出口鼻，惟塞于心肺之窍，则为哑瘴。是方蒲黄能逐败血，芍、归能去旧血，生新血，姜能使血行，甘草以和气。盖血乃阴类，熟地、黑豆乃北方之物，合诸药以导血归源也。

青州白丸子

治哑瘴，目上视，口噤，痰涎闭塞，昏不知人，遗尿遗屎及治中风痰甚等证。

生半夏七两　南星二两　生白附子二两　生川乌五钱

上为细末，以生绢袋盛于井花水内摆出，未出者再以手揉令出渣，再研再入绢袋摆尽为度。于瓷盆中日晒夜露，每日一换新水搅澄清，春五夏三秋七冬十日，去水晒干研细，以糯米粉煎粥清为丸，绿豆大，每服二十丸，生姜汤下。

哑瘴口噤，目上视，痰涎闭塞，昏不知人，遗尿遗屎，因脾胃感冷，中气不能运痰，以致痰气上迷心窍，故神昏不能言也。痰生于湿，半夏、南星能

---

1 治哑瘴方：原无此标题，据《集成》本补。

燥湿,痰滞于寒,白附之温,川乌之辛热能祛寒,送以姜汤,最能治痰滞之瘴也。

星附汤

治哑瘴,痰涎上壅,昏不知人,声如牵锯,口噤直视,遗尿遗屎。

生南星一两　生附子一两　木香五钱

上锉散,每服四钱,姜九片,水煎温服。

哑瘴有痰涎上塞,声如扯锯之状,则再兼异证,皆痰所为。由脾胃感冷,中气虚寒,不能运痰而然。故用南星之燥以去痰,附子之辛热以温中,佐以木香之辛以行气,气行则痰行也。予治痰证,多以此方为主。重者单用或加二陈汤,内虚者再倍加人参,更佐以沉香,屡屡获效。

三生饮

治哑瘴如前证之甚者,及治瘴后痰厥。

生南星一两　生附子五钱　生川乌五钱　木香二钱五分

上锉散,每服五钱,生姜十片,水煎温服。元气虚者,加人参五钱同煎。

是方,即前方加川乌,因脾胃虚寒之甚,故加之。若元气虚者,加人参补元气,利痰,有起死回生之妙。

正舌散

治瘴病舌本强硬,语言不出。

蝎梢二钱五分,去毒　茯神一两,微炒,去皮木　薄荷一两,焙干

上为末,每服二钱,温酒调下,或擦牙颊间亦妙。瘴病舌本强硬,语言不出者,因瘴热入于心脾经络而然。盖心之别脉系舌本,脾之脉连舌本,散舌下。是方用茯神可以宁心益脾,薄荷能去风热,蝎梢能去风痰,风热去则心脾清,而舌强自消矣。

附诸方 [1]

柴胡散

治瘴病十四日外,寒热不已,不潮时脉弦数者。

柴胡一两,去芦　半夏五钱,汤泡　桂心五钱,去皮　白芍五钱,炒　炙甘草三钱

上锉散,姜七片,枣一枚,水煎温服,寒热得退,便止此药。

瘴病十四日外,已过经矣。病虽未愈,元气稍苏,更兼其脉热,不潮时亦弦数,此正疟脉弦数多热之证。况寒热脉弦,是邪在半表半里,足少阳实主之。故用柴胡为君,本经药也。木得桂而枯,故用以散少阳之邪。

---

1 附诸方:原无此标题,据《集成》本补。

半夏、生姜之辛以散邪气,兼能燥湿利痰,治瘴之本。若白芍之酸,甲味也,大枣、甘草之甘,己味也,甲己化土,养脾之妙法也。是方李待制立以治瘴,扶脾利痰,以退半表半里之邪热,用以桂心,佐以柴胡,使柴胡之寒不能为柄,非神于用药者,不可同语也。

草果饮

治瘴疟头痛身疼,寒热,脉浮弦。

草果_{去壳} 良姜 青皮_{去瓤} 川芎 白芷 苏叶 甘草

上各等分,锉散,水煎热服,当发日前连进三服,不拘时候。

《四时治要方》[1]云:风疟食疟,疟即瘴也。多生于东南,谓东南乃鱼盐之地,及多暴风,风疟宜草果饮。此方用川芎、青皮、白芷发散风邪,良姜、苏叶发散寒热。今瘴痰脉浮紧,头痛身疼,恶风寒,乃感乎凛冽暴风也,正宜草果饮。因食生冷肥腻,中脘生痰,呕逆,遂成食疟,宜服二陈汤。《三因方》治食疟用红丸子,亦为极妙。

夺命散

治伤寒瘴疟,阴阳证候不明,误投药,致病垂困,烦躁发渴及妇人产后胎前受热瘴等证。

人参_{一两,去芦,切片}

用水二钟,于银石器内煎至一钟,以冷水沉取冷,一服而尽,若鼻有汗滴,尤妙。

五苓散

治伤寒瘴疾,感暑中湿,小便不利,头疼身热,烦躁发渴等证,夏月主治尤多,能伐肾气,下虚者不可过服。

泽泻_{三两} 猪苓_{去皮,一两五钱} 茯苓_{去皮,一两五钱} 肉桂_{一两} 白术_{去芦,一两五钱}

上为细末,每服三钱,夏月背寒头疼,发热无汗,小便秘,浓煎葱白汤调热服,令额上有汗为妙,或只用百滚汤调热服,仍续啜热汤,冲令汗出,冒暑极热,新汲水调亦可。热瘴痢疾,小便不利者,并用热水调。大便泄,小便不利者,车前子汤调,不宜多服,瘀热在里发黄疸,茵陈汤调,或加辰砂,尤治蕴热心烦。

毛崇甫因母病孝感天地,梦投此方,可谓神方也。但五苓散用桂,正如小柴胡用人参,备急丸用干姜之类,欲其刚柔相济,亦存战守之意也。故方书谓五苓散无桂及隔年陈者俱不可用。如去桂而加人参,却谓之春

1《四时治要方》:应为南宋医家屠鹏所撰,书共一卷,专论时疾、疟痢、吐泻、伤寒诸证,已佚,《直斋书录解题》著录。屠鹏,字时举,永嘉(今浙江温州)人。

泽汤,治烦躁效。

乌沉散

治瘴疾心腹刺痛,调中快气。

乌药一两　香附三两,焙干　甘草一两,炒

上共为细末,入盐少许,滚汤调服。

加减五积散

治瘴后腰疼脚痛,浑身疼。

苍术　陈皮　厚朴　半夏　茯苓　当归　川芎大　肉桂　干姜　桔梗　甘草　枳壳气弱者不用

上姜三片,煎服。

黄芪建中汤

治瘴后自汗。

黄芪　白芍　肉桂　甘草

上姜三片,枣一枚,水煎服。

异功散

治瘴后精神少,不喜饮食,此药能调胃进食,顺气化痰,不冷不燥,功效尤多。

人参　白术　陈皮　茯苓　甘草

上各等分,姜三片,枣一枚,水煎服。

六君子汤

治瘴后体倦,食少多痰。

人参　白术　茯苓　甘草　陈皮　半夏

上各等分,姜水煎服。如易饥,食不多即饱闷者,加藿香、砂仁,名香砂六君汤。

大养脾丸治同六君汤

人参一两　白术五钱　茯苓一两　干姜二两,炮　砂仁三两　麦芽一两,炒　甘草一两五钱

上炼蜜为丸,每两八丸,每服一丸,食前细嚼,姜汤下。

温胆汤

治瘴后虚烦不眠,心胆虚怯,气郁生痰,痰与气搏,变生诸证。或四肢浮肿,心虚烦闷,触事易惊,或梦不祥,或异象眩惑,遂致心惊胆怯。

半夏一两五钱　枳实一两　陈皮一两五钱　甘草四钱　茯苓三两　竹茹二两[1]

---

1 二两:原无,据《集成》本补。

上姜七片,枣一枚,水煎,食前热服。

如圣饼子

治瘴疾呕逆头疼及气厥痰饮。

防风　天麻　半夏各五钱,生用　南星　干姜　川乌各一两　川芎三钱[1]　甘草二钱[2]

上共为末,水丸作饼子,每服五饼,姜汤下。

六和汤

治夏月冒暑,伏热发瘴,烦躁口渴及心脾不调,霍乱吐泻,或疟或痢,或咳嗽。

人参　砂仁　甘草　杏仁　半夏　扁豆　藿香　茯苓　木瓜　香薷　厚朴

上锉散,每服四钱,姜三片,枣一枚,煎服。

参苏饮

治瘴痢壮热脉弦数,按之不绝,头痛目睛疼。

人参　苏叶　前胡　干葛　半夏各三钱[3]　茯苓　陈皮　桔梗　甘草　枳壳各五钱

上姜七片,枣一枚,水煎服,不拘时。如头痛目疼,加川芎。闻之阳气恒泄之地,得疾者虽身热亦多内寒。正《经》所谓:言热未已,寒病复始。又王叔和云:有热不可太攻之,热去则寒起是也。所以瘴疾热多单热者,《摄生方》《卫生方》皆以病深而难治。参苏有不当服者,且如脉虚内弱,烦躁而热,《卫生方》治以冷汤、生姜附子汤甚效。余于湟川得周医云:近日三五证热甚大,用附子、干姜入麝香少许,汲水调下,心间如觉顿凉即觉愈,未尝再服。

柴平汤

治瘴疾十四日外,热尚未除,其脉弦数有力。

柴胡　黄芩炒黑　人参　半夏　陈皮　甘草　苍术　厚朴

上姜三片,枣一枚,水煎服。

乐令黄芪汤

治瘴疾发热,烦躁引饮,大便不通,小便赤涩,狂言内热,神昏不省。

---

1 三钱:原无,据《集成》本补。
2 二钱:原无,据《集成》本补。
3 钱:原无,据《集成》本补。

黄芪 人参 陈皮 当归 桂心 细辛 前胡 炒芍 茯苓 麦冬 半夏 甘草

上各等分,姜三片,枣一枚,煎温服。

星香汤

治哑瘴手足搐搦及痰厥等证,气盛者用之。

南星八钱 木香一钱

上每服四钱,姜十片,水煎服。

附香饮

治哑瘴气逆及痰厥气虚者用之。

大附子八钱,炮 木香一钱

上每服四钱,姜十片,水煎服,以天雄易附子尤妙。

痰涎壅盛者,加全蝎五个,仍服黑锡丹镇坠。如六脉俱虚者,用三建[1]各一两,木香五钱,姜、枣煎,更磨沉香同服。

苏感丸

治因食生冷,致寒痰上壅作哑瘴,及瘴后痰厥,或痢初起,用苏合香丸、感应丸。

上各等分和匀,如丸如黍米大,每服五六十丸,淡姜汤下。

苏合丸

沉香三两 青木香三两 丁香三两 麝香三两 犀角三两 安息香三两 檀香三两 白术三两 香附三两 荜茇三两 朱砂三两 诃子三两 薰陆香一两 冰片一两 苏合油一两

上将安息香用好酒熬膏,入苏合油和匀,余药为细末,入膏油内,再加炼蜜为丸。

苏子降气汤

治男子虚阳上攻,气不升降,上盛下虚,壅隔痰响,咽喉不利,咳嗽,虚烦引饮,头昏脚疼,腰痛肢痛,倦怠,肚腹刺痛,冷热气泄,大便风秘,涩滞不通。

真苏子五两,炒 当归三两 前胡三两 厚朴三两 甘草三两 肉桂三两 陈皮三两 半夏三两

上锉散,每服姜三片,枣一枚,煎服,不拘时。

秘传降气汤

治男女上热下寒之病,凡饮食过度,致伤脾胃,色欲过节,耗损真元,

---

1 三建: 中药附子、天雄、乌头的合称。

脾胃不和,遂致气不升降。上热则头痛目眩,或痰涎呕逆,胸膈不快,咽喉干燥,饮食无味。下虚则腰膝无力,大便泄涩,里急后重,脐肚冷痛。治以凉则脾气怯弱,肠鸣下利,治以温则上焦壅热,口舌生疮,及脚气上攻,与浮肿心烦。宜先服此药,然后以所主之药治之,无不效者。

五加皮五钱,酒炒 枳壳一两,炒 甘草一两,炒 草果五钱 柴胡一两 陈皮五钱 地骨皮一两,炒 诃子五钱,去核 半夏五钱 桑白皮二两,炒 桔梗五钱 骨碎补五钱,去毛,炒

上锉散,加苏叶生姜水煎,食后服。

痰嗽倍半夏,上膈热甚加黄芩,下部虚弱甚加熟附子,如用附子,更加生姜,女人血虚加当归。

瘴疾多上热而下寒,此正张给事所谓"阳浮而阴闭"也。愚尝谓寓于广者,平居无疾,亦须服降气镇坠之药,及养正丹、黑锡丹,然养正丹四药皆有利性,南方阳气恒泄,稍失制度,宁免误人怕服,不若黑锡丹。降气药及苏子降气汤、秘传降气汤二药,均治上盛下虚,然秘传降气汤,若胃寒气虚者,亦不宜多服。得病而上热下寒者,李待制干姜附子汤法最妙,《易简方》亦类,在降气汤后,更云煎临时以药汁磨沉香再煎滚,此法最良。病退而余热在上者,正宜服之。

沉香降气汤

治阴阳壅滞,气不升降,胸膈痞塞,喘促短气。

沉香一两 砂仁一两 香附四两 甘草二两

上为末,每服二钱,入盐少许,滚汤点服。

四物汤

治妇人瘴病宜调血者。此方合瘴疟诸方用之。

大川芎 当归 熟地 白芍

上各等分,水煎服。

四七汤

治妇人瘴疾,中脘痞满,气不舒快,痰涎壅盛及七情气结成痰,或如破絮,或如梅核,在咽喉之间,咯不出,咽不下。

半夏五两 茯苓四两 厚朴三两 紫苏三两

上每服四钱,姜七片,枣一枚,水煎热服。

木香槟榔丸

治瘴后痢疾元气实者,肠胃有积,里急后重,腹痛,频频至圊[1]。

---

1 圊:厕所。

木香一两 槟榔一两 青皮一两 陈皮去白,一两 枳壳一两 黄柏一两 三棱醋煨,一两 莪术醋炒,一两 当归一两 黄连一两 香附三两 黄芩二两 大黄三两 黑丑半生半熟取末,四两

上为末,滴水为丸,梧子大,每服六七十丸,滚汤下。

香薷饮

治瘴后伏暑作痢。

香薷 黄连 厚朴 扁豆 甘草

上药锉散,姜三片,水煎服。

香连丸

治诸痢。

川连二十两,用吴萸净一两,同好酒浸一夕,同炒干,去吴萸不用,以川连为末 南木香不见火,另研为末,每连末五两,入木香一两

上共和匀,用米醋打老仓米糊为丸,梧子大,每服五十丸,米泔下。

变乱丸

治赤白痢。

川连去须芦 吴茱萸去梗

上各等分,共一处,以好酒浸一宿取出,拣开晒干,各为细末,各面糊为丸,梧子大。赤痢,用川连丸三十丸,甘草汤下。白痢,用茱萸丸三十丸,干姜汤下。赤白相兼,各三十丸相合,用甘草干姜汤下。

断下方

治赤白痢及休息痢,瘴病后患痢,俱宜此药。

草果连壳,一个 白术面炒 粟壳十个,去肋膜及蒂,醋拌炒透 茯苓

上为粗末,共作一剂,加姜三片,枣三枚,乌梅三个。赤痢,加乌豆七粒;白痢,加干姜五分。水煎,分作二服之。

真人养脏汤

治小儿大人肠胃虚弱,患赤白痢,或下脓血,或如鱼脑髓,脐腹疼痛,日夜无度,大便脱肛。

人参二钱 肉桂五钱 诃子一两,去核 粟壳三钱六分 白术炒 当归二钱 白芍一两六钱 甘草五钱,炙 肉蔻五钱,面煨 木香一两四钱,不见火

上锉散,每服四钱,水煎,食前温服。滑泻及白痢,并加熟附子五六片,生姜三片。冷甚者,加干姜。

保和丸

治内伤饮食,致成痢疾,元气怯弱不堪下者。

山楂二两，去核　神曲一两　半夏一两　茯苓一两　陈皮五钱　连翘五钱　萝卜子五钱

上为末，捣为丸，梧子大，每服五六十丸，滚汤下，或原物烧灰调汤下。

四神丸

治瘴后元气虚弱，患痢赤白及脾胃虚，清晨溏泄。

补骨脂四两，炒　五味二两，去核　肉蔻二两，面煨　吴萸一两，去梗

上为末，用红枣六十粒，生姜六两，切碎同煮熟，去姜，将枣肉捣为丸，梧桐子大，每服五十丸，米饮下。

七味白术散

治下痢虚渴。

白术　茯苓　人参　甘草　藿香　木香　干葛

上共锉散，水煎温服。

补中益气汤

治瘴后痢疾，元气下陷者。

黄芪二钱　人参一钱　白术八分　当归五分　陈皮三分　甘草一钱　升麻三分　柴胡三分

上姜三片，枣一枚，水煎温服。

四柱散

治元气虚，真阳耗，脐痛痢不止。

人参　附子　茯苓　木香

上各等分，每服四钱，姜五片，水煎温服。

参苓白术散

治瘴后脾胃虚弱，饮食不进，致呕吐泻痢，病后此药最好。

人参　茯苓　白术　山药　甘草　莲肉　苡仁　桔梗　扁豆　砂仁

上共为末，每服二钱，枣汤调下。

震灵丹

治病后虚羸少气，泄痢不止。

禹余粮二两　代赭石俱火煅，醋淬，二两　赤石脂二两　五灵脂二两　乳香二两　没药二两　朱砂一两　紫石英四两，三味俱杵碎，入砂锅以瓦盖口，盐泥固济，候干，用硬炭十斤，煅通红，火尽为度，入地坑埋出火毒二日夜，研末

上为末，和匀，糯米粉糊为丸，小芡实大，风干，每服三丸，用炒故纸枣汤调钟乳粉少许，空心送下。

败毒散一名仓廪汤

治下痢赤白，噤口不食，头疼心烦，手足温，脉不虚弱。

人参 桔梗 甘草 茯苓 川芎 羌活 独活 柴胡 前胡 枳壳

上各等分，锉散，每服四钱，陈仓米百粒，姜三片，枣二枚，水煎温服。

进食丹

治痢毒热上冲心肺，呕逆噤口。

石莲子去壳

上为细末，陈仓米煎汤调下。

补脾丹

治痢脾胃虚弱，闻食则呕，不思饮食。

山药切碎，半生半炒熟

上为细末，陈仓米煎汤调下。

五皮饮

治瘴后饮水过多，或食毒物，或饮食不节，致伤脾气，头面、四肢、脐腹肿满。

生姜皮 茯苓皮 大腹皮 桑白皮 橘红皮

上各等分，锉散，水煎服，病在上食后服，病在下食前服，忌生冷、毒物、糕糍。

实脾散

治瘴后脾虚肿满。

大附子一两 **草果仁**一两 **大苈子**一两，即槟榔 **干姜**一两 **宣木瓜**一两 **甘草**一两

上用水同煎干一半，手擘开附子心不白为度，勿令水全干。恐近底焦，取出割四片焙为末，每服三钱，空心日午滚汤调服。

五苓五皮散

治瘴后脾气凝滞，面目虚浮，四肢肿满，心腹膨胀，上气急促，小便不利。

茯苓皮 白术 猪苓 泽泻 五加皮 肉桂 陈皮 生姜皮 大腹皮 地骨皮

上各等分，每服四钱，水煎热服，忌生冷、油腻、坚硬诸物。

胃苓汤

治瘴后湿胜肿满。

苍术 陈皮 厚朴 甘草 肉桂 白术 茯苓 猪苓 泽泻

上各等分,用姜一撮,水煎热服。

木香流气饮

治诸气痞塞,胸膈膨胀,走注刺痛,气促痰嗽,面目虚浮,四肢肿满,大便秘结,小便不利。

青皮四两　陈皮四两　甘草四两　厚朴四两　紫苏四两　香附四两
木通二两　腹皮一两五钱　丁香一两五钱　木香一两五钱　藿香一两五钱
槟榔一两五钱　草果一两五钱　莪术一两五钱　肉桂一两五钱　人参一两
麦冬一两　白术一两　茯苓一两　枳壳一两　菖蒲一两　木瓜一两　白芷一两
半夏一两

上锉散,每服五钱,姜三片,水煎服。

金匮肾气丸

治脾肾虚寒,腰重脚肿,湿饮留积,小便不利,或吐,腹肿胀,四肢浮肿,气喘痰盛,其效如神。

茯苓三两　附子五钱　牛膝一两　肉桂一两　泽泻一两　车前一两　石枣一两
山药一两　丹皮一两　熟地四两

上为末,和地黄膏炼蜜为丸,梧子大,每服六七十丸,空心米饮下。

导痰汤

治一切痰涎壅盛,胸膈留饮,痞塞不通。

南星一两　枳壳一两　陈皮一两　茯苓一两　甘草五钱　半夏四两
上锉散,每服四钱,姜十片,水煎温服。

通关散

治瘴后痰厥,昏不知人,痰涎上壅,牙关紧闭,急要诸药不得下咽喉。

细辛一两　牙皂一两　半夏一两
上共为细末,吹入鼻中,候喷嚏得少苏,却急进药。

蜜导法

治瘴后自汗过多,津液内竭,大便不通,不妄用下药,惟宜此法。

蜂蜜四两

上于铫内漫火炼搅之。勿令焦,候稍冷如糖状,以水湿手捏作锭,如拇指大,约长二三寸,令一头锐。乘其稍热,纳谷道中,以手抱住。如未效,更用一枚火上略炙使温。《严氏方》云:蜜三合,入猪胆汁二匙在内同煎。无胆只如前亦可。又一方入皂角五钱在内,皆可随病浅深取用。

附痢疾方[1]

治痢三方

倪涵初曰：痢为阴恶之证，生死攸关，不惟时医治之失宜，即古今治法，千家多不得其道，是以不能速收全效，今立方何以为奇，不泥成法，故奇也。立论何以为妙，不胶成说，故妙也。然其药品又不外乎常用而已，有识者切勿更张，为庸医所误，遵而用之，百试百效。

初起煎方

川黄连去芦　条黄芩　白芍各一钱二分　青皮八分，去穰　地榆五分　甘草五分　紫厚朴八分，去皮，姜汁炒　陈枳壳八分，去穰　楂肉一钱二分　当归五分　红花三分，酒炒　槟榔八分　桃仁一钱，去皮尖，研粉　南木香二分

上咀片，如法炮制，用水二碗，煎一碗，空心服，渣再煎服。

此方或红或白，里急后重，身热腹痛者，俱可服。如单白者，去地榆、桃仁，加橘红四分，木香可用三分。如涩滞甚者，或加大黄二钱，用酒拌炒，服一二剂乃除之。若用一剂，涩滞已去，不必又用二剂矣。大黄峻利，年幼气弱之人酌之，勿拘于二钱也。妇人有孕者，去桃仁、红花、槟榔。上方用之三五日者神效，用之旬日亦效，十日半月外则当加减矣，另详于下。

加减煎方

川连酒炒六分，生用四分　山楂肉一钱　槟榔四分　地榆四分　木香二分　当归五分　橘红四分　条芩酒炒六分，生用四分　甘草炙三分，生用二分　白芍酒炒六分，生用四分　桃仁六分，研粉　红花三分　青皮四分

上咀片，如法炮制，用水二碗，煎一碗，空心服，渣再煎服。孕妇去桃仁、红花、槟榔。

如延至月余，觉脾胃弱而虚滑者，法当补理，具方于下。

补理煎方

人参五分　川连六分，酒炒　当归五分　甘草五分，炙　白术五分，土炒　条芩六分，酒炒　白芍四分，酒炒　橘红六分

上咀片，如法炮制，用水煎服，渣再煎服。

以上三方，随用辄效。其有不效者，必初时投参、术补剂太早，补塞邪气在内，久而正气已虚，邪气益炽，缠绵不已。欲滋补而涩之则助邪，

---

1 附痢疾方：原无，据《集成》本补。

欲清而疏之则愈滑,遂至于不可救药,虽有奇方,无如之何,则初投温补误之也。

治疟三方

倪涵初曰:疟之为害,患者甚多。虽不至遽伤厥生,然不治则发无已时,治之不得其道。则其邪内伏,正气日虚,久之遂不可药。余所定三方,平易无奇,绝不入常山、草果等劫剂,且不必分阴疟、阳疟,一日二日三日及非时疟,人无老幼,病无久近,按此三方,不用加减,次第服之,无不应手而愈也。

第一方

陈半夏姜汁煮透 广陈皮 威灵仙各一钱 柴胡八分 青皮六分 炙草三分 白茯苓一钱 苍术八分,用米泔水浸一日,切片,炒净 黄芩八分 槟榔六分 紫厚朴八分,姜汁炒

上咀片,如法炮制,加姜三片,井水、河水各一钟,煎九分,饥时服,渣再煎服。如头病加白芷一钱。

此方平胃消痰,理气除湿,有疏导开先之功。病轻者二剂即痊,勿再药可也。若二剂后,病势轻减而不痊愈,必用第二方,少则二剂,多则五剂而已。

第二方

首乌生用,三钱 白茯苓八分 白术炒,一钱 黄芩八分 广陈皮八分 威灵仙一钱 柴胡八分 知母二钱 鳖甲醋炙脆研粉,二钱 炙甘草三分 当归一钱

上药加姜三片,井水、河水各一钟,煎八分,加无灰黄酒五分,再煎一滚,空心服,二煎、三煎并服。

此方妙在补泻互用,虚实得宜。不用人参、黄芪,屏去常山、草果,平平无奇,却有神效,即极弱之人,缠绵极重者,十剂后立有起色,立奏万全。所云加减一二即不灵应者,正此方也。

第三方

人参一钱 黄芪蜜炙,一钱三分 当归一钱二分 升麻四分 白术炒,一钱 甘草炙,三分 广陈皮八分 柴胡八分 或加何首乌二钱 知母二钱,炒 或加青蒿子八分 麦芽一钱

上药加姜一片,枣一枚,水二钟,煎八分,半饥时服三五剂,元气充实,永不发矣。方虽有三,第二实为主方,既不刻消,亦不峻补,功独归之。其第三方专为有力者,彼贫家安得有参,只多服第二方可也。

前六方俱不可加减,切嘱至嘱。

痰火点雪

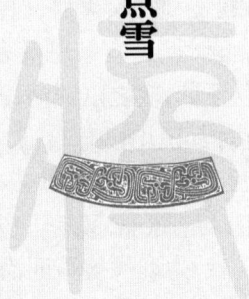

明·龚居中

黄羚 主校

丁图南 夏天 副主校

内容简介

《痰火点雪》,全四卷,明代龚居中著。

龚居中(? —1646),字应园,号如虚子、寿世主人,明末豫章云林(今江西省金溪县对桥镇)人,曾任太医院医官。金溪龚氏家族累世行医,至龚信、龚廷贤等更是三世医官。龚居中在内、外、妇、儿各科均有论著,尤擅长治疗痨瘵,其所著还有《女科百效全书》《新刊太医院校正小儿痘疹医镜》《幼科百效全书》《外科活人定本》《外科百效全书》《福寿丹书》《养生两种》《经验百效内科全书》《经验良方寿世仙丹》等。

《痰火点雪》是一部叙述痨瘵病证治疗的专著,认为痨瘵的病机根于"痰火",故其书以《痰火点雪》命名。后世刊刻者据痨病咯血之临床特征及邓志谟序中"红炉飞片雪"之语,也将其称为《红炉点雪》。《痰火点雪》全书共四卷,对"痰火"所致痨瘵、咳嗽、失血、自汗盗汗、梦遗滑精等杂病,从病因病机、治法治则、方剂药性、适宜禁忌等多个方面进行论述。本书卷一、卷二论述痨瘵,首之以证论,次之以证治,三之以辨惑,四之以玄解,五之以绪言。对于痰火诸病,其说均以脉验证,因证立治,由治定方。卷三为杂证诸方补遗,卷四为药性、灸法及养生导引等。其广论痰火脉诀,本于《黄帝内经》《脉诀》《难经》脉理,又基于痰火诸证有所发挥,是研究明代以前痨瘵病证的重要文献,为现代痨瘵证治、临床预防调护等提供了宝贵经验。

本书国内现存最早刻本为明建邑书林刘大易《新刻痰火点雪》,日本江户时代大名佐伯侯毛利高标(1755—1801)藏有与刘大易同版本《新刻痰火点雪》,且书前封面有"乔山堂梓"等字样。通过对其辨别确认与国内所藏刘大易刻本为相同版本,均为明乔山堂书林刘大易刻本。历代刻本有10余种,主要有清嘉庆九年甲子(1804)鄞江书林星聚楼刻本、清嘉庆九年甲子(1804)刻本(附延年却病妙诀)、清嘉庆十八年癸酉(1813)吴中白鹿山房刻本、清绿格抄本(据朱陶性白鹿山房本抄)、清嘉庆抄本等。近现代有曹炳章《中国医学大成》丛书本。

凡例

一、本次整理以《痰火点雪》日本江户大名佐伯侯毛利高标藏明建邑书林刘大易刻本为底本，以清嘉庆九年甲子(1804)鄞江书林星聚楼刻本(以下简称"星聚楼本")为主校本，并参考《中国医学大成》辑录本(以下简称"大成本")，第四卷《痰火药性》除底本外诸本均无，考其内容则主要引自《本草纲目》，故此部分以《本草纲目》金陵本为参校。

二、文中异体字径改为正体字。涉及中药药名，为方便读者理解，按现行规范用字统改，于首次出现处出注。原书"劳瘵"与"痨瘵"混用，为保持原貌，未予统一。

三、凡属难字、僻字或词义费解者，出注以供读者参考理解；书中引用的书名、人名繁多，酌情加以注释。

四、本书目录是参考原书并结合正文提取而形成，有异者以正文提取的小标题为准；由于原书未将分类宜食、分类捷方、拙见治验、名医治验等内容单列章节，与原目录不能匹配，故有古籍整理者将此部分标注为缺失，事实上此内容本就"分类"列于诸病之下，如"痰火咳嗽"之"附简易方"、"传尸鬼疰"之"附本病宜食诸物"等；为方便读者翻阅使用，本次整理将目录列至具体方名一级，药性部分列至药名一级。

目录

痰火叙

尝读书至费人之言而怵然靡宁也，夫医本务生人而反以杀人，则何如不务生人者之志不杀人乎，虽然工拙异手则生死殊效，术何罪哉？且未闻秦越人有三目四耳也，然当时虽为丹立素问诸书，发其覆而作堪未备，首阐最难，其在于于贤襟圣裾翩翩继作矣，讨其绪论而济以巧心，将事半古人而功倍之，乌在惩噎废食惩蹶废步耶？余习举子业，久以数奇屡踬[1]，念自活活人有世业在，遂舍青衿而肆志笃，于书无不欲读，于方无不欲试，幸而机缘相凑，屡获奇中，岂巧生于熟而然耶？第[2]虑格于地则不广，格于世则不传，窃顾以己之独解验方次第，印之名流，俾宇内同志者因是书以知医学之难，且以识予苦心也。奈义精不能卒举，先圣所急者曰痰火，夫气化渐薄，虽君为殃，天乙[3]之生不厚，地八[4]之成太燥，而俗尚豪华，斩削之余，颠踬焰宅，大地不一大火坑哉？先哲惟葛氏得其宗，而术湮于世远，方则不备，论则不详，嗣以王氏杂着之说妄本海藏，而废古人成法，此症遂为活地狱矣。余搜讨有年，得其秘妙，遂汇为是书，前列论救之方，后附不病之诀，付诸梓人，弁之曰点雪。点雪者何？火统于阳而水统于阴，阳不亢则火不炽，阴不壮则水亦不王，雪凝于六阴并帝之时，火不惟无权且受命焉，故夫秦岭一堆，胜上池一泓万万矣。若曰红炉之点乎，是又杯水车薪之说矣，于义可取，非余旨也。

　　　　　　　　　　　金川龚居中应圆父题于寿世轩[5]

---

1 数奇屡踬：命运不佳。数，命运、命数。奇，不偶、不好。踬，被东西绊倒，喻事情不顺。
2 第：通"第"，但是。
3 天乙：乙通"一"，即天一，取"天一生水"之意，指肾脏。
4 八：取"天三生木，地八成之"之意，指肺脏。
5 金川龚居中应圆父题于寿世轩：此叙署名后见"随元畸人"阳刻方印一枚。

邓序[1]

昔黄帝问岐伯曰：余闻上古之人，春秋皆度百岁，而动作不衰。今人年至半百，而动作衰敝，时世异耶？人将失之耶？对曰：上古之人，法于阴阳，和于术数，饮食有节，起居有常，不妄作劳，故能形与神俱，尽终其天年，度百岁。今人不能也，以酒为浆，以妄为常，醉以入房，以欲竭精，耗散其真，务快其心，逆于生乐，起居无节，故半百而衰。夫妄作则伤于形容，耗真则伤于神气。疾之所起，二脏先损，心肾不交，未老而羸，未羸而病，病至则重，重则必毙。呜呼！故上士施医于未病之先，保养于未败之日，善服药，不若善保养。世有不善保养又不善服药，病入膏肓，非药石所能及也。

神哉！应圆龚君，业则轩岐，心则天地，囊括文雅，著述成林，于斯道得三昧焉。悯二竖[2]之为祟，受庸流之偏执，乃出其纂辑《痰火》一书行世，问序于余。余阅其着论立诀，靡一不精[3]，别门分类，靡一不详。未病之先，有养生却疾之术，既病之后，有调护攻治之法。深探隐微，穷尽佹变，一团生气，浮于纸上。所谓红炉飞片雪，龙虎自相随，八卦正位，二竖消灭，将寿世人，皆为井谷中老矣。

通家弟邓志谟拜题

原书凡例[4]

一是书纲领，大概以水亏、火炽、金伤议论，次以益水、清金、降火主治，更考诸家本草药性制方，间亦窃附己意，第篇中辞哩句繁，不免有丑妇效矉之诮也。

一是书关键，大都以脉验证，因证立治，由治以定方耳。而其方中之品味，一一参考诸家本草，必合证精专者乃赘，其不甚专者简之。

一是书主方后，所附葛氏诸方，其方中品味，皆据所治诸证，一一详考

---

1 邓序：此序原无，据星聚楼本补，邓序二字为本次整理者加。
2 二竖：病魔、疾病之义。语出《左传·成公十年》。
3 精：星聚楼本作"棣"，于义不通，据大成本改。
4 原书凡例：此凡例原无，据星聚楼本补。

本草。系是方方径捷,味味精切,实犹之将兵也。然或有一二味性稍骏驶[1]者,即慓悍之将,自有奇能,亦顾主帅之神用耳。第恐夏虫之士,不能神其神,而反致疑勿用,予故姑摘之,以俟后之孙吴也。

一诸方后续附简易捷方,方中多则三五味,少则一二味,或独味者,药品虽简,稽之本草,则皆有单骑独战之能。况古人所立,皆所经验存案者,予故采而赘之,其未经考验,并无医案者,不录。

一是书方后各采治验,见古人神圣功巧之妙,鄙人千虑一得之见。如所谓正治从治之说,俾学者深得《内经》奥旨,而知所变通,不胶鼓瑟也。

一是书所载脉理,俱按《内经》《脉诀》《难经》成规,并非妄逞己见,以簧鼓后学者也。学者诚能细心精究,则攻治投剂,方能箭中鸿鹄矣。

一是书所载本草,每品中但取气味、性能,切于痰火诸症者则赘之,其不切者不录,恐其厌繁也。庶便医家目之,足以主其见;病者目之,亦足以释其疑矣。

一是书所载戒忌却病诸法,俱有关于痰火。今编入于后,俾患者饮食起居,逐款遵行,可弗药而喜矣。

一是书总类,首之以证论,盖欲学者预知病之标本也。次之以证治,欲学者如证以施治也。三之以辨惑,欲学者遘[2]病无疑也。四之以玄解,欲学者知病之隐微也。五之以绪言,欲学者知脉证之可补不可补也。六之以因证主方,欲学者用药有规矩准绳也。七之以诸方、捷方,恐学者不能自主,则目证施剂可捷影响也。八之以治验,欲学者知所变通而不泥古方也。九之以脉诀,欲学者知察病之表里、寒热、虚实、安危也。十之以五脏六腑,用药气味补泻,虚实标本,欲学者知脏腑虚实,补母泻子之法,亢害承制之理也。十一之以宜忌偏胜,欲令病者脏无伤于峻也。十二之以药性,欲学者临证施药无疑也。十三之以灸法,令学者知拔病根更无烦他书也。十四之以戒忌却病秘诀,使病者逆可致顺,重可致轻,即不可起,得其正命,无枉折之误。

---

1 驶:古通"快",迅疾之义,下同。
2 遘:遇见,遭遇。

新刻痰火点雪卷之一

太医院金溪　应圆龚居中　著

钟陵　愧璃曾师诚　定

书林　龙田刘大易　梓

痰火证论

夫痨者,劳也。以劳伤精、气、血、液,遂致阳盛阴亏,火炎痰聚。因其有痰有火,病名酷厉可畏者,故今人晦之曰"痰火"也。然溯所自来,固非一类:有禀赋素怯,复劳伤心肾,耗夺精血而致者;有外感风寒伤肺致久咳,绝其生化之源而致者;有久病久疟,小愈失调,复损真元而致者;有藜藿劳人,伤力吐血,致阴虚使然者;有膏粱逸士,泗酒[1]恣欲,劳伤脾肾而致者;有熏陶渐染者,种种之异,难以枚举,至于成痨则一也。然将成是证,必有预征兆始焉,或颈项结核,或腹胁痃癖[2],或素有梦遗,或幼多疳蚘,渐而有潮汗遗精,咳唾吐蚍诸血等候。外症必形容憔悴,肌体尪羸,毛发焦枯,脉必弦涩芤虚。总之脏气偏亏,亢害无制,因而致此极也。

所治之法,必审其各脏外症,以征其内亢,乃施驱贼补母之法,庶得肯綮[3]。如肺病传肝,则面白目枯,口苦自汗,心烦惊怖,法当清金补水以益木。肾病传心,则面黑鼻干,口疮喜忘,大便或秘或泄,法当折水补木以益火。肝病传脾,则面青唇黄,舌强喉咽,吐涎体瘦,饮食无味,法当伐木补土以益火。心病传肺,则面赤鼻白,吐痰咯血,咳嗽毛枯,法当泻火补土以益金。脾病传肾,则面黄耳枯,胸满胻[4]痛,遗精白浊,法当泻土补金以益水,此五脏亢害承制之证治也。

更有骨蒸尸疰,种类亦多,无乃阴虚之极,治法亦必益水清金,滋阴

---

1 泗酒:今作酗酒,下同。

2 痃癖:古病名。"痃"与"癖"是两种证候,但习惯上通称为"痃癖"。"痃"是形容脐的两旁有条状筋块,状如弓弦,大小不一,或痛或不痛;"癖"是指潜匿于两胁之间的积块,平时寻摸不见,痛时摸之才觉有物。

3 肯綮(kěn qìng):典出《庄子集释》"肯,著骨肉。綮,犹结处也"。后遂以"肯綮"指筋骨结合的地方,比喻要害或事物的关键。

4 胻(héng):参考《说文解字注》"(胻)胫端也,端尤头也,胫近膝者曰胻",应指胫骨上部。

降火,越于是法,岂其然乎?至于传尸一证,则有伏连殗殜[1]等名,其状不一,葛氏已立治矣。所制青蒿煎、天庭盖散,亦皆杀虫杜后之剂,然必预图早服,庶不贻殃也。倘至颠危沉困之际,则病深虫老,虽仓扁亦望而畏焉。

痰火证治

夫痰火者,痨瘵之晦名,病之最酷者也。然以病之先后言,则火为痰之本,痰为火之标。而其阴虚,则又为致火致痰之本矣,何则?阴虚则火动,火动则痰生。所谓痰火者,宁非言末而忘本耶?

人之一身,金水二脏,不可暂伤。盖金为生化之源,水为生生之本,真阴既亏,则火自偏胜,火既偏胜,则上炎烁金,金母既伤,则生化之源已息,而水子何以借其胎养乎?夫一水既亏,则五火相煽,火迫肺而为咳,痰壅喉而为嗽,所以咳嗽一症,为亡津竭之肇耶。以其伤于生化,母子俱病,真水日涸,益为致火之胎。于是阴愈消而阳愈亢,燔烁蒸炎,迫血上行,越出诸窍,而为咳唾吐衄等候。况血为有形,难成易亏,可骤补耶?血失既多,则阴暴脱,而阳亦微。阳微则恶寒,阴虚则发热,故寒热似疟者,乃阴消阳败之证谛。至于潮热,则又为阴虚之极也,阴虚至极,则相火擅权,致君不务德矣。精固藏于肾,然听命于心,心肾之液两亏,则水火不交。阳主开泄,自致玉关无约,由是一梦即遗,不交而漏,病者即欲固守,其可得乎?真阴既竭,则孤阳无根。《内经》云:溃溃乎若坏都,汩汩乎不可止者,正此谓也。然是证之由,在于分毫之异,实犹淄渑水合,非易子可能辨哉[2]?如始于嗜欲水亏,致火炎烁金,母子俱虚,咳而多痰遗滑者,脉必弦长紧实,或滑而数,此火郁内实,不受补者也。法当君以益水,如熟地、玄参、五味、枸杞、山药之类;佐以清金,二母、二冬、沙参、紫菀等味,使以降火,栀、芩、柏、草是也。如始于风寒邪郁,久咳伤肺嗽血,渐至水亏,此金绝生化之源,母令子虚,脉必浮而芤濡虚大,迟缓无力,或沉而迟涩,弱细结代,皆虚而不足,可补者也。法当以益肺,如参、芪、山药之类,佐以滋肾,熟地、五味、玄参、山萸等品,使以清金敛肺,二母、二冬、片芩、沙参、乌梅、五味、白芍之属是也。若始于过力伤筋,动极逆气,肝不纳血,因而妄出上窍,遂致阴虚者。法当君以益肝,如当归、牛膝、芍药等味,佐以养气,决明、白术、柏仁、生姜等

---

1 殗殜(yè dié):半起半卧。传尸又以殗殜名者,因其病状之半卧半起也。
2 淄渑水合,非易子可能辨哉:相传淄和渑的水异味,但一混合就不容易尝出来了,只有易牙(齐桓公的宠臣,善于调味)一尝即知。

品,使以消瘀,丹皮、红花、郁金之类,更以熟地、枸杞、杜仲以补其母,兼以二冬、知、芩、沙参,以杜其贼,庶乃圆神。若水涸肺燥,咯唾咳嗽,法当润肺清金,如蛤蚧、阿胶、二冬、百合、贝母、花粉是也。其曰五脏相传者,乃五脏之气自相戕贼也。如肺贼肝者,必面白目枯,口苦自汗,心烦惊怖,以白为肺之色,目乃肝之窍,口苦自汗,心烦惊怖,皆属心病,此母令子虚之候也。法当君以益肝,以当归、白芍、牛膝、续断以补肝之血;以决明、白术、柏仁、菊花益肝之气;以枸杞、杜仲、熟地、阿胶、菟丝子以补肝之母;佐以知母、诃子、麦冬、片芩以泻肺之实;使以麦冬、酸枣、茯神以清心而镇神也。如肾贼心者,必面黑鼻干,口疮喜忘,大便或秘或泄,以黑为肾之色,鼻为肺之窍,大便或秘或泄,亦皆金病,口疮喜忘,又属心恙,此水克火,火克金之义也。法当君以益心,用茯神、远志、菖蒲以益心之气,当归、熟地以补心之血,酸枣、乌梅、生姜、陈皮以补心之母,泽泻、车前、茯苓以制水之淫,使以片芩、知母、二冬、紫菀以润金之燥也。若肝贼脾者,必面青唇黄,口强舌哽,吐涎体瘦,饮食无味,以青为肝之色,唇为脾之外候,余皆肝之本病,此木克土之义也。法当君以补土,以参、芪、升、葛补脾之气,白术、白芍、大枣、胶饴以补脾之血,桂心、茯苓以补脾之母,佐以芍药、乌梅以泻木之实,以胆草、芩、连、栀子以泻肝之火,以二冬、二母、百合、阿胶以坚金之肃也。若心贼肺者,必面赤鼻白,吐痰咯血,喘咳毛枯,以赤为心之色,鼻为肺所属,余皆肺证,此火克金之候也。法当君以泻火,用甘草、人参、赤苓、木通、黄柏以泻气分之火,玄参、丹参、丹皮、地黄以彻血分之热,使以黄连泻心子之实,佐以二冬、百合、贝母、阿胶以保肺润燥,使以参、芪、芍、术、大枣、甘草、胶饴以益肺之母也。如脾贼肾者,必面黄耳枯,骨满胕痛,遗精白浊,以黄为脾之色,耳为肾之窍,肾主骨故胕痛,余皆水病,此土克水之候也。法当君以益水,用知母、玄参、补骨脂以益肾之气,熟地黄、枸杞、黄柏、五味、山茱以补肾之血,佐以栀子、豆豉、莱菔子以泻脾之子,诃子、防风、桑白皮以泄土之实,使以人参、山茱、玄参、熟地以补肾之母也。此古人之成法,当的从之,惟肾贼心之一证,意必邪水淫湿,上溢心分,以其人真火心血素亏,君不主位,相火司权,乃能令人有面黑鼻干,口疮喜忘,便秘便溏等证,此亦心肾不交,水火未济之候,宁非湿热相蒸使之然乎?

夫真水一脏,有虚无实者也,不亏足矣,而能有余贼心,似非至到之理,要之真水无泻法,实火无补法,惟敦土清金为善,志者思过半矣。

痰火辨惑

圣谓人身生生之本,根于金水二脏,一水既亏,则五火随炽,上炎烁金,伤其化源,则生生之机已息,而痨瘵之证成焉,何也?

夫真水既亏,则阳自偏胜,以阳从阳,物从其类,气得火而行健,故阳急阴缓,气疾血徐,不相偕逐,所以错经妄行,越出上窍,而为咳唾等候。然血失既多,则阴虚阳胜,阳既偏胜,则自侵阴分亢害,所谓阴虚生内热,故其潮汗遗滑证,皆胎于此矣。诸证既见,则日消其阴,火专其令,上而烁金为咳,下而涸水为遗,金既绝其生化之源,则水为涸流之纪。于是精神日浅,肌肉日消,毛皮日稿[1],因而至此极也。当此之际,犹鱼游辙水[2],即沛挽天潢[3],亦何济哉!必神于治者,乃可冀其万一耳。虽然,病固水亏,不察其所亏之由以治,安得投其隙乎?如始于风寒,时未即发,致火郁久咳,伤其肺金,是谓母令子虚。法当君以清金[4],佐以滋水,使以降火,所谓补母益己,伐邪制亢之意也。又如久病久疟,真气已亏,复以劳欲损其心肾,是谓以虚益虚。法当君以益气,佐以滋水,使以养血,所谓无伐天和[5]之意也。真如过力伤筋,动而生阳,肝不纳血,血骤妄行,致阴虚之极者,法当君以养血,佐以降火调气,使以消瘀,所谓攻守兼备之法也。至于膏粱逸士,洳酒恣欲,致脾肾两亏,水涸火炎,金衰木旺,母子俱病,法当君以补水养血,佐以清金益土,使以降火平肝,所谓治病必求其本也。

若夫前论,所谓五脏相传之证,固为亢害承制所必然者,而其所载之候,未必一一全具。但医当素蕴胸中,惟以面色主之以亢,他证但见一二,便作受亢之脏主张。法当君以益己,佐以补母,使以伐邪,则自中其彀矣。倘不察其微,而概以制亢,恣意伐邪,孟浪投剂,虚虚之祸,咎将谁归?

痰火玄解

诚谓痰火之证,本于亡血夺精,而其精之与血,皆真水真阴,有形有质,难成易亏者也。夫所谓痰火者,言末而忘本也。盖真水既亏,则相火

---

1 稿:通"槁"。
2 鱼游辙水:典出《庄子·外物》"周昨来,有中道而呼者,周顾视车辙,中有鲋鱼焉",比喻身处困境。
3 天潢:即天河。
4 冀……清金:"冀""乎如始""法当君以"等字原脱,据星聚楼本补。
5 无伐天和:语出《素问·五常政大论》"必先岁气,无伐天和",指不可违反天人相应的规律。

随炽,壅迫津液为痰,故曰痰者火之标。然以痨瘵之证,谓曰阴虚火动者,盖以一言而括尽病之标本矣。《内经》曰:阴虚生内热。盖热者火之微,火者热之极,火迫津液而为痰,则阴虚正谓致火致痰之本。而东垣所谓先受病为本,次受病为标[1]者,非此谓乎!

今之治者,惟曰清痰降火,则殊昧治病必求其本之论矣。或曰滋阴降火者,固为所宜。迨考所用之剂,无乃四物增以知、柏、芩、连苦寒之味[2],殊不知阴得寒愈消,脾得寒愈败,病者得之,宁不减食而胀泄乎?又宁不阴消而肉削乎?然曰滋阴降火者,谓益水而胜火也。盖以龙雷之火,不可以水伏,不可以直折。法宜甘温以补母,人参、山药、五味之属;以苦坚之,知母之属;以苦补,黄柏之属,岂不闻萧丘之火乎?按古之治痨诸方,鲜有不主参芪者。盖古人以血脱者益其气,所谓阴藉阳以生之义耳。如妇人产后去血过多,上气喘急,命在须臾者,名曰孤阳绝阴,此阴虚之极者也。法当补阴,然而不主四物等剂,而用参苏饮,剂中惟人参、苏木二味,其用也,岂古人之愚乎?盖亦本诸《内经》之旨也。夫苦寒之用,胎于王氏一言之差,遂为万世之妨。愚考《本草正误》云:雷曰:夏月使人参发心痃之患[3]。好古曰:人参甘温,补肺之阳,泻肺之阴,肺受寒邪,宜此补之,肺受火邪,则反伤肺气,宜以沙参代之。王纶曰:凡酒色过度,损伤肺肾真阴,阴虚火动,劳嗽、吐血、咳血等证勿用之,盖人参入手太阴,能补火,故肺受火邪者忌之,若误服参、芪甘温之剂,则病日增,服之过多则死不可治,盖甘温补气,气属阳,阳旺则阴消,惟宜苦甘寒之药,生血降火,世人不识,往往服参芪为补,而死者多矣。言闻曰:孙真人夏月服生脉散、肾沥汤三剂,则百病不生,李东垣亦谓生脉散、清暑益气汤,乃泻火益金之圣药,而雷氏反谓发心痃久患,非矣。况痃乃脐旁积气,非心病也。人参能补正气,破坚积,岂有发心痃之理?观仲景治腹中寒气上冲,有头足,上下痛不可触迫,呕不能食者,用大建中汤可知矣。王好古言人参补阳泻阴,肺寒宜用,肺热不可服。王纶因而和之,谓参、芪能补肺火,阴虚火动失血诸病,服之必死,二家之说皆偏矣。夫人参能补元阳,生

---

1 先受病为本,次受病为标:语出《珍珠囊补遗药性赋》"夫用药者,当知标本……以病论之,先受病为本,后传变为标"。
2 寒之味:原漫漶,据星聚楼本补。
3 夏月使人参发心痃之患:引自《本草纲目》,其于人参条下载"【正误】敩曰:夏月少使人参发心痃之患"。

阴血而泻阴火，东垣李氏之说明矣。仲景张氏言亡血血虚者，并加人参。又言肺寒者，去人参加干姜，无令气壅。丹溪朱氏亦言，虚火可补，参芪之属；实火可泻，芩连之属。二家不察三氏之精微，而曰人参补火，谬哉！夫火与元气不两立，元气胜则火邪退。人参既补元气，而又补火邪，是反复小人矣，何以与甘草、芩、术谓之四君子耶？虽然，二家之言不可尽废也。惟其语有滞，故守之者，泥而执一，遂视人参如蛇蝎，则不可也。凡人面白面黄面青黧[1]悴者，皆脾肺肾气不足，可用也；面赤面黑者，气壮神强，不可用也。脉之浮而芤濡虚大、迟缓无力，沉而迟涩弱细、结代无力者，皆虚而不足，可用也。若弦长紧实，滑数有力者，皆火郁内实，不可用也。洁古谓喘嗽勿用者，痰实气壅之喘也；若肾虚气短喘促者，必用也。仲景谓肺寒而嗽勿用者，寒束热邪，壅郁在肺之咳也；若自汗恶寒而嗽者，必用也[2]。东垣谓久病火郁在肺勿用者，乃火郁于内，宜发不宜补也；若肺虚火旺，气短自汗，必用也。丹溪言诸痛不可骤用[3]者，乃邪气方锐，宜散不宜补也；若里虚吐利及久病胃弱，虚痛喜按者，必用也。节斋谓阴虚火旺勿用者，乃血虚火亢能食，脉弦而数，凉之则伤胃，温之则伤肺，不受补者也；若自气短肢寒脉虚者，必用也。如此详审，则人参可用不可用，思过半矣。机曰东垣节斋[4]之说，本于海藏，但论又过于矫激。丹溪言虚火可补，须用参、芪。又云阴虚潮热，喘嗽吐血，盗汗等证，四物加人参、黄柏、知母。又云好色之人，肺肾受伤，咳嗽不愈，琼玉膏主之，是阴虚痨瘵之证，未尝不用人参也。节斋私淑丹溪者也，而乃相反如此，斯言一出，印定后人眼目。凡遇前证，不问宜用不宜用，辄举以藉口，致使良工掣肘，惟求免夫病家之怨。病家亦以此说横之胸中，甘受苦寒，虽至上呕下泄，去死不远，亦不晤[5]也。古今治痨莫过于葛可久，其独参汤、保真汤，何尝废人参而不用耶？节斋之说，诚未之深思也。杨起曰：人参载本草，人所共知。近因病者吝财薄医，医复算本惜费，不肯用人参疗病，以致轻者至重，重者至危。然有肺寒、肺热、中满、血虚四证，只宜散寒消肿补营，不用人参，其说近是。殊不知各加人

---

1 黧：原作"鳌"，据大成本改。

2 必用也：原漫漶，据星聚楼本补。

3 丹溪言诸痛不可骤用：《丹溪心法·腰痛七十三》云"诸痛不可用参，补气则疼愈甚"。

4 机曰东垣节斋：原作"机曰节斋"，星聚楼本与大成本作"东垣节斋"，据前文引张仲景、李东垣、王纶之论，故作"机曰东垣节斋"为宜。

5 晤：《康熙字典》载"(晤)音误，听也"，星聚楼本作"悟"，于义较胜。

参在内,护持元气,力助群药,其功甚捷,若曰气无补法则谬矣。古方治肺寒以温肺汤,肺热以清肺汤,中满以分消汤,血虚以养营汤,皆有人参在焉。所谓邪之所凑,其气必虚。又曰养正邪自除,阳旺则生阴血,贵配合得宜耳。庸医每谓人参不可轻用,诚哉其为庸也。

好生君子不可轻命薄医,医亦不可计利不用。盖病者薄医,实所以自轻其生也,医者较利,亦所以自乖其行也。书此奉勉,幸毋曰迂。

痰火绪言

凡痰火之证,始于阴虚,于法当补。但证有虚实,法有宜忌。倘不以脉证互参,孟浪投剂,则犹触途冥行,宁无颠覆之患乎?盖脉之可补者,浮而芤濡虚大、迟缓无力,沉而迟涩弱细、结代无力,皆虚而不足,可补者也。当君参、芪,佐以归、芎、芍、地,务使阳生阴长,其病乃愈。若于此不补,或恣用苦寒,则虚虚之祸,岂不[1]旋踵而至耶?其脉之不可补者,弦长紧实,滑数有力,此皆火郁内实,不受补者也。法当君以四物,佐以二冬、二母、沙参、玄参等味,滋阴抑阳,务使水升火降,阴秘阳平,病或可痊。若妄施补,则实实之灾,将焉免之?夫脉既已辨,又当以证互验,如洁古所谓喘嗽不可补者,以其痰实气壅也。若气短不相接,证似喘促者,肾虚短气,当补者也。仲景所谓肺寒而嗽,不宜用[2]补者,以寒束热邪,壅郁在肺也。若自汗恶寒而咳者,表里俱虚,可补者也。东垣所谓久病脉实,郁热在肺,宜微发不宜用补。若肺虚火旺,短气自汗者,阴虚气衰[3],可补者也。节斋所谓阴虚火动,不可补者,以阴虚火亢,能食,脉弦而数,凉之则伤脾,温之则伤肺,此不受补者。若自汗短气肢冷,脉虚者,必补者也。若其人面赤面黑,气壮神强,不可行补。若面白面黄,面青黎[4]悴者,皆脾肺肾不足,宜补者也。若此细辨,则犹苍素并陈,而复误者,真盲瞽[5]者矣。凡治痰火之法,当以脉验证,脉证既明,虚实立辨。夫所谓虚者,真阴虚也,法当补之。所谓实者,火邪实也,法当清之。然清补之品,亦犹朱紫相凌,卒未易辨,何也?如知母、玄参、故纸,皆补肾之气也;黄柏、枸杞、熟地、阿胶、山茱萸、五味、锁阳、苁蓉,皆补肾之血也;人参、山茱,补肾之母也。二冬、阿胶、贝母、百合、蛤蚧、天花粉,皆润肺之燥也;石膏、知母、诃子、粳米,泻肺之火也;桑

---

1 不:原无,据大成本补。
2 用:原作"可",据星聚楼本改。
3 阴虚气衰:原作"阴气阴衰",据星聚楼本改。
4 黎:古通"黧",黑色。
5 瞽(gǔ):目盲,喻无知或不明事理。

皮、地骨皮，皆泻肺之子也；五味、白芍、倍子，皆敛肺气之散也。黄柏、知母、丹皮、地骨皮、生地、玄参、茯苓，皆泻命门相火也。芡实、五味、山茱萸、牡蛎、金樱子、远志，皆固精药也。参、芪、橘、草、扁豆，皆补脾之气也；芍、术、大枣，补脾之血也。茯苓、茯神、远志、菖蒲，皆补心之气也；当归、熟地，皆补心之血也；乌梅、酸枣、生姜，皆补心之母也；甘草、人参、赤苓、木通、黄柏，皆泻心经血分热也；丹参、丹皮、生地、玄参，皆泻心经血分火也；栀子、生地，皆凉心血之品也；黄芩、竹叶、麦冬，皆清心经之客热也。当归、牛膝、白芍、芎䓖，皆补肝之血也；柏子、白术、决明，皆补肝之气也；枸杞、熟地、阿胶、杜仲、菟丝子，皆补肝之母也；丹皮、红花，皆行肝之血也；青皮、香附，皆疏肝之逆也；芍药、乌梅，皆泻木气之实也；胆草、黄连，皆泻肝之火也。五脏清补之品，宁越此乎？学者谙此，则左右逢源，虽不中，不远矣。

凡痰火之证，始于阴虚，法当滋补。葛氏昔擅专门，所遗诸方，未有不主参芪者。厥后因二王不经之论，致令医掣肘，遂视人参为蛇蝎，惟以苦寒为要典，种种杀人，犹不知悟，岂不闻丹溪有曰：虚火可补，须用参芪。又曰：阴虚潮热，喘嗽吐血盗汗等证，四物加人参、黄芪、知母，是知阴虚痨瘵之证，未尝不用人参也。况阴虚之极，不用人参补阳，何以生阴？若不服参芪得愈者，必真阴尚未甚亏，脾胃尚未衰败，脉必浮大而缓，故用补血降火之药，或有可愈者，但亦稀少耳。予自总髫，医至于今，服参芪而愈者，十常五七，而不服参芪得愈者，十无二三。盖阴藉阳生之理，历历可征。如产后孤阳绝阴之证，喘息目瞪，心慌胆战，命在逡巡，此阴虚之极，于法急当补阴。而古人不用四物，而用人参、苏木二味，亦名参苏饮，一服而验，效捷桴鼓。生平于此挽回者，奚啻[1]百余人。古人之制，何其神哉！噫，阴藉阳生之法，当的从之。但不明脉理者，未足语此。

痰火咳嗽

王氏曰：咳为有声，肺气伤而不清；嗽为有痰，脾湿动而生痰，此咳之所从始也。然必察其所由以治，庶中肯綮，何也？外邪致咳，风则始必鼻塞声重，自汗恶风，法当解之；寒则始必恶寒无汗，声清气壮，法当散之。若表证重者，俱或头疼发热，又当汗之，此外感咳嗽之证治也。若内伤之咳痰火则甚于清晨，法当清痰降火；火浮于肺为咳则甚于黄昏，治在清金；土郁食积为咳则甚于长夜，治在消导理脾。若夫阴虚为咳，证则不然，有

---

1 奚啻：何止。

多种证谛可征：咳必甚于午后，或兼诸血，而有潮汗遗滑等候，其法则异于诸咳天渊矣。贵在清金以益水源，壮水以制火亢，伐木无令脾虚，庶五脏无偏胜之害，乃令生化之源复行，而生生之机再续，加之调摄如宜，或可超之寒谷，而登阳和之境。不尔而一概妄治，致人于颠连之乡，是杀人于无形之刃也，哀哉！

圣谓六淫之邪，近肺为咳，湿渍痰涎，壅喉为嗽，二者脾肺病也。若夫痨症咳嗽，由则不然，何也？始于水亏火炽金伤，息其生化之源，源既绝流，则渊注之泉自涸。真阴既竭，则相火日旺，金受火之煅炼，则自燥而烈矣。是以一火而致金水悉伤，母子俱病，故咳血声嘎[1]咽疼，益水清金之法，可少待耶！当此之际，五脏已病其三，所未亢者，惟肝脾而已。然金既为火贼，则木自寡畏，其不凌脾者鲜矣。剂中必增以制肝健脾之品，益其已，抑其胜，庶无木贼土败之祸。于此倘无抑扬之策，而反颠倒以治，则五脏之气亏者愈亏而亢者愈亢，其不食、胀泄、肌脱肉消，势所不至，其能免乎？

咳嗽加减主方

治阴虚火盛，咳而咽干，脉来弦长紧实，滑数有力，皆火郁内实，不受补者，宜此主之。

麦门冬去心，一钱五分，治肺虚火嗽，或单嚼亦可 天门冬去心、皮，一钱五分，清肺热，保肺气，除痰咳者 大甘草生用，八分，治火热伤肺咳嗽 沙参一钱，益肺气，清肺火，益脾土 瓜蒌仁炒，一钱，润肺降火，涤白痰，为咳嗽之要药 桔梗去头，一钱，清肺气，利咽喉，为诸药之舟楫 枯黄芩蜜炒，一钱，泻肺火，消痰利气，滋化源，养阴退阳 百部去苗，一钱，除热咳上气喘急 鲜知母去毛，蜜炒，忌铁，一钱，消痰润肺，滋阴降火，久近痰嗽 川贝母八分，清肺消痰止嗽，开郁降火 百合一钱，治肺热咳嗽 天花粉一钱，治虚热咳嗽

上十二味作一剂，用干柿五片，水煎。食远，趁[2]热徐徐缓服。

若热盛喘咳，及痰多如涌泉者，加石膏火煅，一钱；若久咳痰唾不出，加五倍子五分；若咳嗽声嘶者，此金为火燥之甚，加诃子肉五分，敛而降之；若久嗽不止，此肺气散而不收，加北五味子十五粒；嗽而有血，此肺窍伤损，加阿胶、犀角、藕汁、童便对服。

虚劳久咳加减主方

治阴虚劳嗽，脉未浮而芤濡虚大，迟缓无力，或沉而迟涩，弱细无力，皆虚而不足，宜于补者，以此主之。

---

1 嘎（shà）：嗓音嘶哑。
2 趁：原作"称"，据大成本改。

黄芪蜜炒,一钱,补虚泻火,止痰嗽自汗及咳脓血　人参五分,补肺气,降肺火及肺虚久嗽　北五味十五粒,收肺气止咳嗽,乃火热必用之药　紫菀制过,一钱,止咳脓血,消痰益肺　款冬花八分,治肺热劳嗽连绵不绝,为温肺治嗽之要药　生地黄姜汁蒸,一钱,止咳嗽吐血　玄参忌铁,一钱,治肾水受伤,真阴失守,孤阳无根,发为火病咳嗽,唾血证　沙参一钱,益心肺,清肺火,治久嗽肺痿　天门冬去心、皮,一钱,保肺气,定喘促,为地黄之使　麦门冬去心,一钱,止劳咳,定虚喘,除肺热,主心烦,治阴虚及口渴　知母去毛,忌铁,蜜炒,一钱,消痰止嗽,润心肺,疗骨热烦蒸

上十一味作一剂,水煎,缓服。

若咳嗽痰结,咽喉不利,肺燥喘咳,加炒瓜蒌仁一钱;若劳嗽上气,胸胁不利,加贝母八分;若咳而失声,由火燥烁金,损伤肺窍,极为难治,加诃子肉八分;若胸胁痞满,少食,此肝木贼脾,加山药、白芍、醋炒青皮少许;若咳而多汗,加酸枣仁微炒五分,倍黄芪;若咳而有血,加阿胶八分、磨犀角、藕汁、童便对服;若咳而遗滑,加茯神、山茱萸肉各一钱,间服六味丸;若咳而骨蒸,加地骨皮一钱。

附简易方

▌**苏游凤髓汤**　治肺燥咳嗽。用松子仁一两,胡桃仁二两,研膏和熟蜜收之。每二钱,食后沸汤点服。

又方治虚热咳嗽,口干涕唾。用甘蔗汁一升半,青粱米四合,煮粥。日食二次,极润心肺。

又方治咳嗽吐血。人参、黄芪、飞面各一两,百合五钱,为末,水丸梧子大。每五十丸,食前茅根汤下。

一方用人参、朱砂等分,为末,乌梅肉丸弹大。每白汤下一丸,日一服。

又方治肺热咳嗽,沙参五钱,水煎服。

附拙见治验

一童子年十三岁,患咳,盗汗。遂请幼科治之,乃曰小儿汗,不必服药。一月后,两目顿赤,食少,痰中带血丝。余诊其脉,左手微而无力,右手大而洪数,此火症也。想已有外务,其父母力为分解,再三私询,乃曰:前学中隔壁,窥见一女子,觉慕之,不遂,后得此疾。余以当归、地黄、茯神、远志、牡丹皮、酸枣仁、白术、甘草、桔梗,数十剂全愈。

一人咳嗽短气。余以黄芪为君,当归、阿胶、陈皮、天冬、桑白皮、知母、黄柏,数服而愈。

痰火失血

夫血者,气之配也。人之一身,五脏六腑,四体百骸,靡不藉其营养也。

然附以行,气畅则畅,气逆则逆,有夫妇随唱之义。一或阴亏阳胜,偏而为火,气得火而行健。譬则男女偕行,男得附而迈往,女必迷途而暂伫矣。所以火载血上,错经妄行,越出上窍,而为吐衄咳唾等候。第始焉之作,正气未虚,犹水溢于都,固当洁理其源,亦必溢土以御。不尔而任其流,则涓涓之势,其可遏乎?非江海之源,宁不竭乎?况失血既久,则真阴已亏,相火自炽,必见潮汗遗滑等证。当此之际,法当君以益阳,佐以滋阴养血,使以清金素源,令阳生阴长,源洁流清,庶无后虑矣。然所谓益阳者,参、芪、独参汤之类是也;所谓滋阴养血者,四物、知、柏、玄参之属是也;所谓清金者[1],栀、芩、沙参、二冬等味是也;所谓理气者,陈皮、香附是也;所谓兜涩者,棕榈、茜根、大小蓟是也;所谓洁源者,丹皮、郁金、犀角、藕汁,或童便一物是也。要之痰火失血,皆由阴火上炎所致。然谓之阴火者,龙雷之火也,不可以水伏,不可以直折,岂苦寒之可遏耶?倘恣用苦寒以伤其脾,则饮食日减,肌肉日消。节斋云:服寒者,百无一生;服溲溺者,百无一死之论,正此谓也。

圣按失血之证,其类非一:有阳乘阴者,谓血热而妄行也;有阴乘阳者,以阳虚而阴无所附,妄溢而不循经也。有血越清道而出于鼻者,有血溢浊道而出于口者。呕血者,出于肝;吐血者,出于胃;衄血者,出于肺。耳出血曰衈,肤腠出血曰血汗,口鼻并出曰脑衄,九窍俱出曰大衄。由固不一,总之火病居多,倘不溯其源而以治,宁无岐路亡羊之失乎?

导瘀散滞缓急之品

治诸血暴作,妄行不止,兼止兼消。

藕节 入药煎,或绞汁同童服,或生藕单服亦可,治口鼻诸血,此清本洁源之要药 **棕灰** 消瘀血,止吐衄咳唾诸血,或入药,或单服亦可 **茜根** 或锉,或绞汁,活血行血,止吐衄诸血 **韭汁** 止吐血,消胃脘积血,和童便顿温服 **莱菔汁** 止吐血大衄,仍注鼻中 **蔓菁汁** 止吐衄 **干柿** 治脾之药,消宿血吐衄 **郁金** 消瘀血,止吐衄 **发灰** 散瘀血,水调服,上下诸血,亦可吹鼻 **京墨** 止吐衄,磨服 **所吐血** 炒黑、研末,麦冬汤服三分,以血导归血 **所衄血** 接取点目角,或炒末,水服一钱 **人指甲** 刮末,吹鼻,止衄

诸血主方

治阴虚火动,血热妄行,吐衄呕咳咯唾等血。

生地黄 忌铁,二钱,治心肺伤损,吐血衄血 **紫参** 一钱,止唾血衄血,或同人参、术服,止吐血 **丹参** 一钱,消衄血,生新血 **牡丹皮** 一钱,和血生血凉血 **当归** 一钱,头止血,身

---

1 者:原无,据星聚楼本补。

调血,尾破血,衄血不止,末服一钱 **芎䓖**一钱,消宿血,养新血,止吐衄 **白芍**一钱,散恶血,逐贼血,平肝助脾,咯血不止,入犀角汁同服 **黄芩**酒炒,一钱,诸失血,积热吐衄,为末服 **麦冬**去心,一钱五分,治心肺积热,吐衄不止,或捣汁和蜜单服,或用生地黄服 **栀子**炒黑,一钱,清胃脘血,止衄

上十味乃滋阴抑阳之要品,作一剂,水煎。临服入童便一杯,藕汁一盏,温服,或磨犀角汁同服。如证增减,无[1]不捷验。若血势壅盛,当与前清止之品倍用。

<h3 style="text-align:center">诸血后虚怯主方</h3>

治吐衄咳唾等证,血失既多,虚羸昏倦,精神怯弱,血尚未尽。

人参一钱,补气生血,吐衄后,煎服一两,若内伤血出如泉涌,同荆芥灰、蒸柏叶、白面,水服 **黄芪**蜜炒,一钱,逐五脏恶血,同紫苏末服,止吐衄不止 **甘草**炙,五分,养血补血,并咳唾脓血之疾 **白及**一钱,或为末,以羊肺蘸食,止肺损唾衄,水服止衄 **百合**一钱,主肺病吐血,或和蜜蒸食 **熟地黄**二钱,补血填髓 **生地黄**二钱,凉血生血止血 **当归**身、头,一钱五分,止血养血 **牡丹皮**一钱,和血生血凉血,退血中伏火 **阿胶**蛤粉炒成珠,一钱,主虚损吐血、肺虚咯血 **鹿角胶**一钱,治同上

上十一味,乃补血养血,清血归源之品,其间主以参芪者,取阴藉阳生之义。但脉不实数弦长者,任意服之,无执王氏谬论,以取虚虚之祸也。以上作一剂,用藕节五个,水煎,临服时入童便一盏,藕汁二杯,俟温徐徐缓服。

按《褚澄遗书》[2]云:人喉有窍,咳血杀人。盖肺体清虚,难容纤物,血既渗入,愈咳愈渗,愈渗愈咳。凡诸药味厚气浓者,皆所不利,惟饮童便一物汤,则百无一死。若服寒凉,则百不一生。又吴氏云:诸虚吐衄咯血,须用童子小便,其功甚捷。盖溲溺滋阴降火,清瘀血,止吐衄诸血。但取十二岁以下童子,绝其烹炮咸酸,多与米饮,以助水道。每用一盏,入姜汁或韭汁三五点,徐徐缓服,日进二三服。寒天则顿温服,久自有效也。

<h3 style="text-align:center">附吐血简易良方</h3>

■ **地黄粥** 大能利血生精,吐血者,宜常食之妙。用怀庆生地黄,以铜刀切二合,与粳米二合,同入罐中煮之,候熟。以酥二合、白蜜一合,同炒香入内,再煮熟食。

一方治内热吐血。用青黛二钱,新汲水调服。

---

1 无:原作"血",据大成本改。
2《褚澄遗书》:一般作《褚氏遗书》,作者褚澄。

一方治吐血损肺。炼成钟乳粉,每三钱,糯米汤调下,立止。

一方治吐血不止。青柏叶一握,干姜二片,阿胶一挺(炙),水二升,煮一升。另绞藕汁,或童便一盏,去渣服。

一方治恚怒呕血,烦满少气,胸胁疼痛。青柏为散,米饮下二三匕。

一方治吐血衄血。白胶香、蛤粉等分为末,姜汁调下。

一方治暴卒吐血。石灰(于刀头上烧研)每二钱用井花水调下。

一方治吐血,胸膈刺痛。用大黄一两为散,每一钱,以地黄汁一合,水煎服。

一方治心热吐血不止。生葛捣汁半升,顿服。

一方治内损吐血。飞罗面(略炒),以京墨汁,或藕节汁,调服二钱。

一方治吐血,诸药不效者。桃奴烧末,米饮下。

一方治卒暴吐血。双荷散,藕节、荷蒂各七个,蜜少许,捣烂,水煎温服。或丸服。

一方治吐血咯血。干荷叶(焙干)为末,每二钱,米汤下。

一方治吐血。败荷叶为末,蒲黄等分,每二钱,麦冬汤下。

一方治吐血衄血,阳盛于阴,血热妄行,宜服四生丸。生荷叶、生艾叶、生柏叶、生地黄等分,捣烂,丸如梧子大。每水煎一丸服。

一方治吐血如鹅鸭肝。用生犀角、生桔梗各一两,末之,水服二钱。

一方治诸失血。用枢柴[1]叶浓煎水服,或入药服尤妙。

附拙见治验

一人患咳吐血。余诊脉数而有力,独脾脉洪实而紧,此煎炒厚味所致,乃脾胃二[2]经火也。余以陈皮、白术、当归、生黄[3]、桔梗、甘草、白芍、黄芩、贝母、天花粉、白茯苓、知母、黄柏,数十剂而愈。

一农家因救旱过劳,忽吐血不止,医作火病,治之不效,求救于余。余以补中益气汤,数服而愈。《内经》所谓劳者温之,正此义也。

一老人下血不止,服止血药不效,余以四物加牡丹皮、白术,理脾而愈。

自汗盗汗

夫汗者,心之液。非大热过劳而出者,则病也。由则非一,或冲冒风暑湿邪,熏蒸郁遏,致营卫之气不和。是以腠理开张,濈然汗出,此外邪之

---

1 枢柴:即檵柴,学名檵木,叶可用于止血。
2 二:原作"一",据大成本改。
3 生黄:即生地黄,下同。此处大成本作"生地"。

所为,惟彻其邪,则汗自止。若内伤之汗,非营虚则卫弱也,何则?以阴乘阳分,自然汗出者曰自汗,法当调营以益卫。以阳乘阴分,睡里汗出者曰盗汗,法当滋阴以抑阳。若病久而肌脱肉消者,昼则自汗蒸蒸,夜则盗汗袭袭,又属阴阳两虚也,法当气血两益之。大都自汗之脉,则必微而弱;盗汗之脉,则必细而涩。微主阳气衰,细主阴气弱,王氏之论岂欺我乎?要之自汗盗汗,乃亡津夺液之肇端,但见是证,则当警惕以治,毋以寻常一例视也。

圣曰:所谓汗为心液者,以其心主是液。如脾主涎,肺主涕,肝主泪之类,非心窍之真液也。盖亦水谷至清之液,脾气散精,上归于肺,输布一身,五脏六腑,四体百骸,靡不藉其营养,人所不可一日无者。犹水湿于土中,淫则浸渍,燥则干枯,燥湿相得,则滋长万物矣。而其所以为汗者,必藉阳气鼓舞乃生。譬则造酒者然,以曲谷湿盒,置之瓻中,注水于釜,迫之以火,则液气升而为酒矣,造酒作汗之理,以此喻之。若符之合节,可异乎?夫汗则一也,而复有自汗盗汗之异,理何致也?所谓阳虚阴必凑之,抑何别耶?以阴乘阳分,是营气不与卫气谐也。阳主动,以动中有静,故觉而汗出,乃曰自汗,法当补阳以养阴。盖补阳者,参芪是也;养阴者,归地是也。阴虚阳必乘之,以阳侵阴分,是卫气不与营气和也。阴主静,以静中有动,故寐而汗出,乃曰盗汗。若盗之潜出,觉之即止,法当补阴以抑阳。盖补阴者,四物是也;抑阳者,三黄是也。若夫昼则自汗而夜盗汗者,固为阴阳两虚,然病至于此,则医亦掣肘矣,何也?卫气者,昼则行阳,夜则行阴;行阳则寤,行阴则寐。今也,寤寐俱汗,是阳动极而阴静反动,总之阴气已败,而微阳亦自浮越矣。时将补其阳,则阴火得补而遂炽;时欲济其阴,则阳微无以生其阴。于斯时也,惟脉大虚缓不数者,则为阴未甚虚,胃气尚存,二法用之,用或可冀其万一耳。借使脉来细数无力者,则为阴败阳颓,既仓扁复起,又何施耶?

自汗主方

治痰火证具,气虚自汗,脉微而缓,或大而虚微者宜之,或兼梦遗亦宜之。

黄芪蜜炒,一钱,泻肺火,益元气,实腠理止自汗 人参清河者,五分,止一切自汗,或同当归、猪肾煮食 白术土炒,一钱,止自汗,或同小麦煎服,或同黄芪、石斛、牡蛎末,主脾虚自汗 麻黄根八分,止诸汗必用,或末之外扑 知母蜜炒,去毛,一钱,清金止自汗 酸枣仁微炒,一钱,研碎,止自汗,宁心惊,治不眠 白茯苓去皮,一钱,止自汗盗汗并宜,或同乌梅汤服,若血虚心头出汗者，同艾汤调服 **柏子仁**微炒，一钱，研细，养心液止汗 **牡蛎**煅，研末，一钱，气虚自汗，血虚盗汗，同杜仲酒服，虚劳盗汗同黄芪、麻黄根煎服 **龙骨**煅，研末，五分，止心惊盗汗 **熟地黄**一钱，益阴养阳止汗

上十一味，治自汗之专品，惟脉不细数弦长紧实者，俱可服也。若觉阴火盛者，加玄参一钱。若兼伤风，卫气不与营气而自汗者，加桂枝三分，外以雌鸡、猪肝、羊胃作羹，牛羊脂酒服，皆有益于汗，以寻常作茹[1]食之亦宜。

盗汗主方

治痰火证具，阴虚盗汗，脉细而数，或弦涩虚微者宜之，兼梦遗者亦宜。

当归身一钱，益阴生血，止盗汗 **熟地黄**一钱，滋肾水，益真阴，止盗汗 **白芍药**煨，一钱，补劳退热除烦，益气泻肝安脾，止盗汗 **白茯神**去木，一钱，治同前 **柏子仁**炒，一钱，研末，止心惊盗汗 **牡蛎粉**一钱，治同前 **黄柏**蜜炒，一钱，益肾止汗 **白术**土炒，一钱，治同前 **甘草**炙，五分，泻阴火，补脾止汗 **黄连**酒炒，五分，除心热，止盗汗 **麦冬**去心，一钱，治心烦，止盗汗 **浮小麦**微炒，一撮，止盗汗

上十二[2]味，治阴虚盗汗之圣药，脉细数者，尤宜。若盗汗甚者，亦加麻黄根五分、龙骨五分。若盗汗微而本证甚者，但主以本证药兼此，如证增减，自捷影响。

附诸方

▌ **当归六黄汤** 治盗汗之圣药。

川当归身一钱五分，补血养血，生血行血，止阴虚盗汗，故用生地黄、黄芩佐之，不绝生化之源，要之血药不容舍此 **黄柏**蜜炒，一钱，泻肾火，救肾水，滋阴降火，止盗汗者 **生地黄**砂仁拌炒，一钱五分，阴微阳胜，相火炽强来乘阴位，日渐煎熬，须阴虚火证及盗汗者宜之，又佐当归之能 **熟地黄**一钱，补肾水真阴，补血养气，止盗汗 **黄芩**蜜炒，一钱，除腠理间热，养阴退阳，盗汗自止，又佐当归之用 **黄连**蜜炒，八分，润心肺止盗汗 **黄芪**蜜炒，一钱，实皮毛，益胃气，去肌热，泻肺火，除虚热，除肌中燥热，又治脉弦自汗，脉细自汗

上七[3]味，水煎，临卧服。

▌ **黄芪汤** 治喜怒惊恐，房室虚劳，以致阴阳偏虚。或发厥自汗，或盗汗不止，并宜服之。

黄芪蜜炒，一钱五分，如上 **白茯苓**去皮，一钱，保心镇惊，生津止汗 **熟地黄**一钱五

---

1 茹：菜。
2 十二：原作"十四"，据载药数改。
3 七：原作"六"，据载药数改。

分,治如上 天冬去心,一钱,保肺定喘润肌,为熟地黄之使 麻黄根八分,止汗 龙骨煅,八分,安肺敛汗 五味子廿粒,补肾生津,酸咸敛收之义 浮小麦一钱,止汗 防风一钱,止盗汗自汗 当归身一钱,治如上 甘草炙,五分,泻火补脾止汗

上十一味,止盗汗自汗之专剂,水煎,食远服。

牡蛎散 治诸虚,体常自汗,惊惕不宁。

牡蛎左顾者,煅,一两 黄芪蜜炒,一两 麻黄根一两 白术土炒,五钱 甘草炙,二钱五分 浮小麦百粒

体虚加白茯苓一两。

上为粗末,每五钱,滚白汤,临卧温服。

附宜食

猪心,若心虚自汗,同参芪煮食,甚妙。猪肾,止盗汗,产后蓐劳盗汗,煮粥食之。麦面止盗汗。豆豉止盗汗,为末,酒调服之。蒸饼每夜食一枚,止盗汗自汗。

附拙见治验

一书生患盗汗,每夜湿被数重,开帐其热气如雾上腾。余以当归六黄汤加减数十剂,略减二三分,未全愈。诊六脉伏沉,乃虚之极也,加人参七分,黄芪加至三倍,复以童便煮附子三分。一服热退,汗止一半,再服而汗证亦愈。

梦遗精滑

夫精者,血之粹者也。经曰:阳平阴秘,精神乃治,阴阳离决,精神乃竭。以肾水虚衰,心火妄动,致水不得宁,由是不约而妄遗矣。追溯其所自,因则有四,何也? 有梦交而遗者,以火动水沸,神驰精泄,此君不务德,乱命所致,法当君以养心宁神,佐以益肾而敛窍也。有下元虚弱,精神荡溢而遗者,此肾衰不摄,玉关无约,而精乃妄泄,法当君以补肾,佐以涩精也。有年壮气盛,久节房事,致经络壅滞而遗者,此久旷精满而溢,惟得泄而自平也。有情动于中,所愿不遂而遗者,惟通其情而自止,即勿药可也。四者之中,惟梦遗最酷,盖劳神而复脱其精,痰火之机,多肇于此,可例视乎!

圣谓营气之粹者,化而为精,聚于命门。命门者,精血之府也。经曰:男子二八而阳精升,约满一升二合;养而充之,可得三升;损而丧之,不及一升。谓精为峻者,精非血不化也;谓精为宝者,精非气不养也。故血盛则精长,气聚则精盈,譬则海水之潮,亦由天地间之阳气鼓舞。所以气、血、

精三者,同源而异流,殊途而同归者也。《期嗣真诠》[1]亦曰:精即血成。试以精置盘中,以盐点之,一宿即化而为血,岂非返本还元之义与?愚谓血之为精,犹朱砂中之取汞也,法置砂入鼎中,以火迫之,其汞乃出。夫妇交媾,必动淫火,而精乃泄,故丹家以汞铅譬之精血,正此义耳。然精固营之粹者,而其肾中一点真水,则胎于无极,生于太极,有形有质,难成易亏,男女均有此物。所以男女过欲,皆能致水亏,而成阴虚火动之证,其义可见矣。所谓二八而精满者,无乃饮食厚味之液所变之,浊阴澄秘者,复藉肺气输归于肾。若酒之挽水然,必藉本醇[2]之气味,乃能充盈。故富贵之人,虽纵淫酒色,未尝一一而成痰火之病。盖以日食荤浓之味,故输化之精亦多,虽频泄亦未即竭。若夫天一之真精,则父母先天所成,为人身之至宝,可频而妄泄乎!倘无厚味精液之助,犹酒之真醇,可频费而妄耗乎!若藜藿如膏粱之纵欲,其有不病者亦鲜矣。况梦遗一证,于纵欲劳神,遂致坎离不交,水火未济,劳神夺精,心不御神,肾不摄精,心神荡溢。由是一梦而遗,其酷于诸遗者以此,法贵泻南方,补北方,益真火,壮真水,庶得病情之奥。

遗精主方

治心神不足,夜多淫梦,火伏水中,水不得宁,一梦即遗者。此心肾不交,水火未济,实痰火之肇端也,宜此主之。

人参取清河的,五分 白茯神去木,一钱 熟地黄一钱,忌铁 山茱萸取肉,一钱 肥远志去心,一钱 淮山药一钱 五味子十五粒 酸枣仁微炒,一钱 肉苁蓉酒洗,去甲,一钱 补骨脂微炒,八分 芡实肉一钱 莲花须五分 鲜知母去毛,淡盐水炒过,一钱 覆盆子一钱 麦冬去心,一钱

上十五味作一剂,空心服。乃养心血,宁心志,益神气,补肾精,泄肾火,固玉关之专品,此药不燥不寒,不妨肺肾,不助阴火,诚痰火之王道也。

若梦遗甚者,必专服之。若更遗甚者,或入金樱膏同服,或加牡蛎,或加龙骨。若脉实数弦长,或涩数而细,此不受补者,去人参、补骨脂,加当归、生地黄、黄柏、芡实末。每两入龙骨一钱五分,或用金樱膏糊丸,间服水陆二仙丹,此标本并治之药也。

附诸方

▎ 龙齿补心汤 治诸不足,血虚潮热,心神惊怖,睡卧不宁,盗汗梦遗,

1《期嗣真诠》: 即袁了凡《祈嗣真诠》。
2 醇: 古同"醉"。

小便赤浊，烦躁不安等证。

龙齿煅研，一钱，以本剂化服 人参五分 熟地黄一钱五分 川归身一钱 桔梗一钱 酸枣仁[1]微炒，研细 白茯苓去皮，一钱 白茯神去木，一钱 麦冬去心，一钱 绵黄芪蜜炒，一钱 远志取肉，八分 半夏曲八分 白术土炒，一钱 甘草炙，五分

原有枳壳、桂心，似不切病情，今摘之。

上十四味作一剂，入粳米一撮、姜引，水煎，空心服。

▌ 清心莲子饮

治发热烦躁，七情抑郁，小便白浊，或有沙淋[2]，夜梦走泄，遗沥涩痛，或赤或白。酒色过度，上盛下虚，心火上炎，肺金受克，故口干燥，渐成消渴，四体倦怠，男子五淋，妇人带下赤白，五心烦热，此药温中清心，养神秘精。

黄芩蜜炒，一钱，补膀胱寒及滋化源 麦冬去心，一钱，补心气不足，退劳伤客热 地骨皮一钱，益精气，泻肾火，退肝肾虚热，又去胞络中火 车前子一钱，养肝肺强阴，益精血，导小肠热，久服耐老轻身 甘草五分，泻火热，通九窍，利百脉，益精养气补脾胃 白茯苓一钱，补五劳及七伤，渗湿利窍 黄芪蜜炒，一钱，治虚劳自汗，补肺气，泻肺火心火，治丈夫虚损、五劳瘦弱，泻阴火，除虚热，补脾气 人参五分，补五劳七伤、虚损瘦弱，泻心肺脾胃中火邪，安精神，定魂魄，止惊悸，保中守神又御精 石莲肉去心，一钱，安心涩精，交心肾，安靖上下君相火邪

上九味作一剂，水煎，食前服。有热加柴胡、薄荷。

▌ 芡实丸

治思虑伤心，疲劳伤肾，心肾不交，精元不固，面无颜色，惊悸健忘，夜梦不宁，小便赤涩，遗精白浊，足胫酸疼，耳聋目昏，口干脚弱。

芡实取生肉，二两，益肾固精补脾 莲须一两，清心通肾固精 茯神去木，一两，止惊悸，又开心益志，安魂魄，宁乱神，秘精髓虚，而小便不利者，加而用之 山茱萸取肉，二两，补肾气，添精髓，止小便不禁[3]，养精气，取其味酸涩以收秘滑也 龙骨煅、研，五钱，治心腹鬼忤鬼疰，养精神，逐邪气，安心神，止夜梦鬼交、虚而多梦，益肾镇惊 五味子黑者，一两，治肾虚遗精 韭子五钱，益肾壮阳，止泄精，止虚劳梦泄 肉苁蓉一两，止精泄遗沥 熟地黄二两，填骨髓，生精血，补五脏，滋肾水真阴 紫石英火煅、研，五钱，益肝镇心 牛膝酒洗，去芦，二两，专治男子消阴、老人失溺，补中续绝利阴气，填骨髓，助十二经脉 枸杞子一两，补虚劳，益精气，滋肾润肺

上为末，酒煮，山药糊丸梧子大，每七十丸，淡盐汤下。

---

1 酸枣仁：无剂量，诸本同。
2 沙淋：原作"沙漠"，据星聚楼本改。
3 禁：原作"利"，据星聚楼本改。

▌心肾丸 治水火不既济,心下怔忡,夜多盗汗,便赤梦遗。

牛膝去芦、酒洗,二两 熟地黄二两,忌铁 肉苁蓉一两 菟丝子酒蒸,二两 鹿茸去毛、酥炙,一两 人参一两 黄芪蜜炙,一两 五味子一两 茯神去木,二两 山药焙,二两 当归身二两 龙骨煅,五钱 远志去心,一两

上为末,淡盐汤,另以山药末糊丸,梧子大。每七十丸,空心淡盐汤下。

附捷方

男子夜梦鬼交,精泄,巴戟天煎、丸,并良。

心虚梦泄,或白浊,白茯苓末,每服二钱。

虚滑遗精,白茯苓二两,缩砂五钱,为末,入盐二钱,精羊肉劈开,掺药炙食,以酒送下。

漏精白浊,小便数多,白茯苓、山药矾水煮过,等分为末,每饮服二钱。

心虚遗精,猪心一个批开相连,以飞过朱砂末掺入,线缚,煮熟食之。

梦遗减食,白色苦参三两,白术五两,牡蛎四两,为末,用雄猪肚一具洗净,砂罐煮烂,石臼捣和,药干则入汁,丸小豆大,每四十丸,米汤下,日三服,久服身肥食进,而梦遗立止。

肾虚遗精,北五味子一斤,洗净水浸,挼去核,再以水洗,核取尽,余味通置砂锅中,布滤过,入好冬蜜六斤,炭火慢熬成膏,瓶收五日,出火毒。每空心服一二匙。

固精强骨,金毛狗脊、白茯神、远志、莲肉、当归,等分为末,蜜丸梧子大。每五十丸,酒下。

遗精品类 有心虚、肾虚、湿热、脱精

▌心虚品类 清河参补五脏,安精神,定魂魄,又止惊悸,断淫梦,保中守神 远志利九窍,益智[1]慧,聪耳目,聪明不忘,益精气安魂魄,又益精补阴气,止虚梦遗 菟丝子添精益髓,补五劳七伤,鬼交泄精,肝脏风虚 莲须清心通肾固精 莲子心主遗精,或入朱砂末服 朱砂主心虚遗精,或入猪心煮食 紫石英补不足,定惊悸安魂,填下焦,止消渴,养肺气。手少阴、足厥阴血分药也,上能镇心,重可以去怯也;下能益肝,湿可以去枯也。生心血,养肝藏血。其性缓而能补,故心神不安,肝血不足者宜之 石莲肉补五脏不足伤中,益十二经脉血气。安心涩精,多食令人欢喜,交心肾,厚肠胃,固精气,强筋骨,补虚损,利耳目,除寒湿,赤白浊,女人带下、崩中、诸血病,安靖上下君相火邪 茯神心神惊掣,虚而健

---

1 智:原作"志",据星聚楼本改。

忘,风眩心虚,茯神治心病,然茯苓亦未尝不治心病也。赤入血分,白入气分

肾虚品类 巴戟天夜梦鬼交精泄 肉苁蓉五劳七伤,补中,涩益精髓,悦颜色延年,大补男子泄精血遗,涩女子带下阴痛 山药益肾气止泄精,为末酒服亦可 补骨脂主骨髓伤败,冷精流,或同青盐末服 五味子肾虚遗精,或熬膏常服 覆盆子安和五脏,补劳损,肾精虚竭,益肾脏缩小便 狗脊固精强骨益男子,或同远志、茯神、当归丸服 韭子宜肾壮阳,止泄精。为末酒服,止虚劳梦泄,或醋煮丸

湿热品类 半夏肾伏湿热不能管摄精血妄遗[1],与下虚不同,宜此。或用猪苓炒过,同牡蛎丸服 苏子梦中失精,炒、研末服 泽泻渗湿通淋,补阴不足 黄柏积热心松梦遗入片脑丸服 牡蛎梦遗便溏,为末,或入剂,或醋糊丸服 蛤蜊粉、烂蚬壳、田螺壳、真珠并主遗精。

脱精品类 芡实益肾固精,或同茯苓、秋石丸服 金樱子固精,熬膏,或入剂,或为糊丸服 益智仁治梦泄,或同乌药、山药丸服 山茱萸益精,安五脏,通九窍,止小便多,补肾气添精髓,止老人尿多,固秘精气,取其味酸以收滑 龙骨多痹泄精,小便泄精,同远志丸服,亦同苏子末服 龙齿安魂定魄,涩精镇惊 桑螵蛸男子虚损,昼痹泄精,或同龙骨末服 鹿茸男子腰肾虚,夜梦鬼交,精溢自泄,或末之酒服方寸匕,或煎酒饮 鹿角水磨服,或入药,止脱精梦遗。丸服,主妇人梦鬼交,鬼精自出 鳖甲治阴虚梦遗,或烧末酒服 白胶虚遗,酒服之 阿胶肾虚失遗,酒服 狗头骨灰梦遗,酒服

附宜食
鸡腒胵[2]、黄雌鸡、乌骨鸡、猪肾、猪心、獐肉、胡桃、樱桃。

附拙见治验
一书生梦遗精滑,世人多作肾虚,不效。予将清心莲子饮,加知、柏、龙骨、牡蛎、萆薢,或再加菟丝而愈。

一童子梦遗不止。予以二陈加减,除胃中湿痰,后以清心莲子饮,数服而愈。

一男子遗精白浊,口干作渴,大便中涩,午后热甚。用补中益气加芍药、玄参,加减六味丸而愈。

火病胁痛

夫左胁者,肝之部位也。窃见患痰火者,往往多左胁痛。此盖由性燥暴多怒,怒气伤肝,故作患也。丹溪云:左胁痛,肝火盛,有气实,

---

1 肾伏湿热不能管摄精血妄遗:原作"肾虚闭精血管摄妄遗",据大成本改。
2 腒胵:反刍动物或鸟类的胃。

有死血。右胁痛,有痰流注,盖右胁,乃肺之部位也。肝急气实,用苍术、川芎、青皮、当归之类。痛甚者,肺火盛,以当归龙荟丸姜汁下,是泻火之要药。死血用桃仁、红花、川芎,加以辛凉之剂治之。余治吾儒病痰火者,多见此症。由作文写字多以左胸伏桌,倦后尽力倚靠,暂不见伤,久则胁痛,乃胸前死血作硬也。于主方中加红花一钱,其效如神。再于熟药内,掺入童便、韭汁少许,搅匀温服,更效。右胁痛微者,即是痰流注并食积,每用盐煎散、顺气丸,辛温之剂以治也。又当论左胁痛、胃脘疼,妇人多有之。以忧思忿怒之气,不得条达,故作痛也。治妇诸疾,必以行气开郁为主,兼以破结散火,庶得机矣。语云:香附、缩砂,女人之至宝;山药、苁蓉,男子之佳珍,此之谓也。

左胁痛主方

当归 草龙胆 大栀子童便炒 黄连炒 黄芩各一两 大黄九蒸 芦荟各半两 木香一钱五分 黄柏一两 麝香五分

上为末,面糊为丸。一方性暴者,加柴胡、川芎、青黛,蜜丸。

附诸方

┃ 一香散 治右胁痛神效。

小茴香一两,炒 枳壳五钱,面炒

为末,以盐酒调服二钱。

┃ 加味二陈汤 治咳嗽胁痛。

陈皮去白 半夏姜汤泡 茯苓去皮 南星牛胆者佳 香附去毛,童[1]便炒 青皮去瓤 青黛 姜汁

各等分,煎服。

┃ 抑青丸 治右胁痛

黄连半斤,为末,蒸饼糊为丸服。

大端痰火之症,多患左胁痛。痛甚,至卧不可转侧者,乃肝经无叶,其叶已焦,多死不救。

附拙见治验

一人右胁痛甚,予诊其脉,六部带滑,此痰流注作疼也。遂用陈皮一钱,半夏制,七分,香附五分,童便炒,大腹皮洗,五分,苍术浸,五分,厚朴姜炒,五分,枳壳三分半,片子姜黄四分,神曲炒,五分,麦芽炒,五分,服数剂而愈。

---

1 童:原无,据大成本补。

惊悸怔忡健忘

惊者，心卒动而不宁也。悸者，心跳动而怕惊也。怔忡者，心中躁动不安，惕惕然如人将捕是也。多因富贵而戚戚，贫穷不遂所愿而成。健忘者，陡然而忘其事，尽心力，思忖不来，为事有始无[1]终，言谈不知首尾。三证病同而名异，其原皆属心血虚。盖心无血养，如鱼失水，惕然而跳跃也。时作时止者，痰因火动，瘦人多是血虚，肥人多是痰饮。法宜先养心血，理其脾土，亦当幽闲安乐，制其忧虑，远其七情六淫则自安矣。《素问》云：东方青色，入通于肝，其病发惊骇。又云：脾移热于肝，则为惊衄。仲景云：食少饮多，水停不下，甚者则悸，微者短气。又云：五饮停蓄，闭于中脘，最使人惊悸。又云：因有大事所惊而成，名曰心惊胆寒，病在心胆经。其脉大动，其动如豆，动摇无头尾是也。丹溪云：病自惊而得者，则神出其舍，舍得液则成痰也。血气入舍，则痰拒其神，不得归焉。黄帝问曰：胃足阳明之脉病，恶人与火，闻木音则惕然而惊。闻钟鼓不为动，何也？岐伯曰：阳明者，胃脉也；胃者，土也。故闻木音而惊，土畏木也。又曰：痰饮惊悸属脾土。凡火病吐血盗汗后，多见此症，故并附之。

惊悸怔忡主方 即补心汤

当归一钱 白术八分，壁土炒 陈皮五分，去白 白芍五分，炙 生地七分 远志五分，去骨 石菖蒲六分 麦冬七分，去心 酸枣仁五分，略炒 甘草三分半 黄柏三分，童便炒 知母五分，童便炒 茯神五分，去木

虚极者，加人参三分。又一方加柏子仁、北五味，水煎服。

朱砂安神丸

朱砂三钱，水另研 黄连酒洗，六钱 甘草炙，二钱半 生黄一钱半 当归二钱

上为细末，蒸饼为丸，如黍米大。每服三五十丸，临卧津液下。

附名医治验

林学院历官海南地方，有一子甚聪敏，居常喜食海蛤，每食必设。至十八年，忽面色顿青，形体瘦削，夜多惊悸，皆谓痨瘵，百疗不瘥。遂召杜诊之，杜曰：非病。何以知之？盖虽病削面青，精神不减。问秀才平日好食甚物，曰：多食海南中味。杜曰：但多服生津液药，病当自愈。如是经两月，颜色渐红润，夜亦无惊。学士延杜问曰：愿闻此病

---

1 无：原作"有"，据星聚楼本改。

所以。杜曰:《素问》云:盐发渴,乃胜血之证[1]。今既去盐,用生津液之药,人且少壮,血液易生,而色渐红润,此疾去乃安矣。众医以为痨瘵,非其治也。

卫德新之妻,旅宿楼上,夜值盗劫人烧舍,惊坠床下。自后每闻有响,则惊倒不知,诸医作心病治之,皆无效。戴人见而断之曰:惊者,为阳从外入也;恐者,为阴从内出也。惊者,为自不知也;恐者,为自知也。足少阳胆经属肝木,胆者敢也,惊怕则伤胆矣。乃命侍女执其两手,按于高椅上坐,当面前下置一小几。戴人云:娘子当视此,一木猛击之,其妇人大惊。戴曰:我以木击几,何必惊乎? 伺少停,击之,惊少缓。又须臾,连击三五次。又以杖击门,又遣人击背后之窗,徐徐惊定[2]。卫叹曰:是何治法? 戴人曰:惊者平之,平者常也,常见必无惊。是夜使人击其门窗,自昏暮达曙,熟卧不闻。夫惊者,神上越也,从下击几,使之下视,所以收神也。一二日,虽闻雷亦不惊。

---

1 盐发渴,乃胜血之证:《素问·异法方宜论》提到"鱼者使人热中(里),盐者胜血,故其民皆黑色疏理"。
2 定:原作"走",考此段摘自《儒门事亲·内伤形》,其书中作"定",从之。

新刻痰火点雪卷之二

豫章儒医　应圆龚居中　著
吉州　教甫王守训　校

火病结核

夫结核者,相火之所为,痰火之征兆也。凡人病此,不知预治,鲜有不致危者,何也?盖以肾水先亏,相火随炽,熏迫津液,凝聚于皮肤之下,肌肉之上,似痈非痈,不红不肿,不甚痛苦,久而乃溃,人多怠忽。其为证也,初或寒热似疟,形容渐悴,久则肌肉渐消,咳嗽失血,而其潮汗遗滑等证,蜂集见焉。治之之法,亦必益水清金,滋阴抑阳,兼以开结理气之品,务使水升火降,津液流通,核消块散,庶无后虑矣。倘因循失治,致于肌肉脱尽,形体尫羸,块腐核烂,势若坏都,可复御乎,慎之慎之!

圣谓结核之由,与疮疡痈毒之类大异,倘误治之,为害匪细,何则?经曰:诸痛痒疮疡,皆属心火。以其心火迫血而成,此实证也。治法:未溃者则宜凉血解毒,或以苦寒驱毒之药攻下;已溃者则宜排脓内托,脓成毒解则愈。若夫结核,由治不然。盖始于真阴先竭,相火燔蒸,熏迫津液,拂结凝聚,日积月累乃成,故久而不溃,此虚证也。初无痰火诸证,形体如故,而但见核者,惟在开结降火,消痰理气,核消结散则已。犹火迫卤而为碱,得水浸润复解之义。若初犹豫怠忽,致诸核遍溃,形体消瘦,则潮汗遗血,自是蜂起矣。此盖阴虚之极,相火益炎,所以孤阳愈急,而微阴亦自难遂。故气散血聚,以致诸核遍溃,或无完肤者有之。当此之际,治必本而标之,乃曰圆神。法以清金益水为君,益阳养阴为佐,开结降火为使,必使水升火降,津液流通。溃者敛而结者散,庶亢害承制,五脏气平,是犹寒谷一枝,而嘘阳和之一律也。倘以苦寒峻攻,或以疮疡例治,是犹渴饮鸩,宁不促其毙乎?大抵瘰疬、痰核、马刀,皆少阳胆气应逆,相火燔蒸;治必开结疏利,令胆气通畅,结自解矣。

结核主方

治相火迫聚,津液凝结成核,或绕项夹耳,或循胁肋,不红不肿,不作脓者,谓之痰核,此痰火之机,急宜消散。初无痰火之证,但见核者,宜此主之。

玄参忌铁,一钱五分,滋阴降火,为消核之要品　桔梗一钱,为舟楫之药　连翘带子,一钱五分,开结降火　射干去根,一钱,消瘰散结　黄芩酒炒,一钱,清金降火　海藻

海带　昆布水洗,各一钱,并咸以软坚　蒲公英一钱,散颈项结核　白僵蚕炒,一钱,去风消核　紫背天葵干者,一钱,消瘿散核之要药　夏枯草干者,一钱,消核散块　甘草一钱,泻火缓急　薄荷八分,清上消热　贝母一钱,清痰消核解毒　天花粉一钱,消核清热　牡蛎火煅,一钱,颈项核用茶引之,胁下核以柴胡引　气壮体实者,加酒炒大黄一分。

上十七味,皆消核之专品,作一剂,水煎。食后入姜汁、竹沥同服。

若核在颈侧胁胁少阳之分,加柴胡八分;在头项太阳之分,加羌活五分。

又结核主方

治结核已溃,而有痰火诸证者,宜此主之。

玄参忌铁,一钱　桔梗一钱　沙参一钱　连翘带子,一钱　知母蜜炒,一钱　贝母八分　天门冬去心、皮,一钱　麦门冬去心,一钱　陈皮去白,一钱　甘草八分　海藻　海带　昆布各洗,一钱　白茯苓去皮,一钱　柴胡八分　黄芪蜜炒,一钱

上十六味作一剂,水煎。食后服,仍看核结何分,加引。

若气虚脉微缓者,加人参五分。他证悉如前痰火主方例增减。

附诸捷方

痰瘤结核,大者如拳,小者如栗,用南星研末,醋调作饼贴之,或以艾炷于上,日灸三五壮。惟使温散,勿使过热伤皮,后不便灸也,良验。

消核散结,用大蒜同食茱萸捣涂。

枕后脑痹痰核,用浮石烧研,入轻粉,油调涂,或以百合同蓖麻仁研涂。

消痰核,用夏枯草煎膏贴之,数日立消。

治结核、瘰疬、瘿瘤神方,用海带、海藻、昆布、海螵蛸、海石各一两,紫背天葵晒干二两,夏枯草晒干二两,连翘带子二两,贝母一两,桔梗一两,天花粉一两,皂夹刺五钱,俱为细末,炼蜜为丸梧子大。每食后,滚白汤下百丸。

肺痿肺痈

夫痿之与痈,固皆肺病,然溯所由,则有异矣,何也?痿则火郁气虚而肺燥;痈则火迫血热而肺溃。二者较若苍素,治宁得无异乎?盖肺体清虚本燥,主乎气。金气清肃,则一呼一吸之间,脏腑经络,四体百骸,无往不之,而其动静之为,靡不藉以司用。今也火郁邪壅,致金体燥烈,肺气虚微,

而敷运佈[1]息,亦自衰弱,不能充盈百脉,乃使筋骨痿軃[2],由是而痿病作焉。故经曰:肺伤善痿。然金体既伤,叶亦焦枯,而其息亦不利。息既不利,则火邪无从以泄,郁遏蒸熏,致咯咯[3]咳嗽,血渗妄行,必云门、中府隐痛,咳而喉腥,脉数而虚,以此为验,乃曰肺痿,证与痨瘵彷彿。治当君以养气,佐以清金,而兼痰火之法,则善矣。

至于肺痈,由则不然。或始于风寒袭肺,不即消散,致金气壅遏,而复饮酒,若火添油,火迫血聚,灼而为痈。或素沁酒恣欲,致水亏、火炽、金伤,热迫血聚,结而为痈,种种之因又当晰辨。证必咳而烦满,心胸甲错,口啖生豆不腥,脉数而实,以此为谛,故曰肺痈。始则咳血,溃久则腐化为脓。《脉诀》云:疮浮酒灌穿,正此谓也。法当君以排脓凉血,佐以保肺清金。吴氏所谓肺痈当凉其血,肺痿宜养其血,盖亦得其旨矣。

肺痿主方

治肺痿久咳,咯吐脓血,寒热自汗,脉来弦长紧实有力者。此火郁内实不受补者,此主之。

知母去毛,蜜炒,一钱,清金益肺,降火滋阴,久咳肺痿 黄芩蜜炒,一钱,主肺痿咳嗽,脓血喉腥 麦门冬一钱,清肺,治咳唾脓血 天门冬去心皮,一钱,保肺气不被热扰,定喘促而令气清 沙参一钱,清肺热治久咳肺痿 五味子廿粒,益水敛肺清金,火嗽必用之药 阿胶蛤粉炒成珠,一钱,止肺痿唾血 桔梗一钱,清肺气利咽喉,为肺部引经药也 甘草五分,治肺痿脓血 防己一钱,治肺痿脓血 茯苓去皮,一钱,益气利窍 淡竹茹一团,清金止烦,消痰解热 王瓜子炒,一钱,清肺热,消脓血 瓜蒌仁炒,一钱,润肺化痰止咳

上十四味,作一剂,水煎服。临服入竹沥、童便。

又主方

治阴虚久咳,肺痿脓血,骨蒸盗汗梦遗等证,脉来芤而虚大,或濡缓有力者,宜此主之。

人参高丽者,五分,消痰,治肺痿、久咳、咯血 天门冬去心,一钱,治肺痿、咳涎、不渴 款冬花八分,治劳嗽、肺痿 麦门冬去心,一钱,清肺止咳 五味子廿粒,清金益肾敛肺 瓜蒌仁炒,一钱,治同前[4] 沙参一钱,清肺热,治肺痿 蛤蚧一钱,治劳嗽、肺痿、脓血、传尸骨蒸 阿胶炒,一钱,补肺气,止咳嗽,消脓血 知母去毛蜜炒,一钱 贝母一钱,消痰止咳,治肺痿 黄明胶炒,一钱,止肺痿,消脓血,止咳嗽 黄芩蜜炒,一钱,治肺痿、咳嗽、喉腥 甘草五分,治肺痿,吐脓血

---

1 佈:同"布"。

2 軃(duǒ):下垂,同"軃"。

3 咯咯:诸本同,疑为"咯唾",形近而误。

4 治同前:星聚楼本作"治风痰"。

上十四味作一剂,水煎,食后服。

肺痈主方

治肺痈,咳嗽脓血,咽干,便涩,咳而烦满,心胸甲错,服生豆不腥者,宜此主之。

桔梗二钱,排脓养血,补内漏 苇茎即荻梗,二钱,治肺痈,咳嗽烦满,脓血臭秽 薏苡仁二钱,治肺痈脓血 橘叶五片,治肺痈吐脓血 柘黄一钱,治肺痈 夜合树皮一钱,治肺痈吐浊水 蛤蚧炒,一钱,治肺痈脓血 甘草五分,瘰痈并宜治 麦门冬去心,二钱,清肺热,止咳嗽 天门冬去皮、心,二钱,保肺气清肺热 紫菀茸一钱,止喘悸,疗咳唾脓血 升麻五分,消热肿,解热毒,发散疮痍 贝母一钱,止咳清肺,消肺痈,排脓清血 天花粉一钱,止渴生津,清肺愈咳

上十四味,皆治肺痈之专品,作一剂,水煎,食后服。

若日久,脓血吐多不愈者,属血虚,加熟地黄、当归、阿胶。久咳不愈,加五味子。

附诸方

▌ **知母茯苓汤** 治肺痿咳嗽,气喘不已,往来寒热,自汗。

知母去毛,蜜炒,一钱 茯苓去皮,一钱 五味子廿粒 人参五分 柴胡去壳,一钱 甘草五分 薄荷一钱 阿胶炒珠,一钱 桔梗一钱 黄芩蜜炒,一钱 麦门冬去心,一钱 款冬花八分 原有白术、半夏、川芎,今摘之。

上十二味,姜引,水煎服。

▌ **人参养肺汤** 治肺痿咳嗽,多痰有血,午后潮热,声嘶。

人参五分 阿胶炒,一钱 贝母一钱 杏仁去皮,八分 桔梗一钱 茯苓去皮,一钱 桑白皮蜜炒,一钱 枳实土炒,八分 甘草五分 柴胡去壳,一钱 五味子廿粒

上十一味,作一剂,姜枣引,水煎,食后服。

▌ **人参平肺散** 治心火克肺,传为肺痿,咳嗽喘呕,痰涎壅盛,胸膈痞[1]满,咽嗌不利。

人参五分 青皮一钱 茯苓一钱 天门冬去心、皮,一钱 陈皮去白,一钱 地骨皮一钱 甘草五分 五味子廿粒 知母去毛,蜜炒,一钱 桑白皮蜜炒,一钱

上十味,姜引,水煎,食远服。

▌ **桔梗汤** 治肺痈,咳嗽脓血,咽干多渴,大便难,小便赤涩。

桔梗一钱 贝母二钱 薏苡仁二钱 桑白皮蜜炒,一钱 当归一钱 枳壳土炒,一钱 瓜蒌仁炒,一钱 防己一钱 黄芪蜜炙,一钱 甘草五分 杏仁去皮、尖,八分 百合一钱

---

1 痞:原作"疮",不通,据《仁斋直指方论》改。

上十二味,姜引,水煎,食后服。

附诸捷方

肺痿吐血咳嗽,用鸡苏末之,米饮服。

肺痿咯血,防己、葶苈末之,糯米汤服。

久嗽肺痿,寒热烦闷,多唾,甘草末、童便调服。

骨蒸肺痿,不能食,芦根、麦门冬、地骨皮、茯苓、橘皮,姜煎服。

肺痿吐涎沫,头眩,小便数而不咳,肺中冷也。甘草、干姜煎服。

肺痿吐血,王瓜子炒研服。

老小肺痿,咳臭脓,竹沥日三五次。

肺痿气急,寒热面赤,甘草末、童便调服。

肺痿气虚,人参末、鸡子清调服,能消痰益肺。

肺痿咳涎不渴,天门冬捣汁,入饴酒、紫菀末,丸服。

肺痿咳血,瓜蒌仁、乌梅、杏仁末之,猪肺煮,蘸食之。

劳嗽肺痿,款冬花、百合末服。

胸满振寒,咽干吐浊唾久,久吐脓血,桔梗、甘草末服,吐尽脓血愈。

肺痿咳嗽,烦满,心胸甲错,苇茎、杏仁、瓜瓣、薏苡煎服,吐脓血愈。

肺痈咳脓血,薏苡仁水煎,入酒服,醋煮服。当吐血出。

肺痈,用橘叶捣汁一盏服,吐出脓血愈。

肺痈不问已成未成,以栀黄一两,百草霜二钱,糊丸。米饮服三十丸,甚捷。

肺痈唾浊脓,夜合皮水煎服。

附宜食诸物

羊肺,久咳肺痿,同杏仁、柿霜、豆粉、真酥白蜜炙食。

羊脂髓,肺痿骨蒸,同生黄汁、生姜汁、白蜜炼服。

猪肺,肺痿脓血,煮熟蘸薏苡末食。

鲫鱼,肺痿咳血,同羊肉、莱菔煮食。

猪胰,和枣浸酒服。

鹿血,酒服。

火病寒热

夫寒热者,谓恶寒发热,或倏寒而倏热也。有外感、内伤、火郁、虚劳、疟疾、疮疡、瘰疬诸证。若外感风寒者,以邪气在表,法当散之。半表者,和解之。火郁者,则发之。疟病寒热者,初则解之,久则截之。疮疡瘰疬寒热者,以外科法治之。惟虚劳内伤,时寒时热者,非阳虚则阴弱也。阳气虚,则阴往从之,以阴乘阳分,故恶寒也;阴气虚,则阳必乘之,以阳乘阴分,故发热也。此阴阳自相戕贼为病,亦非邪之所为。虽有寒热,无乃阴虚阳弱所发之标,惟治其本,则标自蒇矣。若欲妄治,以温胜寒,则阴火有妨;以寒攻热,则脾胃愈弱,虚虚实实,咎将谁归?

凡内伤寒热,本属虚象,难可主方。惟考切于寒热之品赘之,以俟同志者采而用焉。

和解之品

甘草炙,主五脏六腑寒热邪气,凡虚而寒热者倍之　知母蜜炒,肾劳憎寒烦热,便溏胃弱者忌之　丹参虚劳寒热　黄芩蜜炒,寒热往来及骨蒸劳热　秦艽　当归　白芍　川芎并主虚劳寒热　鳖甲骨中寒热、肌体寒热欲死,作汤良

补中清热之品

黄芪蜜炒,虚劳寒热　沙参　白术土炒,并主寒热、益气和中　桔梗除寒热,利肺气　麦门冬去心　天门冬去心、皮　山药并治肺虚寒热　茯苓去皮　酸枣仁微炒,研　山茱萸并治心虚寒热

痰火潮热

夫潮热无时为外感,潮热有时为内伤。盖内伤发热,是阳气自伤,不能升达,降下阴分而为内热,乃阳虚也。故其脉大而无力,属肺脾二经病。阴虚发热,是阴血自伤,不能制火,以致阳气升腾,乃阳旺也。故其脉数而无力,属心肾二经病。总之,不过七情、饮食、色欲所伤,而阴虚火动故也。治宜养血健脾,以治其本;降火清心,以治其标。若妄用银柴胡、胡黄连之类,以消其肌肉,而死者必矣,诚可哀哉!

愚谓痰火之热,多作于子午。不爽其期者,盖火病至于发热,则相火四起,天君失令,必有梦遗盗汗骨蒸等症。其心火一动,则移热于小肠,小肠乃丙火之腑,丙火旺在午,小肠系络于肾,肾虚则便浊,乃小肠火动,故宜午后作热也。至子而退者,盖丙火绝在子,心经之火至此时而退。今患痰火者,多在二十以内,少年之士,血气虽亏,而日间饮食,尤易生津液,津液乃注于膀胱者也。膀胱号为水曹,壬水又旺在子,水旺则火自灭,而热宜至此时而退矣。明医于此,能泻小肠之火,清心经之热,补肾之水,兼生膀胱津液,加以患者善于保养,即重病可痊。苟医家不谙经络生旺,妄投退热之剂,患者不爱性命,仍前消耗真精,即以日间饮食所生津液,犹以杯水而救车薪之火也。热将日甚,病将日增,即再世岐黄,亦难救矣。

潮热主方

治阴虚症发于子午后,其脉浮细而数。

大当归取肥润者,五分,酒洗,养血滋阴,补肾除热 **大川芎**取重白者,五分,养新血疗劳损,调阴虚潮热 **熟地黄**取怀庆者,六分,治阴虚潮热、相火炽强 **杭白芍**纸包、煨过,七分,补劳退热除烦,安脾调荣卫,生新血,泻肝火 **鲜知母**去毛、童便炒,七分,止嗽而骨蒸退,清金降火有功 **厚黄柏**去皮,童便炒,七分,泻肾火,救肾水,滋阴降火,清热有功 **地骨皮**去骨、水洗,七分,地为阴、骨为里、皮为表,泻血分之火,退阴分之热,又治有汗骨蒸,益精止渴 **牡丹皮**取香白者,去骨,七分,泻阴中之火,疗无汗骨蒸,又补心肾,治神志不足,疗瘀而留肠胃不散

上八味作一剂,灯心为引,半空心服。

如内伤色欲,阴虚发热,便硬能食者,去地骨皮、丹皮,加前胡、贝母、杏仁。如房劳思恐伤肾,阴虚,口中有味,夜热昼轻,去地骨皮、丹皮,加黄芩、童便、龟板。

附诸方

▌ **青阳降火汤** 治男妇咳血,子午二潮,脉沉数。

山栀仁八分,童便炒 知母一钱,乳蒸 黄柏盐水蒸,八分 青皮去穰,八分 橘红五分 丹参九分 麦门冬去心,四分 沙参一钱,童便蒸 茜根九分 姜一片 茅根一撮

水煎,空心服。

▌ **滋阴降火汤** 治男妇痰中带血,五心潮热,午后阴虚火动,脉浮而数。

知母乳蒸,一钱 黄柏童便蒸,九分 甘草三分 黄芩酒蒸,四分 麦门冬去心,四分 龙胆草童便蒸,四分 白马骨头用酥油三分,炙至一钱四分止 黑玄参四分 丹参一钱 姜一片 茅根一撮

水煎,对[1]童便,空心服。

▌ **朱雀丹** 治男妇腰背痛,午后发热,自汗,脉洪浮。

沙参童便浸,晒干 栀子仁童便蒸 知母乳蒸 天门冬去心 黄柏童便蒸 何首乌乳蒸,以上各一钱 甘草三分 姜一片

水煎,空心服。

▌ **逍遥散** 治妇人血虚烦热,月水不调,痰嗽潮热,有汗俱宜。

当归酒洗 白芍酒洗 白术土炒 白茯苓各一钱 柴胡七分 甘草炙,五分
上六味,用煨姜一片,薄荷少许,同煎服。

若潮热兼咳者,加桑皮、贝母、知母、桔梗、麦门冬;若潮热兼咳血者,加生地黄、炒栀子、牡丹皮;若潮热兼呕吐者,加陈皮、半夏;若潮热兼嘈

---

1 对:掺和。

杂,加姜炒黄连。

茯苓补心汤　治妇人虚劳,热嗽无汗。

当归酒洗　川芎　白芍火煨　熟地黄忌铁　陈皮去白　半夏滚水泡过　白苓　枳壳　桔梗　前胡　干葛　紫苏各七分　人参　木香各五分　甘草三分

上十五味,姜、枣煎服。

附捷方

虚劳客热,枸杞根为末,白汤调服,有痼疾者勿服。

虚劳发热,柴胡、人参各三钱,姜、枣同水煎服。

阴虚发热,麦门冬、竹茹、灯心,时常煎服。

子午潮热,黄柏、知母、地骨皮、麦门冬、灯心、竹茹、木通、北五味,等分制过,煎服。

附拙见治验

一人痰火作热,烦躁不安,此气随火升也。予用滋阴降火汤,加酸枣仁、炒山栀、黄连、竹茹、童便同煎,数服而愈。

痰火骨蒸

夫骨蒸者,病人自觉骨髓中蒸热,扪之皮肤肌肉,则无热也。以其火伏于水,燔烁真阴,煎熬骨髓,是以有此酷证见焉。然病固火之所为,而其治亦不可直折,惟滋阴抑阳,以水胜火。如四物、知、柏、玄参、地骨、丹皮之属,从治可也。若以苦寒正治,以伤其脾,则肌肉日消,黄粱之境路岂赊乎? 哀哉!

圣谓火病骨蒸,真阴亏之极矣。以火伏水中,热侵骨髓,是根本伤而于及枝叶矣,可长茂而不稿乎? 夫水之与火,相背而不相得者也。以水沃其火则灭,火烁其水则枯,然以火置水中反炽者,非龙雷之火可乎? 所谓龙雷者,谓[1]其不可水伏,不可直折。如龙潜大海,火光竞起,得水益燔,雷震虚空,烟焰并掣,以阴愈显。法惟参、芪、知、柏、玄参等味之苦甘温从治,庶几可遏,以温能除大热之义也。若以芩、连之苦寒正治,则阴火愈炽而脾土益亏,所谓谷神既去,何藉以生? 噫,病至于此不遇良工,若牵牛已至屠肆矣,自就死地,其得生者几希?

骨蒸主方

治骨蒸劳热,虚羸瘦悴,自汗盗汗,咳嗽诸血等证,脉来浮而芤濡虚大,弱细无力者,宜此主之。

---

1 谓: 原为"调",据星聚楼本改。

人参高丽者，一钱，补阳生阴　黄芪蜜炒，一钱，泻阴火，温能除大热之味　甘草炙，五分，主传尸骨蒸劳热自汗　知母去毛，蜜炒，一钱，忌铁，主骨蒸盗汗　秦艽去芦，一钱，主传尸骨蒸　玄参忌铁，一钱[1]，治传尸及邪气骨蒸　地骨皮一钱，治骨蒸烦热　酸枣仁盐微炒[2]，一钱，治骨蒸劳热　鳖甲醋炒，一钱，治劳瘦、骨间劳热，结实，补阴补气　乌梅三个，治虚劳骨蒸　牡丹皮去骨，一钱

按：十一[3]味前证之专品，证若参差，又复如证增损，不可拘泥。作一剂，水煎熟时，入童便一钟和服。

若自汗多者，加浮小麦一撮；若素有传尸者，入青蒿煎同服；若脉证不受补者，减参、芪，加归、芍、生地、二冬，咳嗽加贝母、瓜蒌、北五味；若骨蒸热甚而渴者，加火煅石膏一钱。牡丹皮手厥阴、足少阴经药，故治无汗之骨蒸；地骨皮足少阴、手少阳药，故治有汗之骨蒸。

附诸方

■ **经验五蒸饮**　治骨蒸热，神效。

茯苓洁白者，去皮，八分　人参清河者佳，五分，童便浸过　竹叶五分，水洗　葛根五分　生黄砂仁拌蒸，一钱　知母童便炒，八分　黄芩酒炒，一钱　石膏火煅，七分

用粳米二合，以水三钟，煎小麦二合，至二钟，去麦，以麦汤煎药至一钟，温服。随症加减于后，忌海藻、松菜、芜荑、米醋。

如实热，加黄芩、黄连、黄柏、大黄之类；如虚热气虚，加乌梅、秦艽、柴胡；如血虚，加青蒿、鳖甲、蛤蚧、小麦、牡丹皮；如髓蒸髓枯骨中热，加生地黄、当归、天门冬；如骨蒸齿黑，手足逆冷，疳食五脏，加鳖甲、地骨皮、生黄、当归、牡丹皮；如臀蒸肢细跌[4]肿，腑脏皆热，加石膏、黄柏；如胞蒸小便赤黄，加泽泻、茯苓、生黄、沉香、滑石。

凡此诸症，皆热病后，食肥甘油腻，房事饮酒，犯之而成，久蒸成疳，死期迫矣。

■ **滋阴至宝汤**　治妇人骨蒸潮热，或喘嗽盗汗，或泄泻腹痛，体疼，或烦渴肢瘦。

当归酒洗，八分　白术土炒，八分　白芍火煅，八分　白苓乳蒸，八分　陈皮去白，八分　知母蜜水炒，八分　贝母去心，七分　香附童便炒，七分　地骨皮去骨，八分　薄荷去梗，五分　麦门冬去心，八分　柴胡酒炒，五分　甘草三分

1　一钱：原无，据星聚楼本补。
2　盐微炒：原作"微炒"，据星聚楼本改。
3　十一：原作"十二"，据上文改。
4　跌：原作"铁"，据星聚楼本改。

煨姜_{三片,同煎。}

附捷方

急劳发热,身体酸疼,用秦艽、柴胡各一两,甘草五钱,为末,每三[1]钱,白汤调下。

虚损骨蒸,用天灵盖如梳大,炙黄,以水五升,煮取二升,分三服,起死回生也。

骨蒸咳嗽,多睡劳乏,呕逆痰壅,以苦耽即灯笼草捣煮服之。

骨蒸烦热及一切虚劳烦热,并用地仙散。地骨皮二两,防风一两,甘草半两。每用五钱,生姜五片,水煎服。

虚劳苦渴,骨节烦热,或寒热,用枸杞根白皮切五升,麦门冬二[2]升,小麦二升,水二斗,熬至麦熟去渣。每服一升,口渴即饮。

骨蒸发热,雄黄末一两,入童便一升,研如粉。乃取黄理石一板,方圆一尺者,炭火烧至三食顷,浓淋汁石上,置薄毯于上,患人脱衣坐之,衣被围住,勿令泄气,三、五度瘥。

骨蒸劳病,外寒内热,附骨而蒸也。其根在五脏六腑之中,必因患后得之,饮食无味,或皮燥无光,蒸盛之时,四肢渐细,足跗[3]肿起。石膏十斤,研如乳粉,每水服方寸匕,日再,以身凉为度。

小儿骨蒸,体瘦心烦,天灵盖酥炙,黄连等分研末。每服半钱,米饮下。

附拙见治验

一监生之子,年十六岁,患骨蒸劳热。召予诊视,六脉微数,乃阴虚火动也。余用滋阴降火汤,加地骨皮、柴胡,水煎,童便同[4]服。数剂热略退,后每剂加炒黑干姜三分,全愈。

附虚劳骨蒸宜食诸品

鳗鲡鱼,治传尸痊气,劳损骨蒸,劳瘦宜以醇酒煮食之。

鳖肉,益气,补不足,若骨蒸潮热,咳嗽,宜前胡、贝母等药或丸服。

慈乌,补劳治损,止咳嗽、骨蒸,以五味子淹食之。

啄木鸟,治骨蒸,取虫、研末,酒服之。

乌鸦,治损病咳嗽、骨蒸、劳疾,煅、研,酒服之。又治五劳七伤,吐血咳嗽,酿瓜蒌根煮酒日服。

---

1 三:星聚楼本作"五"。

2 二:星聚楼本作"一"。

3 跗:原作"跌",据大成本改。

4 同:原作"间",据星聚楼本改。

猪肚,治骨蒸热劳,四时宜食。

猪脊髓,治骨蒸劳伤,或同猪胆、童便、柴胡煎服。

猪肝,急劳、瘦悴、寒热,或同甘草丸服。

猪肾,治传尸痨瘵,或同童便煮食。

猪胆,治骨蒸劳极。

羊肉,骨蒸久冷,同山药作粥食,骨蒸传尸同皂角酒煮食,当虫出。

獭胆,传尸伏连殗殜,痨瘵虚汗,咳嗽发热,杀虫,阴干末服之。

人尿,滋阴降火,男女劳症,日服二次,骨蒸发热,以五升煎一升,入蜜三[1]匙,每服一碗,日二服。

人乳,补五脏,治瘦悴、虚损、痨瘵,或同麝香、木香服,或同胞衣服。

火病失音

夫失声之证非一,有痰壅、邪郁、肺痿、毒风、寒热、狐惑,舌强不语,肾虚喑痱,治法各从其类也。惟痰火声嘶,则与诸证大异,何也? 以水涸火炎,熏烁肺窍,金为火烁而损,由是而声嗄声嘶见焉。治法非苦寒降火,温燥消痰可复,惟益水清金则善矣。

愚谓言者心之声,声者肺之韵。肺体清虚,以气之鼓迫则鸣,犹钟磬之悬架。其内空虚,击之则鸣;内有污浊壅窒,击之则声哑而不明也。若自邪郁痰壅,肺痿、狐惑等因,则其声哑嗄。惟去其痰邪等病,即犹去钟磬之泥土浊垢,击之自鸣,复何哑乎? 若夫水亏火炎,金伤声碎者,则犹钟磬击损,欲其如故,须复铸之。所以痰火声嘶,其得全愈者鲜矣。既施益水清金之法,尤恐不迨,若更以苦寒妄治,虚虚之祸,岂不[2]旋踵而至哉!

利声诸品

桔梗除肺热,利咽喉 沙参补肺气,泻肺热,益肾 麦门冬清金益肾,利咽喉复声音 知母滋水清金 木通清心通窍,利声音 人参除肺热声哑 石菖蒲通心窍,发声言 诃黎勒治久咳失音,又同木通服,尤验 人乳 竹沥 姜汁 童便四味相合,顿温服,并治久咳失音 柿润声喉 槐花炒嚼,去风热失音。

附诸方

▌ 清音散　治失音声哑。

诃子三钱,半生半熟　木通三钱,半生半炮熟　桔梗三钱,半生半熟　甘草三

---

1 三:星聚楼本作"二"。

2 不:原无,据星聚楼本补。

钱，半生半熟

用生地黄捣烂，入药服。熟药内加童便三五匙，更效。

铁笛丸　治失音或不清。

当归一两，酒洗　生地黄一两，砂仁拌蒸　天门冬五钱，盐炒　黄柏一两，蜜炙　麦门冬一两，盐炒，去心　知母五钱，蜜水炒，去毛　白茯苓一两，去皮　诃子五钱　阿胶五钱，面炒　乌梅十五个　牛乳一碗　梨汁一碗　人参三钱，清河者佳，用童便浸去参毒

共为末，炼蜜丸如黄豆大，每服八十丸，诃子汤下，或萝白汤下。

附名医治验

内侍曹都使，新造一宅，迁入半月，饮酒大醉，卧地，失音，不能语。召孙至，诊之曰：因新宅故得此病耳，半月当愈。但服补心山药丸，治湿用细辛、川芎，月余全安。曹见上，问谁医，曰：孙兆郎中。乃召孙问曰：曹何病也？对曰：凡新宅壁上皆湿，地亦阴多。人乍来，阴气未散，心气素虚，醉后毛窍皆开，阴湿之气入而乘心，故不能语。臣以山药丸使心气壮盛后，以川芎、细辛去湿，所以能语也。

一人患火病声哑，医皆云不治之症。余诊右部脉洪而有力，且得咽未痛，询前所服，皆寒凉剂也。遂以天冬、麦冬、沙参、陈皮、贝母、玄参、天花粉、薄荷、桔梗、甘草、细辛少许、海粉、竹茹，数十剂而愈，声如故。间以蜜拌九蒸九晒陈槐花，令每睡时细嚼一片，随津液咽下，甚妙。

火病咽痛并附口舌生疮

夫咽之所以咽物，喉之所以候气。虽居上焦阳分，然有太阴少阴之脉络焉。人之一身，水升火降，无壅无滞，则咽自利，而喉自畅也。若夫土衰水涸，则相火蒸炎，致津液枯竭，由是而咽喉干燥，疼痛等证作矣。火病至此，实真阴失守，孤阳无根，冲浮于上，而乃至此，痰火诸证，孰酷此耶？所谓龙雷之火，不可水伏，惟滋阴抑阳，使水升火降，津液复回，而后可止。若以苦寒正治，则阴火愈炽，而脾土日败，犹渴饮鸩，立促其毙也。

圣谓咽喉诸症，有虚有实。若上焦风热，君火令人咽喉肿痛，或喉痹乳蛾，分属关隘，怆悴即能杀人，然皆失治所致。即至危际，外可施砭、焠、拔发、咬指、吐痰、嗜鼻等捷法，以治其标；内服翘、射、山豆根、牛蒡子根、鼠粘子等味，以拔其本，至剧地挽回者亦多。若夫痰火咽痛，则必诸症悉具，甚乃有此，何也？以脏败于及脉络，是根枯而槁及枝叶矣，可复荣乎？此盖阴火浮游，进退莫测，所以或痛或止，故非苦寒之可遏也。治亦不宜专

攻，但以主剂中倍以益阴之品，少增畅利之味，庶几得法。若以苦寒直折，则阴火愈炎，立见倾危也，慎之慎之。

利咽良品

甘草蜜炙，缓火，去咽痛。若肺热咽痛，同桔梗煎啜 **知母**蜜炒，泻肺火，利咽痛 **玄参**去无根之火，滋肾水，利咽痛 **麦门冬**去心，治虚热上攻咽痛

以上四[1]味，皆痰火咽痛两利之品。其山豆根、牛蒡子根、恶实子、射干皆苦寒专攻之剂，并所不宜。或以贝母、百合、诃子、槐花煎之噙咽；或以贝母、硼砂末之，吹咽，治标可也。

附诸方

甘梗汤 治喉疼，并声音不出。

桔梗二两，去头 **甘草**一两，略煨 **荆芥**五钱，去梗取穗

每服四钱，生姜三片引。

海上方 治喉痛生疮声哑。

白硼砂一钱 **孩儿茶**一钱 **蒲黄**六分 **青黛**一钱 **牙硝**六分 **枯矾**六分 **片脑**二厘 **黄连**五分 **滑石**一钱 **黄柏**五分 **寒水石**一钱

其为末，以苇筒吹末入喉，立效。

大温丸 治口舌生疮，服诸凉药不效者。

大附子童便煮一炷香 **人参**去芦，三分 **桔梗**一钱，去头 **生地黄**一钱 **蛤粉**五分 **玄参**七分 **升麻**四分

上七味，共为细末，炼蜜为丸，金箔为衣，薄荷汤下，神效。

附捷方

喉痹，语音不出。用李实根皮一片，噙口，更用李根皮水搽项一周。

喉痛，用倒滴刺根净汁，入些好酒，同研。滴入喉中，痛立止。又方用猪牙皂为末，和霜梅噙之。又方用茜草根一两，作一服，能降血中之火。

中气喉闭，急用白僵蚕捣筛为末，生姜自然汁[2]调下，喉立愈。僵蚕属火，而有土与木，老得金气而僵。治喉取其火中清化之气，以从治，散结滞之痰。

喉痹，取蛴螬虫汁，点在喉中，下咽即开。

咽肿，用土牛膝捣自然汁，和醋服之。本草云：土牛膝主血结及血块。

急喉痹，其声如鼾，痰在喉响，此为肺绝之候，急煎独参汤救之。服早

---

1 四：原作“五”，据上文改。
2 汁：原作“叶”，据星聚楼本改。

者十全七八，次则十全四五，迟则十不全一也。

咽喉痛，用诸药不效者，此非咽痛，乃是鼻中生一条红线如发，悬一黑泡，大如缨珠，垂挂到咽门而止，口中饮食不入。须用牛膝直根而独条者，洗净入好醋三五滴，入去则丝断珠破，其病立安。

喉风牙关紧闭，用焰硝一钱五分，硼砂五分，脑子二厘半，白僵蚕二厘，共为末。以竹管吹五分，入喉立愈。

附名医治验

押班都知潘元从，喉闭。急召孙志，于夹袋中取药末半吹喉中，少顷，潘吐出脓血，立愈。潘因赠金一百，愿求方以济非常之急。孙以其授之，用猪牙皂、白矾、黄连等分，新瓦上焙干为末，每用钱。因曰神方无价，安用以利易哉，遂不受所赠。

文潞公一日喉肿，因三日愈甚，上召孙治之。孙曰：病得相公判笔一管治，用笔尖点药入喉。孙遂藏针于笔尖，随手便刺，相公昏仆，左右惊愕。孙曰：非我不能救相公之急。须臾吐出脓血升余，旬日平复。见上，喜曰：孙真良医也。由是观之，喉痹以恶血不散故也。凡治此疾暴者，必先发散，发散不愈，次取痰，取痰不愈，次去污血也。

杨立之知广州，一日喉疼溃烂，饮食不进，命吏召吉老诊之，曰：不必服药，但食生姜一片，方可救也。其子有难色，以喉痛安能复食辛辣？立之曰：吉老神医，但食不妨。遂取一片食之，觉香味异常，渐食加至半斤余，喉肿顿消，饮食如故。召吉老而谢之，问病所以，吉老曰：相公平日多食鹧鸪肉，此物喜食半夏苗，盖中其毒也，惟生姜可解，故尔获效之捷。

火病泄泻

泄泻之证有五：脾、胃、大肠、小肠、大瘕是也。然溯其源，大概脾病湿渍所致，约其治，无乃健脾渗湿为先。若夫痰火病，此则属脾肾两虚，何也？盖肾衰不能摄，脾弱不能运，脾气虚，则阑门之气亦虚，是以不能泌别清浊，致水液渣滓混入大肠，故或溏而或泄也。法当君以实土，臣以益水，佐以清金，使以兜涩。所谓实土者，白术、白芍、山药是也；所谓益水者，故纸、五味是也；所谓清金者，五味、二冬、沙参是也；所谓兜涩者，诃子、肉蔻、莲肉、芡实是也。盖肾气实则自能摄，脾气实则自能运，金气清肃，自能施化矣。虽有外寒内热，饮食积滞，但宜解散消导，不可妄攻。盖攻邪则妨正，恐触涓涓之热，即未易遏。

愚谓泄泻一症，为亡阴脱液之肇端，痰火病此，犹败叶经霜，鲜不凋坠，何也？以阴虚故动火，而复以此亡其阴，则清阳之气益陷，相火之焰益炎，下而窘迫，上而咽疼，诸证蜂起矣。当此之际，欲实土则妨肺，欲清金则碍脾，医者宁不掣其肘乎！姑以敦土清金之品，末之为丸，徐徐缓服，此无伐天和之意。班固曰：有病不医得中工，正此谓耳。

<h2 style="text-align:center">泄泻主方</h2>

治痰火诸症悉具，倏而大便或溏或泄，此脾肾之气两虚，不能统摄运行，或由饮食内伤，风寒外袭，冲动其势，宜以此方主之。

山药微炒，一钱　人参高丽者，五分　白茯苓去皮，一钱　陈皮留白，八分　甘草炙，五分　五味子廿粒　贝母一钱　黄芪蜜炒，一钱　白术土炒，一钱　熟地黄一钱　白芍煨，一钱　麦门冬去心，一钱

上十二味，生姜三片，大枣五枚，浓煎。称熟徐徐缓服，不宜骤下。

若果伤谷食，但加炒麦芽少许，以消导之，然麦芽亦能软便，不可过多；若伤肉食，少加山楂；若伤面食，少加神曲；若因风寒直犯太阴，腹痛泄泻，本剂减地黄、麦门冬，加炒干姜一二分热服，外用炒盐帛裹熨之，更宜少饮汤水。

凡痰火之证，最宜便实，一见便溏，即当警省，用药亦须提防。如本剂有知母，味苦性寒，润下沉降，便软便溏者宜去之，不得已而用者，亦须姜汁熟炒。当归味虽甘温，然亦润下利便，用须减半；生熟地黄性寒滞泥，亦须姜汁蒸过；天门冬性味苦寒润利，便溏者亦须去之；其栀、芩、连、柏，并属苦寒，脾肾虚者，大所忌也。按魏氏曰：凡泄泻宜用丸药，盖土恶湿而喜燥，即用汤剂，亦须浓煎少服。盖汤者荡也，脾虚者所忌，以服下即行，不能久注胃中故尔。

<h2 style="text-align:center">附诸方</h2>

▎泄泻丸　治火病便溏，或泄，或下迫窘痛，或脾泄肾泄，并可主之。

白术土炒，四两　橘红留白，二两　白芍煨，二两　白茯苓去皮，二两　莲肉去皮、心，二两　芡实取生肉二两

腹痛后重，加木香二钱；久泻加肉蔻面裹煨熟、去油，五钱，诃子面煨、取肉，五钱。若每清晨溏泻一二次，名肾泻，加破故纸炒，五钱。若食不消化，加麦芽炒取末五钱，无以上诸症者不用。

上俱为细末，用淮山药六两，另末，以荷叶煮水为糊，丸如梧子大。每百丸，或五七十丸，食远或清晨，清米汤、滚白水俱可下。

▎二神丸　治清晨溏泄一二次，名肾泻，或久泄，脉沉无力。

破故纸炒　肉豆蔻面煨去油，各一两

末之，枣肉丸如梧子大。每二三十丸，临卧淡盐汤下，或空心米饮下。

▎当归厚朴汤　治肝经受寒，面色青惨，厥而泄利。

当归酒洗，二两 厚朴制过，二两 官桂二两 良姜五两

上每三钱，水煎，食前服。

■ **家莲散** 治泄泻经久不止。

莲肉水泡，去皮、心，微火焙干，四两 川厚朴去皮，姜汁浸、炒，一两 干姜炒黑色，一两

上三味为末，每服米饮调下，二三匙，日三服。

■ **养元散** 治久泄饮食少进。

糯米一升，水浸一宿，滤干，慢火炒令极熟，为细末，入淮山药、芡实肉、莲肉各三两，胡椒末一钱，和匀。每日清晨用半盏，再入砂糖二匙，滚汤调服。

■ **诃子散** 治久泄腹痛。

诃子一两，半生半面裹煨熟 木香五钱 甘草二钱 黄连三钱

上四味为末，每服二钱，以白术、白芍汤[1]调下。如泄止，痛不已，加厚朴一两，竭其邪气也。

■ **海上奇方** 治脾泄，即经年者无不愈。

用半大脚鱼数枚，煮半熟，择出净肉，炭火上焙干为末。如脚鱼肉末约二升，用粘糯米粉各半共约一升，合匀，用不油白术一两，肉豆蔻面裹煨熟一两，为末。与米粉三升，二味各用三两，同为末，醋糊为丸。每空心米饮下七十丸[2]，神效。

附捷方

五更溏泄，用五味子二两，吴茱萸五钱，二味炒香，为末，每陈米汤下二钱。

水泄，用神曲炒香，六两，茴香五钱，生姜三两，为末，米糊丸，每服五七十丸。痰积泄泻，用海石、青黛、黄芩姜汁炒，神曲干炒，为丸，每服三五十丸。

暴水泄不止，用肉豆蔻三个面裹煨熟，为细末，只作一服，食前陈米汤调下。

脾胃中风温滑泻，用芎䓖、神曲炒、白术、附子炮，各等分。上为末，面糊丸，米饮下。

附名医治验

赵明之水谷不化，腹作雷鸣，自五月至六月不愈。诸医以并圣散子、豆蔻丸，虽止一二日，药力尽复作。戴人至而笑曰：经云：春伤于风，夏必飧泄，有水谷直过而不化。又云：水谷不化，热气在下，久风入中，中者，脾

---

1 汤：原无，据大成本补。
2 丸：原无，据大成本补。

胃也。风属甲乙,脾属戊己,甲乙虽克戊,肠中有风,故鸣。经曰:岁木太过,风气流行,脾土受邪,民病飧泄。诊两手脉皆浮数,为病在表也,可汗。直断曰:风随汗出,以火二盆,暗置床下,不令病人见,诒之入室,更服麻黄涌剂,乃闭其户,从外锁之,汗出如洗。待一时,开户减火,须臾而汗止,泄亦止。风非汗不出,故宜汗之而愈。若脾虚泄泻,又不可以此类而论也。

传尸鬼疰

夫病曰尸疰者,以其身为虫所蛀,虫蛀其尸,有蟊贼蚀物之害,是故名焉。然症与痨瘵彷彿,惟递传染,累世不绝,有伏连殗殜等名,总曰传尸病也。溯所自来,盖有一种鬼疰尸气,伏于人身,使人精气血液日耗,渐致阳盛阴亏,煎熬熏烁,血液结抟,渐而变为怪异之虫,日蚀月蛀,脏腑消溃,蚀尽气绝则死,乾坤生意,已详图式矣。谓初世之虫,形若人发马尾,再世则小者若蛔,大者若蛇。至于九世,则类人类鬼,其状不一,令人可惊。始于熏陶渐染,旋踵至极,一死即一病,甚至灭门绝户者有之。自古惟葛氏之法最奇,但以世久湮其证论,独存数方而已。观所立诸方,皆主参芪者,盖有真知实见,以正胜邪。犹良农治畦,滋之以粪,五谷浓盛,则稊稗自灭矣。今观者不知作者之意,遂弃而勿用,何也?彼以参、芪为骏补,以蒿、甲为骏攻,殊无定见,三思反惑。或以归、地补阴,或以芩、连降火,阴藉阳生之法,昧而不一,懵然无悟。若此之剂,阴何以生,虫何以杀,徒溃其肠腹而已,更何益耶?当此之际,医与病家,鲜不袖观鼠首,束手徬徨[1],以俟天年者,良可悼哉!愚谓是症之法,但与痨瘵少异,必君以杀虫,臣以养正,佐以益水清金,使以滋阴抑阳,则善矣。越于是法,岂其然乎?凡素有病此之家,则人人自当警惕,毋沉酒,毋恣欲,毋偏七情,谨御六淫,保护元气,所谓本固则邦宁,邪何以入?其所以染者,皆不知持满,以酒为浆,以妄为常,以欲丧其真,邪乘虚入,而后乃染。经曰:邪之所凑,其气必虚,正此谓耳。要之病既着体,则当以死为念,竞竞业业[2],绝诸欲,薄厚味,诸法亦当早施,庶不胎祸。倘不守其戒,不珍其命,迨至传递诸脏,则真败邪胜,即葛君之神,复何济耶。

传尸疰病主方

治传尸骨蒸,伏连殗殜,一切痨瘵疰病。

人参取高丽上者,五分 **黄芪**蜜炙,一钱,并主传尸骨蒸,劳热自汗 **玄参**忌铁,一钱,

---

1 徬徨:现作"彷徨"。
2 竞竞业业:即"兢兢业业"。

主传尸邪气,常作香烧亦好 **苦耽**即灯笼草,生,二钱,主传尸伏连鬼气 **鬼臼**三钱,主尸疰癥瘕,传尸痨瘵 **知母**忌铁,蜜炒,一钱,主传尸骨蒸 **秦艽**去芦,一钱,主骨蒸潮热,虚劳寒热 **胡黄连**五分,主骨蒸潮热,五心烦热,妇人胎蒸,小儿童劳潮热 **乌梅**取肉,五个,治虚劳尸骨蒸 **地骨皮**一钱,主骨蒸烦热,或防风、甘草煎服 **酸枣仁**微炒,一钱,主骨蒸劳热,心惊自汗,多眠不眠 **甘草**五分,补五劳七伤,一切劳损,通九窍,益精养气,生用泻火热,熟用散表寒 **青蒿**熬膏入药用,主骨蒸鬼气,或煎膏入猪胆、甘草末,丸服 **天门冬**去心、皮,一钱,保肺气去寒热养肌肤,和肺气定喘促 **麦门冬**去心,一钱,主五劳七伤,安魂定魄,止咳定喘,去肺中伏火,补心气不足,诸血妄行,虚劳多热,口干燥渴 **百部**去苗,一钱,主传尸骨蒸,劳热上气,止咳 **紫菀茸**一钱,主咳唾脓血、喘悸,五劳体虚,劳气尸疰虚热,百邪鬼魅 **桔梗**去芦,一钱,清肺利咽喉 **浮小麦**一撮,主传尸骨蒸及劳热自汗 **蛤蚧**炙,一钱,治肺劳传尸,咳嗽咯血 **鳖甲**酥炙,一钱,治冷痛劳瘦,除骨节间劳热结实,补阴补气

上二十一味,皆上证之要品,作一剂,水煎,空心服。而其加减之法,亦从前之火病治例。

附诸方

▌ **天灵盖** 追取劳虫。天灵二指大,以檀香煎汤洗过,酥炙。一气咒七遍云:雷公神、电母圣,逢转尸便须足,急急如律令。尖槟榔五枚,阿魏二分,麝香三分,辰砂一分,安息香三分,甘遂三分为末。每服三钱,用童便四升,入银石器内,用葱白、薤白各二七茎,青蒿二握,桃枝、甘草各二茎五寸长者,柳枝、桑枝、酸榴枝各二茎,七寸长,同煎至一升,分作二次,五更初调服前药。一服虫不下,约人行十里又进一服,天明再进,取下虫物,名状不一,急擒入油铛煎之。其虫嘴青、赤、黄色可治,黑白难治,然亦可断传染之患。凡修合先须斋戒,于远房净室,勿令病人闻药气及鸡、犬、猫畜,孝子、妇人,一切触秽之物。见之虫下后,以白粥补之,数日之后,梦人哭泣相别是其验也。

又方治虚损骨蒸,天灵盖如梳大,炙黄,以水五升,煮取二升,分三服,起死神方也。

▌ **张文仲备急方** 用人脑骨炙三两,麝香十两,为末,捣干杵丸梧子大。每七丸米饮下,日再服。若骨前有青脉出者,以针刺看血色,未黑者,七日瘥。

又方治小儿骨蒸,体瘦心烦。天灵盖酥炙,黄连等分,研末。每服半钱,米饮下,日二服。

▌ **神授丸** 治传尸劳症,最杀痨虫。用真川椒红色者,去子及合口者,以黄草纸三重隔之,炒出汗,取放地上,以砂盆盖定,以火灰密遮四旁,约一时许,为细末,去壳,以老酒浸白糕,和丸梧子大。每四十丸,食前盐汤送

下，服至一斤，其疾自愈。昔有一人病此，遇异人授是方，服至二斤，吐出一虫如蛇而安，遂名神丸。

▎**明月丹** 治劳追虫，用兔屎四十九粒，硇砂如兔屎大四十九粒，为末，生蜜丸如梧子大。月望前，水浸甘草一夜，五更捣取送下，急钳入油锅中煎杀，三日不下，再服。

又方水獭足为末，酒服，杀痨瘵虫。

又方治痨瘵杀虫，用猫肝一具[1]，生晒研末，每朔望五更调服之。

又方虎牙砺末服，杀痨虫。

附本病宜食诸物

鳗鲡鱼，清水煮，可常食之。主传尸疰气，劳损，骨蒸劳瘦，或酒煮食。

鳖肉，煮食，益气补不足，去血热。骨蒸潮热咳嗽，同前胡、贝母等药煮食，或丸服。

啄木鸟，取虫，煅、研，酒服，或煮食。

慈乌，补劳治瘦，止咳嗽，骨蒸以五味淹食之。

乌鸦，主劳瘦咳嗽，骨蒸劳痰，煅、研，酒服之，五劳七伤，吐血咳嗽，酿瓜蒌根日煮食。

纳鳖，主传尸痨瘵。

鹰矢白，焙、研末，水服杀痨虫。

猪脊髓，主骨蒸劳伤，同猪胆、童便、柴胡等煎服。

猪肝，治急劳瘦悴寒热，同甘草丸服。

猪肾，主传尸痨瘵，童便煮酒食。

猪胆，主骨蒸劳极。

羊肉，骨蒸久冷，同山药作粥食，骨蒸传尸，同皂角酒煮食，当吐出虫。

猪肚，骨蒸劳热，四时宜食。

白羊头蹄，五劳七伤，同胡椒、干姜、荜茇煮食。

猫肝，杀痨瘵虫，生晒、研，每朔望日五更酒服。

猪肺，主传尸伏连殗殜，痨瘵虚汗，咳嗽发热，杀虫，阴干为末，水服，日三次。

鹿茸、腽肭脐，主虚劳。

熊脂，酒服，杀痨虫又补虚损。

象牙，主骨蒸。

獭肉、狸骨、虎牙、鼠肉，并杀痨虫。

---

1 具：原作"臭"，据星聚楼本改。

蛇吞蛙,主痨嗽吐臭痰,煅、研末,酒服。

附人部宜用物

童便,滋阴降火。男女痨症,日服二次。骨蒸发热,以五升煎一升,入蜜三匙,每服一碗,日二服。

人中白,主传尸、热劳肺痿,消痰火,消瘀血。

秋石,主虚劳冷痰,有制法。

人乳,补五脏,治劳悴。虚损痨瘵同麝香服,或同胞衣末服。

人牙,烧,用治劳伤。

天灵盖,主传尸尸疰,鬼疰伏连。肺痿,骨蒸盗汗,退邪气追痨虫,炙黄,水煎。或同麝香丸服。小儿骨蒸,加黄连末服,追虫有天灵盖散。

人胞,男女一切虚损劳极,洗、煮,入茯神丸服。河车大造丸。

人中黄,主骨蒸劳极,名伏连传尸。同小便各一升,入新粟米饭五升,曲拌[1]饼,密封七日,每旦服一合,午再服,并去恶气。

痰火诸方补遗

痰火实症主方

治劳伤心肾,精血亏损,形体羸瘦,阴虚火旺,咳嗽潮热,失血等证。脉来弦长紧实,滑数有力者,皆火郁内实,不受补者也,宜此主之。

当归身,酒洗,一钱五分 生地黄忌铁,一钱五分,姜汁蒸 白芍药煨,一钱 玄参忌铁,一钱 知母去毛,忌铁,蜜炒,一钱 黄柏忌铁,蜜炒褐色,一钱 白茯苓去皮,一钱 沙参一钱五分 北五味廿粒 黄芪蜜炒,绵软者,一钱 天门冬去心、皮,一钱五分 甘草炙,八分 麦门冬去心,一钱

上十三味,皆考本草,于前证所必用者,但如症而增减之,自可捷其验也。

若潮热甚者,加柴胡一钱,地骨皮一钱;若肺火盛而咽燥口腥者,加蜜炒枯芩一钱,天花粉一钱;若肺热咳甚痰多者,加炒瓜蒌仁一钱,贝母八分;若肺燥咳血,加炒阿胶珠一钱,牡丹皮八分,藕节三个,童便一杯,生姜汁五匙,对服;若吐血,加郁金三分,藕节、棕灰,减黄芪;若肺火郁甚而嗽血者,倍片芩、生地,加桔梗、丹参、阿胶、藕汁、童便对服,亦减黄芪;若自汗甚,倍黄芪,加麻黄根五分,或加牡蛎粉;若盗汗,倍归、地,加酸枣仁、茯神、牡蛎;若衄血,加紫参、磨犀角、片芩、炒黑栀子,倍生地黄;若梦遗,加山药、山茱萸、茯神、莲须,或加牡蛎;若食少便溏,加山药、土炒白术,减知

---

1 拌:原作"半",据星聚楼本改。

母;若咳而声嘶,此火郁肺损,加诃子,倍天门冬,倍麦冬;若咳唾脓血喘嗽者,加紫菀茸;若肺热燥咳,上气喘急,加百部。

<h3 style="text-align:center">痰火虚症主方</h3>

治虚劳瘦损,潮汗遗嗽,失血诸证全具,脉浮而芤濡虚大,缓迟无力,或沉而迟涩[1],弱细结代无力,皆虚而不足,可补者,宜此主之。

人参取上品高丽者,五分 黄芪外白内黄绵软者,蜜炒,一钱 大甘草炙,五分 生地黄淡酒蒸,忌铁,一钱 熟地黄姜汁蒸,一钱 当归身,淡酒洗,一钱 白芍药煨,一钱 玄参忌铁,用木槌槌碎,一钱 北五味十五粒 沙参一钱 天门冬去心、皮,一钱 麦门冬去心,一钱

上十二味,皆详考《本草纲目》及素经验于内伤火病最切者,一味不可遗之。若外有遗证,必如前证之增减,乃可中隙。况前之增减之法,未必一一括尽病情,更当于后之药性中互参之,则无不中其肯綮矣。

按古制治痨诸方,鲜有不用参芪者,盖亦得其病情之旨。第今医惑于王氏之论,一目而畏之蛇蝎,遂为废典矣。愚谓古人之立方也,必神于监制,素所经验者,乃以示人。今之术庸识浅辈,不能神其神,而反妄议雌黄,致病家亦以其言横之胸中,至死而不悟也。迨以剂中诸品考之本草,则无一不中病情者,但于中间有一二味,性稍不纯,有妨阴火者,姑摘之。如乐氏建中汤之细辛,黄芪鳖甲散、黄芪扶赢汤、人参黄芪散、蛤蚧散等剂之半夏,华盖散之白矾,太平丸之麝香等味,性稍骏燥,彼则得而妄议之,予故摘。详考本草云:细辛固有益肝之能,然以气味辛香,恐炽阴火;半夏固能调和脾胃之气,亦以辛温气燥,恐不利肺;白矾固可劫痰,而气寒,味且酸涩不纯,又属金石之品;麝香固能通窍,然以气窜,恐走真气有妨。余固不敏,不能为先哲之忠臣,惟持一得之愚,而删订之意,后患或可沾泽于万一耳。谨将诸方附后,以俟后之君子而采择焉。

▎乐氏建中汤 治脏腑虚损,身体瘦悴,潮热自汗,将成痨瘵,此药大能退热补虚,生血养血。

人参五分 黄芪蜜炒,一钱 当归身,一钱五分 白芍药一钱五分 白茯苓一钱 麦门冬去心,一钱五分 甘草炙,五分 陈皮去白,八分 前胡八分

上九味作一剂,水煎,姜枣引,食远温服。

按上方九品,殊切病情。方意以人参治五劳七伤,虚损瘦弱;以黄芪补虚劳自汗,卫固腠理;以当归治虚劳寒热,逐旧生新;以白芍补肾气,退劳热,制肝健脾;以茯苓治劳伤渗湿,治痰之本;以麦门冬润燥清金,滋阴

---

1 涩:原作"满",据星聚楼本改。

降火；以陈皮行参芪之滞以益脾；前胡清肺热，化痰热，推陈致新；甘草补五劳七伤，益精养气，养阴补胃，更治咽痛。是方之用九品，品品精专，犹孙之用兵，不过能将十万尔。原有细辛，余摘之。

▌黄芪鳖甲散　治虚劳客热，肌肉消瘦，四肢烦热，心悸盗汗，食少而渴，咳嗽有血。

　　黄芪蜜炒，一钱　鳖甲醋炒，一钱　天门冬去心、皮，一钱　桑白皮蜜炒，八分　人参五分　生地黄淡酒蒸，一钱五分　白芍药煨，一钱　知母蜜炒，一钱　桔梗一钱　秦艽一钱　白茯苓一钱　紫菀取茸，一钱　柴胡一钱　地骨皮一[1]钱　甘草三分

　　上十五味，姜三片，水煎服。

　　按上方十五味，亦皆精专之品。方意以黄芪治五劳羸瘦，寒热自汗，补气实表；以鳖甲治劳瘦，除骨节间劳热结实，补阴补气；以地骨皮治骨蒸烦热；以秦艽、桔梗、人参，并主传尸骨蒸，劳热自汗；桑白皮去肺中水气及火热嗽血；以天冬除肺气，清肺热，除咳痰；以紫菀止咳脓血，消痰益肺；以生地黄治咳嗽吐血；以知母泻肺火，滋肾水，除命门相火；以柴胡治劳热，消痰止咳；以甘草泻火养阴补脾；以茯苓补五劳七伤，肺痿痰壅等症；以白芍利肝益脾。是方也，备一十五味，药品固繁，而用之亦精。犹韩信将兵，多多益善，战有不胜者乎！原有半夏、肉桂，余摘之。

▌秦艽扶羸汤　治肺痿骨蒸，已成劳咳，或寒或热，声不出，体虚自汗，四肢倦怠。

　　秦艽一钱　鳖甲醋炒，一钱　人参五分　当归身一钱　柴胡一钱　紫菀茸八分　甘草炙，八分　地骨皮一钱

　　上八味作一剂，用生姜五片，梅、枣各一枚，水煎，食后服。

　　按方意以秦艽治虚劳发热，传尸骨蒸，日晡潮热；以鳖甲治劳瘦骨蒸，补阴补气；以人参去心、肺、脾、胃间火邪，补五劳七伤，虚损痰[2]弱；以当归治虚劳寒热，一切血虚；以紫菀疗咳唾脓血，尸疰虚劳，百邪鬼疰；以甘草泻火益脾；以地骨皮退骨蒸烦热；以柴胡治劳热，骨节烦疼羸瘦，补五劳七伤。观是方八味，括上症无遗矣。

▌劫劳散　治心肾俱虚，劳嗽时复三四声，潮热过即有盗汗，四肢倦怠，肌体羸瘦，恍惚异梦，喉中有血，名肺痿。

　　白芍煨，一钱　黄芪蜜炙，一钱　人参五分　当归身一钱　白茯苓去皮，一钱

1　一：原漫漶，据星聚楼本补。
2　痰：诸本同，《本草纲目》亦言"主五劳七伤，虚损痰弱，止呕哕，补五脏六腑"，然疑应作"瘦"或"痿"。

熟地黄一钱　五味子十五枚　半夏曲八分　阿胶炒成珠，一钱　甘草炙，八分

上十味作一剂，姜、枣引，水煎服。

按方曰：劫劳者，以其药力专而效之捷也。方意以白芍补劳退热，除烦益气，制肝而益脾胃；以黄芪补虚劳自汗，益肺气而泻肺火；以人参泻心、肺、脾、胃中火邪，止吐衄咳唾诸血，所谓血脱而益其气也；以白茯苓利窍除湿，治痰之本也；以熟地黄填骨髓，长肌肉，补五劳七伤虚羸不足也；以当归补一切血虚，一切血病，去旧生新也；以五味子治劳伤不足，暖水脏，壮筋骨，喘嗽燥咳，壮水以镇阳光也；以阿胶补虚损，止诸血，补益肺脏；以甘草泻火补脾；以半夏曲燥湿，治痰之标也。药固十味，皆精专之品，奚啻孙吴之十万耶？

▌ **黄芪益损汤**　治男、妇、童子、室女诸虚百损，五劳七伤，骨蒸潮热，腰腹俱急，百节酸疼，夜多盗汗，心常惊悸，烦躁唇焦，嗜卧少力，肌肤瘦瘁，咳嗽多痰，咯唾血丝，往来寒热，颊[1]赤神昏，不思饮食。服药热者则燥，冲满上焦；凉者则胸满而腹痛，及治火病，营卫不调，妇人产后血气未复，并宜：

黄芪蜜炒，一钱　当归身一钱　人参五分　石斛去根，一钱　白术土炒，八分
白茯苓一钱　白芍煨，一钱　山药一钱　甘草炙，八分　牡丹皮八分　麦门冬去
心，一[2]钱　川芎五分　五味子十五粒

上十三味作一剂，姜枣引，水煎服。

按方曰：益损者，以诸药益人之损多矣。方意以黄芪补虚益损，养气生精，健脾而润肺也；以人参补劳伤虚损，益气而生阴也；以石斛治五脏虚劳羸瘦，长肌肉，壮筋骨，消痰，涩丈夫元阳也；以白术生津止渴，益胃而补肝也；以当归补血，去旧生新也；以茯苓利窍除湿，益气和中，治湿之本也；以白芍散恶逐瘀，平肝以助脾也；以川芎治吐衄诸血，为血分之气药也；以熟地黄补血填精，益肾而补真阴也；以山药补肝而益肾也；以牡丹皮为和血生血凉血之品也；以麦门冬止虚劳客热，心烦燥渴，滋化源之要药也；以五味子滋水清金而治诸血也；以甘草泻火热而补脾气也。是方治症固多，而其药品亦多且锐，是亦攻守兼备者也。原有肉桂、半夏，余亦去之。

▌ **柴前梅连散**　治骨蒸痨瘵不痊，三服除根，其效神，又治五劳七伤，虚弱羸瘦发热者，宜服之。

---

1 颊：原作"烦"，据星聚楼本改。
2 一：原漫漶，据星聚楼本补。

柴胡_{去芦,二钱} 前胡_{去芦,二钱} 乌梅_{去核,五个} 胡黄连_{二钱}

上作一剂,用猪胆一个,脊髓一条,韭白一钱,童便二盏,煎服。

按本草云:柴胡治痨之羸瘦,补五劳七伤,益气力,消痰止嗽,润心肺,大都退潮热肌热之捷品也。前胡清肺热,化痰热,推陈致新之药也;乌梅止虚劳骨蒸也;胡黄连治传尸骨蒸,劳热自汗也。劫劳退热,宁过此乎!

▌**蛤蚧散** 治虚劳咳嗽咯血,潮热盗汗,不思饮食。

蛤蚧_{一对,洗净,酥炙} 人参_{五钱} 百部_{去苗,五钱} 紫菀_{取茸,五钱} 贝母_{五钱} 款冬花_{三钱} 阿胶_{蛤粉炒,五钱} 鳖甲_{醋炙,五钱} 柴胡_{五钱} 甘草_{炙,一钱} 杏仁_{去皮、尖,三钱} 黄芪_{蜜炒,五钱}

上十二味,为粗末,每五钱,水煎服。

按方意,以蛤蚧治虚劳传尸,咳嗽咯血;以黄芪泻阴火而退潮热,治虚劳自汗,补肺虚而泻肺火也;以人参治虚劳痰弱,吐衄咯唾诸血,益阳而生阴也;以冬花为温肺治嗽之要也;以紫菀治上气咳嗽脓血,消痰而益肺也;以贝母治喘嗽上逆,烦热消渴,止汗而安五脏也。

▌**和肺引子** 治诸血后咳嗽多痰。

阿胶_{炒别,一钱} 人参_{五分} 麦门冬_{去心,一钱} 山药一[1]_钱 贝母_{八分} 白茯苓_{一钱} 百合_{一钱} 杏仁_{去皮、尖,八分} 甘草_{炙,八分}

上九味作一剂,入黄蜡一块,水煎,食后服。

按方意,谓咯血后肺气已伤,用阿胶敛窍以益肺;去血过多,用人参补阳以生阴;脾不统血,故用山药益脾以补肾;嗽而多痰,故用贝母清肺以消痰。茯苓者,所以渗湿,治痰之本。杏仁者,所以润燥,散肺之邪。而甘草者,所以泻火益脾以和中也。

▌**保和汤** 治虚劳久嗽,肺燥成痿。

知母_{去毛,蜜炒,一钱} 贝母_{八分} 天门冬_{去心、皮,一钱} 甘草_{炙,五分} 麦门冬_{去心,一钱} 款冬花_{八分} 薏苡仁_{一钱} 百合_{一钱} 阿胶_{蛤粉炒一钱} 当归身一[2]_钱 苏叶_{八分} 薄荷叶_{一钱} 紫菀_{取茸,一钱} 桔梗_{一钱} 五味子_{十五粒} 生地黄_{姜汁炒,一钱}

上十六味作一剂,姜引,水煎服。原有兜铃,今摘之。

▌**保真汤** 治诸虚百损,五劳七伤,骨蒸潮热,咳嗽,诸汗诸血等症。

当归身_{一钱} 人参_{五分} 生地黄_{一钱} 熟地黄_{一钱} 黄芪_{蜜炒,一钱} 白术_土

---

1 一:原漫漶,据星聚楼本补。
2 一:原漫漶,据星聚楼本补。

炒,八分　白茯苓一钱　甘草炙,八分　陈皮去白,五分　白芍药一钱　天门冬一钱　麦门冬去心,一钱　黄柏蜜炒,一钱　五味子十五粒　柴胡去芦,一钱　地骨皮一钱　知母去毛,蜜炒,一钱

上十七味作一剂,姜五片,枣一枚,水煎,食后服。

▌ **太平丸**　治虚久嗽,肺痿肺痈,并宜噙之。

天门冬去心、皮,一两　麦门冬去心,一两　知母去毛,蜜炒,一两　贝母一两　款冬花五钱　杏仁去皮、尖,五钱　京墨五钱　桔梗一两　薄荷一两

上十[1]味,俱为细末,炼蜜为丸如弹子大。每一丸细嚼,薄荷汤下。

▌ **人参黄芪散**　治虚客热,肌肉消瘦,四肢倦怠,五心烦热,口燥咽干,颊赤心惊,日晡潮热,夜多盗汗,胸胁不利,咳嗽脓血稠粘。

人参五分　秦艽一钱　白芍一钱　白茯苓一钱　黄芪蜜炒,一钱　知母去毛,蜜炒,一钱　桔梗一钱　桑白皮蜜炒,八分　紫菀取茸,一钱　柴胡一钱　鳖甲醋炒,一钱　生地黄姜汁蒸,一钱　天门冬去心、皮,一钱

上十三味,姜引,水煎服。

▌ **天门冬丸**　治虚劳吐血咯血,咳嗽喘急,大宁肺气。

天门冬去心、皮,一两　杏仁去皮、尖,五钱　贝母一两　茯苓一两　阿胶蛤粉炒珠,一两

上五味,俱为细末,炼蜜为丸如弹子大,日三丸,噙化。

▌ **润华膏**　治一切劳嗽,肺痿喘急,并皆治之。

人参五钱　麦门冬去心,一两　阿胶蛤粉炒珠,一两　款冬花五钱　紫苏五钱　五味子一两　杏仁去皮、尖,五钱　百药煎五钱　贝母一两　粟壳去筋膜,五钱　乌梅肉一两　桔梗一两

上十二味,为细末,蜜丸弹子大,临卧噙化。

▌ **青蒿丸**[2]　治骨蒸烦热,鬼气。用青蒿一握,猪胆一枚,杏仁十四个,去皮、尖,炒,以童便一大盏,煎五分,空心温服。

▌ **青蒿煎**[3]　治虚劳盗汗,烦热口干。用青蒿取汁熬膏,入人参末、麦冬末各一两,熬至可丸,如梧子大,每食后米饮下二十丸。

又方治骨蒸烦热鬼疰。用青蒿五斗,八九月带子者最好,细锉相和,纳大釜中。以猛火煎三大斗,去渣,溉釜令净,再以微火煎至[4]二大斗,入猪

---

1 十:实为九味。

2 青蒿丸:实为煎剂。

3 青蒿煎:实为丸剂。

4 至:原作"可",据大成本改。

胆[1]一枚，同煎一大斗，去火待冷，以瓷器盛之。每欲服时，取甘草二三两，炙熟为末，以煎和捣，千杵为丸。空腹粥饮下二十丸，渐增三十丸止。

又方治虚劳寒热，肢体倦疼，不拘男妇。八九月青蒿成实时，采数枝，童便浸三日，晒干为末。每二钱，乌梅一个，煎汤服。

又方治男妇劳瘦。青蒿细锉三升，童便五升，同煎一升半，去渣，入瓷器中煎成膏，丸如梧子大。每空心，及时温酒下二十丸。

又方治妇人骨蒸，烦热寝汗，口干引饮气喘。天门冬十[2]两，麦门冬八两，并去心，为末。以生地黄三斤，取汁熬膏，和丸梧子大。每五十丸，以逍遥散汤煎下。

又方治传尸痨瘵。王瓜焙为末，每滚白汤服一钱。

一方治虚劳内热，下焦虚热，骨节烦疼，肌肉急，小便不利，大便数，少气吸吸，口燥热淋。用大麻子五合，研，水二升，分服四五剂瘥。

一方治虚劳不足。糯米入猪肚内蒸熟，捣作丸子，日日服。

▍ **河车丸**　治妇人瘵疾，劳嗽，虚损骨蒸等症。用紫河车，初生男子者一具，以长流水洗净熟煮，擘细焙干，研。山药二两，人参一两，白茯苓半两，为末，酒糊丸梧子大，麝香养七日。每服三五十丸，温服，盐汤下。

▍ **集验方**　治五劳七伤，吐血虚瘦。用初生胞衣，长流水洗去恶血，待汁出乃止，以酒煮捣如泥，入白茯神，和丸梧子大。每米饮下百丸，忌铁器。

---

1 胆：原无，据星聚楼本补。
2 十：原漫漶，据星聚楼本补。

新刻痰火点雪卷之三

金溪　应圆龚居中　著
弟　体圆　居乾　阅

六味丸方论

六味丸,古人制以统治痰火诸证,又谓已病、未病并宜服之。此盖深得病之奥者也,何则? 痰火之作,始于水亏、火炽、金伤,绝其生化之源乃尔。观方中君地黄,佐山茱、山药,使以茯苓、牡丹皮、泽泻者,则主益水、清金、敦土之意可知矣。盖地黄一味,为补肾之专品,益水之主味,孰胜此乎? 夫所谓益水者,即所以清金也。惟水足则火自平而金自清,有子令母实之义也。所谓清金者,即所以敦土也。惟金气清肃,则木有所畏,而土自实,有子受母荫之义也。而山药者,则补脾之要品,以脾气实则能运化水谷之精微,输归肾脏而充精气,故有补土益水之功也。而其山茱、茯苓、丹皮,皆肾经之药,力助地黄之能。其泽泻一味,虽曰接引诸品归肾,然方意实非此也,盖茯苓、泽泻,皆取其泻膀胱之邪。古人用补药必兼泻邪,邪去则补药得力,一辟[1]一阖,此乃玄妙。后世不知此理,专一于补,所以久服必致偏胜之害。六味之设,何其神哉。经曰:亢则害,承乃制之论,正此谓也。谨按诸品性能,赘之分两之下,以备学者之参考焉。

六味丸

治男子五劳七伤,精血亏损,梦遗盗汗,咳嗽失血,骨蒸潮热,虚羸瘦悴等证。又治女人伤中胞漏,下血瘀血诸候,一切痰火,已病未病,并皆治之。

怀干地黄　制,八两。即生地黄之干者。其法取怀庆者一斤,择肥者半斤,洗净,晒令微皱,以采下者,洗净,木臼中捣,绞汁尽,投酒更捣取汁,拌前地黄,日中晒或火烘干,恶铜铁器,为末听用。其性、气味甘、寒,无毒。主治男子五劳七伤,补五脏内伤不足,通血脉,利耳目,益气力,助心胆气,强筋骨长志,安魂定魄。治心肺损,吐血衄血,凉血生血,补肾水真阴,填骨髓,长肌肉,生精。元素曰:生则大寒而凉血,血热者须用之;熟则微温而补肾,血衰者须用之。又脐下痛属肾,非熟地不能除,乃通肾经之药也。又曰:益肾水,凉心血,其脉洪实者宜之。里脉虚者,则宜熟地黄,假火力蒸九数,故能补肾元气。仲景六味丸用之为诸药之首,天一生水之源也。

---

1 辟:开泄之义。

《汤液》四物汤,治藏血之脏,以之为君者,癸乙同归一治也。又曰:男子多阴虚,宜用熟地黄;女子多血热,宜用生地黄。又云:生地黄能生精血,天门冬引入所生之处;熟地黄能补精血,用麦门冬引入所补之处。虞氏云:生地黄生血,而胃气弱者服之恐妨食;熟地黄补血,而痰火多服之多者[1]恐泥膈也。或云:生地黄酒炒则不妨胃,熟地黄姜汁炒则不泥膈,此皆得用地黄之精微者也。

山茱萸肉 酒润,去核,只取肉四两。气味咸,平,无毒。补肾气,壮元气,秘精气,助水脏,暖腰膝,兴阳道,坚阴茎,添精髓。止[2]老人尿多不节,益精,安五脏,通九窍,久服明目强力,轻身延年。王氏曰:滑则[3]气脱,涩则所以收之,山茱萸止小便利,秘精气,取其味酸涩以收滑也。仲景八味丸用之为君,其性可知矣。

淮干山药 四两,另末。气味甘,温、平,无毒。主治伤中,补虚羸,去寒热邪气,补中益气力,长肌肉,强阴。久服耳目聪明,轻身不饥延年。下气,止腰痛。治虚劳羸瘦,充五脏,除烦热,补五劳七伤,除冷风,镇心神,安魂魄,补心气不足,开达心孔,多记事,强筋骨,主泄精健忘,益肾气,健脾胃,止泄痢,化痰涎,润皮毛,凡人体虚而羸者,加而用之。又曰:利丈夫,助阴力,熟煮和蜜,或为汤煎,或为粉,并佳。干之入药更妙,惟不宜同面食。东垣曰:山药入手太阴,仲景八味丸用干山药,以其凉而能补也。亦治皮肤干燥,以此润之。吴氏曰:山药入手太阴[4]经,补其不足,清其虚热,然肺为肾之上源,源既有滋,流岂无益,此八味丸所以用其强阴也。又云:食之可以避雾露。

香牡丹皮 用真者,去骨令净,三两。微焙,忌铁,或日干以铜刀切,加大酒拌蒸,从巳至未,日干听用。气味辛,寒,无毒。忌蒜、胡荽[5],治五劳、劳气,神志不足,无汗之骨蒸,衄血吐血,和血生血,凉血,治血中伏火,除烦热,女子经脉不通,血沥腰痛,通关腠血脉。元素曰:牡丹乃天地之精,为群花之首。叶为阳,发生也;花为阴,成实也。丹者,赤也,火也,故能泻阴胞中之火。四物汤加之,治妇人骨蒸。又曰:牡丹皮入手厥阴、足少阴,

---

1 痰火多服之多者:虞抟《医学正传》“熟地黄补血养血,然痰火盛者,恐泥膈不行”。
2 止:原作“正”,据大成本改。
3 则:王好古《汤液本草》引《圣济经》云“滑则气脱,涩剂所以收之,山茱萸之涩以收其滑。仲景八味丸用为君主,知是涩剂以通九窍”。
4 手太阴:后原有“二”字,据星聚楼本删。
5 胡荽:星聚楼本作“椒、姜”。

治无汗骨蒸。神不足者手少阴,志不足者足[1]少阴,故八味丸中用之,治神志不足也。又能治肠胃积血,吐血衄血必用之药,故犀角地黄汤用之。李氏[2]曰:牡丹皮治手、足少阴厥阴四经血分伏火。盖伏火即阴火也,阴火即相火也。古方惟以治相火,故肾气丸用之。后人乃专以黄柏治相火,不知牡丹皮之功更胜也。此乃千载秘奥,人所不知,今为拈出。赤花者利,白花者补,人亦罕悟,宜分别之。

　　云白茯苓　去皮,三两。气味甘,平,无毒。调脏气,伐肾邪,长阴益力,保神气,开胃止呕逆,安心神。主肺痿痰壅,心腹胀满。补五劳七伤,开心志,止健忘,止渴,利小便,除湿益燥,和中益气,泻膀胱,益脾胃,治肾积奔豚。丹溪曰:阴虚者不宜用。

　　新泽泻　去根,一两五钱,原三两,今减之。气味甘,寒,无毒。主肾虚精自泻,治五淋,宣通水道。入肾经,去旧水,养新水,利小便,渗湿热,行痰饮。养五脏,益气力,肥健,消水。久服,耳目聪明,不饥延年,轻身面生光,能行水上,补虚损,五脏痞满,起阴气,止泄精、消渴、淋涩,逐膀胱、三焦停水。元素曰:泽泻乃除湿之圣,入肾经,治小便淋涩,去阴间汗。无此疾服之,令人目盲。宗氏[3]曰:泽泻之功长于利水。扁鹊曰:多服病人眼,诚为行去水也。凡服泽泻,教人未有不小便多者,小便既多,肾气安得复实?今人止泄精,多不敢用之。八味丸用之,不过接引桂、附等,归就肾经,别无他意。《本经》曰久服明目,扁鹊曰久服昏目,何也?易老[4]曰:去脬中留垢,以其味咸能泻伏水故也。泻伏水,去留垢,故明目;小便利,肾经虚,故昏目。王履曰:宗氏之说,王氏踵之。切谓八味丸以地黄为君,余药佐之,非止补血,兼补气也,所以阳旺则能生阴血也。又按《本草正误》谓弘氏[5]曰:仙经服食断谷皆用之,亦云轻身,能步行水上。颂[6]曰:仙方亦单服泽泻一物,捣烂筛末,水调,日服六两,百日体轻而健行。李氏曰:神农书列泽泻于上品,复云久服轻身,面生光,能行水上。典术云:泽泻久服,能令人轻身,日行五百里,走水上,一名泽芝。陶、苏皆以为从,然愚窃疑之。泽泻行水泻肾,久服且不可,

---

1 志不足者足:原作"志不足少阴",于义不通,据"神不足者手少阴"补之。
2 李氏:指李时珍,下同。
3 宗氏:指寇宗奭,宋代药物学家,撰《本草衍义》,下同。
4 易老:指张元素。
5 弘氏:指陶弘景。
6 颂:指苏颂,北宋中期宰相,与掌禹锡、林亿等合编《嘉祐本草》,并撰有《本草图经》。

又安有此神功耶，其谬可知。孟子曰：尽信书不如无书。大抵六味丸用之，无乃伐肾邪而已。若以之配茯苓、丹皮各三两，恐走泻太甚，余故减半，俟后之明哲以为何如？

上六味，各如法制，另末，用白蜜四两，炼熟，以前山药末搅成干糊，为丸如梧子大。每百丸，清晨滚白汤或淡盐汤下，日二服。若既病痰火，诸证悉具者，予加麦门冬二两，五味子一两。若相火炽盛，咽干口燥，予加黄柏、知母各蜜炒二两。

大造丸方论

吴球云：紫河车即胞衣也。儿孕胎中，脐系于胞，胞系母命门，受母之荫，父精母血，相应生成，真元所钟，故曰河车。虽寓[1]后天之形，实得先天之气，超然非他金石草木之类可比，每每用此得效，用之女人尤妙。盖本其所自出，各从其类也。若无子及多生女，月水不调，小产、难产人服之，必主多子。危疾将绝者，一二服可更活一二日。其补阴之功极重，百发百中，久服耳聪目明，须发乌黑，延年益寿，有夺造化之功，故名大造丸。

用紫河车一具，男用女胎，女用男胎。初生者，米泔洗净，新瓦焙干，研末，或以淡酒蒸熟，捣晒，研末，气力尤全，且无火毒。败龟板年久者，童便浸三日，酥炙黄，二两，或以童便浸过，石上磨净，蒸熟、晒[2]、研，尤妙。黄柏去皮，盐、酒浸，炒，一两半。杜仲去皮，酥炙，一两半。牛膝去苗，酒浸，晒，一两二钱。肥生地黄二两半，入砂仁六钱，白茯苓二两，绢袋盛，入瓦罐，酒煮七次，去茯苓、砂仁不用，杵地黄为膏，听用。天门冬去心，麦门冬去心，人参去芦，各一两二钱。夏月加五味子七钱，各不犯铁器，为末，同地黄膏入酒，米糊丸如小豆大。每服八九十丸，空心盐汤下，冬月酒下。女人去龟板，加当归二两，以乳煮糊为丸。男子遗精，女人带下，并加牡蛎粉一两。世医用阳药滋补，非徒无益，为害非小。盖邪火只能动欲，不能生物。龟板、黄柏补阳补阴，为河车之佐，加以杜仲补肾强腰，牛膝益精壮骨，四味通为足少阴经药，名补肾丸也。生地黄凉血滋阴，得茯苓、砂仁同黄柏则少阴，白飞霞以此四味为天一生水丸也。天、麦门冬能保肺气，不令火炎，使肺气下行生水。然其性有降无升，得人参则鼓动元气，有升有降，故同地黄为固本丸也。又麦门冬、人参、五味子三味，名生脉散，皆为

---

1 寓：原作“愚”，于义不通，据星聚楼本改。所引《本草纲目》原文此处作“禀”。
2 晒：原作“捆”，据星聚楼本改。

肺经药。此方配合之意,大抵以金、水二脏为生化之源,加河车以成大造之功故也。

一人病弱,阳事大痿,服此二料,身体顿异,连生四子。一妇年六十,已衰惫,服此寿至九十,尤强健。一人病后不能作声,服此气壮声出。一人病痿,足不任地者半年,服此后能远行。

痰火杂症补遗

头痛眩晕

夫头为诸阳之首,左脑痛属风与血虚。风,薄荷、荆芥。血虚,川芎、当归。右脑痛属痰,苍术、半夏。属热,酒芩主之。痛甚者属火,黄芩、玄参。

头痛须用川芎,如不愈,各加引经药。太阳川芎,阳明白芷,少阳柴胡,太阴苍术,少阴细辛,厥阴吴茱萸。如苦头痛,必加细辛。顶颠痛须用藁本,减川芎。如血气两虚头痛,调中益气汤内加川芎三分,蔓荆子三[1]分,细辛三[2]分,其效如神。大抵痰火头痛眩晕,因火与痰者,多宜加玄参、酒芩以清热,勿轻服川芎、蔓荆子。陈茶为引,更稳。

肩背及腰节痛

肩背痛,不可回顾者,此太阳气郁而不行也,以风药散之。脊痛项强,腰似折,项似拔者,此是太阳经不通也。肢节痛须用羌活,如瘦人肢节痛,是血虚,宜四物内加羌活、防风、酒炒黄芩、黄柏。如倦怠无力,肢节痛,加黄芪、人参。

耳鸣及耳聋

耳聋皆属于热,须用四物汤降火。

耳鸣必用龙荟丸,食后服。

大抵此症,因平昔饮酒厚味,上焦素有痰火,只作清痰降火治之为当。余治耳聋耳鸣,每服还少丹一料,最效。方见虚损。

方古菴曰:左耳聋者,妇人多有之,以其多忿怒故也。右耳聋者,男人多有之,以其多色欲故也。左右俱聋者,膏粱之家多有之,以其多肥甘故也。

腰痛

经曰:腰以下皆属肾。主湿热肾虚、瘀血、痰积、挫闪。

---

1 三:原漫漶,据星聚楼本补。
2 三:原漫漶,据星聚楼本补。

脉大者肾虚，杜仲、龟板酥炙、黄柏、知母、枸杞、北五味之类为末，猪脊髓和丸服。脉涩者瘀血，用补阴丸加桃仁、红花。脉缓者湿热，苍术、杜仲、黄柏、川芎之类。痰积者，二陈加南星、半夏。凡诸症属火，不可峻用寒凉药，腰痛必用鹿角胶。

痞胀

如禀受素弱，转运不调，饮食不化，而心下痞者，宜用白术、山楂、神曲、陈皮。

心下痞，须用枳实、黄连。

如肥人心下痞，乃是湿痰，宜苍术、半夏、砂仁、茯苓、滑石。

如瘦人心下痞，乃是湿热，宜枳实、黄连、葛根、升麻。

挟血成窠囊而痞者，用桃仁、红花、香附、山栀子、大黄之类。

吞酸

乃湿热积于肝，而出伏于肺胃之间，必以吴茱萸炒黄连为君，用二陈加此二味。冬月倍吴茱萸，夏月倍黄连，为丸，姜汤下。

嘈杂恶心呕吐

嘈杂者，火动其痰也，宜二陈加黄芩、青黛。

恶心者，无物无声，心中欲吐不吐者是，实非心经之病，皆在胃口上，宜用生姜佐诸药，能开豁胃痰也。

呕吐者，胃中有热，膈上有痰，二陈汤加炒山栀子、黄连、生姜。

喘及短气

气虚短气而喘者，甚不可用苦寒药，火气盛故也，宜导痰汤、千缗汤。见《局方》。阴虚，自下小腹火起冲于上喘者，宜降心火，补阴。有火痰者，宜降心火，清肺金。诸喘不止者，用椒目研末，生姜汤调下一二钱。劫止之后，因痰治痰，因火治火。又法：以萝卜子[1]蒸熟为君，皂角烧灰等分，共为末，生姜汁炼蜜丸，每五七十嚼化，止之。气虚短气者，用人参蜜炙、黄柏、麦冬、地骨皮之类，治喘症必用阿胶。

戴[2]云：痰喘者，喘便有痰声。气急喘者，呼吸急促，而无痰声。有胃气虚喘者，抬肩撷项，喘而不休。火炎上喘者，乍进乍退，得食则减，食已则喘，大[3]抵胃中有实火，膈上有稠痰。

凡喘症，上喘下必胀，要识标本。先喘而后胀者，主于肺，则喘为本，

---

1 萝卜子：原作"萝白子"，今改为"萝卜子"，下同。
2 戴：指戴原礼。元代朱震亨撰《金匮钩玄》后，明戴原礼校补。
3 大：原作"人"，据星聚楼本改之。

而肿为标,治当清肺金降气为主,而行水次之。先胀而后喘者,主于脾。盖脾土既伤,不能制水,则邪反侵肺,气不得降而生喘,此则肿为本而喘为标,治当实脾行水为主,而清金次之。

烦躁

起卧不安,睡不稳,谓之烦。法宜清肺去痰,宜栀豉汤、竹叶石膏汤。二方见伤寒门。躁者,颠狂恍惚之状,宜朱砂安神丸。见《局方》。

诸虚百损

头目昏花,四肢酸软无力,羸瘦,不长肌肉。少年气血两虚,色欲过度,耳鸣者,宜服补阴丸。甚者,大补阴丸,六味地黄丸更稳,或琼玉膏。中年气血两虚者,宜十全大补汤、天王补心丹。老年血气虚损者,宜古菴心肾丹、还少丹。上诸方,俱见古方括内。

诸症补遗,大都痰火症中所必有者,采择数款,亦须以主治方中,随所见症,依经络量加一二味,以治其标可也。其间有阙略者,以俟后之君子参补焉。

痰火死症

一痰火呕血成盆而过多者,不思饮食,肌肉渐削者,此心气已绝,死不治。

一痰火左胁痛,不能转身者,此乃肝叶已干,名为干血痛,肝经已绝,死不治。右胁痛,服清肺化痰药不止,夜不能卧者,此肺绝之候,不治。

一痰火喉痛,此胆火上炎,用治喉药不效,至生疮破皮,乃虫攻咽,此瘵疾之不可救者,死不治。

一痰火声哑,乃肺经已绝,死不治。

一痰火臀尖无肉,此脾经已绝,死不治。

一痰火泄泻,饮食不化,此胃气已绝,死不治。

一痰火咳逆吐食者,此胃火炽甚,脾气受伤,多致不救。

痰火脉

按痰火之脉,以浮而芤濡、虚大、迟缓无力,沉而迟涩、结代无力,皆虚而不足。外证自汗、短气、喘促或肢厥者,皆属脾、肺、肾三脏俱虚,脉合其证,此受补者也。若脉来弦、长、紧、实,外证痰实、气壅、喘咳或烦,或热,或咽痛,或复见诸血,此为阴虚火动,脉不合证,此不受补者也。又按《脉经》曰:骨蒸发热,脉数而虚,热而涩小,必殒其躯。又曰:劳极诸虚,浮濡微弱,土败双弦,火炎急数。又曰:诸病失血,脉必见芤,缓小可喜,数大可忧。又曰:病热有火,洪数可医;沉微无火,无根难医,此皆言脉证之宜忌也。凡有干于痰火痨瘵之脉,悉详附之于后,惟不切于此证者,乃摘之。

浮

浮脉法天,有轻清在上之象,在卦为乾,在时为秋,在人为肺。又曰毛,太过则中坚旁虚,如循鸡羽,病在外也;不及则气来毛微,病在中也。《脉诀》言:寻之如太过,乃浮兼洪紧之象,非浮脉也。

主病:浮脉为阳主表,有力表实,无力表虚。浮迟中风,浮数风热;浮紧风寒,浮缓风温;浮虚伤暑,浮芤失血;浮洪虚热,浮散劳极。寸浮主头痛眩晕,或风痰在胸;关主土衰木旺;尺主后便不通。

沉

沉脉法地,有渊泉在下之象。在卦为坎,在时为冬,在人为肾,又为石,亦曰营。太过则为弹石,按之益坚,病在外也;不及则气来虚微,去如数者,病在中也。《脉诀》言:缓度三关,状如烂绵者,非也。沉有缓数各部之沉,烂绵乃弱脉,非沉也。

主病:沉脉主里,有力里实,无力里虚。沉则为气,沉涩气郁,沉弱寒热,沉缓寒湿,沉紧冷痛,沉牢冷积。寸沉痰郁,水停胸膈[1];关沉主中寒腹痛;尺沉主遗精、白浊、泄痢、肾虚腰痛。

迟

迟为阳不胜阴,故脉至不及。《脉诀》言:重手乃得,是有沉无浮,一息三至,甚为易见。而曰隐隐状且难,是涩脉矣,其谬可知。然三至为迟,有力为缓,无力为涩,有止为结,迟甚为败,浮而软为虚。黎氏[2]曰:迟小而实,缓大而慢;迟为阴盛阳虚,缓为卫盛营弱,宜别之。

主病:迟脉主脏,有力冷痛,无力虚寒。浮迟表寒,沉迟里寒,且主多痰,沉痼癥瘕。寸迟则上焦有寒;关迟则中寒腹痛;尺迟则后便不禁,肾虚腰痛重者。

数

数为阴不胜阳,故脉来太过,一息六至是也。浮沉迟数,脉之纲领。数而弦为紧,流利为滑,数而有止为促,数甚为极,数见关中为动脉。

主病:数脉主腑,有力为实为热,宜泻;无力为虚火为相火,宜

---

1 胸膈:原无,据大成本补。
2 黎氏:黎民寿,著有《决脉精要》。

补。浮数表热，沉数里热，气口数实病肺痈，数虚为肺痿。寸数咽喉，口舌生疮，吐血咳嗽，或肺生痈；关数胃火肝火；尺数则肾虚，宜滋阴降火。

滑

滑为阴气有余，故脉来流利如水。脉者，血之府也。血盛则脉滑，故肾脉宜之；气盛则脉涩，故肺脉宜之。《脉诀》云：按之即伏，三关如珠，不进不退，是不分浮滑、沉滑、尺寸之滑也，今正之。

主病：滑脉为阳，主元气虚衰，痰饮宿食，吐逆蓄血，女子经调有孕。寸滑主膈痰、呕吐吞酸舌强，或咳嗽；关滑主宿食，肝脾积热；尺滑则渴痢癫淋。又曰：滑主痰饮。浮滑风痰，沉滑食痰，滑数痰火，滑短宿食。《脉诀》言：关滑胃寒，尺滑脐冷。与《脉经》言关滑胃热，尺滑血蓄，妇人经病之旨相反，其谬如此。

涩

涩为阳气有余，气盛则血少，故脉蹇滞，而肺脉宜之。《脉诀》言：指下寻之似有，举之全无，与《脉经》所云绝不相干。又曰：细而迟短往来难，短且散，一止复来，差午[1]不调。如轻刀刮竹，如雨沾沙，如病蚕食叶。又曰：细迟短散，时一止曰涩。极细而软，重按若绝曰微。浮而柔细曰濡，沉而柔细曰弱。

主病：涩主血少伤精，反胃亡阳多汗，营中寒湿，入营血痹，妇人非孕无经。寸涩主心虚胸痛；关则胃虚胁胀；尺为精血俱伤，肠结溲淋，或为下血。又曰：涩主血少伤精之病，女人有孕为胎病，无孕为败血。杜氏曰：涩脉独见尺中，形同代，为死脉。

大

脉形宽大有力为洪大，无力为虚。

主病：大则病进，为元气之贼。浮大表病，沉大里病，惟缓而大，则为正脉也。

缓

缓脉小驶于迟，一息四至。如丝在经，不卷其轴，应指和缓，往来甚匀。如初春杨柳舞风之象。如风轻沾柳梢。缓脉在卦为坤[2]，在时为四季，在人为脾，阳寸阴尺，上下同等。浮大而软，无有偏胜者，平脉也。若非其时，即为有病，缓而和平，不浮不沉，不徐不疾者，即有胃气。故

---

1 差午：通"参伍"，参合错杂之义。
2 坤：原作"春"，据大成本改。

杜氏云：欲知死期何以取，先贤推定五般土。阳土须知不过阴，阴土过阴当细数。

主病：缓脉主营气衰、卫气有余，或风或湿，或脾虚，上主项强，下主痿痹。寸缓主项背拘挛；关主风眩，胃家虚弱；尺主濡泄，或风秘，脚弱无力。又曰：浮缓为风，沉缓为湿，缓大风虚，缓细湿痹，缓涩脾虚，缓弱风气。《脉诀》言：缓主脾热口臭，反胃齿痛，梦鬼之病，出自杜撰，与缓[1]无关。

芤

浮大而软，按之中空两边实。又曰：中空外实，状若慈葱。刘氏：芤脉何似？绝类慈葱，指下成窟，有边无中。戴氏[2]云：营行脉中，脉以血为形。芤脉中空，脱血之象也。又曰：芤形浮大软如葱，按之旁有中央空。火犯阳经血上溢，热侵阴络下流红。《脉经》云：三部芤脉，长病得之生，卒病得之死。《脉诀》云：两头有，中间无，是脉断绝矣。又言主淋涩，气入小肠，与失血之候相反，误世不小。

主病：寸主胸中积热；关主肠内生痈；尺主下血赤淋、红痢崩中。

濡

濡脉极软而浮细，如帛在水中，轻手相得，按之无力。如水上浮沤，谓如帛浮水中，重手按之，随手而没之象。《脉诀》：按之似有，举之还无，是微脉非濡也。又曰：濡形浮细按须轻，水面浮绵力不禁。病后产中从有药，平人若见是无根。浮细如绵曰濡；沉细如绵曰弱；浮而极细曰微；沉而极细不断曰细。

主病：濡主亡血阴虚，丹田髓已亏，盗汗血崩，湿气侵脾。寸濡主阳微自汗；关主气虚；尺主伤精脱血寒甚，法宜温补。大都濡主血虚之病，又为伤湿。

弱

极软而沉，按之乃得，举手全无。又曰：弱乃濡之沉者。《脉诀》言：轻手乃得[3]。黎氏譬如浮沤，皆是濡非弱也。《素问》曰：脉弱以滑，是有胃气；脉弱以涩，是为久病。病后老弱见之顺，平人少年见之逆。又曰：弱来无[4]力按之柔，柔细而沉不见浮。阳陷入阴精血弱，白头犹可

---

1 缓：原作"后"，据星聚楼本改。
2 戴氏：戴起宗，著有《脉诀刊误集解》等。
3 轻手乃得：原脱，据《濒湖脉学》补。
4 无：原作"血"，据大成本改。

少年愁。

主病:弱脉主阴气虚,阳气衰,恶寒发热,筋骨痿软,多惊多汗,精神减少,法当益气调营。寸主阳虚;关主胃弱脾衰;尺主阳陷阴虚。又曰:弱主气虚之病。仲景曰:阳陷入阴,故恶寒发热。又曰:弱主筋,沉主骨。阳浮阴弱,血虚筋急。柳氏[1]曰:气虚则脉弱,寸弱阳虚,尺弱阴虚,关弱胃虚。

虚

迟大而软,按之无力,隐指豁豁然空。崔氏[2]曰:形大力薄,其虚可知。《脉诀》言:寻之不足,举之有余,止言浮脉,不见虚状。杨氏[3]曰:状似柳絮,散漫而迟。滑氏[4]言:散大而濡皆是散脉,非虚也。又曰:举之迟大按之松,脉状无涯类谷空。莫把芤虚为一例,芤迟浮大似慈葱。又曰:虚脉浮大而迟,按之无力;芤脉浮大,按之中空。芤主脱血,虚主血虚。

主病:脉虚身热,主伤暑自汗,怔忡惊悸,阴虚发热,法当养营益卫。寸主血不营心;关主[5]腹胀少食;尺主骨蒸痹痿,伤精脱血。经曰:血虚脉虚。曰气来虚微为不及,病在内。曰久病脉虚者死。

细

细脉小于微而常有,细直而软,若丝线之应指,《素问》谓之小。王氏言如莠蓬,状其柔也。《脉诀》言:往来极微,是微反大于细矣,与经相背。又曰:细来累累细如丝,应指沉沉无绝期。春夏少年俱不利,秋冬老弱却相宜。

主病:细主血弱气衰,诸虚百损,七情六极。非湿侵腰肾,则伤精汗血。寸主呕吐;关主膨胀胃虚;尺主丹田冷,泄痢遗精,阴血耗夺。《脉经》言:细为血少气衰,有此证则顺,否则逆。故吐衄脉得沉细者生,忧劳过度者,脉亦细。

结

结脉往来缓,时一止复来。《脉诀》言:或来或去,聚而却还,与结无关。仲景有累累如循长竿曰阴结,蔼蔼如车盖曰阳结。《脉经》又有如麻子动摇,旋引旋收,聚散不常者曰结,主死。此三脉名同实异也。又曰:结脉缓而时一止,独阴偏盛欲亡阳。浮为气滞沉为积,汗下分明在主张。

---

1 柳氏:柳樊邱,著有《痘疹神应心书全集》等。
2 崔氏:崔嘉彦,著有《脉诀》。
3 杨氏:杨玄操,著有《黄帝八十一难经注》《黄帝明堂经注》。
4 滑氏:滑伯仁,著有《十四经发挥》《难经本义》等。
5 主:原无,据星聚楼本补。

主病：结脉主血凝气滞，老痰结滞内积，外痈肿疝。又曰：结主阴盛之病。越人曰：结甚则积甚，结微则积微；浮结外有痛积，伏结内有积聚。

代

代脉动而中止，不能自还，困而复动，脉至还入尺，良久方来。脉一息五至，肺心脾肝肾五脏之气，皆是五十动而一息，合大衍之数，谓之平脉。反此则止，代[1]乃见焉。肾气不能至，则四十动一止；肝气不能至，则三十动一止。盖一脏之气衰，而他脏之气代至也。经曰：代则气衰。滑氏曰：若无他病，羸瘦脉代者，危脉也。有病而气血乍损，气不能续者，只为病脉。伤寒心悸脉代者，复脉汤主之。妊娠脉代者，其胎百日，代之生死不可不辨。李氏括曰：数时一止名为促，缓止须将结脉看；止不能回方是代，结生代死自殊涂。又曰：促结之止无常数，或二动三动，一止即来。代脉之止有常数，必依数而止，还入尺中，良久方来也。

主病：代脉元因脏气衰，腹痛泄痢下元亏，或为吐泻中宫病，女子怀胎三月分。《脉经》曰：代散者死，主泄及脓血。

促

促脉来去，数时一止，复来如蹶之趣[2]，徐疾不常。《脉经》但言数而止为促，《脉诀》乃云并居寸口，不言时止者，谬矣。数止为促，缓止为结，何独寸口哉！李氏曰：促脉数时来一止，此为阳极欲亡阴。三焦郁火炎炎盛，进[3]必无生退可生。

主病：促脉惟将火病医，其因有五细推之，时时喘咳皆痰积，或发狂斑与毒疽。又曰：促主阳盛之病，促结之因，皆有气血痰食饮五者之别，一有留滞，则脉见止也。

弦

弦脉端直以长，如张弓弦。按之不移，绰绰如按琴瑟弦。状若筝弦，从中直过，挺然指下。弦脉在卦为震，在时为春，在人为肝。轻虚以滑者平，实滑如循长竿者病，劲急如新张弓弦者死。池氏曰：弦紧而数劲为太过，弦紧而细为不及。戴氏曰：弦而软，其病轻；弦而硬，其病重。《脉诀》言：时时带数。又曰：脉紧状绳牵，皆非弦象，今削之。又曰：土衰木旺，多怒欲叫，精翳泪出。李氏曰：弦来端直似丝弦；紧则如绳左右弹。紧言其力弦言象；牢紧弦长沉伏间。

---

1 代：原无，据大成本补。
2 趣：同"促"，急促。
3 进：原作"焦"，据《濒湖脉学》改。

主病：弦为肝胆之脉，主痰饮寒热疟疾。又主血弱劳伤，胃虚停饮，骨胁疼痛，肢体拘急，多惊。单弦病轻，双弦急痛。寸弦头痛多痰；左关弦主寒热癥瘕，右弦主胃寒心腹痛；尺主阴疝脚疾拘挛。又曰：弦为木盛之病，浮弦支饮外溢，沉弦悬饮内痛，疟脉自弦。弦数多热，弦迟多寒；弦大主虚，弦细拘急，阳弦头痛，阴弦腹痛；单弦饮癖，双弦寒痼。若不食者，木来克土，病必难治。

紧

紧脉来往有力，左右弹人手。如转索无常，数如切绳，如纫单线。又曰：紧乃热如为寒束[1]之脉，故急数如此。要有神气，《素问》谓之急。《脉诀》言寥寥入尺来，崔氏言如线，皆非紧状。或以浮紧为弦，沉紧为牢，亦近似耳。又曰：举如转索如切绳，脉象因之得紧名。总是寒邪来作寇，内为腹痛外身疼。

主病：紧主诸痛为寒，喘咳风痫冷痰。浮紧表寒，沉紧里寒；人迎紧盛伤寒，气口紧盛伤食。关主心腹疼痛，尺主阴冷奔豚疝病。又曰：浮紧中恶，沉紧咳嗽。

实

实脉浮沉皆得，脉大而长，微弦，应指愊愊然。愊愊，紧实貌。《脉诀》言：如绳应指来，乃紧脉，非实也。又曰：浮沉皆得大而长，应指无虚愊愊强。热蕴三焦成壮火，通肠发汗始能康。又曰：实脉浮沉有力强；紧如弹索转无常；须知牢脉掣筋骨，实大微弦更带长。

主病：实脉为阳火郁成，发狂谵语吐频频。为阳毒，或伤食大便不通，或气疼。寸实主面赤生风，咽痛舌强，骨中气寒；关主脾热中满；尺主腰腹肠间痛而不通。经曰：血实脉实；曰脉实者，水谷为病；曰气来实强，是为太过。《脉诀》言：尺实小便不禁，与《脉经[2]》尺实小腹痛、小便难之说何及？洁古不知其谬，诀为虚寒用姜、附，愈误矣。

长

长脉不大不小，迢迢自若，如循长竿，末梢为平。如引绳，如循长竿曰病。又曰：长有三部之长。一部之长，在时为春，在人为肝。心肝长，神强壮；肾脉长，蒂固根深。经曰：长则气治，皆言平脉也。又曰：过于本位脉名长，弦则非然但满张。弦脉与长争较远，良工尺度自能量，实牢弦紧皆兼长脉。

主病：长脉迢迢大小匀，反常为病似牵绳。若非阳毒癫痫病，即是阳明热势深。大都长主有余之病。

---

1 束：原作"来"，据大成本改。
2 经：原无，据《濒湖脉学》补。

洪

洪脉指下极大，来盛去衰。洪脉在卦为离，在时为夏，在人为心。《素问》谓之大，亦曰钩[1]。滑氏曰：来盛去衰，如钩之曲，上而复下，应血脉来去之象，象万物敷布下垂之状。詹氏谓如环珠者非。《脉诀》云：季夏宜之，秋季冬季发汗通肠，俱非洪脉所宜，盖谬也。李氏曰：脉来洪盛去还衰，满指滔滔应夏时。若在春秋冬月分，升阳散火[2]莫狐疑。又曰：洪脉来时拍拍然，去衰来盛似波澜。欲知实脉参差处，举按弦长愊愊坚。

主病：脉洪阳盛血应虚，相火炎炎热病居。胀满胃翻须早治，阴虚泄痢可愁如。寸洪心火上焦炎，肺脉洪时金不堪，肝火内虚关内察，肾虚阴火尺中看。又曰：洪主阳盛阴虚之病，泄痢失血久嗽者忌之。经曰：形瘦脉大，多气者死。又曰：大则病进[3]。

微

微脉极细而软，按之如欲绝，若有若无，细而稍长，《素问》谓之小，气血微则脉微。又曰：轻诊可见，按之欲绝者，微也。往来如线而常有者，细也。仲景曰：脉瞥瞥如羹上肥者，阳气微；萦萦如蛛丝细者，阴气衰。长病得之死，卒病得之生。

主病：气血微兮脉亦微，恶寒发热汗淋漓。男[4]为劳极诸虚候，女作崩中带下医。寸微气促或心惊；关脉微时胀满形；尺部见之精血弱，恶寒消瘅痛呻吟。又曰：微主久虚血弱之病，阳微恶寒，阴微发热。《脉诀》云：崩中日久成白带，漏下多时首木枯。

动

动乃数脉，见于上下，无头无尾[5]如豆，厥厥动摇。仲景曰：阴阳相搏，名曰动。阳动则汗出，阴动则发热形冷恶寒，此三焦伤也。成无己曰：阴阳相搏则虚者动，故阳虚则阳动，阴虚则阴动。庞氏曰：关前三分为阳；关后三分为阴；当关之位，半阴半阳，故动由虚见。又曰：动脉摇摇数在关，无头无尾豆形圆。其原本是阴阳搏，虚者摇兮胜者安。《脉诀》言：寻之似有，举之还无，不离其处，不往不来，三关沉沉，含糊谬妄，殊非动脉。詹氏言其形鼓动如钩如毛者，尤谬。

---

1 钩：原作"钧"，据大成本改
2 火：原作"大"，据星聚楼本改。
3 进：原作"近"，据大成本改。
4 男：原作"胃"，据《濒湖脉学》改。
5 无头无尾：两"无"原作"血"，据大成本改。

主病:动脉专司痛与惊,汗因阳动热因阴。或为泄痢拘挛病,男子亡精女子崩。

牢

牢脉似沉似伏,实大而长,微弦。扁鹊曰:牢而长者,肝脉也。仲景曰:寒则牢坚,有牢固之象。沈氏曰:似沉似伏,牢之位也;实大弦长,牢之体也。《脉诀》不言形状,但言寻之则无,按之则有。云脉入皮肤辨息难,又以牢为死脉,皆孟浪谬误。李氏曰:弦长实大脉牢坚,牢位常居沉伏间。革脉芤弦自牢起,革虚牢实要详看。

主病:寒则牢坚里有余,腹心寒痛木乘脾,疝癫癥瘕何愁也,失血阴虚却忌之。又曰:牢主寒实之病,木实则为痛。扁鹊云:软为虚,牢为实,失血者脉宜沉细,反浮大而牢者死,虚病见实脉也。《脉诀》言:骨间疼痛,气居于表。池氏以为肾传于脾,皆谬妄不经。

散

散脉大而散,有表无里,涣漫不收。无统纪无拘束,至数不齐,或多来少去,或去多来少。涣漫不收,如杨花散漫之象。又曰:散似杨花散漫飞,去来无定至难齐。产为生兆胎为堕,久病逢之不必医。戴氏曰:心脉浮大而散,肺脉短涩而散,平脉也。心脉软散怔忡,肺脉软散汗出,肝脉软散溢饮,脾脉软散胕肿,病脉也。若肾脉软散,诸病脉代散,死脉也。《难经》曰:散脉独见则危。柳氏曰:散为气血俱虚,根本脱离之脉,产妇得之生,孕妇得之堕。李氏曰:散脉无拘散漫然,濡来浮细水中绵,浮而迟大为虚脉,芤脉中空有两边。

主病:左寸怔忡右寸汗,溢饮左关应散漫,右关软散胕肿胕,散居两尺魂应断。

诊寿数

戴氏曰:脉必满十动,出自《难经》。而《脉诀》五脏歌,皆以四十五动为准,乖于经旨。柳氏曰:古以动数候脉,是喫紧语,须候五十动,乃知五脏缺失。今人指到腕[1]臂,即云见了。夫五十动,岂弹指间事耶?故学者当诊脉问证,听声观色,斯备四诊而无失。

五十不止身无病,数内有止皆知定;四十一止一脏绝,四年之后多亡命;三十一止即三年;二十一止二年应;十动一止一年殂,更观气色兼形证。两动一止三四日;三四动止应六七;五六一止七八朝,次第推之自无失。

---

1 腕:原作"脘",据《濒湖脉学》改。

六脏六腑用药气味补泻

肝胆:温补凉泻,辛补酸泻。

心小肠:热补寒泻,咸补甘泻。

肺大肠:凉补温泻,酸补辛泻。

肾膀胱:寒补热泻,苦补咸泻。

脾胃:湿热补,寒凉泻,各从其宜[1],甘补苦泻。

三焦命门:同心[2]。

张元素曰:五脏更相平也。一脏不平,所胜平之。故云安谷则昌,绝谷则亡。水去则营散,谷消则卫亡,神无所居。故血不可不养,卫不可不温。血温气和,营卫乃行,常有天命。

五脏五味补泻

肝苦急,急食甘缓之,甘草。以酸泻之,赤芍药。实则泻其子,甘草。欲散,急食辛以散之,川芎。以辛补之,细辛。虚则补其母,地黄、黄柏。

心苦缓,急食酸以收之,五味。以甘泻之,甘草、黄芪。实则泻其子,甘草。欲软,急食咸以软,芒硝。以咸补之,泽泻。虚则补其母,生姜。

脾苦湿,急食苦[3]以燥之,白术。以苦泻之,黄连。实则泻其子,桑白皮。欲缓,急食甘以缓之,炙甘草。以甘补之,人参。虚则补其母,炒盐。

肺苦气逆,急食苦以泄之,诃子。以辛泻之,桑白皮。实则泻其子,泽泻。欲收,急食酸以收之,白芍药。以酸补之,五味子。虚则补其母,五味子。

肾苦燥,急食辛以润之,黄柏、知母。以咸泻之,泽泻。实则泻其子,芍药。欲坚,急食苦以坚之,知母。以苦补之,黄柏。虚则补其母,五味子。

张元素曰:凡药之五味,随五脏所入而为补泻,亦不过因其性而调之。酸入肝,苦入心,甘入脾,辛入肺,咸入肾。辛主散,酸主收,甘主缓,苦主坚,咸主软。辛能散结润燥,致津液,通气;酸能收缓敛散;甘能缓急调中;苦能燥湿坚软;咸能软坚;淡能利窍。李氏曰:甘缓、酸[4]收、苦燥、辛散、咸软、淡渗,五味之本性,一定而不变者也。其或补或泻,则因五脏四

---

1 其宜:原在"甘补苦泻"之后,于义不通,据大成本改。

2 同心:以上六字,原在前句"各从"后,于义不通,据大成本改。

3 苦:原无,据大成本补。

4 酸:原作"咸",诸本同,据《本草纲目》改。

时而迭相施用者也。温、凉、寒、热，四时之本性也。其于五脏补泻，亦迭相施用也。此特洁古张氏因《素问》饮食补泻之义，举数药以为例耳，学者宜因意而充之。

脏腑虚实标本用药式
肝[1]

肝藏血[2]，属木，胆火寄于中，主血，主目，主筋，主呼，主怒。

本病：诸风眩运，僵仆强直惊痫，两胁肿痛，胸胁满痛，呕血，小腹疝痛疬瘕，女人经病。

标病：寒热疟，头痛吐涎，目赤面青多怒，耳闭颊肿，筋挛卵缩，丈夫癩，女人少腹肿痛阴病。

▌ **有余泻之**

泻子：甘草

行气：香附、芎劳、瞿麦、牵牛、橘皮

行血：红花、鳖甲、桃仁、莪术、京三棱、穿山甲、大黄、水蛭、虻虫、苏木、牡丹皮

镇惊：雄黄、金箔、朱砂、珍珠、代赭石、夜明砂、胡粉、银箔、铅丹、龙骨、石决明

搜风：羌活、荆芥、薄荷、槐子、蔓荆子、白花蛇、蝉蜕、防风、皂角、乌头、白附子、僵蚕、独活

▌ **不足补之**

补母：枸杞、杜仲、狗脊、熟地黄、苦参、萆薢、阿胶、菟丝子

补血：当归、牛膝、续断、白芍、血竭、没药、芎劳

补气：天麻、柏子仁、白术、菊花、细辛、密蒙花、决明、谷精草、生姜

▌ **本热寒之**

泻木：芍药、乌梅、泽泻

泻火：黄连、龙胆草、黄芩、苦茶、猪胆

攻里：大黄

▌ **标热发之**

和解：柴胡、半夏

解肌：桂枝、麻黄

---

1 肝：原无，本次整理加，此篇其余脏腑同。
2 血：参下文所述应为"魂"。

心

心藏神,为君火,包络为相火,代君行令。主血,主言,主汗,主笑。

本病:诸热瞀瘛,惊或谵语烦乱,啼笑骂詈,怔忡健忘,自汗,诸痛痒疮疡。

标病:肌热恶寒战慄,舌不能言,面赤目黄,心烦热,胸胁满痛,引腰背肘臂。

火实泻之

泻子:黄连、大黄

气:甘草、人参、赤茯苓、木通、黄柏

血:丹参、丹皮、玄参、生地黄

镇惊:朱砂、牛黄、紫石英

神虚补之

补母:细辛、乌梅、酸枣仁、陈皮、生姜

气:桂心、泽泻、白茯苓、茯神、远志、石菖蒲

血:当归、乳香、没药、熟地黄

本热寒之

泻火:黄芩、竹叶、麦冬、朱砂、炒盐

凉血:地黄、栀子、天竺黄

标热发之

散火:甘草、独活、麻黄、柴胡、龙脑

脾

脾藏智,属土,为万物之母,主营卫,主味,主肌肉,主四肢。

本病:诸湿肿胀,痞满噫气,大小便闭,黄疸痰饮,吐泻霍乱,心腹痛,饮食不化。

标病:身体胕肿,重困嗜卧,四肢不举,舌本强痛,九窍不通。

土实泻之

泻子:诃子、防风、桑白皮、葶苈

吐:豆豉、栀子、萝卜子、常山、瓜蒂、郁金、韭汁、藜芦、苦参、赤小豆、盐汤、苦茶

下:大黄、芒硝、青蒙石、大戟、甘遂、续随子、芫花

土虚补之

气:人参、黄芪、升麻、葛根、甘草、陈皮、藿香、葳蕤、缩砂、木香、扁豆

血:白术、苍术、白芍、胶饴、大枣、干姜、木瓜、乌梅、蜂蜜

本湿除之

燥中宫：白术、苍术、橘皮、半夏、吴茱萸、南星、草豆蔻、白芥子

洁净府：木通、赤茯苓、猪苓、藿香

标湿渗之

开鬼门：葛根、苍术、麻黄、独活

肺

肺藏魄，属金，摄一身之气，主闻，主哭，主皮毛。

本病：诸膹郁，诸痿喘呕，气促，咳嗽上逆，咳唾脓血，不得卧，小便数而久遗失不禁。

标病：洒淅寒热，伤风自汗，肩背痛冷，臑臂前廉痛。

气实泻之

泻子：泽泻、葶苈、桑白皮、地骨皮

除湿：半夏、白矾、白茯苓、薏苡仁、木瓜、橘皮

泻火：粳米、石膏、寒水石、知母、诃子

通滞：枳壳、薄荷、干姜、木香、厚朴、杏仁、皂荚、桔梗、苏梗

气虚补之

补母：甘草、人参、升麻、黄芪、山药

润燥：蛤蚧、阿胶、麦门冬、贝母、天门冬、百合、天花粉

敛肺：乌梅、粟壳、五味子、芍药、五倍子

本热清之

清金：黄芩、知母、麦冬、栀子、紫菀、天冬、沙参

本寒温之

温肺：丁香、藿香、款冬花、檀香、白豆蔻、益智、缩砂、糯米、百合

标寒散之

解表：麻黄、葱白、紫苏

肾

肾藏志，属水，为天一之源，主听，主骨，主二阴。

本病：诸寒厥逆，骨痿腰痛，腰冷如冰，足胻肿寒，小腹满急疝瘕，大便闭泄，吐利腥脏，水液澄澈清冷不禁，消渴引饮。

标病：发热不恶热，头眩头痛，咽痛舌燥，脊股后廉痛。

水强泻之

泻子：大戟、牵牛

泻腑：泽泻、猪苓、车前子、防己、茯苓

▌ **水弱补之**

补母：人参、山药

气：知母、玄参、补骨脂、砂仁、苦参

血：黄柏、枸杞、熟地黄、锁阳、肉苁蓉、山茱萸、阿胶、五味子

▌ **本热攻之**

下：伤寒少阴证，口燥咽干，大承气汤

▌ **本寒温之**

温里：附子、干姜、官桂、蜀椒、白术

解表：麻黄、细辛、独活、桂枝

▌ **标热凉之**

清热：玄参、连翘、甘草、猪肤

命门

命门为相火之源，天地之始，藏精生血，降则漏，升则为铅，主三焦元气。

本病：前后癃闭，气逆里急，疝痛奔豚，消渴膏淋，精漏精寒，赤白浊，溺血，崩中带漏。

▌ **火强泻之**

泻相火：黄柏、知母、牡丹皮、地骨皮、生地黄、茯苓、玄参、寒水石

▌ **火弱补之**

益阳：附子、肉桂、益智、破故纸、沉香、角茴香、川乌、硫黄、天雄、乌药、阳起石、胡桃、巴戟天、丹砂、当归、蛤蚧、覆盆

▌ **精脱固之**

涩滑：牡蛎、芡实、金樱子、五味子、远志、蛤粉、山茱萸肉

三焦

三焦为相火之用，分布命门元气，主升降出入，游行天地之间，总饮五脏六腑、营卫经络、内外上下左右之气，号中清之府。上主纳，中主化，下主出。

本病：诸瞀瘛，暴病暴死暴喑，躁扰狂越，谵妄惊骇，诸血溢血泄，诸气逆冲上，诸疮疡痘疹瘤核。

上热则喘满，诸呕吐酸，胸痞胁痛，饮食不消，头上出汗。

中热则善饥而瘦，解㑊中满，诸胀腹大，诸病有声，鼓之如鼓，上下关格不通，霍乱吐利。

下热则暴注下迫，水液混浊，下部肿满，小便淋沥或不通，大便闭结或

下利[1]。

上寒则吐饮食痰水,胸痹,前后引痛,食已还出。

中寒则饮食不化,寒胀,反胃吐水,湿泻[2]不渴。

下寒则二便不禁,脐腹冷,疝痛。

标病:恶寒战栗,如丧神守,耳鸣耳聋,嗌肿喉痹,诸病肿,疼酸惊骇,手小指次指不用。

▎ **实火泻之**

汗:麻黄、柴胡、葛根、荆芥、升麻、薄荷、羌活、石膏

吐:瓜蒂、沧盐、韭汁

下:大黄、芒硝

▎ **虚火补之**

上:人参、天雄、桂心

中:人参、黄芪、丁香、木香、草果

下:附子、桂心、硫黄、人参、沉香、乌梅、破故纸

▎ **本热寒之**

上:黄芩、连翘、栀子、知母、玄参、石膏

中:黄连、连翘、生地黄、石膏

下:黄柏、知母、生姜、石膏、牡丹皮、地骨皮

▎ **标热散之**

解表:柴胡、细辛、荆芥、羌活、葛根、石膏

胆

胆属木,为少阳相火,发生万物,为决断之官,十一脏之主,主同肝。

本病:口苦,呕苦汁,善太息,澹澹如人将捕状,目昏不眠。

标病:寒热往来,痎疟,胸胁痛,头额痛,耳痛鸣聋,瘰疬结核马刀,足小[3]指次指不用。

▎ **实火泻之**

泻胆:龙脑、牛胆、猪胆、生菝仁、生酸枣仁、黄连、苦茶

▎ **虚火补之**

温胆:人参、细辛、半夏、炒菝仁、炒酸枣仁、当归、地黄

---

1 下利: 此句原无,据大成本补。

2 泻: 原无,据大成本补。

3 小: 原作"少",据星聚楼本改。

▌本热平之

降火:黄连、黄芩、芍药、连翘、甘草

镇惊:黑铅、水银

▌标热和之

和解:柴胡、芍药、黄芩、半夏、甘草

胃

胃属土,主容受,为水谷之海。主同脾。

本病:噎膈反胃,中满肿胀,呕吐泻痢,霍乱腹痛,消中善饥,不消食,伤饮食,胃管当心痛,支两胁。

标病:发热蒸蒸,身前热,寒热狂谵,语痹,上齿痛,口眼㖞斜,鼻痛鼽衄赤齄[1]。

▌胃实泻之

湿热:大黄、芒硝

饮食:巴豆、神曲、山楂、阿魏、硇砂、郁金、三棱、轻粉

▌胃虚补之

湿热:苍术、白术、半夏、茯苓、橘皮、生姜

寒湿:干姜、附子、草果、官桂、丁香、肉豆蔻

▌本热寒之

降火:石膏、地黄、犀角、黄连

▌标热解之

解肌:升麻、葛根、豆豉

大肠

大肠属金,主变化,为传送之官。

本病:大便闭结,泄痢下血,里急后重,痔痔脱肛,肠鸣而痛。

标病:齿痛喉痹,颈肿口干,咽中如核,鼽衄目黄,手大指次指痛,宿食,发寒慄。

▌肠实泻之

热:大黄、芒硝、槐花、牵牛、巴豆、郁李仁

气:枳壳、木香、橘皮、槟榔

▌肠虚补之

气:皂荚

燥:桃仁、麻仁、杏仁、地黄、乳香、松子、当归、肉苁蓉

---

1 齄:原无,据大成本补。

湿:白术、苍术、半夏、硫黄

陷:升麻、葛根

脱:龙骨、白垩、诃子、粟壳、乌梅、白矾、赤石脂、禹余粮、石榴皮

❚ **本热寒之**

清热:秦艽、槐角、地黄、黄芩

❚ **本寒温之**

温里:附子、干姜、肉豆蔻

❚ **标热散之**

解肌:石膏、白芷、升麻、葛根

小肠

小肠主分泌水谷,为受盛之官。

本病:大便水谷[1]利,小便短,小便闭,小便血,小便自利,大便后血,小肠气痛,宿食,夜热旦止。

标病:身热恶寒,嗌痛颔肿,口糜耳聋。

❚ **实热泻之**

气:木通、猪苓、滑石、瞿麦、泽泻、灯草

血:地黄、蒲黄、赤茯苓、栀子、牡丹皮

❚ **虚寒补之**

气:白术、楝实、茴香、砂仁、神曲、扁豆

血:桂心、玄胡索

❚ **本热寒之**

降火:黄柏、黄芩、黄连、连翘、栀子

❚ **标热散之**

解肌:藁本、羌活、防风、蔓荆

膀胱

膀胱主津液,为胞[2]之府,气化乃能出,号州都之官,诸病皆干之。

本病:小便淋沥,或短数,或黄赤,或白,或遗失,或气痛。

标病:发热恶寒,头痛,腰脊强,鼻窒,足小趾不用。

❚ **实热泻之**

泻火:滑石、猪苓、泽泻、茯苓

---

1 为受盛之官……水谷:原无,据大成本补。
2 胞:原作"泡",据星聚楼本改。

▌下虚补之

热:黄柏、知母

寒:桔梗、升麻、益智、乌药、山茱萸

▌本热利之[1]

降火:地黄、栀子、茵陈、黄柏、牡丹皮、地骨皮

▌标寒发之

发表:麻黄、桂枝、羌活、苍术、防己、黄芪、木贼

引经报使

手少阴心经:黄连、细辛

手太阳小肠:藁本、黄柏

足少阴肾:独活、桂枝、知母、细辛

足太阳膀胱:羌活[2]

手太阴肺:桔梗、升麻、白芷、葱白

手阳明大肠:白芷、升麻、石膏

足太阴脾:升麻、苍术、葛根、白芍

足阳明胃:白芷、升麻、石膏、葛根

手厥阴心包络:柴胡、石膏、牡丹皮

手少阳三焦[3]:连翘、柴胡、(上)地骨皮、(中)青皮、(下)附子

足厥阴肝:青皮、吴茱萸、川芎、柴胡

足少阳胆:柴胡、青皮

五味宜忌

岐伯曰:木生酸,火生苦,土生甘,金生辛,水生咸。辛散,酸收,甘缓,苦坚,咸软,而毒药攻邪。五谷为养,五果为助,五畜为益,五菜为充,气合而服之,以补精益气。此五味各有所利,四时五脏,病随所宜也。又曰:阴之所生,本在五味。阴之五宫,伤在五味。骨正筋柔,气血以流,腠理以密,骨气以精[4],长有天命。又曰:圣人春夏养阳,秋冬养阴,以崇其根,二气常存。春食凉,夏食寒,以养阳;秋食温,冬食热,以养阴。

---

1 本热利之:自此至卷末原无,据星聚楼本补。

2 足太阳……羌活:星聚楼本无,据大成本补。

3 手少阳三焦:原作"手少阳胆",下文作"足少阳三焦",应为讹误,据大成本改。

4 精:星聚楼本作"清",据《素问·生气通天论》改。

五欲

肝欲酸,心欲苦,脾欲甘,肺欲辛,肾欲咸,此五味合五脏之气也。青色宜酸,肝病宜食麻、犬、李、韭。赤色宜苦,心病宜食麦、羊、杏、薤[1]。黄色宜甘,脾病宜食粳、牛、枣、葵。白色宜辛,肺病宜食黄黍、鸡、桃、葱。黑色宜咸,肾病宜食大豆黄卷、猪、粟、藿。

五禁

肝病禁辛,宜食甘,粳、牛、枣、葵。心病禁咸,宜食酸,麻、犬、李、韭。脾病禁酸,宜食苦,大豆、豕、栗、藿。肺病禁苦,宜食甘,麦、羊、杏、枣。肾病禁甘,宜食辛,黄黍、鸡、桃、葱。思邈曰:春宜省酸增甘以养脾,夏宜省苦增辛以养肺,秋宜省辛增酸以养肝,冬宜省咸增苦以养心,四季宜省甘增咸以养肾。时珍曰:五欲者,五味入胃,喜归本脏,有余之病,宜本味通之。五禁者,五脏不足之病,畏其所胜,而宜其所不胜也。

五走

酸走筋,筋病毋多食酸,多食令人癃。酸气涩收,胞得酸而缩卷,故水道不通也。苦走骨,骨病毋多食苦,多食令人变呕。苦入下脘,三焦皆闭,故变呕也。甘走肉,肉病毋多食甘,多食令人悗心。甘气柔润,胃柔则缓,缓则虫动,故悗心也。辛走气,气病毋多食辛,多食令人洞心。辛动上焦,与气俱行,久留心下,故洞心也。咸走血,血病毋多食咸,多食令人渴。血与咸相得则凝,凝则胃汁注之,故咽路焦而舌本强。

五伤

酸伤筋,辛胜酸。苦伤气,咸胜苦。甘伤肉,酸胜甘。辛伤皮毛,苦胜辛。咸伤血,甘胜咸。

五过

味过于酸,肝气以津,脾气乃绝,肉胝䐢而唇揭[2]。味过于苦,脾气不濡,胃气乃厚,皮槁而毛拔。味过于甘,心气喘满,黑色,肾气不平,骨痛而发落。味过于辛,筋脉沮绝,精神乃失,筋急而爪枯。味过于咸,大骨气劳,短肌,心气抑,脉凝涩而变色。时珍曰:五走五伤者,本脏之味自伤也,即阴之五官伤在五味也。五过者,本脏之味伐其所胜也,即脏气偏胜也。

---

1 薤: 星聚楼本无,据大成本补。
2 肉胝䐢而唇揭: 星聚楼本作"肉胝伤䐢而唇揭",据《素问·五脏生成》改。䐢(zhù),皱也。即皮肉厚而皱缩。

五味偏胜

岐伯曰：五味入胃，各归所喜。酸先入肝，苦先入心，甘先入脾，辛先入肺，咸先入肾。久而增气，物化之常；气增而久，夭之由也。

王冰曰：入肝为温，入心为热，入肺为清，入肾为寒，入脾为至阴而四气兼之，皆为增其味而益其气。故各从其脏之气，久则从化。故久服黄连、苦参反热，从苦化也。余味仿此。气增不已，则脏气偏胜，必有偏绝；脏有偏绝，必有暴夭。是以药不具五味，不备四气，而久服之，虽暂获胜，久必致夭，故绝粒服饵者不暴亡，无五味资助也。杲曰：一阴一阳之谓道，偏阴偏阳之谓疾。阳剂刚胜，积若燎原，为消狂痈疽之属，则天癸竭而营涸。阴剂柔胜，积若凝水，为洞泄寒中之病，则真火微而卫散。故大寒大热之药，当从权用之，气平而止。有所偏助，令脏气不平，夭之由也。

新刻痰火点雪卷之四

抚金儒医　　应圆龚居中　　著

建邑书林　　龙田刘大易　　梓

痰火药性

人参

味甘,微寒,无毒。主五劳七伤,虚损,痰弱,泻心肺脾胃中火邪,止吐、咯唾、衄、呕、咳等血,又补五脏,安精神,定魂魄,止惊悸,止呕哕,补五脏六腑,保中守神,消胸中痰滞,肺痿。治肺胃中阳气不足,肺气虚促,短气少气,止渴生津,治诸血崩淋。杲曰:人参甘温,能补肺中元气,肺气旺则四脏之气皆旺,精自生而形自盛,肺主诸气故也。

张仲景曰:病人汗后,身热,亡血,脉沉迟者,下利,身凉,脉微,血虚者并加人参。古人血脱者益气,盖血不自生,须得生阳气之药,乃可阳生则阴长,血乃旺也。若单用补血药,则血无由而生矣。《素问》言:无阳则阴无以生,无阴则阳无以化。故气虚者,须用人参,血虚者,亦用之。本草十剂云:补可去弱,人参羊肉之属是也。盖人参补气,羊肉补形,形气者,有无之象也。洁古言:以沙参代人参取其味甘也,然人参补五脏之阳,沙参补五脏之阴,安得无异?虽云补五脏,亦须各用本脏药相佐使引之。人参生用气凉,熟用气温。味甘补阳,味苦补阴。气主生物,本乎天;味主成物,本乎地。气味生成,阴阳之造化也。东垣以相火乘脾,身热而烦,气高而喘,头痛而渴,脉洪而大者,用黄柏佐人参。孙真人治夏月热伤元气,大汗大泄,欲成痿厥,用生脉散以泻火热,而救金水。君人参之甘寒泻火而补元气;臣以麦门冬之苦寒,清肺金而滋水源;佐以五味子之酸温生肾津而收耗气。此皆补天元之真气,非补热火也。白飞霞云:人参炼膏服,回元气于无何有之乡,凡病后气虚,及肺虚嗽者并宜之。若气虚有火者,合天门冬对服之。

沙参

味苦,微寒,无毒。补中益肺气,安五藏,久服利人,补虚,止惊烦,益心肺,清肺火,治久嗽肺痿。

元素曰:肺寒者用人参,肺热者用沙参代之,取其味甘也。沙参味甘,微苦,厥阴本经之药,又为脾经气分药。微苦补阴,甘则补阳,故洁古取沙参代人参,盖人参性温补五脏之阳,沙参性寒补五脏之阴。

李氏曰:人参甘苦温,其体重实,专补脾胃元气,因而益肺与肾,故内伤元气者宜之;沙参甘淡而寒,其体轻虚,专补肺气,因而益脾与肾,故金能受火克者宜之。一补阳而生阴,一补阴而制阳,不可不辨之也。

甘草

味甘,平,无毒。补五劳七伤、一切虚损,通九窍,利百脉,益精养气,生用泻火热,熟用散表寒,止咽痛,除邪热,缓正气,养阴血,补脾胃,润百脉,吐肺痿之脓血。

李氏曰:甘草外赤中黄,色兼坤离,味浓气薄,资全土德,协和群品,有元老之功,普治百邪,得王道之化,赞帝力而人不知,敛神功而己不与,可谓药中之良相也,故称国老。

黄芪

味甘,微温,无毒。治虚劳自汗,补肺气,泻肺火心火,实皮毛,益胃气,去肌热。治丈夫虚损、五劳、瘦弱,又治脉弦自汗,泻阴火,除虚热。无汗则发之,有汗则止之。又黄芪与人参、甘草三味,为除燥热肌热之圣药,脾胃一虚,肺气先绝,必用黄芪温分肉,益皮毛,实腠理,不令汗出,益元气而补三焦。又曰:黄芪补元气,肥白而多汗者为宜,若面黑形实而瘦者,服之令人胸满,宜以三拗汤泻之。

玄参

味苦,微寒,无毒。补劳损,心惊,烦燥,骨蒸,传尸。滋阴降火,利咽喉,通小便血滞。

元素曰:玄参乃枢机之剂,谓领上下诸气,清肃而不浊,风药中多用之,故《活人书》治伤寒阳毒,汗下后毒不散及心下懊侬,烦不得眠,心神颠倒欲绝者,俱用玄参。以此论之,治胸中氤氲之气,无根之火。真阴失守,孤阳无根,发为火病,法宜壮水以制火,用玄参与地黄同功,其消瘰疬亦是[1]散火。刘守真言:结核亦是火病。

知母

味苦,寒,无毒。治热劳,传尸疰,清痰止嗽,润心肺,安心止惊悸,凉心去热,泻肺火,滋肾水治命门相火有余。权曰:知母治诸热劳,患人虚而口渴者用之。杲曰:泻无根之肾火,疗有汗之骨蒸,止虚劳之阳热,滋化源之阴生。

---

1 是: 原作"足",据《本草纲目》改。

桔梗

味辛,微温,有小毒。治肺痈,养血排脓,补内漏及喉痹,利窍,除肺部风热。

元素曰:清肺气,利咽喉,色白,故为肺部引经药也。

白术

味甘,温,无毒。久服轻身延年,不饥,止汗,除湿热,消痰,暖胃,消谷嗜食,益津液,主五劳七伤,补腰膝,长肌肉,消痰逐水,理胃益脾,生津止渴,在气主气,在血主血,无汗则发,有汗则止,与黄芪同功,为脾胃之要品。盖脾恶湿,湿胜则气不得施化,津液何由以生? 故曰:膀胱者,津液之府,气化则能出焉,用白术燥其湿,则气得周流而津液生矣。

五味子

酸,温,无毒。益气,治咳逆上气,劳伤羸瘦,补不足,强阴,益男子精。养五脏虚劳,令人体悦泽,明目,暖水脏,壮筋,生津止渴,补元气不足,收耗散之气,治喘嗽燥咳,壮水镇阳。杲曰:五味子收肺气,乃火嗽必用之药,故治嗽以之为君,但有外邪者不可骤用,恐闭其邪气,必先发散而后用之乃良。

丹溪曰:五味子大能收敛肺气,宜其有补肾之功,收肺气非除热乎? 补肾非暖水脏乎? 乃火热必用之药。所谓食之多致虚热者,盖收之太骤,何惑之有?

又黄昏咳者,乃火气浮入肺中,不宜用凉药,宜五味子、五倍子敛而降之。

贝母

辛,平,无毒。治咳嗽上气,止烦,热渴出汗,安五脏,利骨髓,消痰,润心肺,又主胸胁逆气。杲曰:贝母能养心胸逆遏郁结之气,用治心胸气不快,多愁郁者,殊有大功信矣。俗曰半夏有毒用贝母代之,夫贝母乃太阴肺经之药,半夏乃太阴脾经、阳明胃经之药,何可以代乎? 若肺虚咳嗽,吐血咯血,肺痿肺痈,诸郁等症,半夏乃忌,皆贝母为向导,犹可代也。至于脾胃湿热,涎化为痰,久则生火,痰火上攻,昏愦僵仆,蹇涩诸症,生死旦夕,亦岂贝母可能代乎?

瓜蒌仁

苦,寒,无毒。润肺燥降火,治咳嗽,涤痰结,利咽喉,止消渴,补虚劳口干,润心肺,止吐血。甘能补肺,润能降气,胸中有痰者乃肺受火逼,失其降下之令,得其甘缓润下之助,则痰自降。宜其为治咳之要也。

天门冬

苦,平,无毒。保肺气,去寒热,养肌肤,利肺气,喘逆,喘息,促急,肺痿,生痈,吐脓,镇心,润五脏,补五劳七伤,吐血,治咳,消痰,润燥,滋阴,清金降火。权曰:天门冬,冷而能补,患人五虚而热者加而用之,地黄为之使,服之奈老头不白,治肺热之功居多。其味苦,专泄而不专收,寒多人禁服之。

太素曰:苦以泄滞血,甘以助元气,及治血妄行,此天门冬之功也。保定肺气,治血热侵肺,上气喘促,宜加人参黄芪为主,用之神效。谟曰:天、麦门冬并入手太阴,除烦解渴。止咳清痰,而麦门冬兼行手少阴,清痰降火,使肺不犯邪,故止咳立效。天门冬入足少阴滋肾助元,全其母气,故清痰殊功,益肾主津液,燥则凝而为痰,得润剂则化,所谓治痰之本也。

百部

甘,微温,无毒。治咳嗽上气,除肺热,润肺,治传尸骨蒸劳热。

李氏曰:百部亦天门冬之类,故皆治肺杀虫,但百部气温而不寒,寒嗽者宜之;天门冬性寒而不热故热嗽者宜之,此为异耳。

紫参

苦,寒,无毒。止唾血,衄血,肠中聚血,通九窍,补虚益气。

李氏曰:紫参色紫黑,气味俱厚,阴也沉也,入足厥阴之经,肝脏血分之药也,故治诸血病。

童便

气味咸,寒,无毒。治久咳上气,失声,止咳嗽,肺痿,鬼气疰病,止劳渴,润心肺,疗血闷狂热,扑损瘀血在内晕绝,止吐血衄血。凡阴虚火动,热蒸如燎服药无功者,非此不能除。

李氏曰:小便性温不寒,饮之入胃,随脾气上归于肺,下通水道而入膀胱,乃其旧路也,故能治肺病,引火下行。凡人精气清者为血,浊者为气,气之清者为津液,清之浊者为小便,小便与血同类也,故其味咸而走治诸血病也。

秦艽

治胃热,虚劳,发热,传尸,骨蒸。本阳明经药也,若阳明有湿,则身体酸疼,烦热,有热则日晡潮热、骨蒸。所以圣惠方用治虚劳、烦热、身体酸痒。有秦艽、柴胡各一两,甘草五钱,末服。又治小儿骨蒸,潮热,减食,瘦弱,用秦艽等分末,服一钱加薄荷。

柴胡

治热劳骨节烦疼,热气肩背疼痛,劳乏羸[1]瘦,补五劳七伤,益气力,消痰止渴,嗽,润心肺,添精髓,治健忘,除虚劳,散肌热,去早晨潮热,寒热往来,以上本草本文。

按寇氏曰:柴胡,本经无一字治劳,今人治劳方中,鲜有不用者。呜呼! 凡此误世甚多,尝原病瘵有一胂,其脏虚损,复受邪热,因虚而致劳。故曰:劳者牢也,治须斟酌用之,如经验方中治劳,青蒿煎之,用柴胡正合宜耳,服之无不效。热去即须急止。若无热,得此愈甚,虽至死,人亦不怨,目击甚多。日华子又谓补五劳七伤。药性论亦谓治劳之羸瘦,若此等病,苟无实热,医者执而用之,不死何待,注释本草一字亦不可忽,盖万世之后所误无穷,可不谨哉!

李氏曰:劳有五劳,病在五脏,若劳在肝胆,心及包络有热,或少阳经寒热者,则柴胡亦手厥阴少阴必用之药。劳在脾胃,有热或阳气下陷,柴胡乃引清气退热必用之药,惟劳在肺肾者不可用尔。

黄芩

治热毒,骨蒸,泻肺火,上逆,上部积血,养阴退阳,火咳肺痿喉腥,诸失血。杲曰:中枯而飘者泻肺火,利气,消痰,消风热,清肌表热。细实而坚者泻大肠火,养阴退阳,补膀胱寒水,滋其化源。又曰,片芩泻肺火,须桑白皮佐之,若肺虚者多用,则反伤肺,必先以天门冬保定肺气而后用之。

黄连

治五劳七伤,羸瘦,气急,及润心肺,止盗汗。苦寒,无毒。

胡黄连

治骨蒸热,五心烦热,妇人胎蒸及伤寒,咳嗽,小儿潮热,去肾里阴汗。

前胡

苦,微寒,无毒。清肺热,化痰热,推陈致新,明目益精。

升麻

味甘、苦,平、微寒,无毒。疗肺痿,咳唾脓血,太阳鼽衄。杲曰:发散阳明风邪,升胃中清气,又引甘温之药上升,以补卫气之散而实表,故元气不足者用此,于阴中升阳,又缓带脉之缩急,及胃虚伤冷,郁遏阳气于脾土者,宜升麻、葛根以升散其郁火。

菟丝子

辛、甘,平,无毒。补不足,益气力,肥健人,养肌强阴,坚筋骨,主茎中

---

1 羸:通"赢"。

寒精自出,溺有余沥,口苦,燥渴,男子虚冷,添精益髓,补五劳七伤,鬼交泄精,补肝脏风虚。

龙胆草

味苦涩,大寒,无毒。益肝胆之气而泄火,又曰相火寄在肝胆,有泻无补,故龙胆之益肝胆,正以其能泻肝胆之邪热也。但大苦大寒,恐过服伤胃。中生冷之气,反助火邪,亦久服黄连反从火化之义。

细辛

味辛、温,无毒。安五脏,益肝胆,通精气,添胆气,润肝燥。

远志

苦、温,无毒。治咳逆,伤中,补不足,利九窍志慧,聪耳目,聪明不忘,强志倍力,止惊悸,益精,治健忘,安魂魄,叶亦益精,补阴气,止虚梦遗。

李氏曰:远志,肾经气分药也,其功专于强志,益精,治善忘。盖精与志皆肾经之所藏也,肾精不足则志气衰,不能上通于心,故迷惑善忘。

生地黄

气味甘、寒,无毒。主五劳七伤,心肺损,吐血衄血,凉血生血,补肾水真阴病,人虚而多热者宜加用之。

戴氏曰:阴微阳盛,相火炽强,来乘阴位,日渐煎熬,为虚火之证者,宜地黄之属,以滋阴退阳,然生地必用酒炒,则不妨胃。

熟地黄

填骨髓,生精血,长肌骨,补五脏、内伤不足,治男子五劳七伤。补血气,滋肾水真阴。

张氏曰:地黄,生则大寒而凉血,血热者须用之;熟微温而补肾,血衰者须用之,又脐下痛,非熟地黄不能除,乃通肾之药。然必姜汁炒过,乃不泥膈。简易方云:男子多阴虚[1],宜用熟地黄。女子多血热,宜用生地黄。又云:生地黄能生精血,天门冬引入所生之处。熟地黄能补精血,麦门冬引入所补之处。

虞氏曰:生地黄生血,而胃气弱者服之恐妨食。熟地黄补血,而痰饮多者服之恐泥膈。制法拣取沉水肥者,以好酒入缩砂末在内拌匀,置水甑瓦锅内蒸令气透晒干,再以砂仁酒拌蒸晒,九蒸九晒乃止。盖地性泥,得

---

1 虚:原无,据《本草纲目》补。

砂仁之香而窜,合和五脏冲和之气,归宿丹田故也。

麦门冬

治五劳七伤,安魂定魄,止嗽,定肺痿吐脓,又治肺中伏火,补心气不足,主血妄行及虚劳客热,口干,燥渴,定肺气。安五脏。

寇氏曰:麦门冬之功,治肺热为多,其味苦但专泄而专收,寒多人禁服。治心肺虚热及虚劳。

紫菀

安五脏,疗咳唾脓血,止喘悸,五劳体虚,补不足,治尸疰,补虚,下气,劳气虚热,百邪鬼魅。

当归

补五脏,治虚劳寒热,逐瘀血,养新血,和血补血,凡用本病宜酒制,有痰宜姜制,导血归源之药,血虚用人参佐之,血热以生地黄、黄芩为佐,不绝生化之原[1],要之血药不容舍当归。

白芍药

强五脏,补肾气,又补劳退热,除烦,益气,泻肝安脾肺,收胃气。李氏曰:白芍药益脾,能于土中泻木;赤芍药散邪,能行血中之滞然气。虚寒者禁之。

牡丹皮

治神志不足,无汗之骨蒸,又止衄血吐血,和血生血凉血,又治血中伏火,除烦热。

张氏曰:牡丹皮入手厥阴、足少阴,故治无汗之骨蒸;地骨皮入足少阴、手少阳,故治有汗之骨蒸。神不足手少阴,志不足者足少阴,故六味丸中用之治神志不足也。

白茯苓

补五劳七伤,主肺痿痰壅,然茯苓之味淡而渗,其性上行,虽能生津液,开腠理,而复下降,血液不甚亏者,则渐积而盛,其血液亏者,仍随降而下渗矣,故丹溪谓阴虚禁服者,诚独得之妙也。惟病脾虚便溏,或泄者宜与参、术、白芍、山药作丸服。

黄柏

泻膀胱相火,补肾水不足,坚肾,壮骨髓,泻伏火,救肾水,安心神,除劳治骨蒸,得知母,滋阴降火。

---

1 原:通"源"。

桑白皮

蜜炒,治伤中,五劳六极,羸[1]瘦,补虚益气,去肺中水气,肺气喘满,虚劳客热,头痛,内补不足,杲曰:桑白皮甘以固元气之不足而补虚,辛以泻肺气之有余而止嗽,又云桑白皮泻肺,然性不纯良,不宜多用。又云:桑白皮长于利小水,乃实则泻其子也。

地骨皮

用真者,去肾家风,益精气,去骨热消渴,解骨蒸肌热,治传尸,有汗之骨蒸,泻肾火,降肺中伏火,去包络中火,退热,补正气,治膈上吐血,又去下焦肝肾虚热。

李氏曰:地骨皮不止退热而已,但根苗子之气稍殊,而主治亦未必无别,盖其苗乃天精,苦、甘而凉,上焦心肺客热者宜之。根乃地骨,淡而寒,下焦肝肾虚热者宜之,此皆三焦气分之药,谓热淫于内,泻以甘寒也。至于子,则甘平而润,惟滋补不能退热,止能补肾润肺,生精益气,此乃平补之药。所谓不足者,补之以味也,分而用之,则各有所主,兼而用之,则一举两得,世人但知用芩连苦寒,则用治上焦之火;知母黄柏苦寒,以治下焦阴火,谓之温补降火,久服致伤元气而不知。枸杞、地骨,甘寒平补,使精气充,而邪火自退之妙。

酸枣仁

微炒,捶碎,补中,益肝气,坚筋骨,助阴气,心烦不得睡,及治虚汗烦渴。

李氏曰:酸枣仁甘而润,故熟用疗胆虚不得眠,烦渴,虚汗之症;生用疗胆热好眠,皆足厥阴、少阳药也。今人专以为心家药,殊昧此理。

山茱萸

取肉。强阴益精,安五脏,通九窍,止小便多,更补肾气,兴阳道,坚阴茎,添精髓,止老人尿多不节。

王氏曰:滑则气脱,涩剂所以收之。山茱萸止小便利,秘精气,取其味酸涩以收滑也。仲景八味丸用之为君,其性味可知。

金樱子

作煎用,或末用。主脾泄下痢,止小便利,涩精气,久服令人耐寒,轻身。

沈氏曰:金樱子止遗泄,取其温且滞也,世人待红然后取汁熬膏,味甘

---

1 羸:原作"赢",于义不通,据《本草纲目》改。

全断,涩味都全,失本性,大误也。惟取半黄者捣末之。

寇氏曰:九月、十月,霜熟时采用,不尔则反,令人利。诚谓黄而不至干枯,虽黄尚有涩性,惟过时而采无性无味,则无益矣。

朱氏曰:经络遂道,以通畅为平和,而昧者取涩性为快,熬金樱子为煎食之,自不作靖咎将谁执。

李氏曰:无故而服之,以取快欲则不可。若精气不固,宜服之。

橘皮

清痰涎,治上下气,咳嗽,开胃,主气。杲曰:留白则补脾,去白则理肺气,同白术则补脾胃,同甘草则补脾,独用则泻火损脾。

藕节

捣汁或入药煎,主吐血不止,及口鼻出血,消瘀血,解热毒。又止咳血唾血,血淋溺血,下血血痢,血崩,产后血闷,和生地黄研汁入热酒,童便饮下。

莲蕊须

清心通肾,固精气,乌须发,悦颜色,益血止血崩。

荷蒂

生发元气,裨助脾胃,涩精,散瘀血,止吐血、咳血、衄血,血淋下血,溺血,崩中。

牡蛎

火煅,治男子虚劳,补肾安神,去烦热,止大人小儿盗汗自汗,止渴除老血,疗泄精,涩大小肠,止大小便。

海粉

出海中沙石间,状若线,得水则易烂,故名海粉。味咸,性润,最能化痰软坚。

韭

主吐血唾血,衄血尿血,止泄精,暖腰膝。捣汁和童便饮之,能消散胃腹瘀血,甚效。然又能昏人神,而动虚阳,不可恣食。

生姜

久服,去恶气,通神明,归五脏,除风邪、寒热。性温,要热则去皮,要凉则留皮。

元素曰:辛而甘温,气味俱厚,浮而升阳也,久服少志、少智、伤心气。今人啖辛辣物,惟此最常,故论语云,每食不撤姜,言可常食,但不可多尔。有病者,是所宜矣。

孙氏曰:八九月多食姜,至春多患眼,损寿,减筋力。孕妇食之,令儿盈[1]指。古人言，秋不食姜，令人泻气，盖夏月火旺宜汗散之，故食姜不禁。辛走气，故秋月则禁之。晦菴语录亦有秋姜夭人天年[2]之语。

李氏曰：今人食姜久，积热患眼，屡试有准。凡病痔人多食兼酒，立发甚速。痈疮人多食则生恶肉，此皆昔人所未言者也。有曰：糟姜瓶内入蝉蜕，虽老姜无筋，亦物性有所伏耶。

白茯神

辟不祥，疗风眩、风虚，五劳，口干，止惊悸，多恚，多怒，善忘。开心益志，安魂魄，养精神，补劳乏，主心下急痛坚满，人虚而小肠不利者，加而用之。

天灵盖

治传尸，尸疰，鬼气伏连。又治肺痿，乏力，羸瘦，骨蒸，盗汗。酥炙用，退心经蕴寒之气。

杨氏曰：天灵盖治尸疰。尸疰者，鬼气也，伏而未起，故令淹缠，得枯骸枕骨治之，则魂气飞越，不复附人，故得瘥也。

陈氏曰：神农本经，人部惟发髲一物，其余皆出后世医家，或禁邪之术，奇怪之伦耳。近观医家用之，治传尸病未有一效，残忍伤神，殊非仁人之用心。苟有可易，仁者宜尽心焉。必不得已，则宜以年深渍朽，绝尸气者，可也。

紫河车

味甘、咸，温，无毒。治血气，羸瘦，妇人劳损，面䵟皮黑，腹内诸病，渐瘦者，治净以五味和之，如䏶䐑法与食之，勿令妇知。䐑，音甲，饼也。治男女一切虚损，劳极，癫痫，失志，恍惚。安心养血，益气补精。

朱氏曰：紫河车治虚劳，当以骨蒸药佐之，气虚加补气药，血虚加补血药。以侧柏叶、乌药叶，俱酒洒，九蒸九曝，同之为丸，大能补益，名补肾丸。

人乳汁

气味甘、咸，平，无毒。补五脏，令人肥白悦泽，疗目赤痛多泪，解独肝、牛马毒，合浓豉汁服之，神效。和雀屎，去目中弩肉。兼治瘦悴，悦皮肤，润毛发，点眼止泪。

栀子

气味苦、寒，无毒。治心烦懊憹，不得眠，脐下血滞，而小便不利，泻三

---

1 盈：原作"薑"，据《本草纲目》改。
2 年：原无，据《本草纲目》补。

焦火,清胃脘血,治热厥心痛,解热郁之结气,治吐血、衄血、血痃、下血、血淋,损伤瘀血。

元素曰:栀子轻飘而象肺,色赤而象火,故能泻肺中之火。其用有四,去心经客热,除烦燥,去上焦虚热,治风。

朱氏曰:栀子去三焦之火,及痞块中火邪,最消胃脘之血。其性屈曲,下行能降火,从小便中泄去。

龙骨

气味甘,平,无毒。又曰,微寒。又曰,有小毒。忌鱼及铁器,得人参、牛黄良。其气收阳中之阴,入手足少阴、厥阴,治心眩鬼痓,精物老魅,咳逆,泄痢,脓血,女子漏下,四肢痿枯,夜卧自惊,汗出。止汗,缩小便,溺血。养精神,逐邪气,安心神,止夜梦鬼交,虚而多梦纷纭,益肾镇惊。

川芎

气味辛,温,无毒。治一切虚劳羸损,治一切血,补五劳,壮筋骨,调众脉,破瘕结、宿血,养新血,吐血,鼻血,溺血。搜肝气,补肝血,润肝燥,齿根出血含之多瘥,更治诸郁。

郁金

气味辛、苦,寒,无毒。治血积。下气,生肌,止血。

朱氏曰:郁金属火与土有水,其性轻扬上行,故治吐血、衄血、唾血、血腥及经脉逆行,并宜为末,加韭汁、姜汁、童便同服,其血自清。痰中带血者加竹沥。又治鼻血上行者,郁金、韭汁加四物汤服之。

李氏曰:郁金入心及包络,治血病。经验方中,治失心颠狂用郁金七两,明矾三两,为末,打糊丸梧子大,每五十丸白汤下。

有妇颠狂十年,至人授此,每服,心胸间有物脱去,神气洒然,再服而甦。此惊忧、痰血结聚心窍所致,郁金入心,去瘀血,明矾化顽痰故也。

补骨脂

气味辛,温,无毒。治五劳七伤,风虚冷,骨髓伤败,肾冷精流,男子腰疼膝冷。兴阳事,明耳目,治肾泄,通命门,暖丹田,敛精神。

杜仲

气味辛,平,无毒。肝经气分药也,同玄参、蛇蜕,治腰膝痛。补中,益精气,坚筋骨,强志,久服轻身,耐老,脚中酸疼,不欲践地。治肾劳腰痛脊挛,肾冷,腰痛,腰不利者加而用之,能使筋骨相着,润肝燥,补肝经风虚。

李氏曰：杜仲，古方只知滋肾，惟王氏言是肝经气分药，润肝燥，补肝虚，发昔人所未发也。盖肝主筋，肾主骨，肾充则骨强，肝充则筋健，屈伸利用，皆属于筋。杜仲色紫而润，味甘、微辛，其气温平。甘温能补，微辛能润，故能入肝而补肾，子能令母实也。

柏叶

气味苦，微温，无毒。治吐血，衄血，痢血，崩中，赤白经身，益气，令人耐寒暑。

朱氏曰：柏属阴与金善守，故采其叶随月建方[1]，取其多得月令之气，此补阴之要药，其性多燥，久得之大益脾土，以滋其肺。

五倍子

气味酸，平，无毒。敛肺降火，化痰饮，止咳嗽，消渴盗汗，呕吐，失血。

朱氏曰：五倍属金与水，噙之善收顽痰，解热毒，佐他药尤良。黄昏咳者，乃火气浮入肺中，不宜用寒药，宜五倍子、五味敛而降之。

百合

气味甘，平，无毒。补中益气，安心定胆，益志，养五脏，专治百合病，温肺止嗽。

茜根

气味苦，寒，无毒。治六极，伤心肺，吐血泻血，止鼻洪、尿血，产后血运[2]，活血行血。

李氏曰：茜根也，而气温，味微酸而带咸。色赤，入荣气温行滞，味酸，入肝而走血。手足厥阴血分药也，专于行血活血。

天花粉

气味苦，寒，无毒。治消渴，烦满，大热。补虚，续绝伤。

杲曰：瓜蒌根纯阴，解烦渴，行津液，心中枯涸者，非此不除。

山药

气味甘，温、平，无毒。治伤中，补虚羸，补中益气力，长肌肉，强阴。久服耳目聪明，轻身不饥，延年。止腰痛，治虚劳羸瘦，充五脏，除烦热，补五劳七伤，镇心神，安魂魄，补心气不足，开达心孔，多记事，强筋骨。主泄精健忘，益肾事，健脾胃，止泄痢，化痰涎，润皮毛。凡患人体虚羸者，宜加而用之。入手太阴，张仲景八味丸用干山药，以其凉而能补也。亦治皮肤

---

1 故采其叶随月建方：原作"故来其随自远方"，据《本草纲目》改。
2 运：通"晕"。

干燥，以此润之。

王氏曰：山药虽入手太阴，然肺为肾之上源，源既有滋，流岂无益？此八味丸所以用其强阴也，又曰，食山药可以辟雾露。

大蓟根

气味甘，温，无毒。止吐血、衄血、令人肥健。

小蓟根

气味甘，温，无毒。益精保血，破宿血，生新血。暴下血，血崩，金疮出血，呕血等，绞汁温服。

阿胶

气味甘，平，无毒。治心腹内崩，劳极，洒洒如疟状。虚劳羸瘦，阴气不足，脚酸不能久立。养肝气，坚筋骨，益气止痢，疗吐血、血淋、血崩、衄血、尿血，肠风下血，女人血痛、血枯，经水不调，无子，崩中，带下，胎前产后诸疾，虚劳咳嗽，喘急，肺痿唾脓血，和血滋阴，除风润燥，化痰清肺，利小便调大肠圣药也。

杨氏曰：凡治喘嗽，不论肺虚、肺实，可下、可温，须用阿胶以安肺润肺，其性和平，为肺经要药。

黄明胶

即牛皮胶。气味甘，平，无毒。止吐血、衄血、下血、血淋，下痢。其用与阿胶仿佛。

青蒿

叶若杞子。气味苦，寒，无毒。治鬼气，尸疰伏留。补中益气，轻身补劳，驻颜色，长毛发，令久黑。颂曰：青蒿，骨蒸劳热，为最古方要用之药。

时珍曰：青蒿得春木少阳之气最早，故所主之证皆少阳厥阴血分之病也。

石莲肉

补五脏不足，伤中，益十二经脉血气，安心涩精。多食令人欢喜，交心肾，厚肠胃，固精气，强筋力，补虚损，利耳目，除寒热，止赤白浊，女人带，崩中，诸血病。安靖上下君相火邪。

肉苁蓉

补五劳七伤，除茎中寒热痛，养五脏，强阴，益精气，多子。久服轻身，益髓，悦颜色，延年，大补。润五脏，长肌肉，暖腰膝。男子泄精、血遗，涩女子带下、阴痛，命门相火不足，以此补之。乃肾经血分药也，凡服苁蓉以治肾必妨心。

朱氏曰:峻补精血,骤用反动大便,滑也。

石斛

气味甘,平,无毒。补五脏虚劳,羸瘦,强阴益精。久服厚肠胃,补内绝不足,定志除惊,轻身延年。治男子腰脚软弱,补肾益力,壮筋骨,暖水脏,益肾清气。

覆盆子

气味甘,平,无毒。补虚续绝,强阴健阳,悦泽肌肤,安和五脏,温中益力,劳损风虚,补肝明目,肾精虚竭,益肾脏,缩小便,又令须发不白。

巴戟天

辛、甘,微温,无毒。阴痿不起,强筋骨,安五脏,补中,增志,益气,补五劳,益精,补肾水。治男子夜梦鬼交,泄精。

狗脊

苦,平,无毒。疗失溺不节,男女脚弱、腰痛,肾气虚弱,续筋骨,补益男子,强肝肾。

芡实

气味甘,平,涩,无毒。补中,益精强志,令耳目聪明。久服轻身不饥,耐老,神仙。开胸助气,止渴,益肾,治小便不禁,遗白浊带下。仙方取此合莲实饵之,甚益人。

龙齿

酥炙,或同龙骨制杀。治惊痫诸症,颠狂,心下结气,不能喘息。小儿立惊,十二痫,镇心安魂魄。

李氏曰:龙者,东方之神。故其骨与角、齿皆主肝病。

许氏曰:肝藏魂,能变化,故魂游不定者治之。龙齿即此义也。

益智仁

辛,温,无毒。主遗精,虚漏,小便余沥。益气安神,补不足,利三焦,调诸气。夜多小便者,取二十四枚,略入盐同煎服,有奇验。客热犯胃,和中益气。及人多睡,益脾胃,理元气,补肾虚滑沥,及气不足,梦泄,赤溺,热伤心系,吐血崩诸症。

枸杞子

补虚劳,补精气,滋肾润肺。世人但知用芩连苦寒,以治上焦之火,知柏苦寒以治下焦阴火,谓之补阴降火,久服致伤元气。而不知枸杞、地骨皮甘、寒、平补,使精气充而余邪自退之妙,惜哉!

鳖甲

治劳用童便煮炙,劳瘦骨蒸,骨节间劳热,结实,壅塞,补阴,补气,老疟,疟母,故虚劳多用之。

牛膝

苦、酸,平,无毒。疗阴中少气,男子阴消,老人失溺,补中续绝,益精利阴气,填骨髓,治阴痿,补肾,助十二经脉。同苁蓉浸酒服,益肾。

痰火灸法

窃谓人之一身,隐僻奇异等疾,轩岐议究已备,俨犹鉴照无遗矣。然攻病之法,每以针灸劫拔为言,而其药饵补泻,殊未言及,何也?盖古人立法,病之轻浅者,则以丸散汤剂疗之;病之年久沉痼者,非针灸不解,以其针有劫夺之功,第泻多补少,且今之针法得妙者亦稀。若虚怯之体,倏致夭绝者有之;若灸法去病之功,难以枚举。而其寒热虚实,轻重远近,无所不宜。盖寒病得火而散者,犹烈日消冰,有寒随温解之义也;热病得火而解者,犹暑极反凉,有火郁发之之义也;虚病得火而壮者,犹火迫水而气升,有温补热益之义也;实病得火而解者,犹火能消物,以实则泻之之义也;痰病得火而解者,以热则气行,津液流通故也。所以灸火不虚人者,以一灼谓一壮,以壮人为法也。若年深痼疾,非药力所能除,必借火力以攻拔之。谚云:火有拔山之力,岂虚语哉!若病欲除其根,则一灸胜于药力多矣,但医必择其素熟经络穴道者乃可。不尔,则差之毫厘,谬之千里,非徒无益,而反害之,岂以人命若草菅耶?然火之功用,固有挽回枯槁之妙,必其人肌肉尚未尽脱,元气尚未尽虚,饮食能进者,乃能任此痛楚。灸后调理月余,则病自除,而体自充。况假此一灸,则病者有所禁戒警惕,自是如法调理,是以一举有两得之妙。若肌体尪羸,元气虚极,饮食不能进,则亦不能禁此燔灼,病必日剧。倘灸后病不得起,不惟无益,而反招病家之怨也,至嘱至告。

制艾法

凡用艾叶须陈久者,治令细软,谓之熟艾。若生艾灸火,则伤人肌脉,故孟子云:七年之病,求三年之艾。拣取净叶,捣去尘屑,石臼中木杵捣熟,罗去渣滓,取白者,再捣至柔烂如绵为度,用炫燥,则灸火有力。

取火法

凡灸艾者,宜用阳[1]燧火珠,承日取太阳真火,其次钻槐取火为良。若

---

[1] 阳:原作"汤",据大成本改。

急卒难备，则真麻油灯或蜡烛火，以艾茎烧点于炷，滋润灸疮，至愈而不痛也。其戛金、击石、钻燧、八[1]木之火，皆不可用。邵子云：火无体，因物以为体，金石之火，烈于草木之火，是矣。八木者，松火难瘥，柏火伤神多汗，桑火伤肌肉，柘火伤气脉，枣火伤内消血，橘火伤营卫经络，榆火伤骨失志，竹火伤筋损目也。

凡痰火骨蒸痨瘵，梦遗盗汗传尸等症，宜灸四花六穴、膏肓二穴、肾腧二穴、肺腧二穴、足三里二穴、手合谷二穴或亶[2]中穴，但得穴真，无不验也。

定四花六穴之法

崔氏灸骨蒸痨瘵，初得此疾，即如此法灸之，无不效者。但医多不知真穴，以致有误，今具真格，使学者一见瞭然无误。

先用细绳一条，约三四尺，以蜡抽之，勿令展缩，以病人脚底贴肉量。男取左足，女取右足，从足大拇指头齐起，从脚板底，当脚根中心向后引绳，循脚肚贴肉直上[3]，至膝腕曲乂中，大横纹截断。次令病人解发分开两边，全见头缝，自囟门平分至脑后，乃平身正坐，取前所截绳子，一头从鼻端齐，引绳向上，正循头缝至脑后贴肉垂下，循脊骨引绳向下，至绳尽处，当脊骨，以墨点记。此墨不是灸穴，别以稻秆心，令病人合口，将秆心按于口上，两头至吻，却勾起秆心中心至鼻端根下，如人字样，齐两吻截断，将秆展直，于先在脊中墨记处，取中横量点之，此是灸穴，名曰患门二穴。初灸七壮，累灸至一百壮妙，初只灸此二穴。次令其人平身正坐，稍缩臂膊，取一绳绕项向前平结喉骨，骨平大杼骨，俱以墨点记。向前双垂，下与鸠尾齐，截断，灸鸠尾穴。无却翻绳向后，以绳头齐会处，以墨点记。此亦不是灸穴。别取秆心，令其人合口，无得动笑，横量两吻，截断，还于背上墨记处，摺中横量两头点之，此是灸穴。又将其秆心循脊直量，上下点之，此是灸穴，名四花穴。初灸七壮，累灸至百壮，迨疮愈疾，依前法复灸至百壮，但当脊骨上两穴，切宜少灸。凡一次只灸三五壮，多灸恐人蜷背。凡灸此穴，亦要灸足三里，以泻火气为妙。若妇人缠帛裹足，以至中短小，则第一次患门穴难以准坚，但取右手肩髃穴贴肉量至中指为画亦可。不若只取膏肓穴灸之，其穴备载于后，次灸四花穴亦效。予尝见人初有

1　八：原作"人"，据下文改。

2　亶：通"膻"，下同。

3　贴肉直上：原作"贴内真上"，据星聚楼本改。

此疾，即与依法灸之，无有不效。惟恐病根深痼，亦依此法灸之，亦有齐愈者，况初病者乎！

《千金方》论取膏肓腧穴法

膏肓[1]腧穴无所不治，主羸瘦虚损，梦中失精，上气咳逆，狂惑失志等症。取穴之法，令人正坐，曲肘伸两手，以臂着膝前，令正直，手大指与膝头齐，以物支肘，勿令臂得摇动，从胛骨上角[2]摸索至胛骨下头，其间当有二肋两开，灸中间，依胛骨之里，肋间深处是穴，骨容侧指许，摩筋肉之表，筋骨空处。按之但觉牵引骨节动，须灸胛中各一穴，至六百壮，多至千壮。当觉气[3]下砻砻然如水状[4]，亦当有所下出，若无停痰宿饮，则无所下也。若病已困，不能正坐，当令侧卧，挽一臂同前，灸之也。求穴大较，以右手从左肩住指头表所不及者是也。左手亦然，乃以前法灸之。若不能正坐，但伸两臂亦可，伏衣襆上，伸两臂，令人挽两胛骨使相推，不尔，胛骨遮穴不可得也。所伏衣襆，当大小常定，不尔则失其穴。此灸讫后，令人阳气康盛，当消息以自补养，身体平复，其穴在五柱之上，四柱之下，横去六寸许相准望取之。

论曰：昔秦缓不救晋侯之疾，以在膏之下，肓之上，针药所不及，即此穴也。孙真人笑其拙，不能求得此穴，所以宿疴难遗。若能用心方胛不得灸之，无疾不愈矣。明载于此，学者仔细详审，依法取之，无不得其真穴也。一法，医者先自坐，以目平正，却于壁上，以墨作一大图，却令患者正坐，常使其目视图，无得斜视别处，此良法也。令灸人正坐，曲脊伸脊依法，医者以指头后脊骨一节为一寸。自一柱至五柱，逐一以墨点记，令上下端直分明。且人有颈骨者，亦有无者，当以平肩为一柱是也。以四柱至五柱，用秆心比量两柱上下远近，摺为三分，亦以墨点脊上柱间，取第四柱下二分微多，五柱上一分微少，用笔点定，横过相去六寸之中，左右以为两穴交下远近之准。大要两柱上下，合同身寸，一寸三分七厘微缩，有无大段长短不同以参者，《甲乙经》，自大杼至尾骶骨作二十一柱，量三尺之数分之。若柱节分明，纵之尺寸不同，穴以柱数为定。若人肥大背厚，骨节难寻，当以平脐十四柱命门穴为准，上自大杼，下至命门，摺为一十四柱，每柱一寸三分，合其穴无不真也。

---

1 膏肓：原作"膏粱（梁）"，据大成本改。
2 胛骨上角：原作"胛膏上巴"，据大成本改。
3 气：原作"来"，据大成本改。
4 状：原作"壮"，据大成本改。

取肾腧穴法

令患人垂手正立于平正木石之上，目无斜视，身无偏欹，去身上衣服，用切直杖，从地至脐中央截断，却回杖子于背上，当脊骨中，杖尽处，即十四柱命门穴也。以杖记，却用秆心取同身三寸，摺作一寸五分，两头即肾腧穴也。

取肺腧法

当脊下第三椎骨下凹中，以墨点记，各开一寸五分是穴。

取膻中法

胸前平乳当中一穴。

取三里穴法

足三里二穴，在膝下三寸大筋内宛宛中。

取合谷穴法

合谷二穴，在虎口岐谷之间陷中。

论点穴

《千金》云：人有老少，体有长短，肤有肥瘦，皆须精思斟量，准而折之。又以肌肉文[1]理节解缝会宛陷之中是，以手按之，病者快然。如此仔细安详用心者，乃能得之尔。又云：或身短而手长，或身长而手短，或胸腹长，或胸腹短，或大或小，又不可以一概而论也。

凡点穴法，皆要平正，四体无使歪斜，灸时恐穴不正，徒坏好肉尔。若坐点则坐灸，卧点则卧灸，立点则立灸，反此，一动则不得真穴矣。凡灸先阳后阴，先上后下，先少后多，皆宜审之。

论艾炷大小

黄帝曰：灸不分三，是谓徒炷务大也，小弱也，乃小作之。凡小儿七日以上，周年以还，不过壮炷如雀粪大。经曰：凡灸，欲艾炷根下广三分，使正气不能远达，病未能愈，则是炷欲大，惟头与四肢欲小耳，但去风邪而已。

论壮数多少

《千金》云：凡言壮数者，若丁壮，病根深笃，可倍于方数，老少怯弱可减半。扁鹊灸法有至百壮千壮。曹氏从法有百壮大十壮，小品方亦然。惟《明堂经》多云：针入六分，灸三壮，更无余论。故后人不准，惟同病之轻重而增损之。凡灸头顶，止于七壮，积至七七壮止。如人若治风，则灸上星、前顶、百会，皆至一百壮，腹皆宜灸五百壮。若鸠尾、巨阙亦不宜灸

---

1 文：通"纹"。

多,多则四肢细而无力。又足三里穴,乃云多至三二百壮,心腧不灸。若中急,灸至百壮,皆视其病轻重而用之,不可泥一说,而又不知其有一说也。《下经》[1]只云:若是禁灸穴,明堂亦许灸一壮至三壮,恐未尽也。所谓五百壮千壮,岂可一日而尽,必待三五七日,以至三年五年,以尽其数,乃可得也。

论忌避

《千金》云:欲行针灸,必先知本人行年宜忌,尻神[2]及人神所在,不与禁忌相干则可,故男忌除,女忌破;男忌戌,女忌巳,又所谓血支血忌之类。凡医者,不能知此避忌,若逢病人危,会男女气怯,下手至困。达人智士岂[3]拘于此,若夫急难之际,卒暴之疾,命在须臾,宜速治之,况宜于禁忌已,论于鬼神,岂不误哉!但一日止[4]忌一时,如子午八法不拘禁忌。若忌未形之病,虽择良日,服药针灸当也。亦宜架天时日,正午以后乃可灸[5],谓阴气未至,灸无不着;午前及早,恐人气虚有眩晕之咎,急卒亦不可拘。若值大风、大雨、雷电,宜暂停之,必待晴明灸之可也。

论治灸疮

凡着艾,须要疮发,所患即愈,不得疮发,其疾不愈。《甲乙经》云:灸疮不发,用故履底灸令热,熨之,三日而发。今有用赤皮葱三五茎,去叶,于微火中煨熟,拍破,熨疮十余遍,其疮三日自发;亦有用麻油搽之而发者;亦有用皂角煎汤候冷,频频点之而发者;恐气血衰,宜服四物汤滋养者,不可一概而论,灸后务令疮发乃去病也。

凡贴疮,古人春用柳絮,夏用竹膜,秋用竹膜,冬用兔腹上细毛,猫腹毛亦佳。今人每用膏药贴之,日一二易,则疮易愈。未若一日两贴一易,使疮脓出多而痰除也。若欲用膏必须用真麻油入治病之药,或祛风散气,滋血疗损之药,随症入之为妙。

论忌食

经曰:灸之后,古人忌猪、鱼、热面、生酒,动风冷物,鸡肉最毒。而今灸疮不发,用小鸡、鲢鱼食之而发者,所谓以毒攻毒,其理亦通,亦宜少用为佳。

---

1 《下经》:星聚楼本、大成本均作《内经》,《素问》《灵枢》均无此句。
2 尻神:又称九宫尻神,古代针灸宜忌学说之一,见《针经指南》,系以九宫八卦为依据,按病人年龄来推算人神所在部位,从而避忌刺灸。
3 岂:原无,据大成本补。
4 止:通"只"。
5 正午以后乃可灸:原作"恶午以后不可灸",于文义不合,据大成本改。

论保养

凡灸后切宜避风冷,节饮酒,戒房劳,喜怒忧思悲恐七情之事,须要除之。可择幽静之居,养之为善,但君子志人不必喻也。

择吉日

针灸吉日:丁卯、庚午、甲戌、丙子、丁丑、壬午、甲申、丙戌、丁亥、辛卯、壬辰、丙申、戊戌、己亥、庚子、辛丑、甲辰、乙巳、丙午、戊申、壬子、癸丑、乙卯、丙辰、己未、壬戌,成开执日,忌辛未扁鹊死日。

吉日 月 竖看	正	二	三	四	五	六	七	八	九	十	十一	十二
天巫	辰	巳	午	未	申	酉	戌	亥	子	丑	寅	卯
天医	丑	寅	卯	辰	巳	午	未	申	酉	戌	亥	子
要安	寅	申	卯	酉	辰	戌	巳	亥	午	子	未	丑

	正	二	三	四	五	六	七	八	九	十	十一	十二
白虎黑道	午	申	戌	子	寅	辰	巳	申	戌	子	寅	辰
月厌	戌	酉	申	未	午	巳	辰	卯	寅	丑	子	亥
月杀	丑	戌	未	辰	丑	戌	未	辰	丑	戌	未	辰
独火	巳	辰	卯	寅	丑	子	亥	戌	酉	申	未	午
死别	戌	戌	戌	丑	丑	丑	辰	辰	辰	未	未	未
血支	丑	寅	卯	辰	巳	午	未	申	酉	戌	亥	子
血忌	丑	未	寅	申	卯	酉	辰	戌	巳	亥	子	午
除日	卯	辰	巳	午	未	申	酉	戌	亥	子	丑	寅
破日	申	酉	戌	亥	子	丑	寅	卯	辰	巳	午	未
火隔	午	辰	寅	子	戌	亥	午	辰	寅	子	戌	申
游祸忌服药	巳	寅	亥	申	巳	寅	亥	申	巳	寅	亥	申

痰火戒忌

夫痰火之证,有治愈而老且寿者;有缠绵数纪而终不可疗者;有一病即治竟不愈者,何也? 如器物已损,必爱恤护持,乃可恒用而不敝。若不恤而颠击之,宁有不坏者乎! 然痰火固为恶候,治之愈与不愈,亦在人之调摄何如尔。且病之作也,始于水亏,法当绝欲存精,精足则水自复,继而火炽,则当薄味救水,水充则火自灭。次必戒酒以养金,金气清肃,则生化之机复行,子受母荫则真阴自复,水得其权则火自平矣。故治而愈者,以此三者之法,可缺一乎? 若既病而仍前汹酒恣欲,嗜啖膏粱,以火济火,其得长生者几希。

戒忌箴

绝戒暴怒,最远房室,更慎起居,尤忌忧郁,顺就寒暄,节调饮食。毋以我言,虚伪无益,一或失调,噬脐何及。

戒湎酒[1]

夫四气以酒为先者,盖以味甘适口,性悍壮志,宾朋无此不可申其敬尔,然圣人以酒为人合欢。又曰:惟酒无量不及乱。若此观之,古人制酒,惟欢情适况而已,可恣饮而至剧乎!今之贪者,以酒为浆,以剧为常,必至酩酊而后已。凡一醉之间,百事迥异,肆志颠狂。或助欲而色胆如天;或逞威而雄心若虎;或以新蒐故,骂詈不避亲疏;或认假作真,斗殴无畏生死;或伤其天性;或败坏人伦,乖名丧德,无所不为,甚而忘形仆地,促其天年者藉藉。酒之酷厉,奚啻鸩蝮也哉!况人既病水,则火已萌其焰矣,杯酒下咽,即犹贮烬点以硝黄,涸海燎原,其可量乎。盖酒之为性,慓悍升浮,气必随之,痰郁于上,溺涩于下,渴必恣饮寒凉,其热内郁,肺气大伤,轻则咳嗽齁喘,重则肺痿痨瘵。观其大寒凝海,惟酒不冰,明其性热,独冠群物,药家用之,惟藉以行其势尔。人饮多则体弊神昏,其毒可知矣。且曲中以诸毒药助其势,岂不伤冲和,损营卫,耗精神,竭天癸而夭夫人寿耶?

绝房室

夫四欲之中,惟色最甚,虽圣贤不能无此,故孔氏曰:吾未见好德如好色者也。孟氏亦曰:养心莫善于寡欲。又曰:血气未定,戒之在色。若此观之,则色亦人所难制者。今之膏粱逸士,昼夜荒淫,以此为乐。若悦刍豢,嗜而无厌,必待精竭髓枯,气匮力乏而后已,昧而觉者,岂其是乎?迨夫真水既亏,则火炎痰聚,而痨瘵之症成矣。当此之际,法宜存精以复水,奈火伏水沸,心神浮越,虚阳妄动,竟不能制,而复泄其精,则犹源将涸而流将息,而复导之,宁不竭乎?噫,病至于此,非医者之神手,凝神定虑,以治病者之铁心,割情绝爱以调,安能免于死哉,悲夫!

戒嗜利

夫诸欲之内,惟财则利益人多。盖人非财则无以治其生,故谚云:财与命相连。然财固人所必用,但轻重较之,则财又轻于命也,何则?人既病火,则危如累卵,善调则生,失调则死,岂常病可例视乎。必静心寡欲,凝神定虑,毋以纤物烦扰心君,庶火息水恬,病或可瘳。于此而孜孜汲汲,终日营营,致天君失泰,而相火擅权,势必燎原矣,利可

---

1 戒湎酒:此前原衍"一"字,据大成本删。

趋乎！

戒暴怒

夫气贵顺而不贵逆，顺则百脉畅利，逆则四体愆和。若以火病而复增一怒，则犹敝舰而横之波涛，鲜有不覆者乎，何也？以虚其虚，则阴阳乖戾，脏腑隔绝，其不危者鲜矣。且今之昧者，但知怒能害人，殊不知贼人真气者有九：曰怒则气上，喜则气缓，悲则气消，思则气结，恐则气下，惊则气乱，劳则气耗，寒则气收，热则气泄。若此诸气，实人所自致者也。况痰火之病，始于真气劳伤，肾阴亏损，而邪热乘虚协之，故丹溪曰：气有余便是火。然所谓有余者，非真气之有余，谓真气病而邪火相协。或行而迅速，或住而壅滞，气火俱阳，以阳从阳，故阳愈亢而阴愈消，所谓阴虚生内热者以此。即如劳伤神志，心血亏耗，肾水枯竭，君火失令，相火司权，熏烁肺金之意耳。况七情之气，惟怒最甚，故经曰：怒则血菀于上。以其情动于中，气逆于上，动极生火，火载血上，错经妄行，越出上窍，故钻攻火，抚掌成声，沃火生沸，皆自无而有，实动极之所致也。噫，以一星之火，而致燎原之祸，气可逆乎？

节饮食

夫饮食所以养生，过则伤脾。若过极则亦所以伐生者也，何则？痰火之病，始于水涸，火炎金伤，金既受伤，则木寡于畏，其不凌脾者鲜矣。以脾受木贼，则运化之机自迟，而复不能节其饮食，以致伤而复伤，轻则嗳腐吞酸，重则痞满疼痛，病体复加，有此则亦难乎其为治也。盖欲攻积则妨正，欲温中则动火，过消导则反损脾，三者之法，岂其宜乎？况人藉水谷之气以为养，土受木贼，则不能运化精微，上归于肺，输布五脏，以养百骸，自是形容日减，肌肉日消，其人即能饮能食，无乃食易[1]而已，更何益耶？此调摄之一关也，可不谨哉。

慎起居

窃谓火病金伤之体，实犹敝室陋巷，倘无趋避之策，风狂雨骤，其何以御之耶？盖肺主皮毛，司腠理阖辟，金受火贼，则卫护敛固之令失权，六淫之邪易乎侵袭，轻则入于皮肤，但为嚏唾涕咳诸候。惟以身表温暖，腠理疏豁，不干真气，或可消散。甚则入于经络，表有头疼发热，身痛脊强，不即发汗，则必入里，而为潮汗闭涩，满渴澹等症，不

---

1 食易：病名，谓食入移易而过，不生肌肤也，又作"食亦（㑊）"，如《素问·气厥论》"大肠移热于胃，善食而瘦，谓之食亦"。

即下之，邪何以越？然以尪羸之躯，几微之气，而复任此猖狂，虚虚之祸，岂旋踵而至哉？噫，倘不慎起居而或犯此，是亦促命之杀车锤也，慎之！

简言语

气鼓喉而为声，情发心而为言。故曰：声者肺之韵，言者心之声。痰火之病，以水亏火炽，熏烁肺金，伤其生化，母令子虚，致水益亏而火益炽，肺愈伤而金益烈，法当滋阴降火以肃金。以言多语急，鼓伤肺窍，则为咳嗽声嘶，且言则呼多吸少，致息不匀，则五脏之气亦自愆期矣。所谓肺欲实，先调息，正此之谓，言可多乎！

忌忧郁

夫气贵舒而不贵郁，舒则周身畅利，郁则百脉愆和，故曰喜则气缓。然缓者，固有徐缓畅利之义，但不及太过，皆能致息愆期，而况忧思郁结，宁不滞其气乎？气既壅滞，则郁而为火，是益为烁金涸水之胎。人既病火，则身犹敝器矣，须着意护持，心当浑然无物，庶可登之佳境。倘以世务营心，终日怏怏，是欲蹈万古之长夜，宁非昧而不觉者乎？哀哉！

愚谓痰火之病，能守戒忌，则功过药之半矣。盖攻邪去病，固藉药剂之能，而燮理调元，又非戒忌不可，何也？夫所谓戒者，以其于病有大妨，法所当戒，不戒则死；所谓忌者，以其于病有所不宜，法当忌之，不忌则害。二者实痰火死生之关头，可缺一乎。然所当戒者，酒色财气之四欲也；所当忌者，饮食起居多言厚味之四失也，病人能守此八者，则胜于药力多矣。如恣欲则伤精，绝之则所以存精足水以制火也。若暴怒则伤肝，戒之则所以平肝安土以养金也。贪饮则伤肺，戒之则所以清金制木无凌脾也。嗜利劳神，戒之则所以宁火肃金而充水也。慎起居，所以防贼风虚之邪犯正；节饮食，毋使菀蕴陈莝以留脾；简言语，所以保金以育水；薄厚味，所以息火毋伤金。若此八者，利益固非小可，而其害也，则轻可至重，重可至危，颠沉困，皆胎于此。病者倘能一一遵依，小心翼翼，则危可至泰，轻可至愈，挽回枯槁于幽寒之谷，其可量乎。

却病秘诀

夫修身之士，不识丹田所在，咸指脐下一寸三分为言，谬乎。有传此为气禀之原，若果实受气于蒂，坎离上下，以此为中宫，气脉升降，以此为根地。根地否塞，则水火不能升降，心火炎炽，肾水枯竭，百病由此而生。上或头晕眼花,下至腰疼疝凝痔结,甚或真阳不固,多至夭折,良可悲乎!人诚能以却病延年之法,敬而行之,或行或坐,或立或卧,念念不忘,旬日之间,血气循视而不乱,精神内固而不摇。衰者起;萎者愈。疲癃转康健之躯,枯槁回温润之色,顿觉增精补髓,养气助阳,眼目光明,疝痔消灭,身轻力健,百病咸除。功简而效速,诚为保身之至道,却病之秘诀哉。

却病延年一十六句之术

水潮除后患,起火得长安。梦失封金柜,形衰守玉关。鼓呵消积滞,兜礼治伤寒。叩齿牙无疾,观升鬓不斑。运睛除眼害,掩耳去头旋。托踏应无病,搓涂自驻颜。闭摩通滞气,凝抱固丹田。淡食能多补,无心得大还。

▌ **水潮除后患法**　平时睡醒时,即其端坐凝神息虑,舌抵上腭,闭口调息,津液自生,分作三次,以意送下,此水潮之功也。津既咽下,在心化血,在肝明目,在脾养神,在肺助气,在肾生精,自然百骸调畅,诸病不生,此除患之功也。逍遥子长生诀曰:法水潮在关,逍遥日夜还。于中凝结生诸病,才决通流便驻颜。

▌ **起火得长安法**　子午二时内外视,应闭息升身,则肾中之火生矣。火为水中之金,烹而炼之,立可成丹。且百脉通融,五脏无滞,四肢康健,而三花聚也。孙真人曰:火阳得地,在六爻俱静之时,真气通行,必在三阳交会之际,此为文火炼形,外形不感,寿算无穷。

▌ **梦失封金柜法**　欲动则火炽,火炽则神疲,神疲则精滑而梦失也。每寤寐之时,必要凝息定气,以左手搓脐二七,右手亦然,复以两手搓胁腹五七次,左右摇肩三两回,次咽气纳[1]于丹田,握固良久,乃正屈足侧卧,永无走泄矣。郑思远真人曰:事多忘者神昏,汗多出者神脱,此是梦失神弱,脱漏真精,乃修身之士大忌也,当励前功。

▌ **形衰守玉关法**　形容枯槁,切须守炉,炉者丹田。丹田者,肾前脐后也。若行住坐卧,一意不散,固守勿[2]怠,而又运用周天之火,自然生精生气生神,岂止变衰颜如童子,体为神仙。若壮健行之,收功甚速。

▌ **鼓呵消积滞法**　有因食而积者,有因气而积者,久则脾胃受伤,医药难治。孰若节饮食,戒嗔怒,不使有积聚为妙。凡有此等,便当升身闭息,往来鼓腹,俟其气满缓缓呵出,怡然运五七次,即时通快。王穆真人曰:未

---

1 纳:原作"呐",据大成本改。
2 勿:原作"忽",据大成本改。

得通时，多痞塞隔气。若胸膈满塞，常用此法，不止除病散气，须无病行之，自然真元增益，寿域可跻。

兜礼治伤寒法 元气亏弱，调理不密，则风寒伤感。患者须端坐闭息，兜起外肾，头如礼拜，屈折至地，运用真气得胜，漺时[1]不六七次，汗出自愈。刘鲍一真人未仙之日，曾感伤寒热，行此而安。此法非止能治伤寒，即无病行之，头目清利，容颜润泽。

叩齿牙无病法 齿之有疾，乃脾胃之火熏蒸，每日清晨，或不拘时，叩齿三十六通，则气自固，虫蛀不生，风邪消散。设或以病齿难叩卓，但以舌隐舔于牙根之间，用柔制刚，真气透骨，其蛀自除。王真人曰：欲修大道，先去牙症，叩齿不绝，坚牢无病，此须近易，亦修养中至要也。

观升鬓不斑法 思虑太过，则神耗气虚血散而鬓斑。以子午二时，握固端坐，凝神绝念，两眼含光，中黄内顾，追摄二气，自尾闾夹脊，升上泥丸，降下重楼，返还元海，憩息少时，自然神形俱妙，与道合真。张真人曰：夫何虑鬓斑，久久行之，可以积黍米而为丹，脱樊笼而游三岛，其功曷可云论？

运睛除眼害法 虚静趺坐，凝息升身。双目轮转十二数，紧闭即开，大睁逐气，每夜行五七次，瘴翳自散，光明倍常。谢翼真人未得仙时，曾患目疾，绝去房事，得此法而行之，即愈，故传以惠于后人。盖为虚邪气热，损犯肝经，致生瘴翳。运睛之法，不止除昏，久则可观细书，极目远视，时见金花，乃道气之运也。

掩耳去头旋法 邪风入脑，虚火上攻，则头目昏旋，偏正作痛，或中风不语，半身不遂，亦由此致。治之须静坐身升闭息，以两手掩耳摇头五七次，存想元神，逆上泥丸，以逐其邪，自然风散邪去。张元素真人未得道时，头目昏旋，偏正头痛，用还丹之法，不十功即痊。此法不止是治，须无病行之，添补髓海，精洁神宫，久视长生之渐。

托踏应无病法 双手上托，如举大石。两脚前踏，如履实地。以意内顾，神气自生。筋骨康健，饮食消融。华子元二十二势，取禽兽行之状。陶隐居二十八道，引水火曲升之理，知神气之走五脏，自然传送于四肢，根本元固，营卫强盛，其功甚大。不止轻身，能令皮肤结实，足耐寒暑。

搓涂自驻颜法 颜色憔悴，良由心思过度，劳碌不谨。每清晨净坐，神气充溢，自内而外，两手搓面五七次，复以漱津涂面，搓拂数次。行之半

---

1 漺时：应作"倏时"，一瞬间之义。

月,则皮肤光润,容貌悦泽,大过寻常。太虚真人晚年修道,耻于衰弱,得此法而返老还童。若咽气通心,搓热涂面,亦多有益。

闭摩通滞气法 气滞则痛,血凝则肿。治须闭息,以左右手摩滞处四十九次,复左右多以津涂之,不过五七次,气自消散。赵乙真人未仙之时,曾患此病,行之而愈。此法不止散气消肿,无病行之,上下闭息,左右四肢五七次,经络通畅,气血流行,肌肤光莹,名曰干沐浴,尤延生之道也。

凝抱固丹田法 定息抱脐,子午无间。动彻浮沉,湛然进退。旬日之间,下进五谷之精,真气自生。百日之功,上尽九重之蠹,暗涤垢腻。饥渴不患,寒暑不侵,驻颜还寿。董自然真人道,西华天尊守真,或居天上或居人间,一炷紫檀,手披云雾坐禅关。

淡食能多补法 五味之于五脏,各有损益。若一味过食,须安一脏,还亏一脏,要在相均谨节。谨图爽口,反见伤脾,食淡自然有补耳。玄珠先生得此法而成化。古云:断盐不是道,孰为补肾? 茹增福田,却非养神之道。淡食中自有真气,可以保命安神。

无心得大还法 对镜无好恶之心,亦不可落空心,而识执之心尽无也。知识之心,又生分别;执着之心,不可有也。志公和尚无心有心,此心乃合天地。夫无心之法,有事无事,常要无心。静处喧处,其念无二。又曰:莫谓无心即是道,无心即隔一重关。如明镜照一切物也,元不染着,是谓太还也。

运识五脏升降法 上心肾之下,肝西肺在东,非肠非胃腑,一气自流通。

动功六字延寿诀 春嘘明目本扶肝,夏至呵心火自闲。秋呬定知金肺润,冬吹惟要坎中安。三焦嘻却除烦热,四季长呼脾化餐。切忌出声闻口耳,其功尤甚保神丹。

      心呵顶上连乂手 _{举手则呵,反手则吸} 呵则通于心,去心家一切热气,或上攻眼目,或面色红,舌上疮,或口疮,故心为一身五官之主。发号施令之时,能使五官不同,故孟子曰:收其放心者,为浩然之主。故心不动,而动谓之妄,妄则神散,而使浩然之气不清也。秋冬时常暖其涌泉,不伤于心居,素书云:足寒伤心是也。澄其心则神自清,欲其心则火下降,故心火降则心无不正。心通舌,为舌之官,舌乃心之苗,为神之舍,又为血之海,故血少则心神恍惚,梦寐不宁也。冬面红受克,故盐多伤心血。冬七十二日省咸增苦,以养其心气也。

肝若嘘时目睁睛　嘘则通肝,去肝家一切热聚之气,故胆生于肝。而胆气不清,因肝之积热,故上攻眼目。大嘘三十吁,一补一泻则眼增光,不生眼屎,故目通肝。肝乃魂之宅,夜睡眼闭则魂归宅。肝为目之官,秋面青受克。辛多伤肝,秋七十二日省辛增酸,以养肝气。

肾吹抱取膝头平　吹则通肾,去肾中一切虚热之气。或目昏耳聋,常补泻则肾气自调矣,故肾通耳,为耳之官。耳听走精,不可听于淫声。或破腹者,大吹三十吹,热擦肾堂立止。四季十八面黑受克,甘多伤肾。故季月各十八日省甘增咸,以养肾气。

肺知呬气手双擎　呬[1]则通肺,去肺家一切所积之气。或感风寒咳嗽,或鼻流涕,或鼻热生疮,大呬几呬,一补一泻,则肺气自然升降。肺为心之华盖,最好清,故肺清则不生疾也。肺通鼻,为鼻之官。肺为魄之宅也,夏面白则受克,苦属火,肺属金,夏七十二日省苦增辛,以养肺气。

脾病呼时须撮口　呼则通脾,去脾家一切浊气。或口臭四肢生疮;或面黄,脾家有积;或食冷物,积聚不能化,故脾为仓廪之官,又为血之用。故饮食不调则不生血,四肢不动则脾困,故夜则少食,睡时脾不动,以致宿食,则病生矣。脾四季之官,为意之宅,故意不可以妄动,动则浩气不能清也。春面黄则受克,春七十二日省酸增甘,以养脾气。

三焦客热卧嘻嘻　嘻则通胆,去胆中一切客热之气,故卧时常嘻,能去一身之客热。常补泻者,胆气自清,目不生屎。胆怕热,四时饮食,热者少食于上膈,以使胆气清爽也。

静坐功夫

清心释累,绝虑忘情,少思寡欲,见素抱朴,易道之工夫也。心清累释,足以尽瑕;虑绝情忘,足以静世;思欲俱泯,足以造道;素朴纯一,足以知天下安乐之法。日逐少食宽衣,于二六时中,遇闲暇则入室蟠膝静坐,心无杂想,一念规中。丹书云:人心若与天心合,颠倒阴阳上片时。以心观道,道即心也;以道观心,心即道也。若能清心寡欲,久久行之,百病不生。此惟秋及冬至以后,行之尤妙。如春夏行持,春乃发生之时,夏乃阳气茂盛。儒云:歌咏所以养性情,舞蹈所以养血脉。又不必静坐,宜夜眠早起,广步

---

1 呬:原脱,据星聚楼本补。

于庭,披发缓行,以使长生。食后宜动作蹈舞,亦宜节欲。古人冬至闭关以养微阳,斋戒掩身以待阴阳之所定,是故起以待日光。此阳气闭藏之时,不可扰动筋骨,惟安调静养身体,则春夏诸病不生。情不动,精固则水朝元;心不动,气固则火朝元;性寂则魂藏,水朝元;情忘则魄伏,金朝元;四大安和则意定,土朝元,此谓人有五气朝元。又经云:人能长清净,天地悉皆归。

霉疮秘录

明·陈司成 著

吕国凯 主校

周玉清 万强 副主校

内容简介

《霉疮秘录》，全一卷，明代陈司成著。

陈司成，字九韶，出生于浙江海宁，明代医家（具体生卒年未详）。陈氏八代行医，精于外科，他因受家风浸染，自幼爱好医道，年轻应试于杭州之时，曾参考祖传秘授，治愈友人性病，后继承家业，专攻医术，并遍访名医专门，勤求钻研经典，历时二十余载，终于系统总结出一套治疗梅毒方法，撰成《霉疮秘录》。此书之外，另有《名医会编》行于世。

此书是我国现存最早的梅毒专著，明崇祯五年（1632）刊行。全书分总说、或问、治验、方法、宜忌五部分。书中记载梅毒"起自岭南之地，至使蔓延通国，流祸甚广"，阐述了梅毒的传染性、传播途径和疾病危害，并强调了预防的重要性，对梅毒的分期也有了早期的认识。囿于当时认知水平，其对该病传播途径、治疗等问题的认识尚存在一定错误，但瑕不掩瑜，该书较早使用汞剂、砷剂治疗梅毒，提倡使用金鼎砒、生生乳作为减毒砷汞制剂，并详述其制作方法。陈氏认为金鼎砒适于虚寒证，生生乳多用于清解热毒，因此"非灼见病因，毋妄投也"。虽然目前汞、砷等传统梅毒药物已被淘汰，但其在白血病等疾病中仍有化裁拓展应用的参考价值。

陈氏重视病源，凭脉断毒邪深浅，以脏识病，使用十天干命名丸药，分五脏、分病期论治，提出"毒未传变，一脏见症者，半月愈；三脏见症者，一月愈；五脏俱受病者，五十日全愈"，为其独得之法。指出疗此病当"察气运、天时、病原、传染、嗜好"，辨明药物饮食宜忌等，体现整体、全面的治疗思想。书中列病案 29 则，载方 55 首，并详述配制及运用方法，尤其用药方式灵活多变，草木金石，内服外治，合宜择用、取长补短。

《霉疮秘录》初刊本为明崇祯五年（1632）刻本（7卷），该书刊行后，未在我国广泛流传，却兴盛流传于日本。此后，在日本不同时期又出现多个重刻本、翻刻本，其中，日本安永三年甲午（1774）京师书林武村嘉兵卫等刻本（6卷）为现存最早日本刻本，该书在日本流传甚广。直至清光绪年间，国人浦鉴庭先生偶得日本文化五年戊辰（1808）刻本，并以此书为底本翻刻成书，即是现存我国最早流行版本——清光绪十一年乙酉（1885）刻本。

凡例

一、本次整理，以《霉疮秘录》初刊本——明崇祯五年(1632)刻本(以下简称"明崇祯本")为底本，以日本安永三年甲午(1774)京师书林武村嘉兵卫等刻本(以下简称"日京师书林本")为主校本，清光绪十一年乙酉(1885)刻本(以下简称"清光绪本")为参校本。

二、本次整理采用简体字，对于底本中的繁体字，如在《现代汉语词典》中无对应的简体字，则予以保留，如諰。对于底本中的异体字，径改为正体字，如"脩"改为"修"，"碁"改为"棋"，"彚"改为"汇"。

三、为便于当代读者使用，本书中部分药名用字进行了规范，并于首次出现处出校，如黄栢改为黄柏、川山甲改为穿山甲等。

四、该书不同版本有"6卷""7卷"之分，有些版本不分卷次，本次整理所参照的底本和校本，书中内容均无卷次的具体体现，故本次点校不分卷次。

五、本书原目录包括总说七则、或问二十一则、治验二十九则、方法四十九条、宜忌十七条、附名医会编征文檄，共6个条目。原书在自叙前有杜维垣和张遯叙，今以叙一、叙二为标题加以分别。为了符合现代人阅读习惯，本次点校的目录在原目录的基础上进行了整理，使目录与正文标题完全一致，将原著叙、自叙、凡例列入目录。因"名医会编征文檄"内容与本书无关，故予删除。

目录

叙一

余少嗜方书，霍然起悟，窃怪今之号为专家者，胡唤唤也，博大而諰[1]小，剽外而荡内，不揣原委，夸爱贪志，乃使豪贵侧足[2]，平流靡徙[3]，是则好名者过也，而实无扁鹊之智，恶足语通方援救、择术崇师者哉？呜呼！病斯医，医斯病矣。苏子有云，若经效于世间，不必尽由己出。此语与余略同，而陈子九韶，为先得之。陈子案饰古经，浏览祖书，爰汇治验，布告遐方，质仁履艺，匡智达伦，虽于他治奇中，不可殚述，而霉疮为最优。一日过敝庐，其容惠惠泽泽，余知有秘录存焉，索而读之，首尾通明，应规合节，大指与世医殊，而又不自利以进于谬，行将敏被邦国，广施惸独[4]，声闻弗可量也。序成，或有以偏伎讥之者，余乃从而答曰："贾山之作传止一篇，李颀之诗集不数首，陈子其似也夫。"

最园主人杜维垣题

叙二

陈子来吴，修巫氏之业，声甚弘也，五治并施，活人广也，疲癃悉起，泽恩深也。张子闻之，异而造焉，曰："子岂岐黄复世耶？卢扁奇传耶？孙许延灵耶？何术之神也？"陈子笑曰："某乌敢居！北人善骑，南人善没[5]，幼而学之。解牛中节，射鹄中的，习而熟之。暗室弹棋，背面弄丸，久而精之。宁有异乎？"张子曰："有是哉，良工斫木，不废巨材。老将用兵，不损寸铁。神医疗病，不杀一夫。信非虚语耳。"陈子复出简帙示余，而疮疡其末。是刻虽发前秘，实不足概陈子胸次也。他日陈子游国门，入御院，与良相同事，针灸贵人积气内伤诸疾，又不当将吴地穷困黎民治验奇方救之矣。是为序。

云间友弟张邈题

---

1 諰：指忧惧。《临川先生文集·上仁宗皇帝言事书》："四方有志之士諰諰然，常恐天下之久不安。"
2 侧足：两足斜立，不敢移动，形容恐惧之貌。
3 靡徙：指举止失措貌。《史记·司马相如列传》："敞罔靡徙，因迁延而辞避。"
4 惸独：指孤苦之人。《诗·小雅·正月》："哿矣富人，哀此惸独。"
5 没：指潜游水中。《东坡养生集·日喻》："南方多没人。"

自叙

　　往余弱冠时,与友人某某者,同试虎林,彼狎邪青楼,而余畏不敢从,以余为迂也。比[1]归未几,友卧病,心知有所中也,不敢彰其言,私倩余商榷。余发先王父遗书,及检各家秘授,合治之乃瘳。居无何,余食贫而家且圮,遂弃去经生,业长桑君之术,于是披《素》《难》,究《针经》,老人、带下、婴儿三科,靡不博涉,既而浪游三吴间参访,遇有剩病,则搜奇剔怪以瘳之,今廿年矣,无药不瘳[2]。更见公子王孙,一犯其毒,终为废疾。嗟嗟!方书不言,言亦不悉,余甚愍之。因察气运、天时、病原、传染、嗜好,爰及或问、治验、方法,类成一帙,名曰《霉疮秘录》,非敢以立言自任,聊补前人所未发耳,幸高明者,不鄙而采之。

崇祯壬申秋九月重九日
海宁陈司成九韶甫谨题[3]

霉疮凡例

　　一是症虽附于《名医会编》,因刻未竣,不及发行于世,今另成一册,以便携览,或转送亲友。

　　一是症繁杂,或有下问者,不能枚举悉对,即以此帙奉赠,可当晤言,或有合于症者取之。

　　一是症人多隐讳,故治验不明书姓氏,类症亦不重出,但病某症用某药得效,为有患者治式。

　　一是症非比别科,服药十日或半月,然后易方,或就医索药间远,可依此例暂制汤剂。

　　一是症调理好恶饮食宜忌,与他症不同,倘素有犯者,请录之座右,以便鉴戒,殊为有益。

---

1 比: 指及、等到。《史记·陈涉世家》:"比至陈,车六七百乘,骑千余。"
2 瘳: 原作"病",据日京师书林本、清光绪本改。
3 崇祯壬申秋九月重九日 海宁陈司成九韶甫谨题: 原漫漶,据日京师书林本改。

霉疮总说

余家世业医,自高祖用和公,宦隐盐官,至不佞已历八世。方脉颇有秘授,独见霉疮一症,往往处治无法。遂令膏粱子弟,形损骨枯,口鼻俱废,甚则传染妻孥,丧身绝育,深可怜惜。于是遍访专门,亦无灼见,细考经书,古未言及。究其根源,始于午会之末,起自岭南之地,至使蔓延通国,流祸甚广。今当未会之初,人禀浸薄,天厉时行,交媾斗精,气相传染。一感其毒,酷烈匪常,入髓沦肌,流经走络,或中于阴,或中于阳,或伏于内,或见于外,或攻脏腑,或巡孔窍;有始终只在一经者,有越经而传者,有间经而传者,有毒伏本经者。形症多端,而治法各异,即如:

毒中肾经,始生下疳,继而骨痛,疮标耳内、阴囊、头顶、背脊,形如烂柿,名曰阳霉疮,甚则毒伤阴阳二窍。传于心,发大疮,上下左右相对,掣痛连心。移于肝,眉发脱落,眼昏多泪,或疭爪甲。毒伏本经,作偏正头痛,甚则目盲耳闭,或生嗣不寿,久则毒发囊穿。

毒中肝经,先发便毒,嗣作筋痛,疮标耳、项、胁肋,形如砂仁,俗以砂仁疮名之,甚则筋痿不起。传于脾,四肢发块痛楚,或蚀烂腿臁。移于心,生疮如痣,痛痒交作。毒伏本经,大筋微疼,久则毒发颈项两膝。

毒中脾经,疮标发际、口吻,或堆肛门,形如鼓钉,俗以广痘名之,甚则毒伏脏内。传于肾,骨痛髓烈,发块百会、委中、涌泉等穴。移于肺,肌肤生癣如花,色红紫,褪过即成白癜。毒伏本经,发斑如丹,久则毒结肠胃。

毒中肺经,疮标腋下、胸膛、面颊,形如花朵,俗以棉花疮名之,甚则毒聚咽嗌。传于肝,作筋疼,过月郭空[1],或天阴申酉时分作疼。移于肾,作肾脏风,痛痒交作。毒伏本经,生赤白癜,久则毒结膺臆臂膊。

毒中心经,疮标肩、臂、两手,紫黑酷似杨梅,俗以杨梅疮名之,甚则毒攻眸子。传于肺,发喉癣,渐蚀鼻梁,多作痰唾。移于脾,生鹅掌风癣,手足起止不随。毒伏本经,十指流痛,久则毒攻舌本,或结毒小肠。

是症也,不独交媾相传,禀薄之人,或入市登圊,或与患者接谈,偶中毒气,不拘老幼,或即病,或不即病,而惨痛周身,或不作痛,而传于内室,或内室无恙,而移患于子女甥孙者。故备述受病根源,施治本末方法,启前人未发之秘。病有经络,毒有浅深,药有缓急,察脉审症,应攻应补,毫

---

1 月郭空:指月缺之时。郭,通"廓"。《素问》:"月郭满,则血气实,肌肉坚;月郭空,则肌肉减,经络虚,卫气去,形独居。"

不可紊。毒未传变,一脏见症者,半月愈;三脏见症者,一月愈;五脏俱受病者,五十日全愈。此皆独得之法,已经印证海内名公,妙在易生易褪,疤不紫黑,身无痛苦,交媾不染,生嗣无恙,不伐胃气元神,诚千古不易王道之圣药也。设或妄施汗、下、点、擦、熏、洗等药,徒速一时效验,殊不知毒伏于内,戕贼脏腑,酿成以上诸症,以致投药罔效。余能刻日收功,又能拔去轻粉之毒,使终身无患,非若粗工之不经者,此症直可自任,故为是说以公之。

霉疮或问

或问曰:霉疮为患,何自而防乎? 余曰:岭南之地,卑湿而暖,霜雪不加,蛇虫不蛰,诸凡污秽蓄积于地。遇一阳来复,湿毒与瘴气相蒸,物感之则霉烂易毁,人感之则疮疡易侵,更逢客火交煎,重虚之人,即冒此疾。故始谓之阳霉疮云。以致蔓延传染,所以娼家有点过之说,皆由气运所使,因渐而致也。

或问:霉疮为气运所使,有云广疮,何也? 余曰:广疮者,与痘相类。痘疮古所无有,始生于北,其气自北而南,汉时谓之胡痘,由先天之所中,无论男女贵贱,遇岁火流行,鼓腋而发。若霉疮者,古亦无有,始起于南,其气自南而北,今时谓之广疮,由后天之所感,不问老幼愚智,元禀虚怯者,触秽而染。胡痘、广疮[1],以地命名,孰非气运之所使乎?

或问:此症有谓杨梅疮,有谓棉花疮,有谓砂仁疮,名状不一者,何也? 余曰:毒之相感者一气也;脏之见症者各异也。如痘疮,有红斑、白癜,如豆,如麻,如蚕子,如土蛛,如茱萸,如卜葡,或移毒眼目肘膝,形症多端,大约似豆者多半,故名曰痘疮。如霉疮,有赤游、紫癜,如疯,如疹,如砂仁,如棉花,如鼓钉,如烂柿,如杨梅,或结毒破烂孔窍,名状不一,大约似杨梅者多半,故名曰梅疮。痘疮、梅疮,皆以形命名,所以不一也。

或问:其疮传染不已,何也? 余曰:昔人染此症,亲戚不同居,饮食不同器,置身静室以俟愈,故传染亦少。迩来世薄人妄,沉匿花柳者众,忽于避忌。一犯有毒之妓,淫火交炽,真元弱者,毒气乘虚而袭。初不知觉,或传于妻妾,或传于姣童。上世鲜有方书可正,故有传染不已之患。

---

1 广疮:原漫漶,据日京师书林本改。

或问:老幼之人,不近妓女,突染此疮,竟有结毒者,何也? 余曰:不独交媾斗精,或中患者毒气熏蒸而成,或祖父遗毒相传,此又非形接之比也。

或问:有人与患者同寝共食,不传染者,何也? 余曰:此由先天之炁充固,邪气无间而入。所以有终身为妓,半世作风流客者,竟无此恙。

或问:交媾偶中,毒气有轻重否? 余曰:毒随神转,走络流经。壮者气行则已,怯者则着而为患。

或问:诸痛痒疮疡,皆属心火,何心经独拟于后耶? 余曰:此毒上起脾肺,下起肾肝,心乃阳主,阴邪不能先犯,诸经传变而心始受邪。故初生疮子,不为痛楚,或元阳虚怯,直中少阴者,发作遂痛。

或问:毒传脏腑,切脉可知否? 余曰:脉者,气血之道路,气清脉和,气浊脉滞。若有毒者,其脉必沉。如毒聚肝经者,左关脉必沉涩,寅卯时诊之,或迟或结,不复流利者,其毒深重,余脏仿此。非若他毒,以洪大滑数为准,反是者,症必难治。

或问:有患者服药而愈,精神未复者,何也? 余曰:毒未尽化,药不胜病耳。盖毒不尽,则精神不复,非骨节酸痛,则疤色紫黑,故交媾便有所染,生嗣未免有毒。倘或性气躁率,屡犯禁忌者,遂使一分之毒未除,竟能复十分之患,不知者反责前药无效,此非倦药者自废欤!

或问:医治此患,或用汤药者,或用散药者,或用丸药者,皆能获效。有等患者,深虑轻粉为害,畏服丸散,单用煎剂,能收全功否? 余曰:审察病机者,医之智也;攻邪伐病者,药之能也。夫毒有多少,形有盛衰,治有缓急,方有小大,脏有高下,腑有远近,症有表里,药有轻重。草木之性多为汤液,金石之品俱作丸散。故方有七:大、小、缓、急、奇、偶、复,剂有十:宣、通、补、泻、轻、重、滑、涩、燥、湿。方不七,不足以尽方之变。剂不十,不足以尽剂之用。凡治病在阴者,毋犯其阳;病在阳者,毋犯其阴。犯之者,是谓诛伐无过。病在于经,则治其经;病在于络,则治其络;病从气分,则治其气;病从血分,则治其血;病在于表,毋攻其里;病在于里,毋虚其表。邪之所在,攻必从之。受邪为本,见症为标;五虚为本,五邪为标。病属于实,宜治以急。实者,邪气胜也,邪不速逐,则为害蔓延,故治实无迟法。病属于虚,宜治以缓。虚者,精气夺也,治宜次第,故治虚无速法,亦无巧法。虚则补之,实则泻之,有是症而用是药,此万世之常度也。如伤寒禁用丸药,恐庸俗误用巴豆丸,若用大黄丸则宜矣。且业有专门,工有高下,又非概论也。

或问:此症有用一二方而愈,有用百药无效者,何也? 余曰:一二方而效者,多因禀厚毒浅,或患者忍心耐性,访医择药,调摄得宜,所以正气足而邪自除也。若百药无效者,乃中毒之深也。又非毒之中深,由受毒之始,速求病痊,不究标本,乱投汤剂,以致真元耗削,药毒蓄积于内,遂有变症杂出,往往至于伤生,患者医者俱不觉察。故未经药饵者,仅为终身不瘳之疾,误投药石者,定罹夭横之患。由是红紫眩乱,使病者暗受其弊也。

或问:治法有用擦手足心者,有煎汤熏洗者,有药点者,有灯照者,或效,或不效而受累者,何也? 余曰:用此四法,取效一时,与庸工用轻粉无异。得其时者,效或有之。失其候者,其毒反炽,而终身不瘳也。

或问:何为得时? 何为失候? 余曰:毒尽达于肌表而治之,则为得时。毒未透发而妄攻者,为之失候。

或问:患者亲自制药,或用食物发之,仍有结毒者,何也? 余曰:世人徒知庸俗暗投轻粉遏药,致有结毒后患,殊不知妄施虫介草汁,过服败毒、发毒、寒凉等药,其累不减于轻粉也。

或问:初生痄疮、便毒、大疮、细子,至筋骨疼痛,喉癣蚀鼻,发块上下,破烂孔窍,鹅掌白癜,其治同否? 余曰:感此毒者一气也,然毒之见症者不一也。如伤寒疹子,从表而传里,疫病痘疮,从内而达外。惟此症出入无常,伏见不一,论其本则一,究其末自殊。正为禀有厚薄,病有新久,工有上下,药有良毒,岂可局一定之方,而欲愈不一之疾乎?

或问:以上见症,据经服药,能指日收功否? 余曰:此皆独授秘密,得心应手,譬诸行熟道者,远近可计步而至也。如初生下痄肿烂,未作骨痛者,服药十三日愈;烂去阳物,掺药不效,名蛀梗,或为卷心,服药二十五日愈;横痃双生者,服药十三日愈;单生便毒,作筋疼者,服药十九日愈;便毒溃破不敛,名为鱼口,兼之痄疮者,服药廿六日愈;阳物生疮,如杨梅堆满,状如鼓椎[1],他处不生者,名为独脚杨梅疮,服药四十五日愈;生疮形如砂仁,内作筋疼者,服药廿五日愈;形如烂柿,内作骨痛者,服药三十一日愈;疮标发际、口吻、肛门,他处未见者,服药二十一日愈;形如大豆,多见四肢者,服药二十七日愈;胸膛面颊先标,形如花朵者,服药二十五日愈;上下左右对垒,形如杨梅者,服药三十三日愈;筋骨疼痛,遇天阴日晚痛甚者,服药二十一日愈;结毒腿臁肩膊,块未破者,服药三十二日愈,块破年远者,服药三十七日愈;结毒委中、涌泉、玉茎、百会等处,未破者,服药三十一日愈,已破者,服药三十六日愈;十指惨痛,爪甲发疳者,服药二十六日愈;喉癣日久,成天白蚁蚀鼻者,服药二十五日愈;毒壅肺道,不时吐痰而声哑者,服药二十七日愈;毒透肌肤,肢体生癣,硬靥如钱,色红

---

1 鼓椎:指鼓槌,下同。《说文解字》:"椎,所以击也。"

紫者,服药三十七日愈;毒附手足,生鹅掌风者,服药四十二日愈;毒留肉分,蛀烂蔓延者,服药四十五日愈;胎毒贻儿,屡患疮疖、游风丹肿者,服药二十四日愈。生儿无皮不寿者,必是父母蓄毒所使,当诊父母脉气,方见毒之有无轻重,然后服药,疏涤余邪,补益正气,庶使后孕子女,永无胎毒。故微病必须服饵,汤剂不可乱投,尊生者保之。

或问:服药愈疾,限日刻期,能勿爽信乎? 余曰:制剂疗疾,不外阴阳五行生成之数,合而察之,切而验之,若水镜鉴形,不失毫发。故病于内者,司内揣外;病于外者,司外揣内。治之之道,无踰此矣。非独是疾,诸症皆然。夫病为主,药为宾,宾主相得,邪气乃伏,邪气一伏,则限期勿爽矣。

或问:有毒坏孔窍,肢体瘦怯者,医能复原否? 余曰:能解前药之毒,按经销镕其邪,重施培植元本,耳虽聋而复响,眼将瞎而复明,鼻将凹而复耸,体怯者复壮,阳费者复长。大都治此症者,不外化毒一法,第化毒之法,不外攻邪补元,非明经察脉辨症之精,毋得妄治。故谚云:伤寒、痘疹、广疮、瘰疬,怯病不服药为上,至言也。原非有病而不药,尝恐医工之不善也,故有此戒。

或问:土茯苓单疗此疾,竟有饵之不效,何也? 余曰:土茯苓味甘气平,主温胃健脾,暖筋骨。倘过服寒凉损胃,毒滞脾经,饮食少进者,非此不能奏效。若毒在他经,脾胃健旺者,纵多服亦不见功。如脾虚泄泻者,服此实有奇验,故曰奇良,非虚名也。

或问:丈夫染此症,内室预服败毒等药,可否? 余曰:上工治未病者,毋容邪气侵也。今人未见毒气有无,遂服败毒等药,果有毒者则可,如无毒者,徒使元气内虚。内一虚,则外邪易入,是无病而求病也。譬诸国家蓄兵以御寇,医家蓄药以攻疾,岂有无警而用兵,无病而用药哉!

或问:生生乳,必须礜石[1]配合,近世方书鲜有用者,又未能辨其真伪,乞明示以便采取,何如? 余曰:古人处方,自有诚见,决非杜撰也。余检《本草》,礜石性大热,有毒,主寒热鼠瘘,蚀疮死肌,除膈中热,止消渴,益肝下气。阅《本草》注,礜石煅炼配姜、附、皂、桔,为大露宿丸,主寒冷百病;又有匈奴露宿丸,主心腹积聚、食饮不下。前贤靳邵者,一时名医也,创置礜石散方,晋士大夫皆获异效。余家传此方,制度有法,用之有验,但此石难得。癸酉春,余客武林,遍访药铺,无有真者,偶得之宦族任上带归,约有数十斤,视之形似滑石,扣之坚刚,碎之如浆络[2]。余尽购归,依法养火,开视

---

1 礜石:指砷黄铁矿物,是一种炼制砒霜的原材料。
2 络:清光绪本作酪。

悉如化灰,尝之有味,烧之有气,配合生生乳,大有奇功。余得此石甚多,又熟于煅炼,用之有余,或有配药者,亦可取用,其方附后。

或问:生生乳亦有朱汞在内,与粉霜轻粉相类? 余曰:朱汞者得礜石而白如雪,得硫黄而赤如丹,得礜石而剽悍解。且药石各有宜忌之不同,相宜者,如油珠丸治小儿惊风。轻粉虽烈,用之有效,如夺命丹,治疔疽,用之反能豁毒。即如砒霜有毒,寒痰冷哮,非此不效。疟疾水泻,服之亦瘳。又如蜈蚣、全蝎,药性非良,芽儿[1]脐风,投之即愈。非灼见病因,毋妄投也。

或问:金鼎砒有大毒,方士多用之,何也? 余曰:以毒攻邪也。凡疮毒年深月久,流脓出水者,症属虚寒,非金鼎砒佐他药不能收功。若疮毒初起,服之反能为害。或有误服轻粉寒凉隐药,结毒破烂,众方不效者,服之得效。《丹经》曰:水银不离砒下死,信非虚语。

霉疮治验

一庠生,年十八,肄业郭外,渐渐眉发脱落,遍身拘急,从风治不效。余候其脉,沉涩且缓,此金乘木位,乃霉疮毒气所感也。用发药三剂,吞牛黄蟾酥丸,大汗之,次服化毒乙字丸,兼用龙胆泻肝汤。旬日外,果发细疮如砂仁,随生随褪。二十日外,疮毒尽化,眉发复生。

一词客,染杨梅疮,传于内室,多方调治仅愈,惟生儿多夭,就余商之。余曰:此乃先天遗毒使然,或初生无皮,或月内生疮,或作游风丹肿,或发块,或生癣,皆霉疮之遗毒也。遂倩余诊脉,细按之六脉无恙,气血和平,何生嗣多夭? 乃知其内室蕴毒必重,有害胎元。即用逍遥汤,加忍冬花、川石斛、贝母、威灵仙二十余剂,兼服化毒壬字丸一料,嗣服加味养荣丸。不一载即举一嗣,后二年又生一女,痘疮俱朗,诸疾不侵。

一内室,患头痛,沿及手臂不能举动,易数医,服药二百余剂,不获效。后颈项发痰块三五枚,又以瘰疬攻治,亦不效。余诊其脉,与症不合,乃出前医药按,皆以治风、治火、治痰、治血虚、治瘰疬。余曰:是霉疮毒气所感,太阳厥阴受症,何治之谬也? 主人始悟曰:向余出京患便毒,岂余毒相染耶? 先生之言不诬矣。即以保安汤十剂,间服化毒癸字丸,至半月手臂舒畅,头痛全无。后更甲字丸,至二十日外,颈块消散,又服加味地黄丸,方获全效。

---

1 芽儿: 指婴儿,出于《婴童百问》。

一儿，才半岁，患赤游风，其父用毒药发之，起疮如癣，或干或湿，身无完肤。其友邀余视之。余曰：此虽胎毒，必为霉疮恶气所遗。众口曰：伊父性佞青楼，毒或有之。遂用化毒庚字丸，倍加牛黄，兼[1]用辰砂六一散，每日间服六次，人参汤送下，至七日始褪，二十日全愈。

一贵介，年三十余，染疮日久，妄用克伐，大肉已削，止存皮骨，且咽喉腐烂，外疮冰伏，形势危甚，余懒治。患者二兄，曾犯此症，且无嗣，请治其弟。余用大补药熬膏日饮，每早用化毒戊字丸，晚服辛字丸，至十五日，喉肉始长，饮食渐增，至三十日，身疮褪剥，又服大造丸，至五十日，肌肉方生，七十日能步履而愈。

一贾，年四十余，患疮贻毒有年，块发头顶如拳，右膝肿大如瓠，右腮破溃，喉咙损伤，粥食不能下胃，每日唾痰升许，肢体羸瘦，坐以待毙。余视其症危甚，第脉息尚有胃气。遂用六君子汤，加贝母、胆星、石斛、天麻，兼服化毒壬字丸，至二十日，腮溃已靥，头块始消，饮食便利。又用戊字丸兼虎潜丸，早晚间服，至三十余日而腿膝如故，饮食倍增，更服辛字丸，至五十日而诸症皆愈，形体更肥。

一缙绅，年四十外，九月间染下疳，至次年正月，遍体生霉疮，急欲取效，施寒凉之剂，用熏洗之法，疮痂尽褪，疤色紫黑，骨节流痛，肩膝起块。余诊之，右脉沉微，左脉涩滞，知其寒凉太过，毒伏发块。遂用人参二钱，子羊肉十两，每日煮食，早晚服化毒己字丸，旬日外疮靥叠褪，至二十日块消痛止。又服辛字丸，疮疤光莹，嗣服八味地黄丸而愈。

一室女，年十四，忽小腹作痛，不旬日痛引腿膝。其父延医甚众，皆云屈脚肠痛[2]，疗三月无效。后医作瘕块治，亦不效。时在正月，邀余诊视。候脉不滑不数，傍见一婢，颈项疮疤紫黑，余知其婢所传也。其父询为何疾，予不明言，适他往，至八月才回，其疾如故，饮食少进，时作惊悸，其父复恳救治，遂示以病因，即询诸婢，婢曰：有之。曰：验之矣。用归脾汤兼服化毒丙字丸，至半月痛始定，又服乙字丸，至二十五日，诸症皆愈。

一太学，年三十，染霉疮，饮食禁忌甚善，并不服药，至两载而痊。不及数月，两腿起小块，月余而破，但不深溃。自用膏丹敷贴，一伏一起，蔓延胸腹、颈项、头面、耳目，一病二十余年，访治于予。予曰：乃阳霉蛀也，

---

1 黄，兼：原漫漶，据日京师书林本改。
2 屈脚肠痛：又名缩脚肠痈，即肠痈。因此病右下腹疼痛，痛迫右腿难以伸直，故名。

毒留肌肉之间,失于汗下耳。遂用防风通圣散加人参,连进五服,以祛其蓄毒,兼用化毒戊字丸,早晚服之,至盈月而愈,耳目无恙,才止前丸。更用八味丸,服至三斤,精神如旧。后娶妾,复生嗣焉。

一节推,年六十余,患阴囊破烂五年,日流臭水无度,诸医勿克,闭户静养。适伊孙患慢惊,延余治,问及此症。余曰:结毒也,壮年必犯痄疮、便毒,服药虽愈,余毒蓄而不散,至血衰所作。非他药可疗,当用加味益气汤,早晚吞化毒壬字丸,不用敷药,至三十余日,肉长结痂而愈。

一士,好采补,误染霉毒,前阴发疮,临溺惨痛,诸药无效,且腐至根,始延余治。余曰:此名卷心蛀疳疮。当用牛膝、枸杞、忍冬花、黄芪、熟地、当归、首乌、泽泻、石斛等,大料熬膏,加人参、鹿胶日饵,早晚服化毒癸字丸,半月后,疮肉始长。又服戊字丸,后用独参汤吞八味丸,精神复长而愈。

一青楼,患疳疮半载,沿烂疼痛不止,敷药不效,多用草药单方,甚至呕逆不食,危笃欲毙。余诊其脉,两尺沉涩,寸关俱微。盖因草药损胃,遂令脾惫不食,故毒气不能升散。以加减六君子汤十余剂,兼进化毒癸字丸,至七日始纳谷,其痛稍减。更用乙字丸,至半月身发细疮,随生随褪,至三十余日全愈。

一司掾[1],年近三十,患便毒月余,多方不能消散,其痛甚烈,立则下坠阴囊,卧则上攻两肾,转侧不能自持,日夜难以安息,始延余治。诊其脉,左手结涩,知肾肝毒气炽甚。遂用化毒甲字丸,同癸字丸,早晚服之,木通连翘汤送下,至七日痛止,十四日肿消,十八日全愈。

一童子,忽作身热,即发丹毒数块。众医为赤游风,治以药、治以砭、治以敷,悉不效。余思之曰:游风为患,必是父母霉疮毒气所遗。当用化毒辛字丸,倍加牛黄、钟乳粉、珍珠、犀角、羚羊,早晚服之。霍然而愈。

一贾,年三十,忽生一毒于环跳穴下,状如绛桃,红且紫,或痛或痒,未几,又发小块于两膝下。服药数月不效,且溃烂至腿臁,延累三载。余视其疮口,候其脉气,是结毒也。患者曰:不然。归询其母,始知为父遗毒所传。余用化毒戊字丸,早晚服之,至半月,进十全大补汤加牛膝、米仁,至三十日两腿全愈。后服虎潜丸,精神始旺。

一县尉,年五十余,客京都,染杨梅疮,欲速治愈,每遇春夏复发,缘受选,延挨六载,精神消耗,两腿破烂,艰于步履。余始治,以大补汤加枸杞、

---

1 掾:原作"椽",据日京师书林本、清光绪本改,下同。

薏苡、牛膝、首乌，兼服化毒己字丸，半月后更甲字丸服之，至三十五日而腿毒全愈。后服补髓丸而复元。

一孝廉，年近三十，眼角内溃，痛引鼻梁，脓水无度，脆骨将脱。究其因，原染霉疮，季春啖黄鱼之后，眼角隐隐作痛，医以降火祛风之剂，治之不效。余知毒伏在内，遇毒一击而发。遂服化毒戊字丸和乙字丸，早晚间服，兼以神攻内托散，至二十日，脓尽肉生。后用十全大补汤加川连、忍冬花、贝母，服二十剂，眼鼻无恙而愈。

一富室，季春染霉疮如痘，至仲冬而愈，嗣发鹅掌风[1]两手。又年余，腰背生癣，痛痒交作，熏洗敷药近愈，未几复作筋骨疼痛，流注左右，惨楚无时，渐至着床不起，方延余治。诊其两手，脉沉而结，知为毒遏于内，不得发越，故作筋骨疼痛。遂用人参八钱，升麻半两，穿山甲[2]四钱，忍冬花四两，土茯苓十两，分作五剂，兼服化毒乙字丸，至七日痛减。半月后，发细疮百余点，其痛顿除。调理四十日全愈。

一梨园，染棉花疮，恐亲友知觉，求医速痊，误服隐药而愈。期月[3]之后，遍身流注作痛，身体振掉，不能自持，甚至着床不起。余曰：误中轻粉毒也。早服化毒己字丸，晚服癸字丸，三六九日单服神水[4]，间日服活络丹，四十日全愈。

一商，年四十外，五月间耳内生一疮，不知觉。至七月中，阴囊生疮三四枚，亦不识。至十月，阴囊头顶生疮，共三五十个，其形酷似杨梅，口渴非常，痛不堪忍，虽天寒，秽气逼人。十一月，始求余治。余曰：真少阴症也。日用归脾汤加枸杞、山萸，早服化毒壬字丸，晚服丙字丸，至三十余日全愈。患者内室，亦感此毒，作寒热骨痛，即服化毒乙字丸，随生细疮八十余点，半月后全愈。

一乳母，年三十，患乳痈，肿痛百日而溃，诸药勿效，秽气异常。延余治之。诊其脉原非乳痈，乃霉疮毒气所遗。究其因，乳子之父，曾患此症，是遗毒外吹。遂用化毒乙字丸，兼以四物汤加贝母、丹皮、瓜蒌子、木通、豆蔻、香附、青皮、柴胡，服二十余日而愈。

一参军，年四十外，突患癣疮，沿及手足，其形如钱，堆起红紫黑靥，褪过即成白癜，经年不瘥，就余治。遂用人参蛤蚧散，兼服化毒辛字丸，半月

---

1 风：原漫漶，据日京师书林本改。
2 穿山甲：原作"川山甲"，今改作"穿山甲"，下同。
3 期月：指一整月。《礼记·中庸》："择乎中庸，而不能期月守也。"
4 神水：制法见结毒方法篇。

后又服己字丸,四十余日乃愈。

一友人子,年十七,肄业道院,忽髀厌肿痛,状如横痃。叩余索方,即以汗下化毒之法消之。嗣后肛门生疮,认为痔,以烂药敷之不去,后用红粉霜乃痊。又作筋骨疼痛,痛后生疮如砂仁,邀余商之。余曰:此症染发不一,小症应当大治。伊父好方士,不从余言,每得一方,辄便试之,疗年余,肌肉消瘦,外疮冰伏,不起不褪,又加骨痛,头额腿膝发块,精神衰惫。至技穷,复就余治。乃用八珍汤加忍冬花、五加皮、何首乌,兼用化毒戊字丸、壬字丸,早晚间服,至三十日痛止疮褪,又加牛膝、枸杞,至五十日块消,精神渐复,后服补髓丸而愈。

一青楼,年二十,大作骨痛,生疮如杨梅,求治之。余用玉枢丹五钱,作二次服,大泻之,每日用子羊肉十两、黄芪两许、土茯苓四两,共煮啖之,兼以化毒丙字丸,服至十三日,大疮干褪,即生细疮如痣,随生随褪,疤无异色,月余全愈。

一司掾,年近五十,初夏染痈疮,服大汗大下等药约数斗。至仲冬,肢体剥落,饮食不进,筋骨疼痛,黑癍遍身,耳无闻,目无见,命悬旦夕。余睨之,精神惫甚,毒气深固,意不许治。病家笃恳,用补脾药旬日才知食味,方用化毒壬字丸与甲字丸,早晚间服,兼饮大补养荣膏,至二十日,每黑癍中生一细疮,随生随褪,肌癍始泽,疼痛全除,内以补髓丸服之,外以药卷纸筒灸耳,耳渐知声,目渐有光,至五十日,方辨人语。因倦于药,十年来,未能复全听。

一童子,年十二,因父母患霉疮而染喉癣,延年余,饮食艰难,喉闭声哑。余谓毒气壅于肺道,以至音声不出。每日早服化毒庚字丸,晚服犀角解毒丸,至半月,喉癣始痊,又用琼玉膏不时噙咽,至二十日,声出如昔。

一友,年近三十,初习医,偶中杨霉疮毒,喉间忽生一疮如蕈,认为喉蛾,大用清凉解毒之药不效,延二百余日,饮食竟不进,垂毙。适余至,其友以症告。余曰:此霉疮症也。次日往视,手上有数疮隐肉。遂用化毒丙字丸强吞,以独参汤接饮,间以煎剂调理。至七日,疮发口鼻舌本,至十日外,能进粥,又服庚字丸,至二十日后,善饭。不服余药,自为调理。

一黄冠,年二旬余,染砂仁疮,欲速愈,闻方辄试,未满百日而形惫食减,始就余治。诊其脉,六部俱沉微而缓,余为寒凉太过,脾胃受伤,以致饮食不进,外疮冰伏,兼之筋骨疼痛。当以补中益胃,使毒气升发而易化。用补中益气汤倍加参、术,服至七日,饮食渐增,兼以化毒戊字丸,早晚服之,至半月,疮势起发,筋骨痛定,又更乙字丸,服至二十五日,疮痂尽褪而愈。后服大补丸一料,元神复旺。

一农,年四十余,丙子春初,前阴生疮,状如鼓椎,他处无一点,屡医不效。交冬更服苏州瓶药,以土茯苓煎汤作引,约用百五十斤。至丁丑夏,其疾反重,日夜痛苦,无一刻安卧,其臭甚恶,虽妻儿不敢近,灸之不去,点之不减,方就余治。诊两手,脉俱沉微而缓,惟左尺欲绝,是少阴经受病,名曰"独脚阳霉疮"。向被不经之药妄投,毒将内攻,是以胸膈迷闷,饮食少进。遂用牙皂、升麻、首乌、牛膝、木通、忍冬花煎饮,吞护心丹,早晚服壬字化毒丸,至半月方效。更用人参、黄芪、枸杞、牛膝、鹿角、当归、升麻、穿山甲煎服,至二十日外,痛渐减,始得安卧,兼以灵药[1]外敷,至五十日疮褪,毒气将脱,而患者吝费罢药,精神恐未能复旧。

霉疮方法

夫霉疮为患,正气不虚,则邪毒不入。如肝气虚,邪毒乘之,则发横痃,或成鱼口,甚则筋疼,疮形如砂仁。肾气虚,邪毒乘之,则生下疳,或为蛀梗,甚则骨痛,疮形如烂柿。肺气虚,邪毒乘之,则毒聚于上,不为筋疼,必生疮如花。脾气虚,邪毒乘之,则毒流四肢,不作骨痛,必生疮如痘。心气虚,邪毒乘之,则发大疮,形如杨梅,左右相对而作楚。有一经独虚而邪气独盛者,有两经三经同虚而齐病者,有见于外而满身生疮者,有伏于内而遍体骨痛者,所以出入无常而隐见不一也。当详究脉理,按其毒气有无轻重,应发表则当发表,应攻里则当攻里,应疏利则当疏利,应温补则当温补,应凉解则当凉解,勿令虚实颠倒,斫削元神。盖病重而药轻者,但无近效。病轻而药重者,必生他变。所以治此症者,须标本兼治,不可偏施,以攻邪补元为主。

▌ 主方

凡染有毒之妓,或与患者接谈,稍有所感,不拘便毒疳疮,或发际生疮,梳下薄屑如麸,或手足肌肤红点如斑隐肉,当服此方,使正气足而邪自除也。若间服牛黄化毒丸,取效甚捷。

人参 黄芪 川芎 甘草各一钱 当归二钱 忍冬花 汉防己各一钱五分

---

1 灵药:据《外科正宗》记载,该药又称结毒灵药方,由水银、朱砂、雄黄、硫黄炼制而成。

升麻 防风 山甲各八分

用水二大盅,加生姜三片,煎至半,饥时服,渣再煎。

▍牛黄化毒丹

治以上初见形症。

牛黄四分,须用西黄,色鲜黄者用之,乌金黄亦可,肝黄形如笔管,厚实者功次之,广黄味薄,功不及半 琥珀五分 血竭 制大黄 雄黄 朱砂须择镜面大块,不涉沙石者用之,近有炼丹不就,转与药店卖者,有大毒,不入服药 白鲜皮[1] 穿山甲 乳香 木香各取头末,一钱五分 蝉蜕[2]末二钱 生生乳一钱 没药一钱七分 川贝母三钱

上各制为末,用神曲末五钱,打稠糊,入药捣匀,丸如梧桐子大,另研朱砂为衣。每早空心服十五丸,每晚空腹服十丸,砂糖汤送下,中病则已。如余毒未尽,药不可撤。服此丸,切忌烦劳、恼怒、焦躁,茶酒只可用十分之三。

▍养荣汤

治肝经形症,益其正气,兼服甲字化毒丸,标本同治。

当归三钱 白芍 川芎 丹皮 远志 龙胆草 夏枯草各一钱 青皮 柴胡各八分

用水二盅,煎八分服,渣再煎七分服。

▍甲字化毒丸

治肝经内外前后形症。

升麻二钱 牛黄四分 生生乳配礜石,用佐药炼百日而成,成则生生不息,乃此症始末要药,但制度繁费,不易修合,如火候不到者,服之无验。余识此方三年,始得礜石煅炼得法,十年间屡用屡效,诚千古不易王道之圣药也。未有此药,不可依方修合,议余方之不灵。方法已著《名医会编》,因刻未竣,今录本方附后 雄黄须择旧坑所产透明不臭者用之,各一钱 朱砂 乳香各一钱七分 月月红 白僵蚕[3] 穿山甲 白鲜皮各取头末,一钱五分 广木香 熟大黄 牡丹皮各二钱五分

上各制为末,用神曲末五钱,打稠糊,入药捣匀,丸如梧桐子大,另研朱砂为衣。每早空心服十三丸,每晚空腹服九丸,人参汤送下,炒米汤亦可,病重者逢三六九日加服三丸,元弱者不必加,病去药减,如余邪未尽,

---

1 白鲜皮:原作"白藓皮",今改作"白鲜皮",下同。
2 蝉蜕:原作"蝉退",今改作"蝉蜕",下同。
3 僵蚕:原作"姜蚕",据日京师书林本、清光绪本改,下同。

药不可撤。服此丸,切忌恼怒、焦躁,茶酒只可用十分之三。

▌补真汤

治肾经形症,益其正气,兼服壬字化毒丸,标本同治。

何首乌 川牛膝 枸杞子_{各三钱} 五加皮 当归身 石斛_{各二钱} 杜仲 黄柏[1]_{各一钱}

用水二大盅,煎八分,食前服,渣再煎服。

▌壬字化毒丸

治肾经内外前后形症。

虎胫骨_{酥炙} 龟板_{酥炙} 穿山甲_{炙脆} 朱砂_{各一钱六分} 月月红_{即血余,用童子头发月剃者煅,一[2]钱五分} 蝉蜕末二钱 没药 乳香 白鲜皮 雄黄_{各一钱五分} 生生乳一钱 牛黄五分 土贝母二钱 沉香七分,_{取沉水色黑味甜香者用之} 琥珀七分

上各制为末,用神曲末五钱,打稠糊,入药捣匀,丸如桐子大,另研朱砂为衣。每早空心服十五丸,每晚空腹服十丸,人参汤送下,枸杞汤亦可。病去药减,如余邪未尽,药不可撤。禁忌同前。

▌保脾饮

治脾经形症,益其正气,兼服戊字化毒丸,标本同治。

金钗石斛 薏苡仁 忍冬花_{各二钱} 山药 茯苓 牡丹皮 陈皮_{各一钱} 人参 甘草 木香_{各六分}

用水二大盅,加枣二枚,煎八分服,渣再煎服。

▌戊字化毒丸

治脾经内外前后形症。

牛黄四分 升麻 生生乳_{各一钱} 木香 朱砂 雄黄 穿山甲 白鲜皮 乳香_{各一钱五分,择滴乳不[3]杂沙石者,炙用} 制大黄二钱,_{宜九浸九蒸九晒,每黄[4]十两当耗煮酒五十两[5],入药则泻中有补} 威灵仙 没药 血竭 贝母_{各一[6]钱八分}

上各制为末,用神曲末五钱,打稠糊,入药捣匀,丸如桐子大,另研朱砂为衣。每早空心服十五丸,每晚空腹服十丸,人参汤送下,奇良汤亦可。病去药减,如余邪未尽,药不可撤。禁忌同前。

---

1 黄柏:原作"黄栢",今改作"黄柏",下同。
2 一:原作"乙",据日京师书林本、清光绪本改。
3 择滴乳不:原漫漶,据日京师书林本改。
4 黄:原漫漶,据日京师书林本改。
5 两:原漫漶,据日京师书林本改。
6 一:原脱,据日京师书林本、清光绪本补。

▌ 益卫散

治肺经形症,益其[1]正气。兼服庚字化毒丸,标本同治。

人参 贝母 白及[2] 百合 阿胶 桔梗 天门冬各一钱 山药 木香 甘草各七分

用水二盅,煎八分,通口服,渣再煎服。

▌ 庚字化毒丸

治肺经内外前后形症。

蝉蜕净去沙土 穿山甲炙 贝母各二钱 钟乳石须择湖广产者,长大脆白,用天葵、甘草水煮一日,研万遍用之,色杂性坚者不用 郁金二钱 生生乳以上各一钱 牛黄四分五厘 木香 月月红 乳香 白鲜皮 雄黄各一钱五分 朱砂一钱七分

上各制为末,用神曲末五钱,打稠糊,入药捣匀,丸如桐子大,另研朱砂为衣。每早空心服十五丸,每晚空腹服十丸,人参汤送下,奇良汤亦可。病去药减,如余毒末尽,药不可撤。禁忌同前。

▌ 安神散

治心经形症,益其正气,兼服丙字化毒丸,标本同治。

人参 茯神 黄连 甘草各一钱 远志七分 石菖蒲 柏子仁[3] 生地 赤芍 木通各一钱二分

用水二盅,加圆肉七枚,煎八分服,渣再煎服。

▌ 丙字化毒丸

治心经内外前后形症。

牛黄 珍珠各五分 犀角蜜色味香有棕纹者用之 瓜儿血竭 紫草 朱砂 雄黄 白鲜皮 乳香 月月红各一钱五分 僵蚕酒拌炒,去丝 蝉蜕 穿[4]山甲各一钱三分[5] 生生乳一钱 赤芍药二钱

上各制为末,用神曲末五钱,打稠糊,入药捣匀,丸如桐子大,另研朱砂为衣。每早空心服十六丸,每晚空腹服十一丸,人参汤送下,龙眼汤亦可。病去药减,如余邪未尽,药不可撤。切忌恼怒、焦躁,茶酒只可用十分之三。

凡服十干丸,先用滚汤泂咽,清胸中浊气,嗣服丸药,药后啖糕果之

---

1 益其:原漫漶,据日京师书林本改。
2 白及:原作"白芨",今改作"白及"。
3 柏子仁:原作"栢子仁",据日京师书林本、清光绪本改,下同。
4 穿:原漫漶,据日京师书林本改。
5 分:原漫漶,据日京师书林本改。

类,压丸药下胃,日宜遵[1]法,毋忽。

▌ **通气饮**

治横痃初起,或两髀俱肿作痛,肉未坚实,应服此方。

木通 瓜蒌子各五钱 忍冬花 粉甘草各三钱 贝母 紫苏叶各二钱

用水二大盅,煎八分,空腹服,渣再煎七分服。

▌ **消毒饮**

治便毒单生,肿硬大作痛者,服此方。

归尾 粉草 熟大黄 黑丑捣碎,各三钱 僵蚕 贝母各二钱

用水酒各一大盅,煎八分,空腹服,渣煎七分服。

▌ **单方**

治同前。

黑丑头末七钱

空腹热酒调服,或汗或下,下后以粥饮止之。

▌ **五虎汤**

治同前。有元气者服之。

全蝎 僵蚕 穿山甲炙,各一钱五分 蜈蚣三条 斑蝥[2]三个,去头足,糯米拌炒 生大黄二钱

上研为末,分二次空腹酒服。

▌ **内托散**

治便毒肿痛,将作脓者服之。

地榆一两 黄芪 粉草 忍冬花 穿山甲 白芷各二钱

用酒二大盅,煎至一盅,空腹服,渣再煎服。

▌ **透脓散**

治便毒有脓未破,作痛作胀。

皂角刺 黄芪 牛膝各三钱 川芎一钱 当归尾 穿山甲 忍冬花 汉防己各一钱五分

用水二大盅,煎八分,空腹服,渣再煎七分。若服前方不效者,感毒必重,当服甲字化毒丸收功。

▌ **解毒汤**

治下疳初起。

连翘 荆芥 木通 黄连 生地 牛膝 忍冬花 滑石 甘草 何首

---

1 遵:原作"尊",据清光绪本改。
2 斑蝥:原作"班毛",今改作"斑蝥",下同。

乌各等分

用水二大盅,煎八分服,渣再煎七分服。

解毒丸

治同前。

白芷一两　斑蝥四十九个,二物和一处,用酒拌湿透,文火炒燥,拣出斑蝥,用白芷　全蝎
胡桃肉各一两,二物新瓦上焙微焦　生大黄一两,晒燥

四物共研细末,酒面打糊为丸,如绿豆大。每服三钱,热酒送下。

掺药方

治下疳疮。

海巴子煅,存性。一名贝子

研极细,每一两末加冰片五分,五色粉霜[1]三分,再研,盛磁罐听用。

又方

雨前芽茶　麻黄细切,各一钱五分

连四纸[2]方七寸许[3],用铅粉钱半擦在纸上,铺前二味卷筒,火灼存性,研细,加冰片一分,再研,盛罐听用。

熏洗方

苦参　川椒　忍冬花各两许

用水三四碗,煎数沸,先熏后洗,疮口拭干,用掺药从四沿掺之,用熏洗掺药不效者,毒中必深,当服壬字化毒丸收功。

加味化毒饮

治下疳疮,腐烂陷下有凹,或包皮肿如鸡朓,或肌肤见形,如斑如疹,将发疮者,当服此方。

汉防己　当归　忍冬花　白鲜皮　连翘　羌活　川芎各三两　牙皂五钱

上切片,分作七帖,每帖加奇良四两,猪腺[4]子一枚,水四碗,煎至二盅,分二次服,渣再煎一盅服。七帖后,倘或不效者,当服化毒丸收效。

解表饮

治下疳便毒同起,内作筋骨疼痛者服之。

麻黄　紫苏　桔梗各三钱　川芎　升麻　当归　忍冬花各五钱　僵蚕
蝉蜕各三钱五分　子羊肉十两

---

1 五色粉霜:制法见结毒方法篇。
2 连四纸:品质上乘的文化纸,产自江西铅山。
3 许:原漫漶,据日京师书林本改。
4 猪腺:指猪胰脏,下同。

用煮酒十碗,煎至三盅,顿服。厚衣盖覆,出汗透为度。其被浸水中,大便去空野。

加味风流饮

治疮初起,不生疳疮便毒者服之。

防风 荆芥 川芎 升麻 鼠粘子 花粉 白鲜皮 僵蚕 甘草 穿山甲 牛膝 何首乌 赤芍 木通 五加皮各等分

用水三大盅,加猪腇半只,奇良一两,煎至一碗,热服取微汗为度,渣再煎服。兼服庚戊二字化毒丸。

牛黄蟾酥丸

发表化毒,能治一切疔肿、痈疽、疮疡。

西黄一钱 蟾酥二钱 麝香二分 朱砂 雄黄 乳香各一钱五分

先以蟾酥切片,热酒化软,将五味细末和蟾酥捣丸,如黍米大。每服七丸,葱头热酒送下,出冷汗为度。

万病解毒丹

治疮毒初起。可作下药,胜用大黄克伐胃气。

山慈菇[1]二两,须择严处土产,色紫而价重者方是,白者用之效薄 红芽大戟去木,切薄片,取头末,一两五钱 千金子去壳、去油、净末,二两 文蛤三两 朱砂 雄黄各五钱 麝香二钱,须择当门子干燥者,抵三钱用

上制为细末,以糯米稀粥,捣成锭子。量人大小虚实,服一钱上下,白滚汤磨化。

凡患疳疮、便毒未愈,有生疮之兆,预煎此油,服之可免面部生疮。

麻油八两,用自己头发三五钱煎化,作二次服,再服亦可。

凡患疮头面及不便处者,先熏洗后点药,五日即好。内服化毒药者,点亦无妨,不服药者忌之。

熏洗方

番打麻[2] 雷丸各五钱 朴硝 地骨皮各一两 黄芩两半

用河水五碗,煎药味出,先熏后洗,用后方药点。

点药方

大杏仁二十个,针刺,火上烧透存性 胆矾四分 轻粉一钱

三物共研如膏,点患处,每日先熏后洗,点药,其效甚速。

---

1 山慈菇:原作"山茨姑",今改作"山慈菇"。
2 番打麻:又称番打马,长尺许,内藏油膏,外裹棕皮。

制生生乳

方著《名医会编》[1]，因刻未竣，先附于此。

煅炼礜石三钱　云母石二钱五分　硝石一两六钱，即盆硝　朱砂液九钱六分，即朱汞，色粉红者为上　晋矾[2]一两二钱　绿矾[3]一两八钱　食盐两半　枯矾[4]五钱六分　青盐三钱五分

上件共研不见星，入羊城罐[5]内，三方一顶火，俟药化，面上有霜头起，离火候冷，用铁盏盖扎，盐泥固济，待罐口泥干，入八卦炉内，先用文火，候盏底热透，微微擦水，加炭平口，用武火三香足，离火。先用甘草、牙皂各二钱，煎浓汁，收盏底，白丹砂棉纸包裹，浸汁内，片时取出，连纸埋土中三日夜，取来晒干。每两加冰、麝各七厘，辰砂九分，共研极细，外用乳香钱二分，滚水炖化，和前末，研匀为丸，每重一钱一分。外以黄蜡封固，即名生生乳。照方配合服之，刻日奏效。每见公子王孙沾染此疾，百药无效者，皆因方之不当，药之不真也。余愿此方公之海内，而后世易为采择，永无差误。然世之毒药，古方往往用之，各有制度耳。如水银一物，得云母、礜石同炼，其毒即解，不比粉霜、轻粉之酷烈也。余用生生乳，配风药而治大麻风，配痨药而治传尸痨，配虫药而治诸虫疾，配膈药而治噎塞翻[6]胃，配疮药[7]而治顽毒、顽癣、久漏、骨痛。种种奇效，不独治广疮毒气之圣药也。大凡药性与禀性有异，人有杀药者，毒药服之竟不觉察，奏功亦缓。性有不杀药者，服之便觉眩冒，奏效亦速。所以为医全在活泼。《经》曰：大积大聚，衰其大半而止，不必尽剂。须要体察病情，功效未全者，再宜进药，或间日再服，或停两三日再服，务宜消息增除，毋使过剂以生药病。

制金鼎砒方法

净白砒二两五钱，研为细末　出山铅十六两，开如大豆许，敲为薄片

用小城罐一个，以铅片挑砒末，重重叠在罐内，用文火熔化，俟青烟起，白烟来，霜飞罐口，方离火冷定。铅面清如水，色如金者，无渣质者为妙，若色青黑，非出山铅也，用之无效。

1《名医会编》：原作《明医会编》，据本书霉疮凡例篇改。
2 矾：原作"礜"，据日京师书林本、清光绪本改。
3 矾：原作"礜"，据日京师书林本、清光绪本改。
4 矾：原作"礜"，据日京师书林本、清光绪本改。
5 羊城罐：炼丹所用陶瓷罐，亦称阳城罐。
6 翻：原作"番"，据日京师书林本、清光绪本改。
7 药：原作"毒"，据日京师书林本、清光绪本改。

结毒方法

夫结毒者，霉疮毒气，结于四肢、百骸、孔窍、经络，不易散解，作痛作肿，久则块破溃烂不已。治此症者，不外乎攻补，攻则毒气去，补则正气强。《经》曰：邪之所凑，其气必虚。虚者，空也、无也。譬诸国内虚，则人民离散，百祸易起。人之虚者，亦犹是已。又曰不能治其虚，安问其余？盖言虚者，为百病之本，宜首举以冠诸症也。

毒结于肝胆二经者，内作筋痛，攻走胁肋，上至于头，下至于足，转侧艰难，手不能举，足不能步，或颈项发块，或破烂上下，或传他经，致生别病。当用乙字化毒丸，兼用煎剂调理。

▌ 乙字化毒丸

治以上诸症。

牛黄 丁香 牙皂各五分 琥珀须择体坚燥者用之 郁金 生生乳各一钱 朱砂 雄黄 月月红 白鲜皮 乳香 穿山甲各一钱五分 制大黄二钱 僵蚕四钱

上制为末，用神曲末五钱，打稠糊，入药捣匀，丸如桐子大，另研朱砂为衣。每早空心服十三丸，每晚空腹服九丸，人参汤送下，炒米汤亦可。病去药减，如余邪未尽，药不可撤。百日内，勿使大劳大怒，顺时调理。

▌ 煎药方

当归二钱 芍药一钱 川芎七分 人参 丹皮各八分 胆草 柴胡 红花各五分 枸杞二钱 石斛一钱五分

用水二盅，加莲子十粒，煎八分服，渣再煎。

胃气弱，加奇良一两，薏苡三钱。魂不宁，加酸枣仁二钱。气不顺，加乌药、香附、青皮各一钱。泄泻，加白术、山药各一钱五分。

毒结于膀胱并肾经者，内作骨痛，流注上下，抽掣时痛，发块百会、委中、涌泉等穴，或阳物腐烂不已，或阴囊肿胀作溃，或生独脚阳霉疮，或传他经，致生别病。当用癸字化毒丸，兼用煎剂调理。

▌ 癸字化毒丸

治以上诸症。

牛黄五分 鹿角屑三钱 沉香 生生乳各一钱 朱砂 雄黄 月月红 白鲜皮 乳香 穿山甲各一钱五分 神水一钱，用出山铅十斤，打薄片二十块，块上贴银箔，取尖底缸二只一[1]样的，上缸开一孔，底中绳穿铅片悬上缸，下缸盛米醋、火酒各十斤，缸口架

---

1 一：原漫漶，据日京师书林本改。

磁盘一个,将缸合好,用面条封固,以文火下烧,俟酒醋干,取出盘中者是 **人中白**二钱五分,择乡间诚实人家,不生疮毒疾病者取制,入药有效 **制何首乌**三钱

上制为末,用神曲末五钱,打稠糊,入药捣匀,丸如桐子大,另研朱砂为衣。每早空腹心服十五丸,每晚空腹服九丸,人参汤送下,枸杞汤亦可。病去药减,如余毒未尽,药不可撤。百日内,勿使大劳大怒,顺时调理。

▌煎药方

牛膝 枸杞 山茱萸 五加皮 当归各二钱 **何首乌 补骨脂 淫羊藿**[1] **川石斛 山药**各一钱二分 **泽泻**七分

用水二盅,加川椒一撮,煎八分服,渣再煎。

精气不固,加菖蒲、人参各一钱,五味四分。内热,加熟地、黄柏、牡丹皮各一钱。盗汗,加白芍、酸枣仁、麦门冬各一钱二分。

毒结于脾胃二经者,外为小块,肌肉蛀烂蔓延,或发大块破溃,腿臁或手足生鹅掌风癣,或传他经,致生别病。当用己字化毒丸,兼用煎剂调理。

▌己字化毒丸

治以上诸症。

牛黄 牙皂各五分 **木香**二钱 **生生乳**一钱 **乳香 没药**各一钱七分 **穿山甲 白鲜皮 朱砂 雄黄 月月红**各一钱五分 **熟大黄 僵蚕**各二钱 **血竭**一钱七分

上制末,用神曲末五钱,打稠糊,入药捣匀,丸如桐子大,另研朱砂为衣。每早空心服十三丸,每晚空腹服九丸,人参汤送下,砂糖汤亦可。病去药减,如余毒未尽,药不可撤。百日内,勿使大劳大怒,顺时调理。

▌煎药方

茯苓 山药 石斛 陈皮各一钱 **薏苡仁**三钱 **当归**二钱 **白芍 丹皮**各八分 **木香 甘草**各五分 **肉桂**三分

用水二盅,加砂仁六分,煎至八分服,渣再煎服。

饮食少进,胸中胀闷,加厚朴、豆仁[2]各一钱。有痰加半夏、枳实、白术各一钱。泄泻加肉果、诃子各七分,减当归。

毒结于大肠肺经者,为喉癣,多作痰唾,久则成天白蚁,渐蚀鼻梁低陷,或肌肤生癣,硬屑如钱,色红紫,褪过即成白点,或不生癣,竟成赤白癜风,或传他经,致生别病。当服辛字化毒丸,兼以煎剂调理。

---

1 淫羊藿:原作"淫羊霍",今改作"淫羊藿"。
2 豆仁:指白豆蔻。

辛字化毒丸

治以上诸症。

白花蛇真蕲州产者佳 羚羊角 白鲜皮各二钱 牛黄五分 钟乳粉 生生乳各一钱 穿山甲 月月红 乳香 朱砂 雄黄各一钱五分 槐花二钱 神水七分 川贝母二钱 蜂房炙净末，一钱

上制末，用神曲末五钱，打稠糊，入药捣匀，丸如桐子大，另研朱砂为衣。每早空心服十三丸，每晚空腹服九丸，人参汤送下，熟蜜汤亦可。病去药减，如余邪未尽，药不可撤。百日内，勿使大劳大怒，顺时调理。

煎药方

人参 茯苓 天门冬 贝母 当归 沙参 玄参各一钱二分 白芍 麦门冬 黄芩各八分 五味子四分

用水二盅，加枇杷叶三片，煎八分服，渣再煎。

痰多，加白术、天麻、橘红各一钱。喘急，加桑皮、甘草、紫苏子各一钱。

毒结于心小肠经者，毒注瞳仁，似乎内障，或见或不见，或毒聚舌本作肿，或十指惨痛无时，或疮生遍体，内有不易结痂而腐烂不已者，或传他经，致生别病。当服丁字化毒丸，兼以煎剂调理。

丁字化毒丸

治以上诸症。

牛黄 珍珠 蜈蚣去头足，炙燥，各四分 犀角 生生乳 牙皂各一钱 月月红 白鲜皮 朱砂各一钱七分 雄黄 乳香 穿山甲各一钱五分 琥珀五分 贝母二钱 血竭 郁金各一钱 制大黄二钱

上制末，用神曲末五钱，打稠糊，入药捣匀，丸如桐子大，另研朱砂为衣。每早空心服十五丸，每晚空腹服十丸，人参汤送下，圆眼汤亦可。病去药减，如余毒未尽，药不可撤。百日内，勿使大劳大怒，顺时调理。

煎药方

人参 茯神 柏子仁 当归 生地黄各一钱二分 远志 麦门冬 牡丹皮 黄连 甘草各八分

用水二盅，加圆眼肉十枚，煎八分服，渣再煎。

不眠，加枣仁、栀子各一钱二分。咳嗽，加贝母、知母、桑白皮各一[1]钱。咽喉干燥，加玄参、连翘各二钱。心经元阳虚怯畏寒者，加大附子八分，倍人参。

---

1 一：原漫漶，据日京师书林本改。

▎拔毒丸

治生疮时误服轻粉、粉霜，服前方无效者，当用此丸间服。

槐花一两　川椒二两　象牙末一两,酥炙　黄丹　乳香　没药　人中白各二钱　血竭　蜈蚣　穿山甲各一钱　金鼎砒[1]　生生乳各一钱

上制末，用神曲末一两五钱，打稠糊，入药捣匀，丸如桐子大，另研朱砂为衣。每日早服二十丸，晚服十五丸，土茯苓汤送下。百日内，忌房劳恼怒，日宜食猪肉数两。

▎又方

用出山铅九斤，打造壶瓶一大把，盛火酒十斤，奇良二十一两，乳香、红花各一两，川椒、龟板各二两。封瓶口，坐锅中，水煮一日夜，取出埋地中三日去火毒。每日早晚任意饮数杯。

▎加味地黄丸

治病愈后精血未复者宜服。

熟地黄八两,酒煮　山茱萸　山药各四两　茯苓　牡丹皮各二两五钱　泽泻二[2]两　当归身枸杞子各三两

上各制末，捣熟地极烂，和药如干，加炼蜜再捣千杵，丸如梧桐子大。每日早晚服二钱，淡盐汤送下。

▎补髓丸

治病愈后精髓空虚者，必宜服之。

人参二两　地黄四两　当归四两　鹿茸一两五钱,酥炙　枸杞三两　柏子　茯神　白术各二两　麦门冬一两五钱　钟乳粉七钱　沉香五钱　石斛二两

上各制末，炼蜜和丸如桐子大。每日早晚服七十丸，秋石点汤送下，醇酒亦可。

▎安神丸

治病愈后精神恍惚，升痰、动火、烦渴。

人参　柏子　当归　麦冬　枣仁各一两　生地　远志　菖蒲　玄参　贝母　黄连　五味各七钱

上各制末，龙眼肉七两，熬膏和丸如绿豆大，辰砂为衣。每服五十丸，灯心汤送下。

---

1 金鼎砒：原作"金顶砒"，日京师书林本、清光绪本同，据前文"霉疮方法"篇改。

2 二：原漫漶，据日京师书林本改。

加味养荣丸

治妇人病愈后,气血衰少,发热作嗽。

当归三两 熟地二两半 白芍 丹皮各两半 香附四两 人参 贝母 阿胶 山药 茯苓 黄芩 川芎各一两 白术一两

上各制末,炼蜜捣和,丸如桐子大。每日早晚服八九十丸,淡盐汤送下。

助胃膏

治脾胃虚弱,饮食少进,肌肤不泽。

奇良二十两,敲碎 甘草二两,炙 枸杞子四两,炒 补骨脂三两,炒 薏苡仁八两,炒

先用大枣二斤,水三十碗,煎至水减一半,去大枣加前药,文火熬浓,约存汁四盅,加饴糖十两,再熬数沸,盛磁瓶,坐冷水内一日。每日服五六次,每次服三钱匕,后饮人参汤,其效更速。

凡患筋骨疼痛,先服化毒丸七日,外用后方熨烙。

熨烙方

川乌 草乌 肉桂 均姜[1] 胡葱各等分,捣细

煮糯米饭和药捣匀,敷患处,外以火熨之。

凡患喉癣久不愈者,先服化毒丸七日,外用后方吹之。

吹药方

西黄一分 冰片一分 珍珠二分 朱砂八分 象牙末七分 龙骨一钱 瑶珠一钱五分,裹金店内用者是

上制共研极细,盛磁罐。患者先用苦茶汩漱,日吹三五次。

凡患鹅掌风癣,先服化毒丸九日,外用后方熏洗,方可擦药。

熏洗方

用桐油一斤,纳活蟾四只,文火煮之,洗患处,拭干,嗣用生鸡脑醮五色粉霜,擦患处,以肉热为度。日一次,中病则已。

五色粉霜

是外科要药,点霉疮,去腐肉,长新肌。能愈诸疮,杀诸虫,敷诸毒。

水银二两 铅一两 火硝四两 白矾三两 青盐八钱

研匀,入阳城罐内,文火煨一香,去其湿气,用铁油盏盖口,以铁线扎紧,盐泥封固,先文后武,武火时盏上擦水,到三香离火,取出,埋土中二日夜,取出晒干,研细盛罐听用。

---

1 均姜:原作"军姜",今改作"均姜",指干姜。

▌膏药方

贴杨梅疮及癣疮、鹅掌风、结毒破烂。拔毒呼脓，暖筋骨，长肉生肌。

千里光自然汁十两，煮酒六两，纳当归、大黄、赤芍、肉桂、生地、玄参、苦参、踯躅花各五钱，文火煎浓，约存汁一碗许，收汁。用麻油二十四两，加头发三两，煎至滴水成珠，入前药汁，文火煎和，加研细铅粉、密陀僧[1]各五两，缓缓搅转，俟火候却好，滴水不老不嫩，离火。加入研细乳香、没药、黄占、白占各三钱，麝香三分，粉霜一钱，收罐坐水中，出火毒。摊贴须用重汤顿软。

余按脏腑感染，阴阳传递，配制化毒十干丸，以为定法，而服药亦有条约。但人之禀性不同，有素服药素不服药，素欲素不欲之殊。在患者，当请上工酌拟，详脉气禀赋，药性时候，攻补不失，始获全功。尊生者，不可不察也。

霉疮宜忌

夫宜忌者，即所苦所欲也。五脏各有所宜，五脏各有所忌。如霉疮一症，举世未谙药物宜忌，并饮食宜忌，混同施治。殊不知从其气则和，违其性则有偏胜之害。故凡有益于阳者，必不宜乎阴；有益于阴者，必不宜乎阳；宜于燥者，不宜乎湿；宜于湿者，不宜乎燥；能破散者，不可以治虚；能收敛者，不可以治实。故药物有良毒之难齐，气味之莫测，有相益、相济、相畏、相恶、相忌、相制之不同。不谙宜忌者，则其失也罔。请以余所见闻者陈之。一友患便毒，其势炽盛，欲速愈，单服大黄五钱，不利，又服七钱，亦不利，后加至两许，终不能通，而大黄毒气上攻，七孔流血而毙。一人染广疮，服败毒散不效，后服商陆根汁，遂吐泻，经两日不止，药食俱不受，六日而死。一人患杨梅疮，毒结于百会穴，破烂两年，诸医不效，偶遇方士传灵砒方，即制服之，经七日齿落喉闭，饮食不进而亡。一人生棉花疮，无力赎药，用毒蛇一条，酒煮罄饮，即时昏晕，肤理肿裂出水，至五日方知痛苦，其疮犹不愈。一人患疳疮、便毒，兼之筋骨疼痛，数服草药不效，又取活蟾七只，纳猪脂煮食，食未毕，作吐不已，水浆不进，方延余治。余诊之，曰："胃气伤也，非大剂人参不治。"遂咀人参五钱，加乌梅七个同煎，渐饮之，又服一剂，才能进粥，后用化毒甲字丸一料，服尽而愈。一人生鱼口不痊，

---

1 密陀僧：原作"蜜陀僧"，今改作"密陀僧"。

服大料五虎汤,少顷小便作胀,日夜叫嗷,苦不能溺,邀余诊之。余曰:"乃斑蝥毒气为患,当速解之。"即用猪脂二两,糯米五合,粉草五钱,长流水煎,顿服。外以葱白、食盐煎汤揉洗,解出血筋数条,始通。其毒仍不减,后又生疮如砂仁,从余调治方愈。噫! 今之庸愚,袭不经之方,投有毒之药,外患未尽,内毒尚存。诸如此类,误莫能拔。宁知脉症相对,名实相符,方可投剂。今以五脏苦欲,药物宜忌,谨录于后。

心为君主之官,神明出焉,其华在面,充在血脉,为阳中之太阳,为牡脏,通于夏气。神能固守,则气血流通,万物系之以兴亡。思虑大过,则虚邪从之。病于内伤者,十居六七,病于外感者,百无四五。调治者,当以安神养血为主。味忌咸,多食咸则脉凝泣而变色。味宜苦,羊肉、小麦、杏、薤之属。心苦散缓,急食酸以收之,五味子之属是已。敛则宁静清明,故宜酸以收其缓也。软者,和调之义也。心君本和调,邪热乘之则燥急,故复用芒硝之酸寒,除其邪热,以软其燥急坚劲之气,使复其平也。以咸补之,泽泻导心气以入肾也。烦劳则虚而生热,故用参、芪、甘草之甘温,以益元气,而虚热自退,故为之泻也。心以下交于肾为泰,炒盐之咸以润之,即得心与肾交也。火空则发,盐为水味,得之使心气下降,是既济之道也,有补之义焉,故软即补也。

▮ 心经药食所宜

药宜

[补] 人参 茯神 远志 当归 柏子 石菖蒲 红花 天雄 桂心 血余 紫石英 甘草 首蓿 辰砂 琥珀 乳香 胎元

[泻] 升麻 细辛 麻黄 紫草 木通 穿山甲 连翘 贝母 郁金 赤茯苓 蜂房 犀角 珍珠 血结 片脑 赤小豆 忍冬花 黄连 牛黄 麝

食宜

羊肉 鹿肉 鸡卵 牛乳 犬肉 猪心 火肉 凤鱼 淡菜 龙眼 荔枝 芝麻 绿豆 蓴菜 橙 藕 梨 杏 枣

▮ 心经药食所忌

药忌

死砂 生砒 轻粉 苦参 麦冬 蛇 韶粉 蜗牛 硝

食忌

石首鱼 蟹 蛏 猪肝 鸭卵 鹅 蚬蛤 南面 豆 茄 茭白 诸牲血

肝为将军之官,谋虑出焉,血之本,魂之居也,其华在爪,其充在筋,为阳中之少阳,为牡脏,通于春气。魂静则至道不乱,木性易动,动则有摧折之意焉。怒甚则血不归肝,而溢于外。病于外感内伤者居半。味忌辛,多食辛则筋急而爪枯。味宜酸，犬肉、小豆、李、韭之属。肝苦急，急食甘以缓之，甘草之属是已。扶苏条达，木之象也。升发开展，魂之用也。故其性欲散，急食辛以散之，解其束缚也，是散即补也，辛可以散，川芎之属是已。若其太过，则屈制之，毋使逾分。酸可以收，芍药之属是已。急也，敛也，肝性之所苦也，违其性而苦之，肝斯虚矣。补之以辛，是明以散为补也，细辛、生姜、陈皮之属是已。

▌ 肝经药食所宜

药宜

[补] 当归 川芎 地黄 山萸 酸枣仁 远志 茯神 甘草 阿胶 桂皮 木瓜 乌梅 琥珀 辰砂 龙齿 龟甲 牛黄

[泻] 芍药 胆草 柴胡 青皮 忍冬花 香附 丹皮 瓜蒌 菊花 升麻 木通 射干 秦皮 皂角 薄荷 全蝎 穿山甲 降香 羚羊 乳香 片脑 珍珠 胆矾 僵蚕 麝

食宜

犬肉 鸭 雁 鹿肉 鲈鱼 火肉 风鱼 猪肾 鸡卵 葡萄 橄榄 李 荠 林檎 马齿苋

▌ 肝经药食所忌

药忌

死砂 生砒 轻粉 木鳖 胡黄连 商陆

食忌

石首鱼 水鸡 鹅 鸭卵 猪肝 虾 茄 蒜 芋 杏 诸血

脾为仓廪之官，五味出焉，主运动，磨物之脏，营之居也，其华在唇四白，其充在肌，此为至阴之类，通于土气，为牝脏。意平则智无散越，宜健而不宜滞。湿则滞矣，滞则邪气从之。病于内伤者多半。调治者，当以去湿导滞。味忌酸，多食酸，则肉胝皱而唇揭。味宜甘，牛肉、粳米、枣、葵之属。脾苦湿，急食苦以燥之，使复其性之所喜，脾斯健矣，白术之苦温是已。过燥则复欲缓之以甘，甘草之属是已。稼穑之化，故甘先入，脾性欲健运，气旺则行，补之以甘，人参是已。长夏之令湿热，主入脾气斯困，故当急食苦以泻之，黄连之苦寒是已。虚则宜补，炙甘草之甘以益血，大枣之甘以益气，乃所以补其不足也。

▌ 脾经药食所宜

药宜

[补] 白术 茯苓 人参 黄芪 薏苡仁 山药 陈皮 甘草 苍术 扁豆

川石斛　豆蔻　天麻　当归　奇良　雄黄　辰砂　丁香　葳蕤[1]　山楂[2]

[泻] 升麻　白芍　防己　白芷　砂仁　乌药　草果　大黄　灵仙　鼠粘　忍冬花　山甲　皂子　沉香　没药　乳香　山豆根　乌蛇　牛黄　麝

食宜

牛肉　猪脂　鸭　犬肉　鹿肉　鳗鲡　蚶　时鱼　鸡卵　火肉　羊　鲫鱼　猪腴　芡　莲肉　枣　荔枝　橄榄　松子　川椒　姜　莱菔　芹

▎ 脾经药食所忌

药忌

死砂　生砒　苦参　胡黄连　地黄　胆草　虾蟆　蜈蚣

食忌

石首鱼　鹅　猪肝　鸭卵　雉　虾　南面　菱　梅　奈　糟　醋　榴　韭　诸血

肺为相傅之官，治节出焉，气之本，魄之居也，其华在毛，其充在皮，为阳中之太阴，为牝脏，通于秋气。魄安则德修寿延，气常则顺，气变则逆，逆则违其性矣。病于外感者居半。调治者，当以清肃上焦，而使气平。味忌苦，多食苦，则皮枯而毛折。味宜辛，鸡肉、黄黍、桃、葱之属。肺苦气上逆，急食苦以泻之，黄芩之属是已。其政敛肃，故其性善收，宜食酸以收之，白芍之属是已。贼肺者，热也，肺受热邪，急食辛以泻之，桑白皮之属是已。不敛则气无所管束，是肺失其职也，故宜补之以酸，使遂其收敛之性，是即补也，五味子之属是已。

▎ 肺经药食所宜

药宜

[补] 人参　黄芪　茯苓　阿胶　白豆仁　木香　桂枝　沙参　蛤蚧　琥珀　钟乳粉　辰砂　牛黄

[泻] 麻黄　杏仁　防风　升麻　川贝母　桔梗　羌活　荆芥　橘红　射干　槟榔　鲜皮　花粉　牙皂　兰叶　槐花　鼠粘　山甲　僵蚕　神水　片脑　白花蛇　麝

食宜

鸡　猪肺　火肉　风鱼　猪腴　羊肉　鸡卵　牛乳　鸽　鹅　胡荽　莱菔　芹　麻油　松子　榛子　梨　榧　柿　蜜　葱

---

1 葳蕤：原作"萎蕤"，今改作"葳蕤"。
2 山楂：原作"山查"，今改作"山楂"。

■ 肺经药食所忌

药忌

死砂　生砒　苦参　黄连　斑蝥　胡连　天门冬　铅粉　硫黄　葶苈[1]

食忌

石首鱼　虾　蟹　鸭卵　猪肝　麸筋　杏　柰　杨梅　银杏　莴苣　诸血

肾为作强之官，伎巧出焉，封藏之本，精之处也，其华在须发，其充在骨，为阴中之少阴，为牝脏，通于冬气。志营则骨髓满实，属真阴，其性本润，故恶燥涸。病于腑者多外感，病于脏者多内伤。调治者，当以滋阴益精。味忌甘，多食甘，则骨痛而齿落。味宜咸，豕肉、大豆、栗、藿之属。肾苦燥，急食辛以润之，知母之属是已。欲坚，急食苦以坚之。盖肾非坚，则无以称作强之职。四气以遇湿热则软，遇寒冷则坚。五味以得咸则软，得苦则坚，故宜急食苦以坚之。黄柏味苦气寒，可以坚肾，故宜急食，以遂其欲坚之性也。以苦补之，是坚即补也，地黄、黄柏是已。咸能软坚，即泻也，泽泻是已。虚者精气夺也，然非益精无以为补，故宜熟地黄、黄柏补之。

■ 肾经药食所宜

药宜

[补]　熟地　枸杞　山萸　五味　狗脊　川牛膝　当归　杜仲　首乌　故纸　益智仁　鹿茸　败龟　鳖甲　附子　肉桂　五加皮　蛇床　羊藿　钟乳　磁石　虎骨　阳起石　海狗肾　紫河车　红铅　天灵盖

[泻]　黄柏　知母　泽泻　独活　沉香　穿山甲　蝉蜕　全蝎　血竭　乌药　琥珀　牛黄　麝

食宜

豕肉　猪肾　腌鸡　甲鱼　鳗鲡　鹿肉　犬肉　鸡卵　火肉　风鱼　雀　芡　胡桃　干笋　栗

■ 肾经药食所忌

药忌

灵砂　灵砒　轻粉　胡连　蟾酥　蜣螂[2]

食忌

牛肉　鹅　石首鱼　鸭卵　猪肝　虾　蛙　鳊鱼　茄　甜菜　荞麦　南面　柑　糖　青梅

宜忌一则，虽不及于伤寒、痘疹，投剂少差，死生立判。是证少错，轻

1　葶苈：原作"亭力"，据日京师书林本、清光绪本改。
2　蜣螂：原作"羌郎"，据日京师书林本、清光绪本改。

必变而为重，重必至于倾危，毫厘千里，毋得忽略。且宜忌不为智者道也，如产后无虚，肝无补法，痘疮不宜汗下，伤寒不宜进补，此数者，皆谓粗工不谙病之进退，故有是戒。余观上古哲人治疾，或以毒药攻之，投毒药者，不尽剂也，所以有十去其几之约。殊不知十去其几之约为最难，而又难于识病气之浅深也[1]。明于病气浅深者，又不拘于药之良毒矣。如扁鹊，投人毒药，名闻诸侯。五石散不忌参、术，感应丸巴、黄并施，产后以人参、五灵脂同剂，此皆古人心契意会立方之妙。故良将用兵，奇正虚实互施者，神算故也，业此术者，岂不亦犹良将乎哉？《传》曰"神而明之，存乎其人"，信夫。

---

1 也：原漫漶，据日京师书林本补。

温疫论

明·吴又可 著

清·张以增 评点

郑子安 主校

王笑莹 李海洋 副主校

内容简介

《温疫论》二卷,明代吴有性著。

吴有性(1582—1652),字又可,吴县东山人(今苏州市吴中区东山镇),明代末年著名温病学家。《温疫论》是其唯一存世的著作。

《温疫论》成书于崇祯壬午年(1642),是我国医学史上第一部温疫病专著。"崇祯辛巳,疫气流行,感者甚多,于五六月益甚,或合门传染。其于始发之时,每见时师误以正伤寒法治之,未有不殆者",吴又可感"生民之不幸",乃"静心穷理,格其所感之气,所入之门,所抵之处,与夫传变之体,并平日所用历应验方法",而作是书。全书共二卷,合计八十六篇,其中卷上五十篇,主要论述温疫的病因、病机、证候、治疗、变证、宜忌等;卷下三十三篇,主要论述温疫的种类、传变、治疗原则、各种兼变证的治疗和调理等;其后又附温疫论正误三篇,对前人关于温疫认识的典型错误观点进行了分析和批判。

《温疫论》在温疫的病因、发病、传变、治疗等方面均有创新性认识或独到见解。在病因方面,明确提出温疫的病因"非风,非寒,非暑,非湿,乃天地间别有一种异气所感",并称其为"疠气"或"杂气";较之传统六淫邪气,其有强烈的传染性,"无论老少强弱,触之者即病";指出传染方式"有天受,有传染";侵入途径多"自口鼻而入",首犯膜原。

在传变方面,提出"夫疫之传有九,然亦不出乎表里之间而已矣。所谓九传者,病人各得其一,非谓一病而有九传也",即表里九传。

在治疗方面,强调以祛邪为第一要义,提出"逐邪勿拘结粪""大凡客邪贵乎早逐",临床善用大黄以逐邪;同时注重正气虚实对病证传变及方药驱邪作用的影响。创制治疫名方,如达原饮治疗温疫初期邪伏膜原,疏利透达膜原湿浊疫邪;治疫之全剂三消饮治疗疫邪充斥表里膜原者。并意图寻找温疫特效药,"一病只有一药,药到病已,不烦君臣佐使品味加减之劳矣"。

总之,吴氏重实践,创新说,对后世温疫学派的形成产生了巨大影响。

《温疫论》刊行以后,受到人们的广泛重视,前后翻刻数十次,并出现了大量评注本、增补本等。据《中国中医古籍总目》记载,现存的各种《温疫论》版本有 76 种,分布在全国各地的图书馆中。康熙年间的多种序刊本应为现存较早的刻本,其中经常被用作《温疫论》校点底本的主要有四种:石楷校梓本(1691)、张以增评点本(1694)、刘敞校梓本(1709)、《醒医六书》本(1715 年以前)。进一步的考证发现,石楷校梓本与张以增评点本刊行时间较早,内容也较其他版本为优。而刘敞校梓本与石楷校梓本内容相类,应来源于石楷校梓本;《醒医六书》本与张以增评点本相类,应来源于张以增评点本。

凡例

一、本次整理以上海图书馆藏张以增评点本（以下简称"张本"）为底本，以日本庆应大学医学部图书馆藏醒医六书本（以下简称"醒本"）、中国中医科学院藏刘敞校梓本（以下简称"刘本"）为校本，同时参考2007年人民卫生出版社版本部分校注成果。卷次结构以张本为主，部分内容结合校本及行文顺序调整。如将"妊娠时疫"从"小儿时疫"之后，调整至"妇人时疫"之后、"小儿时疫"之前。

二、张本中有很多评点校注内容，序言后还附有"参订同人"信息，今全部删去，以尽量呈现《温疫论》的原貌。

三、张本中的"温疫论原序"，与校本中的"醒医六书瘟疫论引"（醒本）、"原序"（刘本），语句多有不同，后二者内容一致，在石楷校梓本及通行本中又多称为"自序"，本次同时收录二序。后者以"自序"命名，附于书末。

四、底本目录文字与正文有出入时，一般依据其实际内容径予调整，力求目录与正文标题一致。原书目录分卷排列，今统一移至书前。

五、有些名词术语用字不统一，今为方便读者，统一改为现行规范名称。通假字、异体字、俗写字，均径用正字。如番改为翻、繙改为翻、痓改为痉、粘改为黏、冰改为冰、圆改为丸、姪改为侄、委改为萎等。"募原""膜原"原文混用，统一为"膜原"；"证"与"症"、"瘟"与"温"原文混用，但《正名》篇言"症"与"证"、"瘟"与"温"，字异而义同，此次校注保持原貌，未予更改。"障气"改为"瘴气"。

六、底本中明显的错字、笔误或误用之字，则径予改正。如"母"与"毋"。

七、若底本有变动者，除已说明的问题外，原则上在第一次出现时，出校注。若明确底本正确，而校本不同者，一般不出校。

八、部分底本中有而校本中缺失的内容，若无明显错误，均予以保留，不出校。

目录

序言

　　上古论病，有风寒湿暑之名，乃有非风寒湿暑，感两间之杂气而得病者，此名疫也。然自来名医辈出，鲜不以为闲病而忽之。具区吴又可先生，原本儒术，深求乎天人性命之故，而因肆力于医。于方书无所不窥。既学之有年而出而行之也，又济以诚心恻怛。适当明季，疫气盛行。所见之证皆不合故方，于是益殚精毕虑，心参造化，体验人情，变化神明，独得其妙，著为是论，颜曰温疫。崇祯壬午刊刻行世，其版寻为兵火所焚。即有遗书数帙，复为人庋[1]而不观，深可痛惜。余近岁以先君子抱疴，时求治于四方国手，因购此书，而都无有藏者。一日偶过朱震谷表侄案头，获睹是本，授而读之。其洞达病情及疏利胶闭等论，虽圣人复起，不易其言。因起而谓震谷曰：如先生者，实可活人矣。昔家长沙公为外感风寒而作《伤寒论》，有三百九十七法，一百一十三方，条分缕析，允推后世之师。今先生因内触邪气，而著《温疫论》，于中立九传之法，又补前人所未逮。盖伤寒之与温疫，证相似而实不同。世医不辨病之为外感、为内触，遇疫证群目为伤寒，其有不杀人也者几希。嗟嗟！夫正伤寒有几哉？大抵皆温疫耳。今岁甲戌，时证流行。或家一二人，或家数人，甚至阖门传染。及一一询其病原，总不出先生论中所云，依方投之而即愈。夫乃益知先生之论为不刊，而此书之不可以不广布也已。爰亟付之枣梨[2]，俾与长沙一编，双峙并行，庶几不负先生救世之苦心云。但余于医书亦无师授，间从读礼之暇，翻阅此论，其中稍稍有得者，不揣鄙陋，妄加点抹，未知不轩渠[3]于当世之彗眼否也。

时甲戌秋杪[4]嘉善后学棘人[5]张以增容旃书

1　庋（guǐ）：放置，保存。
2　付之枣梨：又称"付之梨枣"，为刻版刊印书籍之义。
3　轩渠：笑状。
4　秋杪：秋末，暮秋。
5　棘人：人居父母丧时的自称。

温疫论原序

昔仲景立《伤寒论》，其始自太阳，传至阳明，以至少阳，次传三阴，盖为正伤寒设也。嗣后论者纷纷，皆以正伤寒为辞，其于温疫之症甚略。是以医者，所记所诵，连篇累牍，俱系正伤寒；迨夫临症所见，悉见温疫，求其所谓正伤寒者，百无一二。予即按诸书，咸以为春、夏、秋所发，皆属温病，而伤寒必在冬时。则历年较之，温疫四时皆有，而真正伤寒，每在严寒。虽有头疼、身痛、恶寒、无汗、发热，总之谓太阳症。至六七日失治，未常[1]传经。每用发散之剂，一汗即解。间有不药亦自愈者，并未常因失汗，以致发黄、谵语、狂乱、苔[2]刺等症。此皆感冒肤浅之病，非真伤寒也。伤寒感冒，均系风寒，不无轻重之殊，究竟感冒俱多，伤寒希有。况温疫与伤寒，感受有霄壤之隔。今鹿马攸分，益见伤寒世所绝少。仲景以伤寒为急病，仓卒失治，多致伤生，因立论以济天下万世，用心可谓仁矣。然伤寒与温疫皆急病也，以病之少者，尚谆谆以告世，况温疫多于伤寒百倍，安忍置之勿论？或谓温疫一症，仲景原别有方论，历年既久，兵火湮没。即《伤寒论》称散亡之余，王叔和补方造论，辑成全书，则温疫之论，未必不由散亡也明矣。崇祯辛巳，疫气流行，感者甚多，于五六月益甚，或合门传染。其于始发之时，每见时师误以正伤寒法治之，未有不殆者。或病家误听七日当自愈，不尔十四日必瘳，因而失治，尽有不及期而死者，亦有治之太晚服药不及而死者；或妄投药剂，攻补失序而死者；或遇医家见解不到，心疑胆怯，以急病用缓药，虽不即受其害，究迁延而致死，比比皆是。感邪之轻者，有获侥幸；感邪之重者，而加以失治，枉死不可胜计。嗟乎！守古法则不合今病，舍今病而别搜古书，斯投剂不效，医者傍徨无措，病者日近危笃。病愈急，投医愈乱。不死于病，乃死于医；不死于医，乃死于古册之遗忘也。吁！千载以来，何生民之不幸如此。余虽孤陋，静心穷理，格其所感之气，所入之门，所抵之处，与夫传变之体，并平日所用历应验方法，详述于下，以俟高明者正之。

时崇祯壬午吴趋吴有性又可撰

---

1 未常：犹"未尝"。
2 苔：原作"胎"，为舌苔之意时，统改为"苔"，下同。

卷上

原病

病疫之由，昔以为非其时有其气，春应温而反大寒，夏应热而反大凉，秋应凉而反大热，冬应寒而反大温，得非时之气，长幼之病相似以为疫。余论则不然。夫寒热温凉，乃四时之常，因风雨阴晴，稍为损益，假令秋热必多晴，春寒因多雨，较之亦天地之常事，未必多疫也。伤寒与中暑，感天地之常气；疫者感天地之疠气，在岁有多寡，在方隅有厚薄，在四时有盛衰。此气之来，无论老少强弱，触之者即病。邪自口鼻而入，所客内不在脏腑，外不在经络，舍于伏脊之内，去表不远，附近于胃，乃表里之分界，是为半表半里，即《针经》所谓横连膜原是也。胃为十二经之海，十二经皆都会于胃，故胃气能敷布于十二经中，而荣养百骸、毫发之间，弥所不贯。凡邪在经为表，在胃为里。今邪在膜原者，正当经胃交关之所，故为半表半里。其热淫之气，浮越于某经，即能显某经之证。如浮越于太阳，则有头项痛、腰痛如折；如浮越于阳明，则有目痛、眉棱骨痛、鼻干；如浮越于少阳，则有胁痛、耳聋、寒热、呕而口苦。大概观之，邪越太阳居多，阳明次之，少阳又其次也。邪之所着，有天受，有传染，所感虽殊，其病则一。凡人口鼻之气，通乎天气。本气充满，邪不易入。本气适逢亏欠，呼吸之气，亦自不及，外邪因而乘之。昔有三人，冒雾早行，空腹者死，饮酒者病，饱食者不病。疫邪所着，又何异耶？若其年气来盛厉，不论强弱，触之即病，则又不拘于此矣。其感之深者，中而即发；感之浅者，邪不胜正，未能顿发。或遇饥饱劳碌，忧思气怒，正气被伤，邪气[1]张溢，营卫运行之机，乃为之阻，吾身之阳气，因而屈曲，故为病热。其始也，格阳于内，不及于表，故先凛凛恶寒，甚则四肢厥逆。阳气渐积，郁极而通，则厥回而中外皆热。至是但热而不恶寒者，因其阳气之周也。此际应有汗，或反无汗者，存乎邪结之轻重也。即使有汗，乃肌表之汗。若外感在经之邪，一汗而解。今邪在半表半里，表虽有汗，徒损真气，邪气深伏，何能得解？必俟其伏邪已溃，表气潜行于内，乃作大战。精气自内由膜原以达表，振战止而复热。此时表里相通，故大汗淋漓，衣被湿透，邪从汗解，此名战汗。当即脉静身凉，神清气爽，划然而愈。然有自汗而解者，但出表为顺，即不药亦自愈也。伏邪未溃，所

---

1 邪气：刘本、醒本"邪气"后有"始得"二字。

有之汗,止得卫气渐通,热亦暂减,逾时复热。午后潮热者,至是郁甚,阳气与时消息也。自后加热而不恶寒者,阳气之积也。其恶寒或微或甚,因其人之阳气盛衰也。其发热或短或长,或昼夜纯热,或黎明稍减,因其感邪之轻重也。疫邪与疟仿佛,但疟不传胃,惟疫乃传胃。始则皆先凛凛恶寒,既而发热,又非若伤寒发热而兼恶寒也。至于伏邪已溃,方有变证。其变或从外解,或从内陷。从外解者顺,从内陷者逆。更有表里先后不同:有先表而后里者,有先里而后表者,有但表而不里者,有但里而不表者,有表里偏胜者,有表里分传者,有表而再表者,有里而再里者,有表里分传而又分传者。从外解者,或发斑,或战汗、狂汗、自汗、盗汗;从内陷者,胸膈痞闷,心下胀满,或腹中痛,或燥结便秘,或热结旁流,或协热下痢,或呕吐、恶心、谵语、舌黄、舌黑、苔刺等证。因证而知变,因变而知治。此言其大略,详见脉证治法诸条。

温疫初起

温疫初起,先憎寒而后发热,日后但热而无憎寒也。初得之二三日,其脉不浮不沉而数,昼夜发热,日晡益甚,头疼身痛。其时邪在伏脊之前,肠胃之后,虽有头疼身痛,此邪热浮越于经,不可认为伤寒表证,辄用麻黄桂枝之类强发其汗。此邪不在经,汗之徒伤表气,热亦不减。又不可下,此邪不在里,下之徒伤胃气,其渴愈甚。宜达原饮。

▍达原饮

槟榔二钱 厚朴一钱 草果仁五分 知母一钱 芍药一钱 黄芩一钱 甘草五分

上用水二钟,煎八分,午后温服。

按:槟榔能消能磨,除伏邪,为疏利之药,又除岭南瘴气;厚朴破戾气所结;草果辛烈气雄,除伏邪盘踞[1];三味协力,直达其巢穴,使邪气溃败,速离膜原,是以为达原也。热伤津液,加知母以滋阴;热伤营气,加白芍以和血;黄芩清燥热之余;甘草为和中之用;以后四味,不过调和之剂,如渴与饮,非拔病之药也。

凡疫邪游溢诸经,当随经引用,以助升泄,如胁痛、耳聋、寒热、呕而口苦,此邪热溢于少阳经也,本方加柴胡一钱。

如腰背项痛,此邪热溢于太阳经也,本方加羌活一钱;

如目痛、眉棱骨痛、眼眶痛、鼻干不眠,此邪热溢于阳明经也,本方加干葛一钱。

---

1 盘踞:原作"盘错",据刘本、醒本改。

证有迟速轻重不等,药有多寡缓急之分,务在临时斟酌。所定分两,大略而已,不可执滞。间有感之轻者,舌上白苔亦薄,热亦不甚,而无数脉。其不传里者,一二剂自解。稍重者,必从汗解。如不能汗,乃邪气盘错于膜原,内外隔绝,表气不能通于内,里气不能达于外,不可强汗。或者见加发散之药,便欲求汗,误用衣被壅遏,或将汤火熨蒸,甚非法也。然表里隔绝,此时无游溢之邪在经,三阳加法不必用,宜照本方可也。感之重者,舌上苔如积粉,满布无隙,服汤后不从汗解,而从内陷者,舌根先黄,渐至中央,邪渐入胃,此三消饮证。若脉长洪而数,大汗多渴,此邪气适离膜原,欲表未表,此白虎汤证。如舌上纯黄色,兼之里证,为邪已入胃,此又承气汤证也。有两三日即溃而离膜原者,有半月、十数日不传者,有初得之四五日,淹淹摄摄,五六日后陡然势张者。凡元气胜者毒易传化,元气薄者邪不易化,即不易传。设遇他病久亏,适又微疫,能感不能化,安望其传?不传则邪不去,邪不去则病不瘳,延缠日久,愈沉愈伏,多致不起。时师误认怯证,日进参、芪,愈壅愈固,不死不休也。

传变不常

疫邪为病,有从战汗而解者;有从自汗、盗汗、狂汗而解者;有无汗竟传入胃者;有自汗淋漓,热渴反甚,终得战汗方解者;有胃气壅郁,必因下乃得战汗而解者;有表以汗解,里有余邪,不因他故,越三五日,前证复发者。有发黄因下而愈者;有发黄因下而斑出者;有竟从发斑而愈者;有里证急,虽有斑,非下不愈者。此则传变不常,亦疫之常变也。有局外之变者,男子适逢淫欲,或向来下元空虚,邪热乘虚陷于下焦,气道不施,以致小便闭塞,少腹胀满,每至夜即发热,以导赤散、五苓、五皮之类,分毫不效,得大承气一服,小便如注而愈者。或里[1]有他病,一隅之亏,邪乘宿昔所损而传者,如失血崩带、经水适来适断、心痛疝气、痰火喘急,凡此皆非常变。大抵邪行如水,惟洼者受之;传变不常,皆因人而使。盖因疫而发旧病,治法无论某经某病,但治其疫,而旧病自愈。

急证急攻

温疫发热一二日,舌上白苔如积粉。早服达原饮一剂,午前舌变黄色,随现胸膈满痛,大渴烦躁,此伏邪即溃,邪毒传胃也。前方加大黄下之。烦渴少减,热去六七,午后复加烦躁发热,通舌变黑生刺,鼻如烟煤,此邪毒最重,复瘀到胃,急投大承气汤。傍晚大下,至夜半热退,次早鼻黑、苔

---

1 里: 原作"表",据刘本、醒本改。

刺如失。此一日之间,而有三变,数日之法,一日行之。因其毒甚,传变亦速,用药不得不紧。设此证不服药,或投缓剂,羁迟二三日,必死。设不死,服药亦无及矣。尝见温疫二三日即毙者,乃其类也。

表里分传

温疫舌上白苔者,邪在膜原也。舌根渐黄至中央,乃邪渐入胃。设有三阳现证,用达原饮三阳加法。因有里证,复加大黄,名三消饮。三消者,消内、消外、消不内不外也。此治疫之全剂,以毒邪表里分传,膜原尚有余结者宜之。

三消饮

槟榔 草果 厚朴 白芍 甘草 知母 黄芩 大黄 葛根 羌活 柴胡

姜、枣煎服。

热邪散漫

温疫脉长洪而数,大渴复大汗,通身发热,宜白虎汤。

白虎汤

石膏一两 知母五钱 甘草一钱[1] 炒米一撮

加姜煎服。

按:白虎汤,辛凉发散之剂,清肃肌表气分药也。盖毒邪已溃,中结渐开,邪气方离膜原,尚未出表,然内外之气已通,故多汗,脉长洪而数。白虎辛凉解散,服之或战汗,或自汗而解。若温疫初起,脉虽数,未至洪大,其时邪气盘错于膜原,宜达原饮。误用白虎,既无破结之能,但求清热,是犹扬汤止沸。

若邪已入胃,非承气不愈。误用白虎,既无逐邪之能,徒以刚悍而伐胃气,反抑邪毒,致脉不行,因而细小。又认阳证得阴脉,妄言不治。医见脉微欲绝,益不敢议下,日惟杂进寒凉,以为稳当,愈投愈危,至死无悔。当此急投承气,缓缓下之,六脉自复。

内壅不汗

邪发于半表半里,一定之法也。至于传变,或出表,或入里,或表里分传。医见有表复有里,乃引经论,先解其表,乃攻其里,此大谬也。尝见大剂麻黄连进,一毫无汗,转见烦躁者何耶?盖发汗之理,自内由中以达表。今里气结滞,阳气不能敷布于外,即四肢未免厥逆,又安能气液蒸蒸以达

---

1 一钱:刘本作"五钱"。

表？譬如缚足之鸟，乃欲飞升，其可得乎？盖鸟之将飞，其身必伏，先足纵而后扬翅，方得升举，此与战汗之义同。又如水注，闭其后窍，则前窍不能涓滴，与发汗之义同。凡见表里分传之证，务宜承气先通其里。里气一通，不待发散，多有自能汗解。

下后脉浮

里证下后，脉浮而微数，身微热，神思或不爽，此邪热浮于肌表，里无壅滞也。虽无汗，宜白虎汤，邪从汗解。

若大下后、或数下后，脉空浮而数，按之豁然如无，宜白虎汤加人参，覆杯则汗解。

下后脉浮而数，原当汗解，迁延五六日，脉证不改，仍不得汗者，以其人或自利经久，或素有他病先亏，或本病日久下迟，或反覆数下，以致周身血液枯涸，故不得汗。白虎辛凉，除肌表散漫之热邪，加人参以助周身之血液，于是经络润泽，元气鼓舞，腠理开发，故得汗解。

下后脉复沉

里证脉沉而数，下后脉浮者，当得汗解。今不得汗，后二三日，脉复沉者，膜原余邪复瘀到胃也，宜更下之。更下后，脉再浮者，仍当汗解，宜白虎汤。

邪气复聚

里证下后，脉不浮，烦渴减，身热退，越四五日，复发热者，此非关饮食劳复，乃膜原尚有余邪隐匿，因而复发，此必然之理。不知者每每归咎于病人，误也。宜再下之即愈。但当少与，慎勿过剂，以邪气微也。

下后身反热

应下之证，下后当脉静身凉。今反发热者，此内结开，正气通，郁阳暴伸也。即如炉中伏火，拨开虽焰，不久自息。此与下后脉反数义同。

若温疫将发，原当日渐加热。胃本无邪，误用承气，更加发热。实非承气使然，乃邪气方张，分内之热也。但嫌下早之误，徒伤胃气耳。日后传胃，再当下之。又有药烦者，与此悬绝，详载本条。

下后脉反数

应下失下，口燥舌干而渴，身反热减，四肢时厥，欲得近火壅被，此阳气伏也。既下厥回，去炉减被，脉大而加数，舌上生津，不思水饮，此里邪去，郁阳暴伸也，宜柴胡清燥汤去花粉、知母，加葛根，随其性而升泄之。

此证类近白虎，但热渴既除，又非白虎所宜也。

因证数攻

温疫下后二三日，或一二日，舌上复生苔刺，邪未尽也，再下之。苔刺虽未去，已无锋芒而软，然热渴未除，更下之。热渴减，苔刺脱，日后更复热，又生苔刺，更宜下之。

余里周囷之者，患疫月余，苔刺凡三换，计服大黄二十两，始得热不复作，其余脉证方退。所以凡下不以数计，有是证则投是药。医家见理不透，经历未到，中道生疑，往往遇此证，反致耽搁。但其中有间日一下者，有应连下三四日者，有应连下二日、间一日者。其间[1]宽缓之间，有应用柴胡清燥汤者，有应用犀角地黄汤者。至投承气，某日应多与，某日应少与，其间不能得法，亦足以误事。此非可以言传，贵乎临时斟酌。

朱海畴正[2]，年四十五岁，患疫得下症，四肢不举，身卧如塑，目闭口张，舌上苔刺。问其所苦不能答，因问其子，两三日所服何药？云进承气汤三剂，每剂投大黄两许，不效。更无他策，惟待日而已。但不忍坐视，更祈诊视。余诊得脉尚有神，下证悉具，病重药轻也。先投大黄一两五钱，目有时而小动。再投，舌刺无芒，口渐开能言。三剂舌苔少去，神思稍爽。四日服柴胡清燥汤，五日复生芒刺，烦热又加，再下之。七日又投承气养营汤，热少退。八日仍用大承气，肢体自能少动。计半月，共服大黄十二两而愈。又数日，始进糜粥，调理两月平复。凡治千人，所遇此等，不过三四人而已。姑存案以备参酌。

病愈结存

温疫下后，脉证俱平，腹中有块，按之则痛，自觉有所阻而微闷，或时有升降之气，往来不利，常作蛙声，此邪气已尽，其宿结尚未除也。此不可攻，攻之徒损元气，气虚益不能传送，终无补于治结。须饮食渐进，胃气稍复，津液流通，自能润下也。尝遇病愈后食粥半月，结块方下，坚黑如石。

下隔[3]

温疫愈后，脉证俱平，大便二三旬不行，时时作呕，饮食不进，虽少与汤水，呕吐愈加，此为下隔。盖下既不通，必返于上。设误认翻胃，乃与牛

---

1 间：刘本作"中"。
2 正：刘本作"者"。
3 隔：刘本作"格"。

黄、狗宝,及误作寒气,与藿香、丁香、二陈之类[1],误也。宜调胃承气热服,顷得[2]宿结及溏粪、黏胶恶物,臭不可当者,呕吐立止。所谓欲求南风,须开北牖是也。呕止,慎勿骤补。少与参芪,下焦复闭,呕吐仍作也。此与病愈结存仿佛,彼则妙在往来蛙声一证,故不呕而能食。可见毫厘之差,遂有千里之异。按二者大便俱闭,脉静身凉,一安一危者,在乎气通气塞之间而已矣。

注意逐邪勿拘结粪

温疫可下者,约三十余证,不必悉具。但见舌黄、心腹痞满,便于达原饮,加大黄下之。设邪在膜原者,已有行动之机,欲离未离之际,得大黄促之而下,实为开门祛贼之法。即使未愈,邪亦不能久羁。二三日后,余邪入胃,仍用小承气彻其余毒。大凡客邪贵乎早逐[3],乘人气血未乱,肌肉未消,津液未耗,病人不至危殆,投剂不至掣肘,愈后亦易平复。欲为万全之策者,不过知邪之所在,早拔去病根为要耳。但要谅人之[4]虚实,度邪之轻重,察病之缓急,揣邪气离膜原之多寡,然后药不空投,投药无太过不及之弊。是以仲景自大柴胡以下,立三承气,多与少与,自有轻重之殊。勿拘于下不厌迟之说。应下之证,见下无结粪,以为下之早,或以为不应下之证,误投下药。殊不知承气本为逐邪而设,非专为结粪而设也。必俟其粪结,血液为热所搏,变证迭起,是犹养虎遗患,医之咎也。况多有溏粪失下,但蒸作极臭如败酱,或如藕泥,临死不结者。但得秽恶一去,邪毒从此而消,脉证从此而退,岂徒孜孜粪结而后行哉!假如经枯血燥之人,或老人血液衰少,多生燥结;或病后血气未复,亦多燥结;在经所谓不更衣十日无所苦,有何妨害?是知燥结不致损人,邪毒之为殒命也。要知因邪致热,热致燥,燥致结,非燥结而致邪热也。但有病久失下,燥结为之壅闭,瘀邪郁热,益难得泄。结粪一行,气通而邪热乃泄,此又前后之不同。总之,邪为本,热为标,结粪又其标也。能早去其邪,安患[5]燥结耶!

假令滞下,本无结粪,初起质实,频数窘急者,宜芍药汤加大黄下之。

---

1 设误认翻胃……与藿香、丁香、二陈之类:原作"设与牛黄、狗宝,及藿香、丁香、二陈之类",据刘本、醒本补。
2 顷得:刘本、醒本均为"顿下"。
3 早逐:原作"早治",据刘本、醒本改。
4 之:原无,据刘本、醒本改。
5 患:原误作"用",据刘本、醒本改。

此岂亦因结粪而然耶？乃为逐邪而设也。或曰：得毋为积滞而设与？余曰：非也。邪气客于下焦，气血壅滞，泣[1]而为积。若去积以为治，已成之积方去，未成之积复生。须用大黄逐去其邪，是乃断其生积之源，营卫流通，其积不治而自愈矣。更有虚痢，又非此论。

或问：脉证相同，其粪有结、有不结，何也？曰：原其人病至，大便当即不行，续得蕴热，益难得出，蒸而为结也。一者其人平素大便不实，虽胃家热甚，但蒸作极臭，状如黏胶，至死不结。应下之证，设引经论"初硬后必溏，不可攻"之句，诚为千古之弊。

大承气汤

大黄五钱　厚朴一钱　枳实一钱　芒硝三钱

水、姜，煎服。弱人减半，邪微者各复减半。

小承气汤

大黄五钱　厚朴一钱　枳实一钱

水、姜，煎服。

调胃承气汤

大黄五钱　芒硝二钱五分　甘草一钱

水、姜，煎服。

按：三承气汤，功用仿佛。热邪传里，但上焦痞满者，宜小承气汤；中有坚结者，加芒硝，软坚而润燥。病久失下，虽无结粪，然多黏腻极臭恶物，得芒硝助大黄，有荡涤之能。设无痞满，惟存宿结而有瘀热者，调胃承气宜之。三承气功效俱在大黄，余皆治标之品也。不耐[2]汤药者，或呕或畏，当为细末，蜜丸，汤下。

蓄血

大小便蓄血，便血，不论伤寒时疫，总不宜此证。盖因失下，邪热久羁，无由以泄，血为热搏，留于经络，败为紫血，溢于肠胃，腐为黑血，便色如漆。大便反易者，虽结粪，得瘀而润下。结粪虽行，真元已败，多至危殆。其有喜忘如狂者，此胃热波及于血分。血乃心之属，血中留火，延蔓心家，宜其有是证矣。仍从胃治。

发黄一证，胃实失下，表里壅闭，郁而为黄。热更不泄，抟而为瘀。凡热，经气不郁，不致发黄。热不干血分，不致蓄血。同受其邪，故发黄而兼

---

1 泣：通"涩"。
2 耐：原作"奈"，据刘本、醒本改。

蓄血,非蓄血而致发黄也。但蓄血一行,热随血泄,黄因随减。尝见发黄[1]者,原无瘀血;有瘀血者,原不发黄。所以发黄,当咎在经瘀热,若专治瘀血,误也!

胃移热于下焦气分,小便不利,热结膀胱也。移热于下焦血分,膀胱蓄血也。小腹硬满,疑其小便不利。今小便自利者,责之蓄血也。小便不利亦有蓄血者,非小便自利便为蓄血也。胃实失下,至夜发热者,热留血分。更加失下,必致瘀血。初则昼夜发热,日晡益甚。既投承气,昼日热减,至夜独热者,瘀血未行也,宜桃仁承气汤。服汤后热除为愈;或热时前后缩短,再服再短,蓄血尽而热亦尽。大势已去,亡血过多,余焰尚存者,宜犀角地黄汤调之。至夜发热,亦有瘅疟,有热入血室,皆非蓄血,并未可下,宜审。

▌ 桃仁承气汤

大黄 芒硝 桃仁 当归 芍药 丹皮
照常煎服。

▌ 犀角地黄汤

地黄一两 白芍二钱[2] 丹皮二钱 犀角二钱,镑碎

上先将地黄温水润透,铜刀切作片,石臼内捣烂,再加水如糊,绞汁听用。其滓入药同煎,药成去滓,入前汁合服。

按:伤寒太阳病不解,从经传腑,热结膀胱,其人如狂,血自下者愈。血结不行者,宜抵当汤。今温疫初无表证,而惟胃实,故肠胃蓄血多,膀胱蓄血少。然抵当汤行瘀逐蓄之最者,无分前后二便,并可取用。然蓄血结甚者,在桃仁力所不及,宜抵当汤。盖非大毒猛厉之剂,不足以抵当,故名之。然抵当证所遇亦少,存此以备万一之用。

▌ 抵当汤

大黄五钱 虻虫二十枚,炙干,研碎 桃仁五钱,研如泥 水蛭炙干为末,五分
照常煎服。

发黄疸是腑病,非经病也[3]

疫邪传里,遗热下焦,小便不利,邪无输泄,经气郁滞,其传为疸,身目如金者,宜茵陈汤。

---

1 发黄:原作"发热",据醒本改。
2 二钱:刘本作"三钱"。
3 疸是腑病,非经病也:原无。据刘本、醒本补。

茵陈汤

茵陈二钱[1] 山栀一钱[2] 大黄五钱

水、姜,煎服。

按:茵陈为治疸退黄之专药。今以病症较之,黄因小便不利,故用山栀除小肠屈曲之火。瘀热既除,小便自利。当以发黄为标,小便不利为本。及论小便不利,病原不在膀胱,乃系胃家移热,又当以小便不利为标,胃实为本。是以大黄为专功,山栀次之,茵陈又其次也。设去大黄而服山栀、茵陈,是忘本治标,鲜有效矣。或用茵陈五苓,不惟不能退黄,小便间亦难利。

旧论发黄,有从湿热,有从阴寒者,是亦妄生枝节,学者未免有多歧之惑矣。夫伤寒时疫,既以传里,皆热病也。熯[3]万物者,莫过于火。是知大热之际,燥必随之,又何暇生寒生湿?譬若冰炭,岂容并处耶?既无其证,焉有其方?不为智者信。

古方有三承气证,便于三承汤加茵陈、山栀,当随证施治,方为尽善。

邪在胸膈

温疫胸膈满闷,心烦喜呕,欲吐不吐,虽吐而不得大吐,腹不满,欲饮不能饮,欲食不能食,此疫邪留于胸膈,宜瓜蒂散吐之。

瓜蒂散

甜瓜蒂一钱 赤小豆二钱,研碎 生山栀仁二钱

上用水二钟,煎一钟,后入赤豆,煎至八分,先服四分,一时后不吐,再服尽。吐之未尽,烦满尚存者,再煎服。如无瓜蒂,以淡豆豉二钱代之。

辨明伤寒时疫

或曰:子言伤寒与时疫有霄壤之隔,今用三承气及桃仁承气、抵当、茵陈诸汤,皆伤寒方也。既用其方,必同其证,子何言之异也?曰:夫伤寒必有感冒之因,或单衣风露,或强力入水,或临风脱衣,或当檐出浴,当觉肌肉粟起,既而四肢拘急,恶风恶寒,然后头疼身痛,发热恶寒,脉浮而数。脉紧无汗为伤寒,脉缓有汗为伤风。

时疫初起,原无感冒之因,忽觉凛凛,以后但热而不恶寒。然亦有所

---

1 二钱: 刘本、醒本均作"一钱"。

2 一钱: 刘本、醒本均作"二钱"。

3 熯(hàn): 焙。

触因而发者，或饥饱劳碌，或焦思气郁，皆能触动其邪，是促其发也。不因所触，无故自发者居多，促而发者，十中之一二耳。且伤寒投剂，一汗而解；时疫发散，虽汗不解。伤寒不传染于人，时疫能传染于人。伤寒之邪，自毫窍而入；时疫之邪，自口鼻入。伤寒感而即发，时疫感而后发。伤寒汗解在前，时疫汗解在后。伤寒投剂可使立汗；时疫汗解，俟其内溃，汗出自然，不可以期。伤寒解以发汗，时疫解以战汗。伤寒不能发斑，时疫而能发斑[1]。伤寒感邪在经，以经传经；时疫感邪在内，内溢于经，经不自传。伤寒感发甚暴，时疫多有淹缠二三日，或渐加重，或淹缠五六日，忽然加重。伤寒初起，以发表为先；时疫初起，以疏利为主……种种不同。其所同者，伤寒、时疫皆能传胃，至是同归于一，故用承气汤辈，导邪而出。要之，伤寒时疫，始异而终同也。

夫伤寒之邪，自肌表一径传里，如浮云之过太虚，原无根蒂，惟其传法，始终有进而无退，故下后皆能脱然而愈。时疫之邪，始则匿于膜原，根深蒂固，发时与营卫交并，客邪经由之处，营卫未有不被其所伤者。因其伤，故名曰溃。然不溃则不能传，不传邪不能出，邪不出而疾不瘳。

时疫下后，多有未能顿解者，何耶？盖疫邪每有表里分传者，因有一半向外传，邪留于肌肉，一半向内传，邪留于胃家。邪留于胃，故里气结滞；里气结，表气因而不通，于是肌肉之邪，不能即达于肌表。下后里气一通，表气亦顺，向者郁于肌肉之邪，方能尽发于肌表，或斑或汗，然后脱然而愈。伤寒下后无有此法。虽曰终同，及细较之，而终又有不同者。

或曰：伤寒感天地之正气，时疫感天地之戾气。气既不同，俱用承气，又何药之相同也？曰：风寒、疫邪，与吾身之真气，势不两立。一有所着，气壅火积。气也，火也，邪也，三者混一，与之俱化，失其本然之面目，至是均为之邪矣。但以驱逐为功，何论邪之同异也。

假如初得伤寒为阴邪，主闭藏而无汗；伤风为阳邪，主开发而多汗。始有桂枝、麻黄之分，原其感而未化也；传至少阳，并用柴胡；传至胃家，并用承气。至是亦无复有风寒之分矣。推而广之，是知疫邪传胃，治法无异也。

---

1 伤寒不能发斑，时疫而能发斑：刘本、醒本均作"伤寒发斑则病笃，时疫发斑则病衰"。

发斑战汗合论

凡疫邪留于气分,解以战汗;留于血分,解以发斑。气属阳而轻清,血属阴而重浊。是以邪在气分则易疏透,邪在血分恒多胶滞,故阳主速而阴主迟,所以从战汗者,可使顿解;从发斑者,当图渐愈。

战汗

疫邪先传表,后传里,忽得战汗,经气输泄,当即脉静身凉,烦渴顿除。三五日后,阳气渐积,不待饮食劳碌,忽然又复者,盖表邪已解,里邪未去,才觉发热,下之即解。

疫邪表里分传,里气壅闭,非下不汗。下之未尽,日后复热,当复下、复汗。

温疫下后,烦渴减,腹满去,或思食而知味,里气和也。身热未除,脉近浮,此邪气拂郁[1]于经,表未解也,当得汗解。如未得汗,以柴胡清燥汤和之。复不得汗者,从渐解也,不可苛求其汗。

应下失下,气消血耗。既下,欲作战汗,但战而不汗[2]者危。以中气亏微,但能降陷,不能升发也。次日当期复战,厥回汗出者生;厥不回,汗不出者死。以正气脱,不胜其邪也。

战而厥回微汗[3]者,真阳尚在,表气枯涸也,可使渐愈。凡战而不复,忽痉者必死。痉者身如尸,牙关紧,目上视。

凡战不可扰动,但可温覆。扰动则战而中止,次日当期复战。

战汗后,复下后,越二三日,反腹痛不止者,欲作滞下也。无论已见积未见积,宜芍药汤。

▍芍药汤

白芍药一钱　当归一钱　槟榔二钱　厚朴一钱　甘草七分

水、姜,煎服。里急后重,加大黄三钱;红积,倍芍药;白积,倍槟榔。

自汗

自汗者,不因发散,自然汗出也。伏邪中溃,气通得汗,邪欲去也。若脉长洪而数,身热大渴,宜白虎汤,得战汗方解。

里证下后,续得自汗,虽二三日不止,甚则四五日汗不止,身微热,热甚则汗甚,热微汗亦微,此属实。乃表有留邪也,邪尽汗止。汗不止者,宜

---

1 拂郁:通"怫郁"。
2 汗:原作"复",据刘本、醒本改。
3 微汗:刘本、醒本均作"无汗"。

柴胡以佐之,表解则汗止。设有三阳经证,当用三阳随经加减法,与协热下利投承气同义。表里虽殊,其理则一。若误认为表虚自汗,辄用黄芪实表,及止汗之剂,则误矣。有里证,时当盛暑,多作自汗,宜下之。白虎证自汗详见前。若面无神色,唇口刮白,表里无阳证,喜热饮,稍冷则畏,脉微欲绝,忽得自汗,淡而无味者为虚脱,夜发则昼死,昼发则夜亡,急当峻补,补不及者死。大病愈后数日,每饮食及惊动即汗,此表里虚怯,宜人参养营汤倍黄芪。

盗汗

里证下后,续得盗汗者,表有微邪也。若邪甚竟作自汗,伏邪中溃,则作战汗矣。凡人目张,则卫气行于阳;目瞑,则卫气行于阴。行阳谓升发于表,行阴谓敛降于内。行于阴不能卫护其表,毫窍空疏,微邪乘间而出,邪尽而盗汗自止,设不止者,宜柴胡汤以佐之。

时疫愈后,脉静身凉,数日后反得盗汗及自汗者,此属表虚,宜黄芪汤。

▎柴胡汤

柴胡三钱 黄芩一钱 陈皮一钱 甘草一钱 生姜一钱 大枣二枚

古方用人参半夏,今表实,故不用人参;无呕吐,不加半夏。

▎黄芪汤

黄芪三钱 五味子三分[1] 当归一钱 白术一钱 甘草五分

照常煎服。如汗未止,加麻黄净根一钱五分,无有不止者。然属实者常多,属虚者常少,邪气盛为实,正气夺为虚。虚实之分,在乎有热无热,有热为实,无热为虚。若颠倒误用,未免实实虚虚之误,临证当慎。

狂汗

狂汗者,伏邪中溃,欲作汗解,因其人禀赋肥盛,阳气冲击,不能顿开,故忽然坐卧不安,且狂且躁,少顷大汗淋漓,狂躁顿止,脉静身凉,霍然而愈。

发斑

邪留血分,里气壅闭,非下不斑。斑出为毒邪外解,下后斑渐出,更不

---

1 三分: 刘本、醒本作"五分"。

温疫论 | 473

可大下[1]，设有下证，少与承气缓缓下之。若复大下，中气不振，斑毒内陷则危，宜托里举斑汤[2]。

▍托里举斑汤

白芍药 当归各一钱 升麻五分 白芷 柴胡各七分 川山甲二钱，炙黄为粗末

水、姜，煎服。下后斑渐出，复大下，斑毒复隐，反加循衣摸床，撮空理线，脉渐微者危，本方加人参一钱，补不及者死。若未下而先发斑者，设有下证，少与承气，须从缓下。

数下亡阴

下证以邪未尽，不得已而数下之。间有两目加涩，舌反枯干，津不到咽，唇口燥裂，缘其人所禀阳脏，素多火而阴亏者，今重亡津液，宜清燥养营汤。设热渴未除，里证仍在，宜承气养营汤。

解后宜养阴忌投参术

夫疫乃热病也，邪气内郁，阳气不得宣布，积阳为火，阴血每为热搏。暴解之后，余焰尚在，阴血未复，大忌参、芪、白术。得之反助其壅郁，余邪留伏，不惟目下淹缠，日后变生异证。或周身痛痹，或四肢挛急，或流火结痰，或遍身疮疡，或两腿钻痛，或劳嗽涌痰，或气毒流注，或痰核穿漏，皆骤补之为害也。万[3]有阴枯血燥者，宜清燥养营汤。若素多痰，及少年平时肥盛者，投之恐有泥膈之弊，亦宜斟酌。大抵时疫愈后，调理之剂，投之不当，莫如静养，节饮食为第一。

▍清燥养营汤

知母 天花粉 当归身 白芍 地黄汁 陈皮 甘草

加灯心煎服。表有余热，宜柴胡养营汤。

▍柴胡养营汤

柴胡 黄芩 陈皮 甘草 当归 白芍 生地 知母 天花粉

姜、枣，煎服。里证未尽，宜承气养营汤。

▍承气养营汤

知母 当归 芍药 生地 大黄 枳实 厚朴

---

1 非下不斑……更不可大下：刘本作"则伏邪不得外透而为斑。若下之，内壅一通，则卫气亦从而疏畅，或出表为斑，则毒邪亦从而外解矣。若下后斑渐出，不可更大下"。

2 汤：原无，据刘本补。

3 万：刘本、醒本作"凡"。

水、姜，煎服。痰涎涌甚，胸膈不清者，宜瓜贝养营汤[1]。

▌ **瓜贝养营汤**

  知母　花粉　贝母　瓜蒌实　橘红　白芍药　当归　紫苏子

  水、姜，煎服。

用参宜忌有前利后害之不同

　　凡人参所忌者，里证耳；邪在表及半表半里者，投之不妨。表有客邪者，古方如参苏饮、小柴胡汤、败毒散是也。半表半里者，如久疟挟虚，用补中益气，不但无碍，而且得效。即使暴疟，邪气正盛，投之不当，亦不至胀，为无里证也。夫里证者，不特伤寒、温疫传胃，至如杂证，气郁、血郁、火郁、湿郁、痰郁、食郁之类，皆为里证。投之即胀者，盖以实填实也。

　　今瘟疫下后，适有暂时之通，即投人参，因而不胀。医者处言，以为用参之后虽不见佳处，然不为祸，便为是福，乃恣意投之。不知胃家喜通恶塞，下后虽通，余邪尚在，再四服之，则助邪填实，前证复起，祸害随至矣。间有失下以致气血虚耗者，有因邪盛数下，及大下而挟虚者，遂投人参，当觉精神爽慧，医者病者，皆以为得意，明后日再三投之，即加变证。盖下后始则乘其胃家空阔，虚则沾其补益而无害[2]，弗思余邪未尽，尽意投之，渐加壅闭，邪火复炽，愈投而变证愈增矣。所以下后邪缓虚急，是以补性之效速而助邪之害缓，故前后利害之不同者有如此。

下后间服缓剂

　　下后或数下，膜原尚有余邪[3]未尽传胃，邪与卫气并，故热不能顿除，当宽缓两日，俟余邪聚胃，再下之，宜柴胡清燥汤缓剂调理。

▌ **柴胡清燥汤**

  柴胡　黄芩　陈皮　花粉　甘草　知母

  姜、枣煎服。

下后反痞

　　疫邪留于心胸，令人痞满，下之痞应去，今反痞者，虚也。以其人或因他病先亏，或因[4]新产后气血两虚，或禀赋娇怯，因下益虚，失其健运，邪气

1　瓜贝养营汤：刘本作"蒌贝养荣汤"。
2　下后始则……补益而无害：刘本作"下后始则胃寒乍虚，沾其补益而快。殊"。
3　余邪：原作"余结"，据刘本改。
4　因：原作"用"，据刘本、醒本改。

留止,故令痞满。今愈下而痞愈甚,若更用行气破气之剂,转成坏证,宜参附养营汤。

▎参附养营汤

当归一钱 白芍一钱 生地三钱 人参一钱 附子炮,七分 干姜炒,一钱

照常煎服。果如前证,一服痞如失。倘有下证,下后脉实,痞未除者,再下之。此有虚实之分,一者有下证,下后痞即减者为实;一者表虽微热,脉不甚数,口不渴,下后痞反甚者为虚。若潮热口渴,脉数而痞[1]者,投之祸不旋踵。

下后反呕

疫邪留于心胸,胃口热甚,皆令呕不止,下之呕当去。今反呕者,此属胃气虚寒。少进粥饮,便欲吞酸者,宜半夏藿香汤,一服呕立止,谷食渐加。

▎半夏藿香汤

半夏一钱五分 真藿香一钱 干姜炒,一钱 白茯苓一钱 广陈皮一钱 白术炒,一钱 甘草五分

水、姜,煎服。有前后一证,首尾两[2]变者。有患时疫,心下胀满,口渴发热而呕,此应下之证也。下之诸证减去六七,呕亦减半。再下之,胀除,热退,渴止。向则数日不眠,今则少寐,呕独转甚,此疫毒去而诸证除,胃续寒而呕甚,与半夏藿香汤一剂,而呕即止。

夺液无汗

温疫下后脉沉,下证未除,再下之;下后脉浮者,法当汗解;三五日不得汗者,其人预亡津液也。

时疫得下证,日久失下,日逐下利纯臭水,昼夜十数行,乃致口燥唇干,舌裂如断,医者误按仲景协热下利法,因与葛根黄连黄芩汤,服之转剧,邀予诊视,乃热结旁流,急与大承气;一服去宿粪甚多,色如败酱,状如黏胶,臭恶异常,是晚利顿止。次日服清燥汤一剂,脉尚沉,再下之,脉始浮。下证减去,肌表仅存微热,此应汗解。虽不得汗,然里邪先尽,中气和平,所以饮食渐进。半月后忽作战汗,表邪方解。盖缘下利日久,表里枯燥之极,饮食半月,津液渐回,方可得汗,所谓积流而渠自通也。可见脉浮身热,非汗不解;血燥津枯,非液不汗。昔人以夺血无汗,今以夺液无汗,

---

1 痞:原作"病",据刘本、醒本改。
2 两:原作"内",据刘本、醒本改。

血、液虽殊,枯燥则一也。

补泻兼施

证本应下,耽搁失治。或为缓药羁迟,火毒壅闭,耗气抟血,精神殆尽,邪火独存,以致循衣摸床,撮空理线,筋惕肉𥆧,肢体振战,目中不了了,皆缘应下失下之咎。邪热一毫未除,元神将脱,补之则邪毒愈甚,攻之则几微之气不胜其攻。攻不可,补不可,补泻不及,两无生理。不得已,勉用陶氏黄龙汤。此证下亦死,不下亦死,与其坐以待毙,莫如含药而亡,或有回生于万一。

▌黄龙汤

大黄 厚朴 枳实 芒硝 人参 地黄 当归

照常煎服。

按:前证实为庸医耽搁,及今投剂,补泻不及。然大虚不补,虚何由以回? 大实不泻,邪何由以去? 勉用参、地以回虚,承气以逐实,此补泻兼施之法也。或遇此证,纯用承气,下证稍减,神思稍苏,续得肢体振战,怔忡惊悸,心内如人将捕之状,四肢反厥,眩晕郁冒,项背强直,并前循衣摸床撮空等证,此皆大虚之候,将危之证也。急用人参养营汤。虚候少退,速可屏去。盖伤寒、温疫,俱系客邪,为火热燥证。人参固为益元气之神品,偏于益阳,有助火固邪之弊,当此又非良品也,不得已而用之。

▌人参养营汤

人参 麦门冬 辽五味 地黄 当归身 白芍药 知母 陈皮 甘草

照常煎服。

如人方肉食而病适来,以致停积在胃,用大、小承气连下,惟是臭水稀粪而已。于承气汤中但加人参一味服之,虽三四十日所停之完谷完肉,于是方下。盖承气藉人参之力,鼓舞胃气,宿物始动也。

药烦

应下失下,真气亏微。及投承气,下咽少顷,额上汗出,发根燥痒,邪火上炎,手足厥冷,甚则振战心烦,坐卧不安,如狂之状,此中气素亏,不能胜药,名为药烦。凡遇此证,急投姜汤即已,药中多加生姜煎服,则无此状矣,更宜均两三次服,以防呕吐不纳。

停药

服承气腹中不行,或次日方行,或半日仍吐原药,此因病久失下,中气大亏,不能运药,名为停药。乃天元几绝,大凶之兆也。宜生姜以和药性,或加人参以助胃气。有邪实病重剂轻,亦令不行。当审。

虚烦似狂

时疫坐卧不安,手足不定,卧未稳则起坐,才着坐即乱走,才抽身又欲卧,无有宁刻。或循衣摸床,撮空捻指。师至才诊脉,将手缩去,六脉不甚显,尺脉不至。此平时斫丧,根源亏损,因不胜其邪,元气不能主持,故烦躁不宁。固非狂证,其危有甚于狂也。法当大补。然有急下者,或下后厥回,尺脉至,烦躁少定。此因邪气少退,正气暂复,微阳少伸也。不二时,邪气复聚,前证复起,勿以前下得效,今再下之,下之速死。急宜峻补,补不及者死。此证表里无大热,下证不备者,庶几可生。譬如城郭空虚,虽残寇而能直入,战不可,守不可,其危可知。

神虚[1] 谵语

应下稽迟,血竭气耗,内热烦渴谵语,诸下证具,而数下之,渴热并减,下证悉去。五六日后,谵语不止者,不可以为实。此邪气去,元神未复,宜清燥养荣汤,加神砂[2]一钱。郑声谵语,态度无二,但有虚实之分,不应两立名色。

夺气不语

时疫下后,气血俱虚,神思不清,惟向里床睡,似寐非寐,似窹非窹,呼之不应,此正气夺。与其服药不当,莫如静守虚回,而神思自清,语言渐朗。若攻之,脉必反数,四肢渐厥,此虚虚之祸,危在旦夕。凡见此证,表里无大热者,宜人参养营汤补之。能食者,自然虚回,而前证自除;设不食者,正气愈夺,虚证转加,法当峻补。

老少异治

三春旱草,得雨滋荣;残腊枯枝,虽灌弗泽。凡年高之人,最忌剥削。设投承气,以一当十;设用参术,十不抵一。盖老年荣卫枯涩,几微之元气,易耗而难复也。不比少年气血,生机甚捷,其势浡然[3],但得邪气一除,正气随复。所以老年慎泻,少年慎补,何况误用耶!万有年高禀厚,年少赋薄者,又当从权,勿以常论。

---

1 虚:原作"昏",据刘本、醒本及原目录改。
2 神砂:即朱砂。
3 浡然:旺盛貌。

妄投破气药论

温疫心下胀满,邪在里也。若纯用青皮、枳实、槟榔诸香燥破气之品,冀其宽胀,此大谬也。不知内壅气闭,原有主客之分。假令根于七情郁怒,肝气上升,饮食过度,胃气填实,本无外来邪毒客气相干,止不过自身之气壅滞,投木香、砂仁、豆蔻、枳壳之类,上升者即降,气闭者即通,无不立效。今疫毒之气,传于胸胃,以致升降之气不利,因而胀满,实为客邪累及本气,但得客气一除,本气自然升降,胀满立消。若专用破气之剂,但能破正气,毒邪何自而泄? 胀满何由而消? 治法非用小承气弗愈。既而肠胃燥结,下既不通,中气郁滞,上焦之气不能下降,因而充积,即膜原或有未尽之邪,亦无前进之路,于是表里上中下三焦皆阻,故为痞满燥实之证。得大承气一行,所谓一窍通,诸窍皆通,大关通而百关尽通也。向则郁于肠胃之邪,由此而下,肠胃既舒,在膜原设有所传不尽之余邪,方能到胃,乘势而下也。譬若河道阻塞,前舟既行,余舟连尾而下矣。至是邪结并去,胀满顿除,皆藉大黄之力。大黄本非破气药,以其润而最降,故能逐邪拔毒,破结导滞,加以枳、朴者,不无佐使云尔。若纯用破气之品,津液愈耗,热结愈固,滞气无门而出,疫毒无路而泄,乃望其宽胸利膈,惑之甚矣。

妄投补剂论

有邪不除,淹缠日久,必至尪羸。庸医望之,辄用补剂,殊不知无邪不病,邪去而正气得通,何患乎虚之不复也? 今投补剂,邪气益固,正气日郁,转郁转热,转热转瘦,转瘦转补,转补转郁,循环不已,乃至骨立而毙,犹言服参几许,补之不及,天数也。病家止误一人,医者终身不悟,不知杀人无算。

妄投寒凉药论

疫邪结于膜原,与卫气并,因而昼夜发热,五更稍减,日晡益甚,此与痎疟相类。痎疟热短,过时如失,明日至期复热。今温疫热长,十二时中首尾相接,寅卯之间,乃其热之首尾也。即二时余焰不清,似乎日夜发热。且其始也,邪结膜原,气并为热,胃本无病,误用寒凉,妄伐生气,此其误者一。及邪传胃,烦渴口燥,舌干苔刺,气喷如火,心腹痞满,午后潮热,此应下之证。若用大剂芩、连、栀、柏,专务清热,竟不知热不能自成其热,皆由邪在胃家,阻碍正气,郁而不通,火亦留止,积火成热。但知火与热,不知因邪而为火热。智者必投承气,逐去其邪,气行火泄,而热自已。若概用寒凉,何异扬汤止沸,每见今医好用黄连解毒汤,黄连泻心汤,盖本《素问》热淫所胜治以寒凉,以为圣人之言必不我欺。况热病用寒药,最是捷径,又何疑乎?每遇热甚,反指大黄能泻而损元气,黄连清热,且不伤元气,更无下泄之患,且得病家无有疑虑,守此以为良法。由是凡遇热证,大剂与之,二三钱不已,增至四五钱,热又不已,昼夜连进,其病转剧。至此技穷力竭,反谓事理当然。又见有等日久,腹皮贴背,乃调胃承气证也。况无痞满,益不敢议承气,唯类聚寒凉,专务清热。又思寒凉之最者莫如黄连,因而再倍之,日近危笃。

有邪不除,耽误至死,犹言服黄连至几两,热不能清,非药之不到,或言不治之证,或言病者之数也。他日凡遇此证,每每如是,虽父母妻子,不过以此法毒之。盖不知黄连苦而性滞,寒而气燥,与大黄均为寒药,大黄走而不守,黄连守而不走,一燥一润,一通一塞,相去甚远。且疫邪首尾以通行为治,若用黄连,反招闭塞之害,邪毒何由以泻?病根何由以拔?既不知病原,焉能以愈疾耶?

问曰:间有进黄连而得效者,何也?曰:其人正气素胜,又因所受之邪本微,此不药自愈之证。医者误投温补,转补转郁,转郁转热,此以三分客热,转加七分本热也。客热者,因客邪所郁,正分之热也,此非黄连可愈;本热者,因误投温补,正气转郁,反致热极,故续加烦渴、不眠、谵语等证,此非正分之热,乃庸医添造分外之热也,因投黄连,于是烦渴、不眠、谵语等证顿去。要之黄连但可清去七分无邪本热,又因热减而正气即回,所存三分有邪客热,气行即已。医者不解,遂以为黄连得效,他日藉此概治客热,则无效矣。又以昔效而今不效,疑其病原本重,非药之不到也,执迷不悟,所害更不可胜计矣。

问曰:间有未经温补之误,进黄连而疾愈者何也?曰:凡元气胜病为易治,病胜元气为难治。元气胜病者,虽误治,未必皆死;病胜元气者,稍误未有不死者。此因其人元气素胜,所感之邪本微,是正气有余,足以胜病也。虽少与黄连,不能抑郁正气,此为小逆,以正气犹胜而疾幸愈也。医者不解,窃自邀功。他日设遇邪气胜者,非导邪不能瘳其疾,误投黄连,反招闭塞之害,未有不危者。

大便

热结旁流,协热下利,大便闭结,大肠胶闭,总之邪在里,其证不同者,在乎通塞之间耳。

协热下利者,其人大便素不调,邪气忽乘于胃,便作烦渴,一如平时泄泻稀粪而色不败,甚则色但焦黄而已。此伏邪传里,不能稽留于胃,至午后潮热,便作泄泻。子后热退,泄泻亦减。次日不作潮热,利亦止,为病愈。潮热未除,利不止者,宜小承气汤,以彻其余邪,而利自止。

利止二三日后,午后忽加烦渴,潮热下泄,仍如前证,此伏邪未尽,复传到胃也,治法同前。

大便闭结者,疫邪传里,内热壅郁,宿粪不行,蒸而为结,渐至黑硬,下之,结粪一行,瘀热自除,诸证悉去。

热结旁流者,以胃家实,内热壅闭,先大便闭结,续得下利纯臭水,全然无粪,日三四度,或十数度,宜大承气汤,得结粪而利立止。服汤不得结粪,仍下利纯臭水并所进汤药,因大肠邪胜,失其传送之职,知邪犹在也,病必不减,宜更下之。

大肠胶闭者,其人平素大便不实,设遇疫邪传里,但蒸作极臭,状如黏胶,至死不结,但愈蒸愈闭,以致胃气不能下行,疫毒无路而出,不下即死,但得黏胶一去,下证自除,霍然而愈。

温疫愈后三五日,或数日,反腹痛里急者,非前病原也。此下焦别有伏邪所发,欲作滞下也。发于气分则为白积,发于血分则为红积。气血俱病,红白相兼。邪尽利止,未止者,宜芍药汤。方见前"战汗"条[1]。

愈后大便数日不行,别无他证,此足三阴不足,以致大肠虚燥,此不可攻,饮食渐加,津液流通,自能润下也。觉谷道夯闷,宜作蜜煎[2]导,甚则宜六成汤。

病愈后,脉迟细而弱,每至黎明,或夜半后,便作泄泻,此命门真阳不足,宜七成汤。

亦有杂证属实者,宜大黄丸,下之立愈。

▌ 六成汤

当归一钱五分　白芍药一钱　地黄五钱　天门冬一钱　肉苁蓉三钱　麦门冬一钱

照常煎服。日后更燥者,宜六味丸,少减泽泻。

▌ 七成汤

破故纸炒香,捶碎,三钱　熟附子一钱　辽五味八分　白茯苓一钱　人参一钱　甘草炙,五分

---

1 "战汗"条:原无,据刘本补。
2 蜜煎:原作"蜜箭",据刘本改。

照常煎服。愈后更发者，宜八味丸，倍加附子。

小便

热到膀胱，小便赤色。邪到膀胱，干于气分，小便胶浊；干于血分，溺血蓄血；留邪欲出，小便急数；膀胱不约，小便自遗；膀胱热结，小便闭塞。

热到膀胱者，其邪在胃，胃热灼于下焦，在膀胱但有热而无邪，惟令小便赤色而已，其治在胃。

邪到膀胱者，乃疫邪分布下焦，膀胱实有之邪，不止于热也，从胃来者，治在胃，兼治膀胱。若纯治膀胱，胃气乘势拥入膀胱，非其治也。若肠胃无邪，独小便急数，或白膏如马通[1]，其治在膀胱，宜猪苓汤。

▌ **猪苓汤**　邪干气分者宜之。

猪苓一钱[2] 泽泻一钱 滑石五分 甘草八分 木通一钱 车前二钱

灯心煎服。

▌ **桃仁汤**　邪干血分者宜之。

桃仁三钱,研如泥 丹皮一钱 当归一钱 赤芍一钱 阿胶二钱 滑石五钱

照常煎服。小腹痛，按之硬痛，小便自调，有蓄血也，加大黄三钱，甚则抵当汤。药分三等，随其病之轻重而施治。

前后虚实

病有先虚后实者，宜先补而后泻；先实而后虚者，宜先泻而后补。假令先虚后实者，或因他病先亏，或因年高血弱，或因[3]先有劳倦之极，或因新产亡血过多，或旧有吐血及崩漏之证，时疫将发，即触动旧疾，或吐血，或崩漏，以致亡血过多，然后疫气渐渐加重，以上并宜先补而后泻。泻者谓疏导之剂，并承气下药，概而言之也。凡遇先虚后实者，此万不得已而投补剂一二帖，后虚证少退，便宜治疫。若补剂连进，必助疫邪，祸害随至。

假令先实而后虚者，疫邪应下失下，血液为热搏尽，原邪尚在，宜急下之，邪退六七，急宜补之，虚回五六，慎勿再补。多服则前邪复起。下后必竟加添虚证者方补，若以意揣度其虚，不加虚证，误用补剂，贻害不浅。

1　马通：马粪。
2　一钱：刘本、醒本均作"二钱"。
3　因：原作"有"，据刘本、醒本改。

脉厥

温疫得里证,神色不败,言动自如,别无怪证,忽然六脉如丝,微细而软,甚至于无,或两手俱无,或一手先伏,察其人不应有此脉,今有此脉者,皆缘应下失下,内结壅闭,营气逆于内,不能达于四末,此脉厥也。亦多有过用黄连石膏诸寒之剂,强遏其热,致邪愈结,脉愈不行,医见脉微欲绝,以为阳证得阴脉为不治,委而弃之,以此误人甚众。若更用人参、生脉散辈,祸不旋踵,宜承气缓缓下之,六脉自复。

脉证不应

表证脉不浮者,可汗而解,以邪气微,不能牵引正气,故脉不应。里证脉不沉者,可下而解,以邪气微不能抑郁正气,故脉不应。阳证见阴脉,有可生者,神色不败,言动自如,乃禀赋脉也。再问平日无此脉,乃脉厥也。下后脉实,亦有病愈者,但得证减,复有实脉,乃天年脉也。夫脉不可一途而取,须以神气形色病证相参,以决安危为善。

张崐源正[1],年六旬,得滞下。后重窘急,日三四十度,脉常歇止[2],诸医以为雀啄脉,必死之候,咸不用药。延予诊视,其脉参伍不调,或二动一止,或三动一止,而复来,此涩脉也。年高血弱,下利脓血,六脉短涩,固非所能任,询其饮食不减,形色不变,声音烈烈,言语如常,非危证也。遂用芍药汤加大黄三钱,大下纯脓成块者两碗许,自觉舒快,脉气渐续,而利亦止。数年后又得伤风,咳嗽,痰涎涌甚,诊之又得前脉,与杏桔汤二剂,嗽止脉调。乃见其妇,凡病善作此脉。大抵治病,务以形色脉证参考,庶不失其大体,方可定其吉凶也。

体厥

阳症脉闭,身冷如冰,为体厥[3]。

施幼声,卖卜颇行,年四旬,禀赋肥甚。六月患时疫,口燥舌干,苔刺如锋,不时太息,咽喉肿痛,心腹胀满,按之痛甚,渴思冰水,日晡益甚,小便赤涩,得涓滴则痛甚。此下证悉备,但通身肌表如冰,指甲青黑,六脉如丝,寻之则有,稍按则无,医者不究里证热极,但引陶氏《全生集》,以为阴证[4]。但手足厥逆若冷过乎肘膝,便是阴证,今已通身冰冷,比之冷过肘

---

1 正:刘本作"之室",醒本作"室"。
2 止:原作"至",据刘本改。
3 体厥:原作"厥体",据本篇名、刘本、醒本改。
4 阴证:原作"阳证",据刘本、醒本改。

膝更甚,宜其为阴证一也。且陶氏以脉分阴阳二证,全在有力无力中分,今已脉微欲绝,按之如无,比之无力更甚,宜其为阴证二也;阴证而得阴脉之至,有何说焉? 以内诸阳证竟置不问,遂投附子理中汤。未服,延予至,以脉相参,表里互较,此阳证之最者,下证悉具,但嫌下之晚耳。盖因内热之极,气道壅闭,乃至脉微欲绝,此脉厥也。阳郁则四肢厥逆,若素禀肥盛,尤易壅闭,今亢阳已极,以至通身冰冷,此体厥也。六脉如无者,群龙无首之象,证亦危矣。急投大承气汤,嘱其缓缓下之,脉至厥回,便得生矣。其妻闻一曰阴证,一曰阳证,天地悬隔,疑而不服。更请一医,指言阴毒,须灸丹田。其兄叠延三医续至,皆言阴证,妻乃惶惑。病者自言:何不卜之神明。遂卜得从阴则吉,从阳则凶,更惑于医之议阴证者居多,乃进附子汤,下咽如火,烦躁顿加。乃叹曰:吾已矣,药之所误也。言未已,更加,踯躅逾时乃卒。嗟乎! 向以卜谋生,终以卜谋死,误人还自误,可为医巫之鉴。

乘除

病有纯虚纯实,非补即泻,何有乘除? 设遇既虚且实者,补泻间用,当详孰先孰后,从少从多,可缓可急,随其证而调之。

吴江沈青来正[1],少寡,素多郁怒,而有吐血证,岁二三[2]发,吐后即已,无有他证,盖不以为事也。三月间,别无他故,忽有小发热,头疼身痛,不恶寒而微渴。恶寒不渴者,感冒风寒;今不恶寒微渴者,疫也。至第二日,旧证大发,吐血胜常,更加眩晕,手振烦躁,种种虚躁,饮食不进,且热渐加重,医者病者,但见吐血,以为旧证复发,不知其为疫也。故以发热认为阴虚,头疼身痛认为血虚,不察未吐血前一日,已有前证,非吐血后所加之证也。诸医议补,问予可否。余曰:失血补虚,权宜则可。盖吐血者内有结血,正血不能归经,所以吐也。结血牢固,岂能吐乎? 能去其结,于中无阻,血自归经,方冀不发。若吐后专补,补则血满,既满不归,血从上溢也。设用寒凉尤误。投补剂者,只顾目前之虚,用参暂效,不能拔去病根,日后又发也。况又兼疫,今非昔比。今因疫而发,血脱为虚,邪在为实,是虚中有实,若投补剂,始则以实填虚,沾其补益,既而以实填实,灾害立至。于是暂用人参二钱,以芪、苓、归、芍佐之,两剂后,虚证咸退,热减六七。医者病者皆谓用参得效,均欲速进,余禁之不止,乃恣意续进,便觉心胸烦闷,腹中

---

1 正:刘本作"之室"、醒本作"室"。
2 二三:刘本作"三四"。

不和,若有积气,求哕不得,此气不时上升,便欲作呕,心下难过,遍体不舒,终夜不寐,喜按摩捶击,此皆外加有余之变证也。所以然者,止有三分之疫,只应三分之热,适有七分之虚,经络枯涩,阳气因陷,故有十分之热。分而言之,其间是三分实热,七分虚热也。向则本气空虚,不与邪搏,故无有余之证。但虚不任邪,惟懊憹、郁冒、眩晕而已。今投补剂,是以虚证咸去,热减六七,所余三分之热者,实热也,乃是病邪所致,断非人参可除者,今再服之,反助疫邪,邪正相搏,故加有余之变证,因少与承气微利之而愈。按此病设不用利药,宜静养数日亦愈。以其人大便一二日一解,则知胃气通行,邪气在内,日从胃气下趋,故自愈。间有大便自调而不愈者,内有湾,粪隐曲不行,下之,得宿粪极臭者,病始愈。设邪未去,恣意投参,病乃益固,日久不除,医见形体渐瘦,便指为怯证,愈补愈危,死者多矣。要之,真怯证世间从来罕有,令[1]患怯证者,皆是人参造成。近代参价若金,服者不便,是以此证不生于贫家,多生于富室也。

---

1 令:醒本作"今"。

卷下

杂气论

日月星辰，天之有象可睹；水火土石，地之有形可求；昆虫草木，动植之物可见；寒热温凉，四时之气往来可觉。至于山岚瘴气，岭南毒雾，咸得地之浊气，犹或可察。而惟天地之杂气，种种不一，亦犹天之有日月星辰，地之有水火土石，气交之中有昆虫草木之不一也。草木有野葛、巴豆，星辰有罗、计、荧惑，昆虫有毒蛇猛兽，土石有雄、硫、砒、信，万物各有善恶不等，是知杂气之毒亦有优劣也。然气无形可求，无象可见，况无声复无臭，何能得睹得闻？人恶得而知其气？又恶得而知其气之不一也？是气也，其来无时，其着无方，众人有触之者，各随其气而为诸病焉。其为病也，或时众人发颐，或时众人头面浮肿，俗名为大头温是也；或时众人咽痛，或时声哑，俗名为虾蟆温是也；或时众人疟痢，或为痹气，或为痘疮，或为斑疹，或为疮疥疔疮[1]，或时众人目赤肿痛，或时众人呕血暴亡，俗名为瓜瓤温、探头温是也；或时众人瘿痎[2]，俗名为疙瘩温是也。为病种种，难以枚举。大约病偏于一方，延门合户，众人相同者，皆时行之气，即杂气为病也。为病种种，是知气之不一也。盖当时适有某气，专入某脏腑某经络，专发为某病，故众人之病相同，是知气之不一，非关脏腑经络或为之证也。夫病不可以年岁四时为拘，盖非五运六气所印定者，是知气之所至无时也。或发于城市，或发于村落，他处截然[3]无有，是知气之所着无方也。疫气者亦杂气中之一，但有甚于他气，故为病颇重，因名之疠气。虽有多寡不同，然无岁不有。至于瓜瓤温、疙瘩温，缓者朝发夕死，急者顷刻而亡，此在[4]诸疫之最重者。幸而几百年来，罕有之证，不可以常疫并论也。至于发颐、咽痛、目赤、斑疹[5]之类，其时村落中偶有一、二人所患者，虽不与众人等，然考其症，甚合某年某处众人所患之病，纤悉相同，治法无异。此即当年之杂气，但目今所钟不厚，所患者稀少耳。此又不可以众人无有，断为非杂气也。况杂气为病最多，然举世皆误认为六气。假如误认为风者，如大麻风、

---

1 瘃：足胫肿。
2 痎：亦称"痎气"。脐旁气块。《玉篇》："痎，癖也。"
3 截然：醒本同，刘本作"安然"。
4 在：刘本、醒本作"又"。
5 斑疹：原作"班疹"，据刘本、醒本改。

鹤膝风、痛风、历节风、老人中风、肠风、疬风、痫风之类，概用风药，未尝一效，实非风也，皆杂气为病耳。至又误认为火者，如疔疮发背、痈疽瘅毒、气毒流注、流火丹毒，与夫发斑痘疹之类，以为诸痛疮疡，皆属心火，投芩、连、栀、柏，未尝一效。实非火也，亦杂气之所为耳。至于误认为暑者，如霍乱、吐、泻、疟、痢、暴注、腹痛、绞肠痧之类，皆误认为暑，因作暑症治之，未尝一效，与暑何与焉！至于一切杂症，无因而生者，并皆杂气所成。从古未闻者何耶？盖因诸气来而不知，感而不觉，惟向风寒暑湿所见之气求之，是舍无声无臭、不睹不闻之气推察。既错认病原，未免误投他药。《大易》所谓：或系之牛，行人之得，邑人之灾也。刘河间作《原病式》，盖祖五运六气，百病皆原于风、寒、暑、湿、燥、火，是无出此六气为病。实不知杂气为病，更多于六气为病者百倍，不知六气有限，现在可测，杂气无穷，茫然不可测也。专务六气，不言杂气，焉能包括天下之病欤！

论气盛衰

其年疫气盛行，所患皆重，最能传染，即童辈皆言[1]为疫；至于微疫，反觉无有，盖毒气所钟不厚[2]也。

其年疫气衰少，闾里所患者不过几人，且不能传染，时师皆以伤寒为名，不知者固不言疫，知者亦不便言疫。然则何以知其为疫？盖脉证与盛行之年所患之证，纤悉相同，至于用药取效，毫无差别。是以知温疫四时皆有，常年不断，但有多寡轻重耳。

疫气不行之年，微疫转有，众人皆以感冒为名，实不知为疫也。设用发散之剂，虽不合病原，然亦无大害，疫自愈，实非药也，即不药亦自愈。至有稍重者，误投发散，其害尚浅，若误用补剂及寒凉，反成痼疾，不可不辨。

论气所伤不同

所谓杂气者，虽曰天地之气，实由方土之气也。盖其气从地而起，有是气则有是病，譬如所言天地生万物，然亦由方土之产也。但植物藉雨露而滋生，动物藉饮食而颐养。盖先有是气，然后有是物。推而广之，有无限之气，因有无限之物也。但二五之精[3]，未免生克制化，是以万物各有宜忌，宜者益而忌者损，损者制也。故万物各有所制，如猫制鼠，如鼠制象之

---

1 言：刘本、醒本作"知其"。
2 毒气所钟不厚：原作"毒气钟厚"，刘本作"毒气所钟有厚薄"，据醒本改。
3 二五之精："二"即阴阳；"五"即五行。

类。既知以物制物，即知以气制物矣。以气制物者，蟹得雾则死，枣得雾则枯之类，此有形之气，动植之物皆为所制也。至于无形之气，偏中于动物者，如牛温、羊温、鸡温、鸭温，岂但人疫而已哉？然牛病而羊不病，鸡病而鸭不病，人病而禽兽不病，究其所伤不同，因其气各异也。知其气各异，故谓之杂气。夫物者气之化也，气者物之变也，气即是物，物即是气，知气可以制物，则知物之可以制气矣。夫物之可以制气者，药物也，如蜒蚰解蜈蚣之毒，猫肉治鼠瘘之溃。此受物气之为病，是以物之气制物之气，犹或可测；至于受无形杂气为病，莫知何物之能制矣。惟其不知何物之能制，故勉用汗、吐、下三法以决之。嗟乎！即三法且不能尽善，况乃知物乎？能知以物制气，一病只有一药，药到病已，不烦君臣佐使、品味加减之劳矣。

蛔厥

疫邪传里，胃热如沸，蛔动不安，下既不通，必反于上，蛔因呕出，此常事也。但治其胃，蛔厥自愈。每见医家，妄引经论，以为脏寒，蛔上入膈，其人当吐蛔；又云"胃中冷必吐蛔"之句，便用乌梅丸，或理中安蛔汤。方中乃细辛、附子、干姜、桂枝、川椒，皆辛热之品，投之如火上添油，殊不知疫证表里上下皆热，始终从无寒证者。不思现前事理，徒记纸上文辞，以为依经傍注，坦然用之无疑，因此误人甚众。

呃逆

胃气逆则为呃逆，吴中称为冷呃。以冷为名，遂指为胃寒。不知寒热皆令呃逆，且不以本证相参，专执俗语为寒，遂投丁、茱、姜、桂，误人不少。此与执辞害义者，尤为不典[1]。治法各从其本证而消息之。如见白虎证则投白虎；见承气证则投承气；膈间痰闭，则宜导痰；如果胃寒，丁香柿蒂散宜之，然不若四逆汤功效殊捷。要之，但治本证，呃自止，其他可以类推矣。

似表非表，似里非里

时疫初起，邪气盘踞于中，表里阻隔，里气滞而为闷，表气滞为头疼身痛。因见头疼身痛，往往误认为伤寒表证，因用麻黄、桂枝、香苏、葛根、败毒、九味羌活之类，此皆发散之剂，强求其汗，妄耗津液。经气先虚，邪气不损，依然发热。

---

1 不典：不守常道；不合准则。

更有邪气传里，表气不能通于内，必壅于外，每至午后潮热，热甚则头胀痛，热退即已，此岂表实者耶？以上似表，误为表证，妄投升散之剂，经气愈实，火气上升，头疼转甚。须下之，里气一通，经气降而头疼立止。若果感冒头疼，无时不痛，为可辨也。且有别证相参，不可一途而取。

若汗、若下后，脉静身凉，浑身肢节反加痛甚，一如被杖，一如坠伤，少动则痛苦号呼，此经气虚，营卫行涩也。三四日内，经气渐回，其痛渐止，虽不药必自愈。设妄引经论，以为风湿相搏，一身尽痛，不可转侧，遂投疏风胜湿之剂，身痛反剧，似[1]此误人甚众。

伤寒传胃，即便潮热谵语，下之无辞。今时疫初起，便作潮热，热甚亦能谵语，误认为里证，妄用承气，是为诛伐无辜。不知伏邪附近于胃，邪未入腑，亦能潮热，午后热甚，亦能谵语，不待胃实而后能也。假令常疟，热甚亦作谵语。痎疟不恶寒，但作潮热，此岂胃实者耶？以上似里，误投承气，里气先虚，及邪陷胃，转见胸腹胀满，烦渴益甚。病家见势危笃，以致更医。医见下药病甚，乃指大黄为砒毒，或投泻心，或投柴胡、枳、桔，留邪在胃，变证日增，神脱气尽而死。向则不应下而反下之，今则应下而反失下，盖因表里不明，用药前后失序之误。

论食

时疫有首尾而[2]能食者，此邪不传胃，切不可绝其饮食，但不宜过食耳。有愈后数日微渴、微热、不思食者，此微邪在胃，正气衰弱，强与之，即为食复。有下后一日便思食，食之有味，当与之。先与米饮一小杯，加至茶瓯，渐进稀粥，不可尽意，饥则再与。如忽加吞酸，反觉无味，乃胃气伤也。当停谷一日，胃气复，复思食也，仍如渐进法。有愈后十数日，脉静身凉，表里俱和，但不思食者，此中气不苏，当与粥饮迎之，得谷后即思食觉饥。久而不思食者，一法以人参一钱，煎汤与之，以唤胃气，忽觉思食，余勿服。

论饮

烦渴思饮，酌量与之。若引饮过多，自觉水停心下，名停饮，宜四苓散最妙。如大渴思饮冰水及冷饮，无论四时，皆可量与。盖内热之极，得冷饮相救甚宜，能饮一升，止与半升，宁使少顷再饮。至于梨汁、藕汁、蔗浆、

---

1 似：原作"以"，据刘本、醒本改。
2 而：醒本作"皆"。

西瓜，皆可备不时之需。如不欲饮冷，当易白滚汤与之，乃至不思饮，则知胃和矣。

▌四苓汤

白茯苓二钱　泽泻一钱五分　猪苓一钱五分　陈皮一钱

取长流水煎服。古方有五苓散，用桂枝者，以太阳中风，表证未罢，并入膀胱，用四苓以利小便，加桂枝以解表邪，为双解散，即如少阳并于胃，以大柴胡通表里而治之。今人但见小便不利，便用桂枝，何异聋者之听宫商。胃本无病，故用白术以健中，今不用白术者，疫邪传胃而渴，白术性壅，恐以实填实也。加陈皮者，和中利气也。

损复

邪之伤人也，始而伤气，继而伤血，继而伤肉，继而伤筋，继而伤骨。邪毒既退，始而复气，继而复血，继而复肉，继而复筋，继而复骨。以柔脆者易损亦易复也。

天倾西北，地陷东南，故男先伤右，女先伤左。及其复也，男先复左，女先复右。以素亏者易损，以素实者易复也。

严供甫正[1]，年三十，时疫后，脉证俱平，饮食渐进，忽然肢体浮肿，别无所苦，此即气复也。盖大病后，血未盛，气暴复，血乃气之依归，气无所依，故为浮肿。嗣后饮食渐加，浮肿渐消，若误投行气利水药则谬矣。

张德甫，年二十，患噤口痢，昼夜无度，肢体仅存皮骨，痢虽减，毫不进谷，投人参一钱煎汤，入口不一时，身忽浮肿，如吹气球之速，自后饮食渐进，浮肿渐消，肿间已有肌肉矣。

若大病后，三焦受伤，不能通调水道，下输膀胱，肢体浮肿，此水气也，与气复悬绝，宜《金匮》肾气丸及肾气煎，若误用行气利水药必剧。凡水气，足冷肢体常重；气复，足不冷肢体常轻为异。

余桂玉正[2]，年四十，时疫后四肢脱力，竟若瘫痪，数日后右手始能动，又三日左手方动。又俞桂冈子室所患皆然。

标本

诸窍乃人身之户牖也。邪自窍而入，未有不由窍而出。《经》曰：未

---

1 严供甫正：刘本、醒本均作“严正甫”。
2 正：醒本作“室”。

入于腑者,可汗而已,已入于腑者,可下而已。麻征君[1]复增汗、吐、下三法,总是导引其邪,打从门户而出,可为治法之大纲,舍此皆治标云尔。今时疫首尾一于为热,独不言清热者,是知因邪而发热,但能治其邪,不治其热,而热自已。夫邪之与热,犹形影相依,形亡而影未有独存者。若以黄连解毒汤、黄连泻心汤,纯乎类聚寒凉,专务清热,既无汗、吐、下之能,焉能使邪从窍而出? 是忘其本,徒治其标,何异于小儿捕影?

行邪伏邪之别

凡邪所客,有行邪,有伏邪,故治法有难有易,取效有迟有速。假令行邪者,如正伤寒,始自太阳,或传阳明,或传少阳,或自三阳入胃,如行人经由某地,本无根蒂。因其漂浮之势,病形虽重,若果在经,一汗而解;若果传胃,一下而愈,药到便能获效。先伏而后行者,所谓温疫之邪,伏于膜原,如鸟栖巢,如兽藏穴,营卫所不关,药石所不及。至其发也,邪毒渐张,内侵于腑,外淫于经。营卫受伤,诸证渐显,然后可得而治之。方其浸淫之际,邪毒尚在膜原,此时但可疏利,使伏邪易出。邪毒既离膜原,乃观其变,或出表,或入里,然后可导邪而出,邪尽方愈。初发之时,毒势渐张,莫之能御。其时不惟不能即瘳其疾,而病证日惟加重,病家见证反增,即欲更医。医家不解,亦自惊叱,竟不知先时感受。邪甚则病甚,邪微则病微。病之轻重,非关于医;人之生死,全赖药石。故谚有云:伤寒莫治头,劳怯莫治尾。若果正伤寒初受于肌表,不过在经之浮邪,一汗即解,何莫治之有? 不知盖指温疫而言也。所以疫邪方张之际,势不可遏,但使邪毒速离膜原便是,治法全在后段工夫。识得表里虚实,更详轻重缓急,投剂不致差谬,如是可以万举万全。即使感受之最重者,按法治之,必无殒命之理。若夫久病枯极、酒色耗竭、耆耄风烛,此等已是天真几绝,更加温疫,自是难支,又不可同年而语。

应下诸证

▌ **舌白苔渐变黄苔**　邪在膜原,舌上白苔;邪在胃家,舌上黄苔。苔老变为沉香色也。白苔未可下,黄苔宜下。

▌ **舌黑苔**　邪毒在胃,熏腾于上,而生黑苔。有黄苔老而变焦色者,有津液润泽者作软黑苔,舌上干燥者作硬黑苔,下后二三日,黑皮自脱。又有一种舌俱黑而无苔,此经气,非下证也,妊娠多见此,阴证亦有此,并非下

---

1 麻征君: 即麻九畴,号征君,莫州人,中国金代末期文学家、医学家,学医于张子和。

证。下后里证去,舌尚黑者,苔皮未脱也,不可再下。务在有下证方可下。舌上无苔,况无下证,误下舌反见离离黑色者危,急当补之。

┃ **舌芒刺**　热伤津液,此疫毒之最重者,急当下。老人微疫无下证,舌上干燥易生苔刺,用生脉散,生津润燥,芒刺自去。

┃ **舌裂**　日久失下,血液枯极,多有此证。又热结旁流,日久不治,在下则津液消亡,在上则邪火毒炽,亦有此症,急下之,裂自满。

┃ **舌短、舌硬、舌卷**　皆邪气胜,真气亏,急下之,邪毒去,真气回,舌自舒。

┃ **白砂苔**　舌上白苔,干硬如砂皮,一名水晶苔。乃自白苔之时,津液干燥,邪虽入胃,不能变黄,宜急下之。

　　若白苔润泽者,邪在膜原也。邪微苔亦微;邪气盛,苔如积粉,满布其舌,未可。久而苔色不变,别有下证,服三消饮,次早舌即变黄。

┃ **唇燥裂、唇焦色、唇口皮起、口臭、鼻孔如烟煤**　胃家热,多有此症,固当下。唇口皮起,仍用别症互较。鼻孔煤黑,疫毒在胃,下之无辞。

┃ **口燥渴**　更有下症者,宜下之。下后邪去胃和,渴自减。若服花粉、门冬、知母,冀其生津止渴,殊谬。若大汗脉长洪而渴,未可下,宜白虎汤,汗更出,身凉渴止。

┃ **目赤、咽干、气喷如火、小便赤黑涓滴作痛、小便极臭、扬手踯足、脉沉而数**　皆为内热之极,下之无辞。

┃ **潮热、谵语**　邪在胃有此症,宜下。然又有不可下者,详载"似里非里"条下、"热入血室"条下、"神虚谵语"条下。

┃ **善太息**　胃家实,呼吸不利,胸膈痞闷,每欲引气下行故然。

┃ **心下满、心下高起如块、心下痛、腹胀满、腹痛按之愈痛、心下胀痛**　已上皆胃家邪实,内结气闭,宜下之,气通则已。

┃ **头胀痛**　胃家实,气不下降,下之头痛立止,若初起头痛,别无下证,未可下。

┃ **小便闭**　大便不通,气结不舒,大便行,小便立解,误服行气利水药无益。

┃ **大便闭,转屎气极臭**　更有下证,下之无辞,有血液枯竭者,无表里证,为虚燥,宜蜜煎导及胆导。

┃ **大肠胶闭**　其人平素大便不实,设遇疫邪传里,但蒸作极臭,状如黏胶,至死不结,但愈蒸愈黏,愈黏愈闭,以致胃气不能下行,疫毒无路而出,不下即死,但得黏胶一去,下证自除,画然[1]而愈。

---

1 画然:醒本作"霍然"。

▌ **协热下利、热结旁流** 并宜下。详见"大便"条下。

▌ **四逆、脉厥、体厥** 并属气闭,阳气郁内,不能四布于外,胃家实也,宜下之。下后反见此症者,为虚脱,宜补。

▌ **发狂** 胃家实,阳气盛也,宜下之。有虚烦似狂,有因欲汗作狂,并详见本条,忌下。

应补诸证

向谓伤寒无补法者,盖伤寒、时疫,均是客邪。然伤于寒者,不过风寒,乃天地之正气,尚嫌其填实而不可补。今感疫气者,乃天地之毒气,补之则壅裹其毒,邪火愈炽,是以误补之为害,尤甚于伤寒,此言其常也。及言其变,然又有应补者。或日久失下,形神几脱,或久病先亏,或先受大劳,或老人枯竭,皆当补泻兼施。设独行而增虚证者,宜急峻补虚证散在诸篇,此不再赘。补之虚证稍退,切忌再补详见"前后虚实[1]"。补后虚证不退,反加变证者危。下后虚证不见,乃臆度其虚,辄用补剂,法所大忌。凡用补剂,本日不见佳处,即非应补。盖人参为益元气之极品,开胃气之神丹,下咽之后,其效立见。若用参之后,元气不回,胃气不转者,勿谓人参之功不捷,盖因投之不当耳,急宜另作主张。若恣意投之,必加变症,变症加而更投之者死。

论阴证世间罕有

伤寒阴阳二证,方书皆以对待言之,凡论阳症,即继之阴症。读者以为阴阳二证,世间均有之病,所以临诊之际,先将阴阳二证,在于胸次,往来惆惘[2],最易牵入误端。甚有不辨脉证,但窥其人多蓄少艾,或适在妓家,或房事后得病,或病适至行房,医问及此,便疑为阴症。殊不知病之将至,虽僧尼寡妇,室女童男,旷夫阉宦,病势不可遏,与房欲何与焉?即便多蓄少艾,频宿娼妓,房事后适病,病适至行房,此际偶值病邪发于膜原,气壅[3]火郁,未免发热,到底终是阳证,与阴证何与焉?况又不知阴证实乃世间罕有之病,而阳证似阴者,何日无之?究其所以然者,盖不论伤寒、温疫,传入胃家,阳气内郁,不能外布,即便四逆,所谓阳厥是也。又曰,厥微热亦微,厥深热亦深。其厥深者,甚至冷过肘膝,脉沉而微;剧则通身冰冷,脉微欲绝。虽有轻重之分,总之为阳厥。因其触目皆是,苟不得其要领,

---

1 前后虚实:诸本均作"前虚后实",据本书"前后虚实"篇改。

2 惆惘:刘本、醒本作"踌躇"。

3 壅:原作"擁",据刘本改。

于是误认者良多。况且温疫每类伤寒，又不得要领，最易混淆。夫温疫，热病也，从无感寒[1]，阴自何来？一也；治温疫数百人，才遇一正伤寒，二也；及治正伤寒数百人，才遇一真阴证，三也。前后统论，苟非历治万[2]人，乌能一见？阴证岂非世间罕有之病耶？验今伤寒科盛行之医，历数年间，或者得遇一真阴证者有之，又何必才见伤寒，便疑阴证？况多温疫，又非伤寒者乎？

论阳证似阴

凡阳厥，手足厥冷，或冷过肘膝，甚至手足指甲皆青黑，剧则遍身冰冷如石，血凝青紫成片，或六脉无力，或脉微欲绝，以上脉证，悉见纯阴，犹以为阳证，何也？及审内证，气喷如火，龈烂口臭，烦渴谵语，口燥舌干，舌苔黄黑，或生芒刺，心腹痞满，少腹疼痛，小便赤涩涓滴作痛；非大便燥结，即大肠胶闭；非协热下利，即热结旁流。已上内三焦悉见阳证，所以为阳厥也。粗工不察内多下证，但见表证，脉体纯阴，误投温剂，祸不旋踵。

凡阳证似阴者，温疫与正伤寒通有之；其有阴证似阳者，此系正伤寒家事，在温疫无有此证，故不附载。详见《伤寒实录》。

温疫阳证似阴者，始必由膜原，以渐传里，先几日发热，以后四逆。

伤寒阳症似阴者，始必由阳经发热，脉浮而数，邪气自外渐次传里，里气壅闭，脉体方沉，乃至四肢厥逆，盖非一日矣。其真阴者，始则恶寒而不发热，其脉沉细，当即四逆，急投附子回阳，二、三日失治即死。

捷要辨法：凡阳证似阴，外寒而内必热，故小便血赤；凡阴证似阳者，格阳之证也，上热下寒，故小便清白。但以小便赤白为据，以此推之，万不失一。

舍病治药

尝遇微疫，医者误进白虎汤数剂，续得四肢厥逆，病势转剧。更医，谬指为阴症，投附子汤病愈。此非治病，实治药也。虽误认病原，药则偶中。医者之庸，病者之福也。盖病本不药自愈之证，因连进白虎寒凉慓悍，抑遏胃气，以致四肢厥逆，疫邪强伏，故病增剧。今投温剂，胃气通行，微邪流散，故愈。若果直中，无阳阴证，误投白虎，一剂立毙，岂容数剂耶？

---

1 感寒：原作"盛寒"，据刘本、醒本改。
2 万：刘本、醒本均作"多"。

舍病治弊

一人感疫，发热烦渴，思饮冰水。医者以为凡病须忌生冷，禁止甚严。病者苦索勿与，遂致两目火迸，咽喉焦燥，不时烟焰上腾，昼夜不寐，目中见鬼无数，病剧苦甚。自谓但得冷饮一滴下咽，虽死无恨。于是乘隙匍匐窃取井水一盆，置之枕旁。饮一杯，目顿清亮；二杯，鬼物潜消；三杯，咽喉声出；四杯，筋骨舒畅；饮至六杯，不知盏落枕旁，竟而熟睡。俄而大汗如雨，衣被湿透，脱然而愈。盖因其人瘦而多火，素禀阳脏，始则加之以热，经络枯燥，既而邪气传表，不能作正汗而解。误投升散，则病转剧。今得冷饮，表里和润，所谓除弊便是兴利，自然汗解宜矣。更有因食、因痰、因寒剂、因虚陷，致疾不愈者，皆当舍病求弊，以此类推，可以应变于无穷矣。

论轻疫误治每成痼疾

凡客邪皆有轻重之分，惟疫邪感受轻者，人所不识，往往误治而成痼疾。假令患痢，昼夜无度，水谷不进，人皆知其危痢也。其有感之轻者，昼夜惟行四五度，饮食如常，起居如故，人亦知其轻痢，未尝误以他病治之者，凭有积滞耳。至如温疫，感之重者，身热如火，头疼身痛，胸腹胀满，苔刺，谵语，斑黄，狂躁，人皆知其危疫也。其有感之浅者，微有头疼身痛，午后稍有潮热，饮食不甚减，但食后或觉胀满，或觉恶心，脉微数，如是之疫，最易误认。即医家素以伤寒、温疫为大病，今因证候不显，多有不觉其为疫也。且人感疫之际，来而不觉，既感不知，最无凭据。又因所感之气薄，今发时故现证不甚，虽有头疼身痛，况饮食不绝，力可徒步，又乌得而知其疫也？病人无处追求，每每妄诉病原。医家不善审察，未免随情错认。有如病前适遇小劳，病人不过以此道其根由，医家不辨是非，便引东垣劳倦伤脾，元气下陷，乃执甘温除大热之句，随用补中益气汤，壅补其邪，转壅转热，转热转瘦，转瘦转补，多至危殆。

或有妇人患此，适逢产后，医家便认为阴虚发热，血虚身痛，遂投四物汤及地黄丸。泥滞其邪，迁延日久，病邪益固，邀遍女科，无出滋阴养血。屡投不效，复更凉血通瘀。不知原邪仍在，积热自是不除，日渐尫羸，终成废痿。

凡人未免七情劳郁，医者不知为疫，乃引丹溪五火相扇之说，或指为心火上炎，或指为肝火冲击，乃惟类聚寒凉，冀[1]其直折，而反凝住其邪，徒

---

1 冀：原作"異"，据刘本、醒本改。

伤胃气,疫邪不去,瘀热何清？延至骨立而毙。

或向有宿病淹缠,适逢微疫,未免身痛发热。医家病家,同认为原病加重,仍用前药加减,有妨于疫,病益加重,至死不觉者。如是种种,难以尽述。聊举一二,从是推而广之,可以应变于无穷矣。

肢体浮肿

时疫潮热而渴,舌黄,身痛,心下满闷,腹时痛,脉数,此应下之证也。外有通身及面目浮肿,喘急不已,小便不利,此疫兼水肿,因三焦壅闭,水道不行也。但治在疫,水肿自已,宜小承气汤。向有单腹胀而后疫者,治在疫。若先年曾患水肿,因疫而发者,治在疫,水肿自愈。

病人通身浮肿,下体益甚,脐凸,阴囊及阴茎肿大色白,小便不利,此水肿也。继又身大热,午后益甚,烦渴,心下满闷,喘急,大便不调,此又加疫也。因下之,下后胀不除,反加腹满,宜承气加甘遂二分,弱人量减。盖先肿胀,续得时疫,此水肿兼疫,大水在表,微疫在里也,故并治之。

时疫愈后数日,先自足浮肿,小便不利,肿渐至心腹而喘,此水气也,宜治在水。

时疫愈后数日,先自足浮肿,小便如常,虽至通身浮肿而不喘,别无所苦,此气复也。盖血乃气之依归,夫气先血而生,无所归依,故暂浮肿。但静养,节饮食,不药自愈。

时疫身赋羸弱,言不足以听,气不足以息,得下证,少与承气,下证稍减;更与之,眩晕欲死,盖不胜其攻也。绝谷期月,稍补则心腹满闷。攻不可,补不可,守之则元气不鼓,余邪沉匿膜原,日惟水饮而已。以后心腹忽加肿满烦冤者,向来沉匿之邪,方悉分传于表里也,宜承气养营汤,一服病已。设表肿未除,宜微汗之,自愈。

时疫得里证失下,以致面目浮肿及肢体微肿,小便自利,此表里气滞,非兼水肿也,宜承气下之。里气一疏,表气亦顺,浮肿顿除。或见绝谷期月,指为脾虚发肿,误补必剧。妊娠更多此证,治法同前,皆得子母俱安。但当少与,慎毋过剂。共七法。

服寒剂反热

阳气通行,温养百骸。阳气壅闭,郁而为热。且夫人身之火,无处不有,无时不在,但喜通达耳。不论脏腑经络,表里上下,血分气分,一有所阻,即便发热,是知百病发热,皆由于壅郁。然火郁而又根于气,气常灵而火不灵，火不能自运，赖气为之运。所以气升火亦升，气降火亦降，气行火亦行。气若阻滞，而火屈曲，惟是屈曲，热斯发矣。是气为火之舟楫也。今疫邪透出于膜原，气为之阻，时欲到胃，是求伸而未能遽达[1]也。今投寒剂，抑遏胃气，气益不伸，火更屈曲，所以反热也。往往服芩、连、知、柏之类，病人自觉反热，其间偶有灵变者，但言我非黄连证，亦不知其何故也。切谓医家终以寒凉清热，热不能清，竟置弗疑，服之反热，全然不悟，虽至白首，终不究心。悲夫！

知一

邪之着人，如饮酒然。凡人醉酒，脉必洪而数，气高身热，面目俱赤，乃其常也。及言其变，各有不同。有醉后妄言妄动，醒后全然不知者；有虽沉醉而神思终不乱者；醉后应面赤而反刮白者；应萎弱而反刚强者；应壮热而反恶寒战栗者；有易醉而易醒者；有难醉而难醒者；有发呵欠及嚏喷者；有头眩眼花及头痛者。因其气血虚实之不同，脏腑禀赋之有异，更兼过饮少饮之别，考其情状，各自不同；至论醉酒，一也。及醒，一任诸态如失。

凡人受邪，始则昼夜发热，日晡益甚，头疼身痛，舌上白苔，渐加烦渴，乃众人之常也。及言其变，各自不同者，或呕，或吐，或咽喉干燥，或痰涎涌甚，或纯纯发热，或发热而兼凛凛，或先凛凛而后发热，或先恶寒而后发热，或先一日恶寒而后发热、以后即纯纯发热，或先恶寒而后发热、以后渐渐寒少而热多、以至纯热者，或昼夜发热者，或午后潮热、余时热稍缓者。有从外解者，或战汗，或狂汗、自汗、盗汗，或发斑；有潜消者；有从内传者，或胸膈痞闷，或心腹胀满，或心痛腹痛，或胸胁痛，或大便不通，或前后癃闭，或协热下利，或热结旁流。有黄苔黑苔者，有口燥舌裂者，有舌生芒刺、舌色紫赤者，有鼻孔如烟煤之黑者，有发黄及蓄血、吐血、衄血、大小便血、汗血、嗽血、齿衄者，有发颐疙瘩疮者，有首尾能食者，有绝谷一两月者，有无故最善反复者，有愈后渐加饮食如旧者，有愈后饮食胜常二三倍者，有愈后退爪脱发者。至论恶证，口噤不能张，昏迷不识人，足屈不能伸，唇口不住牵动，手足不住振战，直视，上视，圆睁，目瞤，口张，声哑，舌强，遗尿，遗粪，项强发痉，手足俱痉，筋惕肉瞤，循衣摸床，撮空理线等证。种种不同，因其气血虚实之不同，脏腑禀赋之有异，更兼感重感轻之别。考其证候，各自不同，至论受邪，一也。及邪尽，一

---

1 达：原作"进"，据刘本、醒本改。

任诸症如失。所谓知其一万事毕,知其要者一言而终,不知其要者流散无穷,此之谓也。

已上止举一气,因人而变。至有岁气稍有不同者,有其年众人皆从自汗而解者,更有其年众人皆从战汗而解者,此又因气而变。余证大同小异,皆疫气也。至又杂气为病,一气自成一病,每病各又因人而变。统而言之,其变不可胜言矣,医者能通其变,方为尽善。

四损不可正治

凡人大劳、大欲,及大病、久病后,气血两虚,阴阳并竭,名为四损。当此之际,忽又加疫,邪气虽轻,并为难治。以正气先亏,邪气自陷。故谚有云:伤寒偏死下虚人,正谓此也。

盖正气不胜者,气不足以息,言不足以听,或欲言而不能。感邪虽重,反无胀满痞塞之证。误用承气,不剧即死。以正气愈损,邪气愈伏也。

若真血不足者,面色萎黄,唇口括白[1],或因吐血崩漏,或因产后亡血过多,或因肠风脏毒所致。邪感虽重,面目反无阳色。误用承气速死,以营血愈消,邪气益加沉匿也。

若真阳不足者,或四肢厥逆;或下利清谷,肌体恶寒,恒多泄泻,至夜益甚;或口[2]鼻冷气。感邪虽重,反无发热、燥渴、苔刺等症。误用承气,阳气愈消,阴凝不化,邪气留而不行,轻则渐加萎顿,重则下咽立毙。

若真阴不足者,自然五液干枯,肌肤甲错。感邪虽重,应汗无汗,应厥不厥。误用承气,病益加重,以津液枯涸,邪气涩滞,无能输泄也。凡遇此等,不可以常法正治,当从其损而调之。调之不愈者,稍以常法治之。治之不及者,损之至也。是故一损二损,轻者或可挽回,重者治之无益。乃至三损四损,虽卢扁而[3]无所施矣。更以老少参之,少年遇损,或可调治;老年遇损,多见治之不及者,以枯魄独存,化源已绝,不复滋生也。

劳复、食复、自复

疫邪已退,脉证俱平,但元气未复,或因梳洗浴沐,或因多言妄动,遂至发热,前证复起,惟脉不沉实为辨,此名劳复。盖气为火之舟楫,今则真气方长,劳而复折。真气既亏,火亦不前。如人欲济,舟楫已坏,其可渡乎?是火也,某经气陷,则火随陷于某经。陷于经络则为表热,陷于脏腑

---

1 括白: 刘本作"刮白"。
2 口: 原无,据刘本、醒本补。
3 而: 刘本、醒本作"亦"。

则为里热。虚甚热甚,虚微热微。治法:轻则静养可复,重则大补气血。候真气一回,血脉融和,表里通畅,所陷之火,随气输泄,自然热退,而前证自除矣。若误用承气及寒凉剥削之剂,变证蜂起,卒至殒命。宜服安神养血汤[1]。

若因饮食所伤者,或吞酸作噎,或心腹[2]满闷而加热者,此名食复,轻则损谷自愈,重则消导方瘥。

若无故自复者,以伏邪未尽,此名自复,当问前得某证,所发亦某证,少与前药,以彻其余邪,自然获愈。

▌ 安神养血汤[3]

茯神 枣仁 当归 远志 桔梗 芍药 地黄 陈皮 甘草

加龙眼肉,水煎服。

感冒兼疫

疫邪伏而未发,因感冒风寒,触动疫邪,相继而发也。既有感冒之因由,复有风寒之脉证,先投发散,一汗而解。一二日续得头疼身痛,潮热烦渴,不恶寒,此风寒去,疫邪发也,以疫法治之。

疟疫兼证

疟疾二三发,或七八发后,忽然昼夜发热而渴,不恶寒,舌生苔刺,心腹痞满,饮食不进,下证渐具,此温疫著,疟疾隐也,以疫法治之。

温疫昼夜纯热,心腹痞满,饮食不进,下后脉静身凉,或间日,或每日,时恶寒而后发热如期者,此温疫解,疟邪未尽也,以疟法治之。

温疟

凡疟者,寒热如期而发,余时脉静身凉,此常疟也,以疟法治之。设传胃者,必现里证,名为温疟,以疫法治者生,以疟法治者死。里证者,为下证也。下后里证除,寒热独存者,是温疫减,疟证在也。疟邪未去者宜疏,邪去而疟势在者宜截,势在而挟虚者宜补。疏以清脾饮,截以不二饮,补以四君子,方见疟门,仍恐杂乱,此不附载。

疫痢兼证

下痢脓血,更加发热而渴,心腹痞满,呕而不食,此疫痢兼证,最为危

---

1 宜服安神养血汤:原无,据刘本、醒本补。

2 腹:原作"胸",据刘本改。

3 安神养血汤:并方剂组成及煎服法,原无,据刘本补。

急。夫疫者,胃家事也。盖疫邪传胃,十常八九。既传入胃,必从下解。疫邪不能自出,必藉大肠之气传送而下,而疫方愈。夫痢者,大肠内事也,大肠既病,失其传送之职,故正粪不行,纯乎下痢脓血而已。所以向来谷食停积在胃,直须大肠邪气将退,胃气通行,正粪自此而下;今大肠失职,正粪尚自不行,又何能与胃载毒而出? 毒既不前,羁留在胃,最能败坏真气。在胃一日,则有一日之害;一时,则有一时之害,耗气搏血,神脱气尽而死。凡遇疫痢兼证者,在痢尤为吃[1]紧。疫痢俱急者,宜槟芍顺气汤,诚为一举两得。

▌槟芍顺气汤 专治下痢频数,里急后重,兼舌苔黄,得疫之里证者。

槟榔 芍药 枳实 厚朴 大黄

生姜煎服。

妇人时疫

妇人伤寒时疫,与男子无二,惟经水适断适来,及崩漏产后,与男子稍有不同。夫经水之来,乃诸经血满,归注于血室,下泄为月水。血室者一名血海,即冲任脉也,为诸经之总任。经水适来,疫邪不入于胃,乘势入于血室,故夜发热谵语。盖卫气昼行于阳,不与阴争,故昼则明了;夜行于阴,与邪相搏,故夜则发热谵语。至夜止发热而不谵语者,亦为热入血室。因有轻重之分,不必拘于谵语也。《经》曰:无犯胃气及上二焦,必自愈。胸膈并胃无邪,勿以谵语为胃实而妄攻之,但热随血下,故自愈。若有如结胸状者,血因邪结也,当刺期门以通其结。《活人》以柴胡汤治之,不若刺者功捷。

经水适断,血室空虚,其邪乘虚传入,邪胜正亏,经气不振,不能鼓散其邪,为难治。且不从血泄,邪气何由即解? 与适来之义,有血虚血实之分,宜柴胡养营汤。新产后亡血过多,冲任空虚,与夫素善崩漏,经气久虚,皆能受邪,与经水适断同法。

妊娠时疫[2]

孕妇时疫,设应用三承气汤,须随证施治,切不可过虑。慎毋惑于参、术安胎之说。病家见用承气,先自惊疑,或更左右嘈杂,必致医家掣肘,为子母大不祥。若应下之证,反用补剂,邪火壅郁,热毒愈炽,胎愈不安,耗气搏血,胞胎何赖? 是以古人有悬钟之喻,梁腐而钟未有不落者,唯用承

---

1 吃:原误作"乞",据刘本、醒本改。
2 妊娠时疫:原列"小儿时疫"篇后,据原目录及刘本调整。

气，逐去其邪，火毒消散，炎熇顿为清凉，气回而胎自固。当此证候，反见大黄为安胎之圣药，历治历当，子母俱安。若腹痛如锥，腰痛如折，此将堕欲堕之候，服药亦无及矣。虽投承气，但可愈疾而全母。昧者以为胎堕，必反咎于医也。

或诘余曰：孕妇而投承气，设邪未逐，先损其胎，当如之何？余曰：结粪瘀热，肠胃间事也；胎附于脊，肠胃之外，子宫内事也。药先到胃，瘀热才通，胎气便得舒养，是以兴利除害于顷刻之间，何虑之有？但毒药治病，衰去七八，余邪自愈，慎勿过剂耳。

凡妊娠时疫，万[1]有四损者，不可正治，当从其损而调之，产后同法。非其损而误补，必死。四损详见前"应补诸证"条后。

小儿时疫

凡小儿感冒、风寒、疟痢等证，人所易知；一染时疫，人所难窥，所以耽误者良多。何也？盖由幼科专于痘疹、吐泻、惊疳，并诸杂证，在伤寒、时疫甚略之，一也。古人称幼科为哑科，盖不能尽罄所苦以告师，师又安能悉乎问切之义？所以但知其身热，不知其头疼身痛也。但知不思乳食，心胸膨胀，疑其内伤乳食，安知其疫邪传胃？但见呕吐恶心，口渴下利，以小儿吐泻为常事，又安知其协热下痢也？凡此，何暇致思为时疫，二也。小儿神气[2]娇怯，筋骨柔脆，一染时疫，延捱失治，即便两目上吊，不时惊搐，肢体发痉，十指钩曲，甚则角弓反张，必延幼科，正合渠平日学习见闻之证，是多误认为慢惊风，遂投抱龙丸、安神丸，竭尽惊风之剂，转治转剧。因见不啼不语，又将神门、眉心乱灸。艾火虽微，内攻甚急，两阳相搏，如火加油，红炉添炭，死者不可胜计，深为痛悯。今凡遇疫毒流行，大人可染，小儿岂独不可染耶？但所受之邪则一，因其气血筋骨柔脆，故所现之症为异耳。务宜求邪以治，故用药与大人仿佛。凡五六岁以上者，药当减半。二三岁往来者，四分之一可也。又肠胃柔脆，少有差误，为祸更速，临证尤宜加慎。

▍ 小儿太极丸[3]

天竺黄五钱 胆星五钱 大黄三钱 麝香三分 冰片三分 僵蚕三钱

上为细末，端午日午时修合，糯米饭杵为丸，如芡实，朱砂为衣。凡遇疫证，姜汤化下一丸，神效。

---

1 万：此后刘本有"一"字。
2 神气：刘本、醒本作"赋质"。
3 小儿太极丸：并方剂组成及煎服法，原无，据刘本补。

主客交

凡人向有他病尩羸，或久疟，或内伤瘀血，或吐血、便血、咳血，男子遗精白浊、精气枯涸，女人崩漏带下、血枯经闭之类，以致肌肉消烁，邪火独存，故脉近于数也。此际稍感疫气，医家病家，见其谷食暴绝，更加胸膈痞闷，身疼发热，彻夜不寐，指为原病加重。误以绝谷为脾虚，以身痛为血虚，以不寐为神虚，遂投参、术、归、地、茯神、枣仁之类，愈进愈危。知者稍以疫法治之，发热减半，不时得睡，谷食稍进，但数脉不去，肢体时疼，胸胁锥痛，过期不愈。医以杂药频试，补之则邪火愈炽，泻之则损脾坏胃，滋之则胶邪愈固，散之则徒汗益虚，疏之则精气愈耗，守之则日削近死。盖但知其伏邪已溃，表里分传，里证虽除，不知正气衰微，不能托出表邪，留而不去，因与血脉合而为一，结为痼疾也。肢体时疼者，邪与荣气搏也；脉数身热不去者，邪火并郁也；胁下锥痛者，火邪结于膜膈也；过期不愈者，凡疫邪交卸，近在一七，远在二七，甚至三七，过此不愈者，因非其治，不为坏证，即为痼疾也。夫痼疾者，所谓客邪胶固于血脉，主客交浑，最难得解，且愈久益固，治法当乘其大肉未消、真元未败，急用三甲散，多有得生者。更附加减法，随其素而调之。

▌三甲散

鳖甲、龟甲并用酥炙黄为末，各一钱，如无酥，各以醋炙代之　穿山甲土炒黄为末，五分　蝉蜕洗净，炙干，五分　僵蚕白硬者，切断，生用，五分　牡蛎煅为末五分，咽燥者酌用　䗪虫三个，干者擘碎，鲜者捣烂，和酒少许，取汁入汤药同服，其渣入诸药同煎　白芍药酒炒，七分　当归五分　甘草三分

水二钟，煎八分，滤清[1]温服。

若素有老疟或瘅疟者，加牛膝一钱，何首乌一钱；胃弱欲作泻者，宜用九蒸九晒。

若素有郁痰者，加贝母一钱；老痰者，加瓜蒌霜五分，善呕者勿用。

若咽干作痒者，加花粉、知母各五分。

若素有燥嗽者，加杏仁捣烂一钱五分。

若素有内伤瘀血者，倍䗪虫。如无䗪虫，以干漆（炒烟尽为末[2]）五分及桃仁（捣烂）一钱代之。服后病减六七，余勿服[3]，当尽调理法。

---

1 滤清：刘本作"沥渣"。
2 炒烟尽为末：刘本作"炒烟尽为度，研末"。
3 病减六七，余勿服：刘本作"病减半，勿服"。

调理法

凡人胃气强盛,可饥可饱。若久病之后,胃气薄弱,最难调理。盖胃体如灶,胃气如火,谷食如薪,合水谷之精微,升散为血脉者如焰,其糟粕下转为粪者如烬。是以灶大则薪多火盛,薪断而余焰犹存,虽薪后续而火亦燃。若些小铛锅,止宜薪数茎,稍多则壅灭,稍断则火绝。死灰而求复燃,不亦难乎?若夫大病之后,客邪新去,胃口方开,几微之气,所以多与、早与、迟与,皆不可也。宜先与粥饮,次糊饮,次糜粥,次软饭,尤当循序渐进,毋先其时,毋后其时[1]。当设炉火,昼夜勿令断绝,以备不时之用。思谷即与,稍缓则胃饥如刺,再缓则胃气伤,反不思食矣。既不思食,若照前与之,虽食而弗化,弗化则伤之又伤。不为食复者,当如初进法,若更多与及黏硬之物,胃气壅甚,必胀满难支。若气绝谷存,乃致反覆颠倒,形神俱脱而死矣。

统论疫有九传治法

夫疫之传有九,然亦不出乎表里之间而已矣。所谓九传者,病人各得其一,非谓一病而有九传也。盖温疫之来,邪自口鼻而入,感于膜原,伏而未发者,不知不觉。已发之后,渐加发热,脉洪而数,此众人相同,宜达原饮疏之。继而邪气一离膜原,察其传变,众人不同者,以其表里各异耳。有但表而不里者,有但里而不表者,有表而再表者,有里而再里者,有表里分传者,有表里分传而再分传者,有表胜于里者,有里胜于表者,有先表而后里者,有先里而后表者,凡此九传,其去病一也。医者不知九传之法,不知邪之所在,如盲者之不任杖,聋者之听宫商,无音可求,无路可适,未免当汗不汗,当下不下。或颠倒误用,或寻枝摘叶,但治其证,不治其邪,同归于误一也。

所言但表而不里者,其证头疼身痛,发热而复凛凛,内无胸满腹胀等证,谷食不绝,不烦不渴。此邪气外传,由肌表而出,或自斑消,或从汗解。斑者有斑疹、桃花斑、紫云斑,汗者有自汗、盗汗、狂汗、战汗之异。此病气之使然,不必较论,但求得斑、得汗为愈疾耳。凡自外传者为顺,勿药亦能自愈。间有汗出不彻,而热不退者,宜白虎汤;斑出不透,而热不退者,宜举斑汤;有斑汗并行而愈者,若斑出不透,汗出不彻而热不除者,宜白虎合举斑汤。

间有表而再表者,所发未尽,膜原尚有隐伏之邪,或二三日后,四五日后,依前发热,脉洪而数。及其解也,斑者仍斑,汗者仍汗而愈。未愈者,

---

1 毋先其时,毋后其时:刘本作"先后勿失其时"。

仍如前法治之,然亦稀有。至于三表者,更稀有也。

若但里而不表者,外无头疼身痛,向后亦无三斑四汗,惟胸膈痞闷,欲吐不吐,虽得少吐而不快,此邪传里之上者,宜瓜蒂散吐之,邪从吐减,邪尽病已。邪传里之中下者,心腹胀满,不呕不吐,或燥结便闭,或热结旁流,或协热下利,或大肠胶闭,并宜承气辈导去其邪,邪减病减,邪尽病已。上中下皆病者,不可吐,吐之为逆,但宜承气导之,则在上之邪,顺流而下,呕吐立止,胀满渐除。

有里而再里者,愈后二三日,或四五日,依前之证复发,在上者仍吐之,在下者仍下之。再里者常事,甚至三里者,亦有也[1]。虽有上中下之分,皆为里证。

若表里分传者,始则邪气伏于膜原。膜原者,即半表半里也。此传法以邪气平分,半入于里,则现里证;半出于表,则现表证。此疫家之常事。然表里俱病,内外壅闭,既不得汗,而复不得下。此不可汗,强求其汗,必不可得。宜承气先通其里,里邪先去,邪去则里气通,中气方能达表。向者郁于肌肉之邪,乘势尽发于肌表矣。或斑或汗,盖随其性而升泄之也。诸证悉去,既无表里证而热不退者,膜原尚有已发之邪未尽也,宜三消饮调之。

若表里分传而再分传者,照前表里俱病,宜三消饮。复下复汗,如前而愈,此亦常事。至有三发者,亦稀有也。

若表胜于里者,膜原伏邪发时,传表之邪多,传里之邪少。何以知之?表证多而里证少,当治其表,里证兼之;若里证多而表证少者,但治其里,表证自愈。

若先表而后里者,始则但有表证而无里证,宜达原饮。有经证者,当用[2]三阳加法。经证不显,但发热者,不用加法。继而脉洪大而数,自汗而渴,邪离膜原,未能出表耳,宜白虎汤辛凉解散,邪从汗解,脉静身凉而愈。愈后二三日后,或四五日后,依前发热,宜达原饮。至后反加胸满腹胀,不思谷食,烦渴,舌上苔刺等证,加大黄微利之。久而不去,在上者宜瓜蒂散吐之,在中下者,宜承气汤导之。

若先里而后表者,始则发热,渐如里证。下之里证除,二三日内复发热,反加头疼身痛脉浮者,宜白虎汤。若下后热减不甚,三四日后,精神不慧,脉浮者,宜白虎汤汗之。服汤复不得汗者,因津液枯竭也,加人参,覆

---

1 甚至三里者,亦有也:原作"甚有三里者,稀有也",据醒本改。
2 用:原作"有",据醒本改。

杯则汗解。此近表里分传之证,不在此例。

若大下复大汗后,表里之证悉去,继而一身尽痛,身如被杖,甚则不可转侧,脉迟细者,此汗出太过,阳气不周,骨寒而痛,非表证也。此不必治,二三日内阳气自回,身痛自愈。

凡疫邪再表再里,或再表里分传者,医家不解,反责病家不善调理,以致反复;病家不解,每责医家用药有误,致病复起。彼此归咎,胥失之矣! 殊不知病势之所当然,盖气性如此,一者不可为二,二者不可为一,绝非医家病家之过也。但得病者向赖精神完固,虽再三反复,随复随治,随治随愈[1]。

间有延挨失治,或治之不得其法,日久不除,精神耗竭。嗣后更医,投药固当,现在之邪拔去,因而得效。殊不知膜原尚有伏邪,在一二日内,前证复起,反加循衣摸床,神思昏愦,目中不了了等证。且脉气渐萎,大凶之兆也。譬如行人,日间趱行,未晚投宿,何等从容? 今则日间绕道,日暮途长,急无及矣。病家不咎于前医耽误日时,反咎于后医既生之而又杀之,良可叹也! 当此之际,攻之则元气几微,是求速死;补之则邪火愈炽,精气愈烁;守之则正不胜邪,必无生理。三路俱亡,虽有卢扁之伎而无所施矣。

温疫论正误

具区吴有性又可甫著　嘉善张以增容旃较阅

正名

《伤寒论》曰:"发热而渴,不恶寒者为温病",后人省"氵"加"疒"为"瘟",即"温"也。如病证之"證",后人省文作"証",嗣后省"言"加"疒"为"症"。又如滞下,古人为下利脓血,盖以泻为下利,后人加"疒"为"痢"。要之,古无"瘟""痢""症"三字,皆后人变易耳,不可因易其文,以"温""瘟"为两病,各扯[2]受病之原,乃指冬之伏寒,至春至夏发为温热,又以非节之暖为瘟疫。果尔,又当异证异脉。不然,临治之际,何以知受病之原不同也。设使脉证不同,病原各异,又当另立方论治法。然则脉证治法,又何立哉? 所谓枝节愈繁而意愈乱,学者

---

1 随治随愈: 此后刘本有"惟虚怯者不宜耳"。
2 扯: 刘本作"指"。

未免有多歧之惑矣。夫温者热之始，热者温之终，温热首尾一体，故又为热病，即温病也。又名疫者，以其延门合户，如徭役之役，众人均等之谓也。今省文作"殳"，加"疒"为疫。又为时疫、时气者，因其感时行戾气所发也。因其恶厉，又为之疫厉。终有得汗而解，故燕冀名为汗病。此外，又有风温、湿温，即温病夹外感之兼证。名各不同，究其病则一。然近世称疫者众，书以温疫者，弗遗其古[1]也。复[2]以《伤寒例》及诸家所议，凡有关于温疫，其中多有差误者，仍恐致惑于来学，悉采以正焉。

《伤寒例》正误

《阴阳大论》云：春气温和，夏气暑热，秋气清凉，冬气冷冽，此则四时正气之序也。冬时严寒，万类深藏，君子固密，则不伤于寒。触冒之者，乃名伤寒耳。

其伤于四时之气，皆能为病，以伤寒为毒者，以其最成杀厉之气也。

中而即病者，名曰伤寒，不即病者，寒毒藏于肌肤，至春变为温病，至夏变为暑病。暑者，热[3]极重于温也。

成注：《内经》曰先夏至为温病，后夏至为暑病。温暑之病，本于伤寒而得之。

正误　按：十二经络，与夫奇经八脉，无非营卫气血，周布一身而营养百骸。是以天真元气，无往不在，不在则麻木不仁；造化之机，无刻不运，不运则颠倒仆绝。然风寒暑湿之邪，与吾身之营卫，势不两立，一有所干，疾苦作矣，苟或不除，不危即毙。上文所言冬时严寒所伤，中而即病者为伤寒，不即病者，至春变为温病，至夏变为暑病。然风寒所伤，轻则感冒，重则伤寒。即感冒一证，风寒所伤之最轻者，尚尔头疼身痛，四肢拘急，鼻塞声重，痰嗽喘急，恶寒发热，当即为病，不能容隐，今冬时严寒所伤，非细事也，反能藏伏过时而发者耶？

更问何等中而即病？何等中而不即病？何等中而即病者，头痛如破，身痛如杖，恶寒项强，发热如炙，或喘或呕，甚则发痉，六脉疾数，烦躁不宁，至后传变，不可胜言，怆悴[4]失治，乃致伤生？何等中而不即病者，感则一毫不觉，既而延至春夏，当其已中之后，未发之前，饮食起居如常，神色

---

1 古：刘本、醒本作"言"。
2 复：刘本、醒本作"后"。
3 热：原无，据刘本、醒本补。
4 怆悴：刘本、醒本均作"仓卒"。

声气,纤毫不异,其已发之证,势不减于伤寒?况风寒所伤,未有不由肌表而入,所伤皆同营卫,所感均系风寒。一者何其懵懵,中而不觉,藏而不知;一者何其灵觉,感而即发,发而狠厉。同源而异流,天壤之隔,岂无说耶?既无其说,则知温热之原,非风寒所中矣。

且言寒毒藏于肌肤之间,肌为肌表,肤为皮之浅者,其间一毫一窍,无非营卫经行所摄之地。即感冒些小风寒,尚不能稽留,当即为病,何况受严寒杀厉之气,且感于皮肤最浅之处,反能容隐者耶?以此推之,必无是事矣。

凡治客邪,大法要在表里分明。所谓未入于腑者,邪在经也,可汗而已;既入于腑者,邪在里也,可下而已。果系寒毒藏于肌肤,虽过时而发,邪气犹然在表,治法不无发散,邪从汗解。

后世治温热病者,若执肌肤在表之邪,必投发散,是非徒无益,而又害之矣!

凡病先有病因,方有病证,因证相参,然后有病名,稽之以脉,而后可以言治。假令伤寒、中暑,各以病邪而立名,今热病以病证而立名,上文所言暑病,反不若言热病者,尚可模糊。若以暑病为名,暑为病邪,非感盛夏之暑,不可以言暑病,若言暑病,乃是香薷饮之证,彼此岂可相混?

凡客病感邪之重则病甚,其热亦甚;感邪之轻则病轻,其热亦微。热之微甚,存乎感邪之轻重也。二三月及八九月,其时亦有病重,大热不止,失治而死者。五六月亦有病轻热微,不药而愈者。凡温病四时皆有,但仲夏感者多,春秋次之,冬时又次之。但可以时令分病之多寡,不可以时令分热之轻重也。

是以辛苦之人,春夏多温热病者,皆由冬时触寒所致,非时行之气也。凡时行者,春应暖而反大寒,夏应大热而反大凉,秋时应凉而反大热,冬时应寒而反大温。此非其时有其气,是以一岁之中,长幼之病多相似者,此则时行之气也。

然气候亦有应至而不至,或有至而太过者,或未应至而至者,此成病气也。

正误 春温、夏热、秋凉、冬寒乃四时之常,因风雨阴晴,稍为损益。假令春应暖而反多寒者,其时必多雨;秋应凉而热不去者,此际必多晴;夫阴晴旱潦之不测,寒暑损益安可以为拘?此天地四时之常事,未必为疫。夫疫者,感天地之疠气也。疠气者,非寒、非暑、非暖、非凉,亦非四时交错之气,乃天地别有一种疠气,多见于兵凶之岁,间岁亦有之,但不甚耳。上文所言"长幼之病多相似者,此则为时行之气",虽不言疫,疫之意寓是矣。盖缘不知戾气为疫,然又知非寒暑之气,应时而感,即得以四时交错之气而为疫。殊不知四时之气,虽损益于其间,及其所感之病,终不离其本源。假令正、二月应暖,偶多风雨交集,天气不能温暖而多春寒,所感之病,轻则为感冒,重则为伤寒。原从感冒、伤寒法治之,但春寒之气,终不若冬时严寒杀厉之气为重,投剂不无有轻重之分。此即"应至而不至""至而不去"二事也。

又如八九月,适多风雨,偶有暴寒之气先至,所感之病,大约与春寒仿佛。深秋之寒,终不若冬时杀厉之气为重,此即"未应至而至"。

即冬时严寒倍常,是为"至而太过",所感亦不过即病之伤寒耳。

假令夏时多风雨,炎威少息,为"至而不及";时多亢旱,烁石流金,为"至而太过"。太过则病甚,不及则病微,至于伤暑一也。其病与四时正气之序何异耶?治法无出于香薷饮而已。

其冬时有非节之暖,名曰冬温。

正误 此即"未应至而至"也。按:冬伤于寒,至春变为温病。今又以冬时非节之暖为冬温。一感于冬寒,一感于冬温,一病名而两原,寒温悬绝,然则脉症治法又何似耶?

夫四气乃二气之离合也,二气即一气之升降也。升极则降,降极则升,升降之极,为阴阳离。离则亢,亢气致病。亢气者,冬之大寒,夏之大暑也。将升不升,将降不降,为阴阳合。合则气和,气和而不致病。和气者,即春之温暖,秋之清凉也。是以阴极而阳气来和,为温暖;阳极而阴气来和,为清凉,斯有既济之道焉。《易》曰:一阴一阳为之道,偏阴偏阳为之疾。得其道,未有反致其疾者。若夫春寒秋热,为冬夏之偏气尚在,触冒之者,固可以为疾,亦无出于感寒伤暑,未可以言疫。若夏凉冬暖,转得春秋之和气,岂有因其和而反致疾者?所以但见伤寒、中暑,未尝见伤温和而中清凉也。温暖清凉,未必为病,又乌可以言疫?

从春分以后至秋分节,天有暴寒者,此皆时行寒疫也。三月四月,或有暴寒,其时阳气尚弱,为寒所折,病热犹轻。五六月,阳气已盛,为寒所折,病热为重。七八月,阳气已衰,为寒所折,病热亦微,其病与温暑相似,但有殊耳。

正误 按:四时皆有暴寒,但冬时感严寒杀厉之气,名伤寒,为病最重。其余三时寒微,为病亦微。又以三时较之,盛夏偶有些小风寒,所感之病更微矣。此则以感寒之重,病亦重而热亦重;感寒之轻,病亦轻而热亦轻。是重于冬而略于三时,至夏而又略之,此必然之理也。

上文所言,三四月,阳气尚弱,为寒所折,病热犹轻;五六月,以其时阳气已盛,为寒所折,病热为重;七八月其时阳气已衰,为寒所折,病热亦微。由是言之,在冬时阳气潜藏,为寒所折,病热更微,此则反见夏时感寒为重,冬时感寒为轻,前后矛盾,于理大违。

又春夏秋三时,偶有暴寒所着,与冬时感冒相同,治法无二,但可名感冒,不当另立寒疫之名。若又以疫为名,殊类画蛇添足。

诸家温疫正误

云岐子[1]**:伤寒汗下不愈,过经其证尚在而不除者,亦为温疫病也。**

如太阳证,汗下过经不愈,诊得尺寸俱浮者,太阳温病也。

如身热目痛,不眠,汗下过经不愈,诊得尺寸俱长者,阳明温病也。

如胸胁胀满,汗下过经不愈,诊得尺寸俱弦者,少阳温病也。

如腹满咽干,诊得尺寸俱沉细,过经不愈者,太阴温病也。

如口燥舌干而渴,诊得尺寸俱沉细,过经不愈者,少阴温病也。

如烦满囊缩,诊得尺寸俱微缓,过经不愈者,厥阴温病也。是故随其经而取之,随其经而治之。如发斑,乃温毒也。

正误 按:伤寒叙一日太阳,二日阳明,三日少阳,四日太阴,五日少阴,六日厥阴,为传经尽。七日复传太阳,为过经。云岐子所言伤寒过经不愈者,便指为温病,竟不知伤寒、温病自是两途,未有始伤寒而终变为温病者。若果温病自内达外,何有传经,若能传经,即是伤寒,而非温病明矣。

汪[2]**云:愚谓温与热,有轻重之分。故仲景云:若遇温气,则为温病。** 此叔和之言,非仲景之论。**更遇温热气,即为温毒,热比温尤重故也。苟但冬伤于寒,至春而发,不感异气,名曰温病,此病之稍轻者也;温病未已**[3]**,更遇温气,变为温病,此病之稍重者也。《伤寒例》以再遇温气名曰温疫。又有不因冬伤于寒,至春而病温者,此特感春温之气,可名春温。如冬之伤寒,秋之伤湿,夏之中暑相同也。** 按:《阴阳大论》四时正气之序,春温、夏暑、秋凉、冬寒。

---

1 云岐子:即张璧,号云岐子,易州人,金代医家,为张元素之子。著有《云岐子脉法》《伤寒保命集》等。

2 汪:即汪机,祁门人,明代医学家。新安医学奠基人,著有《石山医案》《伤寒选录》《医学原理》等。此段引文出自《伤寒选录》。

3 温病未已:原无,据刘本、醒本补。

今特感春温之气,可名春温;若感秋凉之气,可名秋凉病矣。春温可以为温病,秋凉独不可为凉病乎?以凉病似觉难言,勉以湿证搪塞。既知秋凉病有碍,反而思之,则知春温病殊为谬妄矣。**以此观之,是春之温病,有三种不同:有冬伤于寒,至春变为温病者;有温病未已,再遇温气,而[1]为温病者,有重感温气,相杂而为温病者;有不因冬伤于寒,不因更遇温气,只于春时感春温之气而病者。若此三者,皆可名为温病,不必各立名色,只要知其病原之不同也。**

正误　凡病各有病因。如伤寒自觉触冒风寒,如伤食自觉饮食过度,各有所责。至于温病,乃伏邪所发,多有安居静养,别无他故,倏焉而病。询其所以然之故,无处寻思。况求感受之际,且自不觉。故立论者或言冬时非节之暖,或言春之温气,或言伤寒过经不解,或言冬时伏寒,至春夏乃发。按:冬伤于寒春必病温,出自《素问》,此汉人所撰。晋王叔和又以述《伤寒例》,盖顺文之误也。或指冬不藏精,春必病温。此亦汉人所撰,但言研丧致病,不言因邪致病,即使寓意邪气乘虚,实不言何气使然。夫邪气乘虚,最是切当,然又有童男室女以无漏之体,富贵隐逸以幽闲之志,在疫亦未能免,事在不可执滞。又见冬时之温病,与春夏之温病,脉证相同,治法无异。据云冬时即病为伤寒,今发于冬时,应作正伤寒,且又实是温病。既是温病,当发于春夏而何又发于冬时?思之至此,不能无疑。乃觉前人所论难凭,务求其所以然之故,既不可言伤寒,又不可言伏寒,即得以冬时非节之暖,牵合而为病原。不思严寒酷暑,因其锋利,人所易犯,故为病最重。至于温暖,乃天地中和之气,万物得之而发育,气血得之而融和。当其肃杀之令,权施仁政,未有因其仁政而反蒙其害者。窃尝较之,冬时未尝温暖,亦有温病。或遇隆冬,暂时温暖,虽有温病感温之由,亦无确据。此不过猜疑之说,乌足以为定论?

或言"感三春当令之温气为温病",切夫春时自应温暖,责之尤其无谓。

或言"温病复感温气而为温病",正如头上安头。

或言"伤寒汗下过经不愈者为温病",则又指鹿为马。

《活人》又以夏应暑而寒气折之,责邪在心,为夏温;秋应凉而大热抑[2]之,责邪在肺,为秋温。转属支离。

陶氏又以秋感湿气[3]而为秋温,明是杂证。叙温者络绎,议论者各别。

---

1 而:原作"则",据刘本、醒本改。
2 抑:刘本、醒本作"折"。
3 湿气:刘本、醒本作"温气"。

言愈繁杂,而本源愈失,使学者反增亡羊之感,与医道何补?

《活人》云:夏月发热恶寒头疼,身体肢节痛重,其脉洪盛者,热也。冬伤于寒,因暑气而发为热病。治热病与伤寒同,有汗宜桂枝汤,无汗宜麻黄汤,如烦躁宜大青龙汤。然夏月药性须带凉,不可大温,桂枝、麻黄、大青龙,须用加减,夏至前桂枝[1]加黄芩,夏至后桂枝、麻黄、大青龙加知母、石膏,或加升麻。盖桂枝、麻黄性热,及暖处非西北之地。夏月服之,必有发黄斑出之失。热病三日外,与前汤不瘥,脉势仍数,邪气犹在经络,未入脏[2]者,桂枝石膏汤主之。此方夏至后代桂枝汤用。若加麻黄,可代麻黄、青龙汤证也。若三月至夏,为晚发伤寒,栀子升麻汤,亦暂用之。王宇泰述:万历癸卯,李氏一婿,应举南下,时方盛暑,伤寒。一太学生新读仲景书,自谓知医,投以桂枝汤,入腹即毙。大抵麻黄、桂枝二汤,隆冬正伤寒之药,施之于温病不可,况于热病乎?

正误 按:《活人》以温热病用桂枝、麻黄,虽加凉药,终未免发散之误,不危幸也。岂止三日外,与前汤不瘥、脉势仍数而已哉?至此尚然不悟为半里之证,且言邪气犹在经络,仍用桂枝石膏汤,至死无悔。王宇泰及王履非之甚当。是以不用麻黄、桂枝,贤于《活人》远矣。究竟不识温热之源,是以不知更用何药耳。

春温《活人》曰:春应温而清气折之,责邪在肝,或身热头疼,目眩呕吐,长幼率[3]相似,升麻葛根汤、解肌汤、四时通用败毒散。陶氏曰:交春后至夏至前,不恶寒而渴者为温病,用辛凉之药微解,不可大发汗。急证现者,用寒凉之药急攻之,不可误汗误下。当须识此,表证不与正伤寒同法,里证[4]同。

夏温《活人》曰:夏应暑而寒气折之,责邪在心。或身热头疼、腹满自利,长幼率相似,理中汤、射干汤、半夏桂枝汤。陶氏曰:交夏至,有头疼发热,不恶寒而渴,此名温病;愈加热者为热病。止用辛凉之药解肌,不宜大汗。里证见者,急攻下。表证不与正伤寒同法[5],里证治法同。

秋温《活人》曰:秋应凉而大热抑[6]之,责邪在肺,湿热相搏,民病咳嗽。金沸草散、白虎加苍术汤。病疸发黄,茵陈五苓散。陶氏曰:交秋至

---

1 桂枝:原无,据刘本、醒本补。
2 脏:刘本、醒本此后有"腑"字。
3 率:原作"卒",据刘本、醒本改。
4 里证:刘本、醒本此后有"治法"二字。
5 法:原作"治",据刘本、醒本改。
6 抑:刘本、醒本作"折"。

霜降前，有头疼发热、不恶寒、身体痛、小便短者，名湿病。亦用辛凉之药，加疏利以解肌，亦不宜汗。里证见者，宜攻下，表证不与正伤寒同。

冬温《活人》曰：冬应寒而反大温折之，责邪在肾。宜葳蕤汤。丹溪曰：冬温为病，非其时有其气者。冬时严寒，君子当闭藏而反发泄于外，专用补药带表药。

正误 按：西北高厚之地，风高气燥，湿证希有。南方卑湿之地，更遇久雨淋漓，时有感湿者。在天地或时久雨，或时亢旱，盖非时令所拘。故伤湿之证，随时有之，不待交秋而后能也。推节庵之意，以至春为温病，至夏为热病，至秋似不可复言温热，然至秋冬，又未免温病，只得勉以湿证抵搪。且湿为杂证，更不得借此混淆。惟其不知温病四时皆有，故说到冬时，遂付之不言。宇泰因见陶氏不言，乃引丹溪，述非其时有其气，以补冬温之缺。然则冬时交错之气，又不可以为冬温也。

《活人》但言四时之温，盖不知温之源。故春责清气，夏责寒气，秋责热气，冬责温气。殊不知清、温、寒、热，总非温病之源。复以四时专令之脏而受伤，不但胶柱鼓瑟，且又罪及无辜。

自序[1]

夫温疫之为病，非风、非寒、非暑、非湿，乃天地间别有一种异气所感。其传有九，此治疫紧要关节。奈何自古迄今，从未有发明者。仲景虽有《伤寒论》，然其法始自太阳，或传阳明，或传少阳，或三阳竟自传胃。盖为外感风寒而设，故其传法与温疫自是迥别。嗣后论之者纷纷，不止数十家，皆以伤寒为辞。其于温疫症则甚略之。是以业医者所记所诵，连篇累牍，俱系伤寒，及其临证，悉见温疫，求其真伤寒百无一二。不知屠龙之艺虽成而无所施，未免指鹿为马矣。余初按诸家，咸谓：春、夏、秋皆是温病，而伤寒必在冬时。然历年较之，温疫四时皆有。及究伤寒，每至严寒，虽有头疼、身痛、恶寒、无汗、发热，总似太阳证，至六七日失治，未尝传经。每用发散之剂，一汗而解。间有不药亦自解者，并未尝因失汗以致发黄、谵语、狂乱、苔刺等证。此皆感冒肤浅之病，非真伤寒也。伤寒，感冒，均系

---

1 自序：本篇与本书"温疫论原序"内容大体类似，而文字多有出入，且文采更胜，流传较广。今据刘本补入，附录于后，以供参考。本篇在醒本作"醒医六书瘟疫论引"，刘本作"原序"，但通行本多称为"自序"，为与本书"温疫论原序"区别，故以通行之"自序"为名。

风寒,不无轻重之殊。究竟感冒居多,伤寒希有。况瘟疫与伤寒,感受有霄壤之隔。今鹿马攸分,益见伤寒世所绝少。仲景以伤寒为急病,仓卒失治,多致伤生,因立论以济天下后世,用心可谓仁矣。然伤寒与瘟疫,均急病也。以病之少者,尚谆谆告世。至于温疫多于伤寒百倍,安忍反置勿论?或谓温疫之证,仲景原别有方论,历年既久,兵火湮没,即《伤寒论》乃称散亡之余,王叔和立方造论,谬称全书。温疫之论,未必不由散亡也明矣。崇祯辛巳,疫气流行,山东、浙省、南北两直,感者尤多,至五六月益甚,或至阖门传染。始发之际,时师误以伤寒法治之,未尝见其不殆也。或病家误听七日当自愈,不尔,十四日必瘳,因而失治,有不及期而死者;或有妄用峻剂,攻补失叙而死者;或遇医家见解不到,心疑胆怯,以急病用缓药,虽不即受其害,然迁延而致死,比比皆是。所感之轻者,尚获侥幸;感之重者,更加失治,枉死不可胜计。嗟乎!守古法不合今病,以今病简古书,原[1]无明论,是以投剂不效,医者彷徨无措,病者日近危笃,病愈急,投药愈乱,不死于病,乃死于医,不死于医,乃死于圣经之遗亡也。吁!千载以来,何生民不幸如此。余虽固陋,静心穷理,格其所感之气,所入之门,所受之处,及其传变之体,平日所用历验方法,详述于下,以俟高明者正之。

时崇祯壬午仲秋姑苏洞庭吴有性书于淡淡斋

---

1 原:刘本作"不",据醒本改。